普通高等教育食品科学与工程类"十三五"规划教材

食品工艺学

刘雄 韩玲 主编

中国林业出版社

内 容 简 介

食品工艺学是研究食品加工和保藏的一门应用科学,是食品工业重要的支柱科学之一。本教材结合教学实践和生产实践的需要,将食品保藏和加工原理融合到各加工工艺中,重点强化食品加工工艺与设备的介绍,将典型原料加工特点分布到具体案例中介绍。全书分为7章,第1章介绍了食品基本概念,国内外食品工业的发展状况,食品标签、标识。第2章介绍了水分活度与食品保藏的关系、浓缩与干制技术原理与典型干制食品的干制工艺。第3章介绍了温度与食品保藏的关系,冷冻基本原理与典型冷冻食品加工工艺。第4章介绍了罐藏食品加工原理,肉、海产、蔬菜、水果罐头加工工艺与技术。第5章介绍了腌制和烟熏食品保藏原理,腊肉、火腿、榨菜、泡菜、果脯蜜饯的加工工艺与技术。第6章介绍了发酵食品加工基本原理,传统豆豉、腐乳、发酵乳的加工工艺与技术。第7章介绍了挤压、油炸、气流膨化食品加工原理和加工工艺。

本教材适用于高等学校食品及相关专业,也可作为高等职业学校、继续教育等同类专业的教材,以及从事食品相关的教学、科研开发、生产管理、行政管理人员的参考书。

图书在版编目(CIP)数据

食品工艺学/刘雄,韩玲主编. —北京:中国林业出版社,2017.4(2024.1 重印)
普通高等教育食品科学与工程类"十三五"规划教材
ISBN 978-7-5038-8934-9

Ⅰ.①食… Ⅱ.①刘…②韩… Ⅲ.①食品工艺学-高等学校-教材 Ⅳ.TS201.1

中国版本图书馆 CIP 数据核字(2017)第 074525 号

中国林业出版社·教育分社

策划、责任编辑:高红岩
电话:(010)83143554　　　　传真:(010)83143516

出版发行	中国林业出版社(100009　北京市西城区德内大街刘海胡同7号) E-mail: jiaocaipublic@163.com　电话:(010)83143500 http://www.forestry.gov.cn/lycb.html
经　销	新华书店
印　刷	三河市祥达印刷包装有限公司
版　次	2017年4月第1版
印　次	2024年1月第3次印刷
开　本	850mm×1168mm　1/16
印　张	22
字　数	485 千字
定　价	45.00 元

未经许可,不得以任何方式复制或抄袭本书之部分或全部内容。

版权所有　侵权必究

《食品工艺学》编写人员

主　编　刘　雄　韩　玲
副主编　王树林　张春红
编　者　（按姓氏拼音排序）
　　　　　韩　玲（甘肃农业大学）
　　　　　刘　雄（西南大学）
　　　　　苏　琳（内蒙古农业大学）
　　　　　孙　辉（武夷学院）
　　　　　覃小丽（西南大学）
　　　　　唐卿雁（云南农业大学）
　　　　　王树林（青海大学）
　　　　　张春红（沈阳农业大学）

前　言

食品工业是人类的生命工业，也是永恒不衰的工业，食品工业现代化和饮食水平是反映人民生活质量高低及国家文明程度的重要标志。食品工业是我国国民经济的重要支柱产业，也是关系国计民生及关联农业、工业、流通等领域的大产业。在社会对安全、方便、健康、美味食品的社会需求推动下，食品加工理论的研究、食品新资源的开发、食品生产工艺和设备的提高等方面需要不断更新与进步。食品工艺学是食品工业重要的支柱科学之一，通过对食品加工和保藏的基本原理、相关技术和工艺及典型代表食品等专业知识的掌握，可为学习食品加工领域的专业课程或从事食品工业生产、管理、质量控制及相关领域的工作打下扎实基础。

本书以教育部食品专业教学指导委员会《高等学校工科本科食品工艺学教学基本要求》为依据，旨在不断提高教学质量，培养适合新形势下食品工业需求的专业技术人才，加强教材的实践性和实用性，以此为宗旨精心编写而成。本书在综合分析国内出版的《食品工艺学》教材的基础上，结合教学实践和生产实践的需要，将食品保藏和加工原理融合到各加工工艺中，注重典型实用的食品加工案例的选择，重点介绍具体食品加工工艺与设备，围绕加工工艺介绍各种原料加工特性、预处理方式、加工技术以及加工处理手段，将典型原料加工特点分布到具体案例中介绍。全书分为7章，第1章绪论，介绍了国内外食品工业的发展和前景，食品加工重要法规，以及食品工艺学的范围，使学生对该课程的学习有一个明确的目标并激发学习的兴趣。第2章食品浓缩与干制加工工艺，介绍了水分活度与食品保藏的关系，浓缩与干制技术原理与典型干制食品的干制工艺。第3章冷冻食品加工工艺，介绍了温度与食品保藏的关系，冷冻基本原理与典型冷冻食品加工工艺。第4章罐头食品加工工艺，介绍了罐藏食品加工原理和加工工艺，肉、海产、蔬菜、水果罐头加工工艺与技术。第5章腌制与烟熏食品加工工艺，介绍了腌制和烟熏传统食品保藏原理，腊肉、火腿、榨菜、泡菜、果脯蜜饯的加工工艺与技术。第6章发酵食品加工工艺，介绍了发酵食品加工基本原理，传统豆豉、腐乳、发酵乳的加工工艺与技术。第7章膨化食品加工工艺，介绍了挤压、油炸膨化食品加工原理和加工工艺。

本书由西南大学刘雄和甘肃农业大学韩玲共同主编，青海大学王树林和沈阳农业大学张春红任副主编。第1章由刘雄编写，第2章由王树林、孙辉编写，第3章由唐卿雁编写，第4章由苏琳编写，第5章由韩玲编写，第6章由覃小丽编写，第7章由张春红编写。全书由刘雄、韩玲统稿，并对教材内容进行部分修改和调整。

本书在编写过程中，不仅得到了各位参编老师的大力支持、积极配合和辛苦付出，而且也得到了各参编单位有关部门和领导的高度重视。沈阳农业大学李新华教授和四川农业大学秦文教授对本书的编写给予悉心指导并拨冗审阅。在此，谨向所有为本书的编写和出版付出辛劳的人们表示衷心的感谢！

由于编者水平所限，书中有不当之处甚至错误，恳请读者能不吝赐教，以便改正，编者不胜感激。

编　者
2016 年 8 月

目 录

前 言

第 1 章 绪 论 ··· (1)
  1.1 食品基本要素 ··· (2)
    1.1.1 食品的卫生与安全性 ··· (2)
    1.1.2 营养和易消化性 ··· (4)
    1.1.3 外观和风味 ·· (4)
    1.1.4 方便性 ·· (5)
    1.1.5 贮运耐藏性 ·· (5)
  1.2 食品加工工业 ··· (5)
    1.2.1 食品加工与食品工业 ··· (5)
    1.2.2 食品工业发展历程 ·· (6)
    1.2.3 食品工业发展趋势 ·· (7)
  1.3 学习食品工艺学的目的和任务 ·· (8)
    1.3.1 学习食品工艺学的目的 ·· (8)
    1.3.2 学习食品工艺学的任务 ·· (9)
    1.3.3 学习食品工艺学涉及的课程 ···································· (9)
  1.4 食品包装的标签与标识 ··· (9)
    1.4.1 预包装食品的包装标签目的 ···································· (9)
    1.4.2 预包装食品的包装标签内容 ···································· (9)
    1.4.3 预包装食品营养标签 ··· (13)
  本章小结 ·· (17)
  思考题 ··· (17)
  推荐阅读书目 ·· (17)

第 2 章 脱水食品加工 ·· (19)
  2.1 食品水分与食品保藏的关系 ··· (20)
    2.1.1 水分含量与水分活度 ··· (20)

2.1.2　水分活度对微生物的影响 …………………………………………… (22)
　　2.1.3　水分活度对酶活性的影响 …………………………………………… (24)
　　2.1.4　水分活度对其他因素的影响 ………………………………………… (26)
2.2　食品浓缩原理与方法 ………………………………………………………………… (28)
　　2.2.1　蒸发浓缩 ………………………………………………………………… (28)
　　2.2.2　冷冻浓缩 ………………………………………………………………… (36)
　　2.2.3　膜浓缩 …………………………………………………………………… (39)
　　2.2.4　典型食品浓缩加工工艺 ………………………………………………… (46)
2.3　食品干制基本原理 …………………………………………………………………… (47)
　　2.3.1　食品干制过程 …………………………………………………………… (48)
　　2.3.2　干制条件选择 …………………………………………………………… (52)
　　2.3.3　食品在干制过程中的变化 ……………………………………………… (54)
2.4　干制方法、设备与工艺 ……………………………………………………………… (56)
　　2.4.1　食品干制方法 …………………………………………………………… (56)
　　2.4.2　人工干制方法及设备 …………………………………………………… (57)
　　2.4.3　食品干制的工艺 ………………………………………………………… (73)
2.5　包装和贮藏 …………………………………………………………………………… (81)
　　2.5.1　包装前干制品的处理 …………………………………………………… (81)
　　2.5.2　干制品的包装 …………………………………………………………… (83)
　　2.5.3　干制品的贮藏 …………………………………………………………… (85)
　　2.5.4　干制品的复水 …………………………………………………………… (86)
本章小结 ………………………………………………………………………………………… (87)
思考题 …………………………………………………………………………………………… (88)
推荐阅读书目 …………………………………………………………………………………… (88)

第3章　食品冷冻加工 …………………………………………………………………… (89)

3.1　食品低温保藏的原理 ………………………………………………………………… (91)
　　3.1.1　低温对微生物的影响 …………………………………………………… (91)
　　3.1.2　低温对酶活性的影响 …………………………………………………… (92)
　　3.1.3　低温对氧化还原作用的影响 …………………………………………… (93)
　　3.1.4　低温对农产品生理作用的影响 ………………………………………… (93)
3.2　食品的冷却保藏 ……………………………………………………………………… (94)
　　3.2.1　食品冷却原理 …………………………………………………………… (95)
　　3.2.2　食品冷却方式 …………………………………………………………… (95)
　　3.2.3　食品冷藏技术 …………………………………………………………… (98)
3.3　食品冻结保藏 ………………………………………………………………………… (103)
　　3.3.1　食品冻结原理 …………………………………………………………… (103)
　　3.3.2　食品冻结方式 …………………………………………………………… (106)

  3.3.3 冷冻食品生产工艺 ………………………………………………………… (114)
  3.3.4 冷冻食品保藏技术 ………………………………………………………… (120)
 本章小结 ……………………………………………………………………………… (128)
 思考题 ………………………………………………………………………………… (128)
 推荐阅读书目 ………………………………………………………………………… (129)

第4章 食品罐藏加工 …………………………………………………………… (131)
 4.1 罐头食品保藏原理 ……………………………………………………………… (133)
  4.1.1 罐藏与食品微生物的关系 ………………………………………………… (133)
  4.1.2 罐藏与酶的关系 …………………………………………………………… (135)
  4.1.3 罐藏与食品氧化的关系 …………………………………………………… (136)
 4.2 罐头食品包装容器 ……………………………………………………………… (137)
  4.2.1 罐头食品容器基本要求 …………………………………………………… (137)
  4.2.2 金属罐类型与特点 ………………………………………………………… (137)
  4.2.3 玻璃罐类型与特点 ………………………………………………………… (139)
  4.2.4 软罐头包装材料类型与特点 ……………………………………………… (139)
  4.2.5 硬塑容器 …………………………………………………………………… (140)
 4.3 罐头食品加工工艺 ……………………………………………………………… (140)
  4.3.1 原料选择与预处理 ………………………………………………………… (141)
  4.3.2 装罐和预封 ………………………………………………………………… (146)
  4.3.3 排气 ………………………………………………………………………… (148)
  4.3.4 密封 ………………………………………………………………………… (151)
  4.3.5 杀菌 ………………………………………………………………………… (154)
  4.3.6 冷却 ………………………………………………………………………… (171)
  4.3.7 罐头的检验、包装和贮藏 ………………………………………………… (172)
  4.3.8 罐头常见的败坏征象及其原因 …………………………………………… (174)
 4.4 典型罐头加工工艺 ……………………………………………………………… (178)
  4.4.1 肉禽类罐头 ………………………………………………………………… (178)
  4.4.2 水果罐头 …………………………………………………………………… (182)
  4.4.3 蔬菜罐头 …………………………………………………………………… (184)
  4.4.4 无菌灌装蛋白饮料 ………………………………………………………… (187)
  4.4.5 水产罐头制品 ……………………………………………………………… (189)
 本章小结 ……………………………………………………………………………… (193)
 思考题 ………………………………………………………………………………… (194)
 推荐阅读书目 ………………………………………………………………………… (194)

第5章 食品腌制与烟熏加工 ……………………………………………………… (195)
 5.1 概述 ……………………………………………………………………………… (196)

5.2 食品腌制保藏的基本原理 …………………………………………………（196）
　　5.2.1 食品腌制剂的渗透与扩散机理 ……………………………………（197）
　　5.2.2 食品腌制剂的种类及其作用 ………………………………………（199）
5.3 食品腌制常用方法 ………………………………………………………（207）
　　5.3.1 食盐腌制方法 ………………………………………………………（207）
　　5.3.2 食品糖渍方法 ………………………………………………………（211）
　　5.3.3 食品酸渍方法 ………………………………………………………（214）
　　5.3.4 食品腌制过程中关键因素的控制 …………………………………（214）
5.4 腌制食品的食用品质 ……………………………………………………（217）
　　5.4.1 腌制食品色泽的形成 ………………………………………………（217）
　　5.4.2 腌制食品风味的形成 ………………………………………………（220）
5.5 食品腌制工艺 ……………………………………………………………（221）
　　5.5.1 果脯加工工艺 ………………………………………………………（221）
　　5.5.2 腌制蔬菜加工工艺 …………………………………………………（227）
　　5.5.3 肉类腌制品 …………………………………………………………（231）
5.6 烟熏食品 …………………………………………………………………（233）
　　5.6.1 熏制的目的 …………………………………………………………（233）
　　5.6.2 熏烟中成分与作用 …………………………………………………（234）
　　5.6.3 烟熏方法与设备 ……………………………………………………（237）
　　5.6.4 烟熏食品的安全性与质量控制 ……………………………………（240）
　　5.6.5 典型烟熏制品 ………………………………………………………（241）
本章小结 ………………………………………………………………………（245）
思考题 …………………………………………………………………………（245）
推荐阅读书目 …………………………………………………………………（245）

第6章　发酵食品加工 …………………………………………………………（247）

6.1 发酵食品生产原理 ………………………………………………………（248）
　　6.1.1 食品发酵类型 ………………………………………………………（248）
　　6.1.2 发酵过程中生化反应及食品色、香、味的形成 …………………（261）
6.2 发酵食品加工工艺 ………………………………………………………（263）
　　6.2.1 酱油 …………………………………………………………………（263）
　　6.2.2 豆豉 …………………………………………………………………（272）
　　6.2.3 发酵乳制品 …………………………………………………………（277）
本章小结 ………………………………………………………………………（294）
思考题 …………………………………………………………………………（294）
推荐阅读书目 …………………………………………………………………（295）

第7章 膨化食品加工 (297)

7.1 膨化食品分类与特点 (298)
- 7.1.1 膨化食品的种类 (298)
- 7.1.2 膨化食品的特点 (300)

7.2 挤压膨化技术 (301)
- 7.2.1 挤压膨化的原理 (301)
- 7.2.2 挤压膨化设备 (301)
- 7.2.3 挤压过程中物料成分的变化 (305)
- 7.2.4 挤压膨化食品生产工艺 (308)

7.3 油炸膨化技术 (312)
- 7.3.1 油炸膨化原理 (313)
- 7.3.2 油炸膨化设备 (314)
- 7.3.3 油炸膨化食品实例 (318)

7.4 焙烤膨化技术 (322)
- 7.4.1 焙烤食品膨化原理 (322)
- 7.4.2 焙烤膨化设备 (322)
- 7.4.3 焙烤膨化食品生产工艺 (324)

7.5 气流膨化技术 (326)
- 7.5.1 气流膨化原理 (327)
- 7.5.2 气流膨化设备 (328)
- 7.5.3 气流膨化食品生产工艺 (335)

本章小结 (337)

思考题 (337)

推荐阅读书目 (337)

参考文献 (338)

第1章

绪 论

1.1 食品基本要素
1.2 食品加工工业
1.3 学习食品工艺学的目的和任务
1.4 食品包装的标签与标识

食物是指一切天然存在可以直接食用或经初级加工可供食用的物质的统称。食物能够为人类提供营养或愉悦，通常含有碳水化合物、脂肪、蛋白质、维生素、矿物质、水等营养素中的1种或多种，当然食物也包括提供咖啡因、茶多酚、活性生物碱等对人体生活有益的成分。食物是人类赖以生存和繁衍的物质基础，人类的一切生命活动，包括人体生长发育、细胞更新、组织修补、功能调节等都必须从外界摄取物质和能量，因此，食物对人类来说如同阳光、空气一样重要。《中华人民共和国食品安全法》（以下简称《食品安全法》）中定义的食品是指各种供人食用或者饮用的成品和原料以及按照传统既是食品又是中药材的物品，但是不包括以治疗为目的的物品。因此，该食品范畴与传统食物范畴相同。

食物的来源可以是植物、动物或者微生物。食物可以由采集、耕种、畜牧、狩猎、捕捞等许多种不同的方式获得。早期人类的食物来源靠的是狩猎和采集野生植物果实，随着人类在长期生活实践中对动、植物生长规律的熟悉和掌握，人类逐渐学会了靠经营畜牧业和农业增加食物的生产方法。因此，农业的出现是人类文明的起源，也是人类进化的标志。随着食物季节性或区域性的相对过剩，推动了食物保藏与加工技术的发展。食品保藏和加工技术的发展状况反映了人类社会发展的文明程度，标志着一个民族和国家经济文化发达的程度和水平。

1.1 食品基本要素

人类根据当地的饮食习惯、爱好或其他特殊需要，利用各种食物原料，通过不同的食物搭配和各种加工处理，制成形态、风味、营养价值和功能性质等各不相同的花色品种。这些经过加工制作的食物统称为加工食品，加工食品是可作为商品流通的食物。食品的种类繁多，但作为商品的食品必须符合卫生安全、营养易消化性、良好的风味和外观、食用方便、耐贮藏运输等要求。

1.1.1 食品的卫生与安全性

自古就有"民以食为天，食以安为先"的治国安民的古训。食品安全是当今世界食品生产与消费中最受关注的问题，即使在科学技术高度发达、被认为是世界上食品供给最安全的国家——美国，也不断面对食品安全的挑战，并将其列为美国21世纪食品领域十大研究方向之首。在我国，近年来不断出现的食品安全问题，不仅给人民生命财产与健康带来了很大危害，同时严重挫伤了人们对国产食品的信心，也影响我国食品在国际上的声誉和地位。因此，加强食品生产、加工和流通环节的安全防护与监督控制，保证向消费者提供安全、卫生的食品是所有食品生产者首先必须牢记的原则。

食品安全性涉及从种植、养殖阶段的食品源头到食品销售和消费的整个食品链的所有相关环节，现代食品安全问题的六大类别：环境污染物、自然毒素、微生物致病、加工污染、营养失控、其他不确定的饮食风险。

(1) 环境污染

环境污染物包括无机污染物和有机污染物。无机污染物主要涉及汞、镉、铅等重金属及一些放射性物质污染，一方面可能源于原料产地的地质影响，但是更为普遍的污染源则主要是工业、采矿、能源、交通、城市排污、农业生产等带来的。有机污染物中的二噁英、多环芳烃、多氯联苯等工业化合物及副产物，都具有可在环境和食物链中富集、毒性强等特点。随着工业化发展带来的环境污染日趋严重，越来越多的有毒有害物质通过大气、水体、土壤及食物链进入食品，污染食品进入人体很容易导致健康损害。环境污染带来的食品安全事件往往是灾难性的，多数重金属在体内有蓄积性和放射性，能产生急性和慢性毒性反应，可能还会有致畸、致癌和致突变的潜在危害。1968 年发生在日本富山县的镉污染造成当地稻米中镉的含量超过当时日本食品限量标准的 45 倍，结果使 1 000 多名更年期后的女性因严重缺钙而全身骨骼疼痛，几百人死亡。2007 年，南京农业大学潘根兴教授的研究团队，在全国 6 个地区（华东、东北、华中、西南、华南和华北）县级以上市场随机采购大米样品 91 个，结果表明，10% 左右的被测市售大米镉超标。国家环保部数据显示，2009 年重金属污染事件致使 4 035 人血铅超标、182 人镉超标，引发 32 起群体性事件。

(2) 自然毒素

自然产生的食品毒素是指食品本身成分中含有的天然有毒有害物质，如发芽和绿色的马铃薯的龙葵碱、棉籽中棉酚毒素、黄花菜中秋水仙碱，以及存在于可食植物的某些豆类、核果和仁果的果仁、木薯的块根中的氰苷类毒素等，都会引起食用者中毒反应，其中有一些是致癌物或可转变为致癌物。在人为特定条件下，食品中产生的某些有毒物质也多被归入这一类，如粮食油料等在从收获到贮运过程中产生的黄曲霉毒素，食品高温过程中产生的多环芳烃类、丙烯酰胺等，都是毒性极强的致癌物。天然的食品毒素广泛存在于动、植物体内，所谓"纯天然"食品不一定安全。

(3) 微生物污染

微生物污染是影响食品卫生和安全的最主要因素，在种养、加工、贮藏和销售整个环节都可能造成食品的微生物污染。过去几十年，由于进食被沙门菌、空肠弯曲菌、肠出血性大肠杆菌污染的食品而引起的食源性疾病的发病率居高不下。在我国食物卫生安全问题中，食物中毒仍是最普遍、最主要的危害，而食物中毒中细菌造成的中毒事故占绝大多数，达到 98.5%，细菌中毒多集中在粮食和食品贮存运输环节、卫生管理薄弱的食品加工点和一些餐饮摊点。环境污染和一些现代技术导致的致病菌菌株的突变，也导致食源性疾病发病率升高。因此，食品卫生管理中加强预测食品微生物学受到格外关注。

(4) 农业种植业和养殖业的源头污染

在农业种植和养殖过程中，对食物原料的污染主要为农药、兽药（抗生素、激素）和禁止使用的饲料添加剂的滥用和残留。我国使用量最大的农药为有机磷农药，广泛用于农作物的杀虫、杀菌、除草，如甲胺磷、氧化乐果、久效磷、对硫磷、甲拌磷、敌百虫等，而这些正是农作物中残留最为严重的农药。随食物摄入人体内的残留农药，会分布于全身组织，大量摄入或接触后可导致急性中毒。饲料中长期、超量或违禁使用矿物质、抗生素、防腐剂和类激素等，可造成动物源性食品中有害物的残留而直接危害人体健康，目前对人畜危害较大的兽药及药物饲料添加剂主要包括抗生素类、磺胺类、呋喃类、抗寄生虫类和激素类等药物。此外，β-兴奋剂（如瘦肉精）、类固醇激素（如乙烯雌酚）、镇静剂（如氯丙咳、利血平）等是目前畜牧业中常见的滥用违禁药品。

(5) 食品加工、贮藏和包装过程的污染

食品造假、违法经营已经成为我国食品安全最大的危害。使用病死畜禽肉、变质食材、地沟油等劣质原材料加工、制造食品；违规超剂量、超范围添加食品添加剂；非法添加非食用成分，如火锅中添加罂粟壳，用硫黄、"吊白块"漂白米粉、腐竹、竹笋、馒头，染色玉米馒头，墨水甘薯粉条等。为此，2011年原国家卫生部在先后公布了食品中可能违法添加的非食用物质名单和食品中可能滥用的食品添加剂名单。另外，加工场地、人员、设备带来的有机、无机和微生物污染；食品加工过程中使用的机械管道、锅、白铁管、塑料管、橡胶管、铝制容器及各种包装材料等，也有可能对食品带来有毒物质的污染，如单体苯乙烯可从聚苯乙烯塑料包装进入食品；陶瓷器皿表面的釉料中所含的铅、镉、锑等溶入酸性食品中；纸包装材料中的造纸助剂、荧光增白剂、印刷油墨中的多氯联苯等会对食品造成化学污染；不锈钢器皿存放酸性食品时间较长渗出的镍、铬等也可污染食物。

1.1.2 营养和易消化性

人体正常生长发育需要各种均衡的营养素，在食品安全标准《预包装食品营养标签通则》(GB 28050—2011) 中定义，营养素是指食物中具有特定生理功能，能维持机体生长、发育、活动、繁殖及正常代谢所需物质，包括蛋白质、脂类、碳水化合物、维生素、矿物质等。营养素主要来源于人类摄入的食物，食品是公众获取营养的最主要途径，营养也是人们对食品的最基本要求。公众营养状况是宏观反映人口发展水平和素质的关键指标，也是一个国家和民族文明进步程度的重要标志。

易消化性是指食品被人体消化吸收的程度。食品中的营养成分只有被消化吸收以后，才有可能成为能被人体利用的营养素。食品加工过程中的脱壳去皮、去纤维、熟化、嫩化等处理工序不仅是为改善食品口感、提高食品的营养价值，而且也是提高食品易消化性的重要措施。但加工必须适度，过度精制食品，尤其是大米、面粉等谷物食品，会造成矿物元素和维生素等营养素的流失，甚至可能引起疾病。

1.1.3 外观和风味

作为食品，要具有能激发人们食欲的外观和风味。食品外观不仅指食品的色泽和形态，还包括食品的整洁度以及包装的形状、色泽。风味指食品的香气、滋味和口感。愉悦的外观、诱人的香气会在很大程度上影响消费者的选购，舒适爽口的滋味口感则是影响消费者继续消费该食品的根本。为此，在食品生产过程中必须力求保持或改善食品原有的色泽,并赋予其完整的形态,最大限度地保持食品的香气、防止异味的产生。

1.1.4 方便性

随着人类生活方式的演变和生活节奏的加快,人们对食品的方便性和快捷性的追求也越来越高。食品的方便性已经成为食品生产中不容忽视的一项重要指标。由于食用方便食品可以节约采购、储备、制作和食用的时间,减少家庭制作食品时的下脚料,降低厨房污染,节省资源,丰富食品商品多样化市场,保障食品原料的安全,实现传统食品工业化和提高食品工业生产总值等特点,方便食品产业在国内外得到了快速发展。目前,方便食品品种繁多,方便主食有方便面、方便米饭、面包、馒头、冻藏包子、饺子、汤圆、冷冻面团和方便粥等;方便副食有肉罐头、火腿肠、鱼糜制品、鱼罐头、鱼丝、鱼片、鱼骨、虾干、冷藏乳品、蛋品、果蔬片、豆腐干、酱菜等;方便辅食有速溶麦片、芝麻糊、米粉、果蔬等;休闲食品包括薯条、玉米花、坚果、肉干、肉松、饼干、糕点、派、糖果等。方便食品已经形成了一个庞大的产业,有巨大的市场开发潜力和广阔的发展空间。

1.1.5 贮运耐藏性

贮运耐藏性能也叫贮藏稳定性,是在一定的贮藏及搬运条件下商品保持其正常品性的能力。进入经济时代,食品加工进入工业化、规模化的发展阶段,拓展销售市场、延伸销售半径、扩大消费人群,是食品加工企业的追求目标。但是,由于一般食品容易腐败变质,如何保证食品在贮藏运输、销售过程中保持质量的稳定、食品的卫生安全,是食品生产者必须面对的,如果食品不耐贮运,发生形态改变、腐败变质,就失去了食品品性,会对消费者健康带来危害。

因此,许多食物必须经过适当的加工处理制成食品,一方面保证其卫生和安全性;另一方面必须最大限度地保持其营养价值和感官品质,同时还要重视其食用方便性和耐贮运能力等。

1.2 食品加工工业

1.2.1 食品加工与食品工业

食品加工是指利用物理、化学、微生物、酶工程等方法处理可食资源,以保持和提高食物的可食性、营养性和利用价值,提高食物的贮藏性能,开发各类食品和工业产物的全过程。食品加工的重要目的之一是保藏食品,防止食物的腐败变质,延长食品食用期限;其次是提高食物的食用性能,包括食品的口感、风味、营养价值等;再次是通过去除有害物、杀灭有害微生物、防止食品变质和有毒物质生成等技术手段提高食品的食用卫生与安全。为了达到以上目的,必须采用合理的、科学的加工工艺和加工方法。

通过食品加工可为社会提供安全、卫生、营养、风味独特、品种丰富的食物；可有效延长食物的消费期限，扩大食物的销售半径和消费人群；同时，可提高农产品的附加值，增加农业及农产品的国际竞争能力，促进农业产业化发展，增加农业收入。

食品工业指主要以农业、渔业、畜牧业、林业或化学工业的产品或半成品为原料，采用科学生产和管理方法，制造、提取、加工成食品或半成品，具有连续而有组织的经济活动工业体系。按2011年修订的GB 4754—2011《国民经济行业分类》标准，中国食品工业包含农副食品加工业、食品制造业、酒和饮料及精制茶制造业、烟草制造业四大类、22个中类、57个小类，共计2万多种食品。食品工业是农产品深加工的重要转化渠道，食品工业总产值与农业总产值之比也成为衡量一个国家（地区）食品工业发展水平的重要标志，是农业产后部门纵深发展和国民经济整体提升的重要反映。中国食品工业是我国国民经济的重要支柱产业，对推动农业发展，增加农民收入，改变农村面貌，提高我国农业的国际竞争能力，推动国民经济持续、稳定、健康发展具有重要意义。因此，围绕食品工业开展食品工程设计与研究，是推动食品工业不断向前发展的技术动力。

1.2.2 食品工业发展历程

世界食品产业的发展程度大致可分为3个阶段：原始阶段，食品产业只是农业的继续和延伸；初级阶段，从农副产品加工业转向食品制造业，逐步发展成为独立的工业体系；发达阶段，在发达的食品工业和商业的支撑下，食品运销业和餐饮业迅速发展。食品工业的发展历史悠久，近代食品工业的产生可以追溯到18世纪末90年代初。法国的阿培尔在1810年提出用排气、密封和杀菌的基本方法来保存食物的"食物贮藏法"，随着该方法的提出，世界上第一个罐头厂于1829年建成。1872年美国发明了喷雾干燥奶粉的生产工艺，乳制品生产于1885年正式成为工业生产的一部分。18世纪，英国的工业革命促进了食品科学技术的产生，出现了以蒸汽为动力的面粉厂，开始了机械化的食品工业。随着科学技术的进一步发展，现代食品工业发展迅速，食品加工的范畴和深度不断扩展，利用的科学技术也越来越先进，食品工业的发展在世界各国受到高度重视，成为许多国家国民经济中的支柱产业之一。在发达国家，食品工业产值在国民经济中占有较大比重，在美国、法国、日本等国食品工业的产值占国民生产总值的20%以上，日本食品工业大约占整个日本制造业的10.2%；美国食品工业占其制造业总产值的8.8%。

中国是一个有着13亿人口的大国，食品工业是关系国计民生的"生命工业"，也是一个国家、一个民族经济发展水平和人民生活质量的重要标志。20世纪80年代以后的改革年代，随着外资的引入，出现了很多外商独资、合资等形式的食品加工企业，这些企业在将先进的食品生产工艺技术引进国内的同时，也将大量先进的食品机械引入国内。受此影响，再加上社会对食品加工质量、品种、数量要求的提高，极大地推进了我国食品工业及食品机械制造业的发展进程及速度。通过消化吸收国外先进的食品机械技术，使我国的食品机械工业的发展水平得到很大提高。中国食品工业已经成为我国国民经济的重要支柱产业。2015年，全国规模以上食品工业企业实现主营业务收入 104 118.4 亿元，食品工业实现利润总额 6 807.4 亿元，税金总额 3 435.3 亿元；规模以上食品工业企业 39 518 家。

1.2.3 食品工业发展趋势

(1) 食品方便化和产品的多样化是今后食品工业发展的重要特征

随着居民收入水平的提高，生活方式的变化，生活节奏的加快，使得简便、营养、卫生、经济、即开即食的方便食品市场潜力巨大。美国方便食品种类繁多，总产值在 4 000 亿美元以上，其中冷冻干燥食品占美国方便食品的 40% 以上，而早餐谷物占销售额的 60% 左右。日本食品总加工产值中方便食品份额达到 90% 以上。我国经济的快速发展，城镇人口的不断增加，城镇居民对食品消费的数量、质量、品种和方便化必将有更多、更高的要求。所以，各种方便主食，肉类、鱼类、蔬菜等制成品和半成品，快餐配餐，谷物早餐，方便甜食以及休闲食品等和针对不同消费人群需求的个性化食品，在相当长的一段时间内都将大有文章可做。方便食品的发展是食品制造业的一场革命，始终是食品工业发展的推动力。

(2) 营养食品、保健食品的开发与生产越来越受到重视

随着中国经济的增长、国民收入的增加和消费观念、健康观念的变化，食品更多地在风味化、时尚化的基础上，迈向优质化、营养化、功能化，低糖、低盐、低脂、低热量、高纤维是一个发展趋势，功能食品、功能饮料层出不穷，并逐渐摆上国民一日三餐的餐桌。大众食品功能化，功能食品产业化、大众化正在成为中国食品工业发展的趋势。

食品生产要注重开发营养搭配科学合理的新产品，开发营养强化食品和保健食品，既要为预防营养缺乏症服务，又要为防止因营养失衡造成的慢性非传染性疾病服务。针对不同人群的营养需求，可开发"全"营养食品、营养专用食品、营养强化食品、富营养素食品、营养补充剂。

(3) 绿色食品、有机食品将成为食品消费的主旋律

随着经济的发展和社会整体福利水平的提高，人们对食品品质的要求越来越高，消费选择也从数量型向质量型转变。特别是绿色食品和有机食品的兴起，加速了这一转变进程，引领食品消费进入一个新的发展阶段。由于人们对绿色食品的普遍认知，消费需求不断扩大，市场占有率日益提高。有机食品已成为一项大宗贸易，其增速非其他食品可比，随着人们健康意识、环保意识的增强及有机食品贸易的迅速发展，有机食品将成为 21 世纪最有发展潜力和前景的产业之一。

(4) 食品加工将更加精细化和标准化

食品加工程度既反映了产业科技水平的高低，也体现着经济效益的大小。加工越精细，综合利用程度越高，产品附加值就越高。在国外几乎每一种食品都有相对应的专用粉。美国专用粉的种类达 100 多种，欧洲也有近 70 种，占到了面粉总量的 95%，目前我国专用面粉只有 9 种。专用油脂，我国台湾有上百种，日本有几百种。我国大陆只有几种。现阶段我国的食品专用油脂主要有烹调油、煎炸油、人造奶油、起酥

油、色拉油、营养调和风味油等产品，食品工业发达国家的食品专用油脂有餐桌用油、起酥油、人造奶油、煎炸油、可可脂及其代用品等。玉米深加工品种美国有两三千种，我国只有20余种。另外，标准化是衡量食品工作发展水平的重要标准之一，也是进入世界市场的重要途径。

(5) 食品生产向机械化、自动化、专业化和规模化方向发展

食品机械现代化的程度是衡量一个国家食品工业发展的重要标志(它直接关系到食品制造业和加工业产品科技含量的多少)，以及食品深加工附加值的高低。提高食品生产机械化和自动化程度，是提高食品生产效率、食品质量安全、产品质量稳定和企业经济效益的前提和基本要求，也是实现食品加工企业规模化生产和发挥规模效益的必要条件。未来的食品市场竞争的核心要素将集中在加工业的规模和科技水平上，即通过实现规模经济和提高核心竞争力争夺更大的市场份额。

(6) 食品生物技术应用更广泛

食品生物技术在食品工业中的应用不仅范围越来越广泛，而且在食品加工过程中利用的也越来越多。现代生物技术主要是指基因工程技术、酶工程技术和发酵技术。酶工程技术和现代发酵技术的发展为开发新加工食品、提升食品质量和综合利用程度提供了技术可能性。通过蛋白质工程可在分子水平对酶进行适当修饰，甚至设计完全新的酶催化剂。利用微生物发酵技术除生产传统食品(如面包、奶酪、葡萄酒和啤酒等)，还可开发如双歧杆菌饮料、具有保健功能的发酵乳制品等微生物发酵食品和保健食品。多年来人们一直用酵母发酵生产酒精。近年来广泛研究了细菌发酵生产酒精以期得到耐高温、耐酒精的新菌种。例如，日本从土壤中分离得到一株酒精生产菌(TB-22)，它能利用稻草、废木材和纤维素生产酒精。味精生产线广泛采用双酶法糖化发酵工艺取代传统的酸法水解工艺，可提高原料利用率10%左右。此外，利用食品生物技术来进行食品检测也是今后提高食品检测标准、改善食品品质的重要手段。

1.3 学习食品工艺学的目的和任务

1.3.1 学习食品工艺学的目的

食品工艺学是采用先进的加工技术和设备并根据经济合理的原则，系统地研究食品的原材料、半成品和成品的加工工艺、原理及保藏的一门应用科学。食品工艺学研究的主要内容是在食品加工过程中，采用何种加工技术工艺，各个操作单元如何有机连接，每个环节如何操作，以及食品在加工中的基本原理。不同的技术工艺所生产的产品质量有较大差异，不但反映出加工制品的生产技术水平高低，而且直接影响到产品的质量。

学习食品工艺学的目的是弄清原料的加工特性、加工过程中化学成分的变化及成品的品质分析，了解和掌握食品加工过程的工艺组成、各工艺技术参数对加工制品品质的影响，掌握不同加工制品的制造原理，将生产过程中食品的理化变化和工艺技术参数控制有机地联系到一起，按照生产者和消费者意愿很好地控制产品质量。在食品

生产工艺设计时，应用生物化学、食品化学、食品工程原理、微生物学等方面的知识，将先进生产技术与先进设备有机结合，同时应注意工艺在经济上的合理性。经济上的合理就是要求投入和生产之间有一个合理的比例关系。设备先进包括设备自身的先进性和对工艺水平适应的程度，先进的加工设备在很大程度上决定产品的质量，它与先进生产工艺相辅相成，在研究工艺技术的同时，必须首先考虑到设备对工艺水平适应的可能性。因此需要了解和掌握有关单元操作过程的一般原理、食品机械设备、机电一体化等知识，以对设备的加工水平进行判断。

1.3.2 学习食品工艺学的任务

食品加工的根本任务就是使食品原料通过各种加工工艺处理达到长期保存，防止食品败坏，同时提高食品的食用性、安全性和方便性。围绕食品加工目的，学习食品工艺学的主要任务可以归纳为以下6个方面：

① 掌握食品生产、流通和销售过程中食品腐败变质的原因及其控制技术。
② 掌握先进的食品生产技术、科学的生产工艺和合理的生产组织形式，以及食品生产的安全性和规范化生产管理，获得良好的食品质量和经济效益的保障措施。
③ 了解食品包装工艺和技术，提高食品的保藏性、商品性和运输性能。
④ 了解新型、方便、保健和特殊功能性食品开发技术。
⑤ 充分了解现有食品资源和开辟食品新资源的利用途径。
⑥ 了解食品加工中的原材料的综合利用技术和废弃物的处理技术，提高企业效益和环保水平。

1.3.3 学习食品工艺学涉及的课程

食品工艺学涉及的内容广泛而复杂，包括食品化学、食品微生物学、食品工程原理、食品原料学、食品工艺学各论、食品法规和条例、食品质量管理、食品加工废弃物的处理等方面的知识内容。

1.4 食品包装的标签与标识

1.4.1 预包装食品的包装标签目的

食品标签是向消费者传递产品信息的载体。做好预包装食品标签管理，既是维护消费者权益，保障行业健康发展的有效手段，也是实现食品安全科学管理的需求。所谓"预包装食品"是指：预先定量包装或者制作在包装材料和容器中的食品，包括预先定量包装以及预先定量制作在包装材料和容器中并且在一定量限范围内具有统一的质量或体积标识的食品。预包装食品首先应当预先包装，此外包装上要有统一的质量或体积的标示。

1.4.2 预包装食品的包装标签内容

根据《预包装食品标签通则》(GB 7718—2011)的要求：直接向消费者提供的预包

装食品标签标示应包括食品名称、配料表、净含量和规格、生产者和(或)经销者的名称、地址和联系方式、生产日期和保质期、贮存条件、食品生产许可证编号、产品标准代号及其他需要标示的内容。《食品安全法》第四十二条规定:"预包装食品的包装上应当有标签。标签应当标明下列事项:(一)名称、规格、净含量、生产日期;(二)成分或者配料表;(三)生产者的名称、地址、联系方式;(四)保质期;(五)产品标准代号;(六)贮存条件;(七)所使用的食品添加剂在国家标准中的通用名称;(八)生产许可证编号;(九)法律、法规或者食品安全标准规定必须标明的其他事项。"

1.4.2.1 名称、规格、净含量、生产日期

(1) 食品名称

食品名称要求使用能反映食品真实属性的专用名称,当国家标准、行业标准或地方标准中已规定了某食品的一个或几个名称时,应选用其中的一个或等效的名称。无国家标准、行业标准或地方标准规定的名称时,应使用不使消费者误解或混淆的常用名称或通俗名称。当食品真实属性的专用名称因字号或字体颜色不同易使人误解食品属性时,也应使用同一字号及同一字体、颜色标示食品真实属性的专用名称。

(2) 净含量与规格

净含量是指除去包装容器和其他包装材料后内装商品的量。预包装食品的净含量标示由净含量、数字和法定计量单位组成。标示位置应与食品名称在包装物或容器的同一展示版面。所有字符高度(以字母 L、k、g 等计)应符合表 1-1 的要求。"净含量"与其后的数字之间可以用空格或冒号等形式区隔。"法定计量单位"分为体积单位和质量单位:① 液态食品,用体积升(L)(l)、毫升(mL)(ml),或用质量克(g)、千克(kg)。② 固态食品,用质量克(g)、千克(kg)。③ 半固态或黏性食品,用质量克(g)、千克(kg)或体积升(L)(l)、毫升(mL)(ml)。

表 1-1 净含量字符的最小高度

净含量(Q)的范围	字符的最小高度/mm
$Q \leq 50mL$;$Q \leq 50g$	2
$50mL < Q \leq 200mL$;$50g < Q \leq 200g$	3
$200mL < Q \leq 1L$;$200g < Q \leq 1kg$	4
$Q > 1kg$;$Q > 1L$	6

注:引用 GB 7718—2011。

(3) 生产日期、保质期、贮藏条件

预包装食品包装上应清晰标示预包装食品的生产日期和保质期。生产日期是指食品成为最终产品的日期,也包括包装或灌装日期,即将食品装入(灌入)包装物或容器中,形成最终销售单元的日期。标注格式:日期中年、月、日可用空格、斜线、连字符、句点等符号分隔,或不用分隔符。如日期标示采用"见包装物某部位"的形式,应标示所在包装物的具体部位。日期标示不得另外加贴、补印或篡改。

保质期是指预包装食品在标签指明的贮存条件下，保持品质的期限。在此期限内，产品完全适于销售，并保持标签中不必说明或已经说明的特有品质。食品保质期与食品原料、加工技术、包装技术及材料、贮运条件有关。食品保质期的确定是根据实验、生产实际的经验数据，并结合一定的理论估算出来的。保质期与食品的贮期条件有关，必须表明贮藏方法，如冷藏贮存、避光保存、阴凉干燥处保存等。

当同一预包装内含有多个标示了生产日期及保质期的单件预包装食品时，外包装上标示的保质期应按最早到期的单件食品的保质期计算。外包装上标示的生产日期应为最早生产的单件食品的生产日期，或外包装形成销售单元的日期；也可在外包装上分别标示各单件装食品的生产日期和保质期。

进口预包装食品如仅有保质期和最佳食用日期，应根据保质期和最佳食用日期，以加贴、补印等方式如实标示生产日期。

贮存条件可以有如下标示形式：常温（或冷冻，或冷藏，或避光，或阴凉干燥处）保存；××-××℃保存；请置于阴凉干燥处；常温保存，开封后需冷藏。

1.4.2.2 配料表

配料是指在制造或加工食品时使用的，并存在（包括以改性的形式存在）于产品中的任何物质，包括食品添加剂。配料表应以"配料"或"配料表"为引导词。当加工过程中所用的原料已改变为其他成分（如酒、酱油、食醋等发酵产品）时，可用"原料"或"原料与辅料"代替"配料""配料表"。加工助剂不需要标示。各种配料应按制造或加工食品时加入量的递减顺序一一排列；加入量不超过2%的配料可以不按递减顺序排列。如果某种配料是由两种或两种以上的其他配料构成的复合配料（不包括复合食品添加剂），应在配料表中标示复合配料的名称，随后将复合配料的原始配料在括号内按加入量的递减顺序标示。当某种复合配料已有国家标准、行业标准或地方标准，且其加入量小于食品总量的25%时，不需要标示复合配料的原始配料。

食品添加剂应当标示其在 GB 2760—2014 中的食品添加剂通用名称。食品添加剂通用名称可以标示为食品添加剂的具体名称，也可标示为食品添加剂的功能类别名称并同时标示食品添加剂的具体名称或国际编码（INS 号），不存在相应的国际编码，或因致敏物质标示需要，可以标示其具体名称。加入量小于食品总量25%的复合配料中含有的食品添加剂，若符合 GB 2760—2014 规定的带入原则且在最终产品中不起工艺作用的，不需要标示。

1.4.2.3 生产者的名称、地址、联系方式

"产地"指食品的实际生产地址，是特定情况下对生产者地址的补充。如果生产者的地址就是产品的实际产地，或者生产者与承担法律责任者在同一地市级地域，则不强制要求标示"产地"项。食品产地可以按照行政区划标示到直辖市、计划单列市等副省级城市或者地级城市。

联系方式应当标示依法承担法律责任的生产者或经销者的有效联系方式。联系方式应至少标示以下内容中的一项：电话（热线电话、售后电话或销售电话等）、传真、

电子邮件等网络联系方式、与地址一并标示的邮政地址(邮政编码或邮箱号等)。

1.4.2.4 产品标准代号

根据《预包装食品标签通则》(GB 7718—2011)规定,预包装食品(不包括进口预包装食品)应标示产品所执行的标准代号。标准代号是指预包装食品产品所执行的涉及产品质量、规格等内容的标准,可以是食品安全国家标准、食品安全地方标准、食品安全企业标准,或其他相关国家标准、行业标准、地方标准。按照《绿色食品标志管理办法》(农业部令 2012 年第 6 号)规定,企业在产品包装上使用绿色食品标志,即表明企业承诺该产品符合绿色食品标准。企业可以在包装上标示产品执行的绿色食品标准,也可以标示其生产中执行的其他标准。

1.4.2.5 生产许可证

预包装食品标签应标示食品生产许可证编号和生产许可标志,标示形式按照相关规定执行。2015 年新版《食品安全法》出台后,与之配套的《食品生产许可管理措施》同步实施,食品生产许可证编号由原来的英文大写 QS 与 12 位阿拉伯数字组成变更为:QS(Qiyeshipin Shengchanxuke)与 14 位阿拉伯数字组成,数字从左至右依次为:3 位食品类别编码、2 位省代码、2 位市(地)代码、2 位县(区)代码、4 位顺序码、1 位校验码。食品生产许可证书实行"一企一证",有效期 5 年。

1.4.2.6 标示内容的豁免

酒精度大于等于 10% 的饮料酒、食醋、食用盐、固态食糖类、味精等预包装食品可以免除标示保质期。当预包装食品包装物或包装容器的最大表面面积小于 10cm^2 时,可以只标示产品名称、净含量、生产者(或经销商)的名称和地址。

1.4.2.7 其他标示内容

① 辐照食品 是指经电离辐射线或电离能量处理过的食品,应在食品名称附近标示"辐照食品"。经电离辐射线或电离能量处理过的任何配料,应在配料表中标明。

② 转基因食品 转基因食品的标示应符合相关法律、法规的规定。根据 2015 年修订的《食品安全法》明确规定:生产经营转基因食品应当按照规定显著标示。这表明了我国对转基因技术的重视,同时,也体现了对消费者知情权的尊重。

③ 营养标签 特殊膳食类食品和专供婴幼儿的主辅类食品,应当标示主要营养成分及其含量,标示方式按照 GB 13432—2013《预包装特殊膳食用食品标签通则》执行。其他预包装食品营养标签,标示方式参照《预包装食品营养标签通则》(GB 28050—2011)标准执行。

④ 致敏物质 食品中的某些原料或成分,被特定人群食用后会诱发过敏反应,有效的预防手段之一就是在食品标签中标示所含有或可能含有的食品致敏物质,以便提示有过敏史的消费者选择适合自己的食品。参照国际食品法典标准列出了八类致敏物质,鼓励企业自愿标示以提示消费者,有效履行社会责任。八类致敏物质以外的其他

致敏物质，生产者也可自行选择是否标示。具体标示形式由食品生产经营企业参照以下自主选择。

可能导致过敏反应的食品及其制品有：含有麸质的谷物及其制品（如小麦、黑麦、大麦、燕麦、斯佩耳特小麦或它们的杂交品系）；甲壳纲类动物及其制品（如虾、龙虾、蟹等）；鱼类及其制品；蛋类及其制品；花生及其制品；大豆及其制品；乳及乳制品（包括乳糖）；坚果及其果仁类制品。

1.4.3 预包装食品营养标签

1.4.3.1 实施食品营养标签的目的与意义

（1）食品营养标签的目的

食品营养标签的目的是向消费者提供食品营养信息和特性的说明，让消费者直观了解食品营养组分、特征，引导消费者合理选择预包装食品，促进公众膳食营养平衡和身体健康，保护消费者知情权、选择权和监督权。

（2）食品营养标签的意义

根据国家营养调查结果，我国居民既有营养不足，也有营养过剩的问题，特别是脂肪、钠（食盐）、胆固醇的摄入较高，是引发慢性病的主要因素。不良的健康状况与饮食营养直接相关，在商品经济高度发达的今天，预包装食品在人们摄入膳食中占有相当大的比重，因此，要求预包装食品必须标示营养标签内容，有着重要社会意义：一是有利于宣传普及食品营养知识，指导公众科学选择膳食；二是有利于促进消费者合理平衡膳食和身体健康；三是有利于规范企业正确标示营养标签，科学宣传有关营养知识，促进食品产业健康发展。

我国于2013年1月1日起强制实施的食品安全国家标准《预包装食品营养标签通则》（GB 28050—2011）（以下简称《营养标签通则》）对预包装食品上营养标签的范围、定义、基本要求、标识内容进行了解释和规定。进行了预包装食品标签上向消费者提供食品营养信息和特性的说明，包括营养成分表、营养声称和营养成分功能声称。营养标签是预包装食品标签的一部分。

（3）国际上食品营养标签管理

国际组织和许多国家都非常重视食品营养标签，国际食品法典委员会（CAC）先后制定了多个营养标签相关标准和技术文件，大多数国家制定了有关法规和标准。特别是世界卫生组织/联合国粮农组织（WHO/FAO）的《膳食、营养与慢性病》报告发布后，各国在推行食品营养标签制度和指导健康膳食方面出台了更多举措。世界卫生组织（WHO）调查显示，74.3%的国家有食品营养标签管理法规。美国早在1994年就开始强制实施营养标签法规，我国台湾地区和香港特别行政区也已对预包装食品采取强制性营养标签管理制度。

1.4.3.2 《营养标签通则》适用对象和范围

直接提供给消费者的预包装食品，应按照本标准规定标示营养标签（豁免标示的食品除外);非直接提供给消费者的预包装食品,可以参照本标准执行,也可以按企业双方约定或合同要求标注或提供有关营养信息。

根据国际上实施营养标签制度的经验,《营养标签通则》中规定了可以豁免标识营养标签的部分食品范围:① 食品的营养素含量波动大的,如生鲜食品、现制现售食品。② 包装小,不能满足营养标签内容的,如包装总表面积≤100cm^{2}或最大表面面积≤20cm^{2}的预包装食品。③ 食用量小、对机体营养素的摄入贡献较小的,如单一成分调味品、饮料酒类、包装饮用水、每日食用量≤10g或10mL的。但是,对于单项营养素含量较高、对营养素日摄入量影响较大的食品,如腐乳类、酱腌菜(咸菜)、酱油、酱类(黄酱、肉酱、辣酱、豆瓣酱等)以及复合调味料等,应当标示营养标签。

如果有以下情形,则应当按照营养标签标准的要求,强制标注营养标签:① 企业自愿选择标识营养标签的。② 标签中有任何营养信息(如"蛋白质≥3.3%"等)的。③ 使用了营养强化剂、氢化和(或)部分氢化植物油的。④ 标签中有营养声称或营养成分功能声称的。

1.4.3.3 营养成分标识内容

(1)营养素

营养素是指食物中具有特定生理作用,能维持机体生长、发育、活动、繁殖以及正常代谢所需的物质,包括蛋白质、脂肪、碳水化合物、矿物质及维生素等。核心营养素是食品中存在的与人体健康密切相关,具有重要公共卫生意义的营养素,摄入缺乏可引起营养不良,影响儿童和青少年生长发育和健康,摄入过量则可导致肥胖和慢性病发生。本标准中的核心营养素是在充分考虑我国居民营养健康状况和慢性病发病状况的基础上,结合国际贸易需要与我国社会发展需求等多种因素而确定的,包括蛋白质、脂肪、碳水化合物、钠4种。

① 能量 指食品中蛋白质、脂肪、碳水化合物、膳食纤维等产能营养素在人体代谢产生能量的总和。营养标签上标示的能量主要由计算法获得。即蛋白质、脂肪、碳水化合物、膳食纤维等产能营养素的含量乘以各自相应的能量系数(表1-2)并进行加和,能量值以千焦(kJ)为单位标示。

表1-2 食品中产能营养素的能量折算系数

成分	kJ·g^{-1}	成分	kJ·g^{-1}
蛋白质	17	乙醇(酒精)	29
脂肪	37	有机酸	13
碳水化合物	17	膳食纤维	8

② 蛋白质 是一种含氮有机化合物,以氨基酸为基本单位组成。食品中蛋白质含量可通过"总氮量"乘以"蛋白质折算系数"计算,还可通过食品中各氨基酸含量的总和来确定。不同食品中蛋白质折算系数可参考《中国食物成分表》(2002)。对于原料复杂的加工或配方食品,统一使用折算系数6.25。

③ 脂肪 脂肪的含量可通过测定粗脂肪(crude fat)或总脂肪(total fat)获得,在营

养标签上两者均可标示为"脂肪"。

④ 碳水化合物　是指单糖、寡糖、多糖等的总称，是提供能量的重要营养素。食品中碳水化合物的量可按减法或加法计算获得。减法是以食品总质量为100，减去蛋白质、脂肪、水分、灰分和膳食纤维的质量，称为"可利用碳水化合物"；或以食品总质量为100，减去蛋白质、脂肪、水分、灰分的质量，称为"总碳水化合物"。

⑤ 钠　食品中的钠指食品中以各种化合物形式存在的钠的总和。食盐是膳食中钠的主要来源。

WHO推荐健康成年人每日食盐摄入量不超过5g，中国营养学会推荐每日食盐摄入量不超过6g，但膳食调查结果显示我国居民盐平均摄入量远高于中国营养学会推荐水平。过量摄入食盐可引起高血压等许多健康问题，因此倡导低盐饮食。

各国规定的核心营养素主要基于其居民营养状况、营养缺乏病、慢性病的发生率、监督水平、企业承受能力等因素确定。部分国家和地区规定的核心营养素见表1-3。

表1-3　部分国家和地区核心营养素数量及种类

国家或地区	核心营养素
国际食品法典委员会	1+3：能量、蛋白质、脂肪、可利用碳水化合物
美国	1+14：能量、由脂肪提供的能量百分比、脂肪、饱和脂肪、胆固醇、总碳水化合物、糖、膳食纤维、蛋白质、维生素A、维生素C、钠、钙、铁、反式脂肪酸
加拿大	1+13：能量、脂肪、饱和脂肪、反式脂肪（同时标出饱和脂肪与反式脂肪之和）、胆固醇、钠、总碳水化合物、膳食纤维、糖、蛋白质、维生素A、维生素C、钙、铁
澳大利亚	1+5：能量、蛋白质、脂肪、碳水化合物、糖、钠
马来西亚	1+3：能量、蛋白质、脂肪、碳水化合物
新加坡	1+8：能量、蛋白质、总脂肪、饱和脂肪、反式脂肪、胆固醇、碳水化合物、膳食纤维、钠
日本	1+4：能量、蛋白质、脂肪、碳水化合物、钠
中国台湾地区	1+4：能量、蛋白质、脂肪、碳水化合物、钠
中国香港特别行政区	1+7：能量、蛋白质、碳水化合物、总脂肪、饱和脂肪、反式脂肪、糖、钠

(2) 营养成分含量的标示方法

食品企业可选择以每100克(g)、每100毫升(mL)、每份来标示营养成分表，目标是准确表达产品营养信息。同时标示所含营养成分占营养素参考值(NRV)的百分比。

营养素参考值(nutrition reference values，NRV)是用于比较食品营养成分含量高低的参考值，专用于食品营养标签。营养成分含量与NRV进行比较，能使消费者更好地理解营养成分含量的高低。"营养素参考值"和"NRV"可同时写在营养成分表中，也可只写一个，如"营养素参考值(NRV)%""营养素参考值%"或"NRV%"。当总成分含量用某一单体成分代表时，可使用总成分的NRV数值计算。如糖可使用碳水化合物的NRV值计算，可溶性膳食纤维和（或）不可溶性膳食纤维可使用膳食纤维的NRV值计算。

规定了NRV值的营养成分应当标示NRV%，未规定NRV值的营养成分仅需标示含量。标准附录 A 给出了能量和 32 种营养成分的 NRV 值。一些允许标示的营养素,如糖、不饱和脂肪酸、反式脂肪酸等营养成分尚无 NRV 值。对于未规定 NRV 的营养成分,其"NRV%"可以空白,也可以用斜线、横线等方式表达。在《营养标签通则》中附录 B 中推荐了 6 种基本格式。在营养成分表中,若除能量和核心营养素之外,还有其他营养素,则要求使能量与核心营养素标示更加醒目的方法推荐如下:增大字号;改变字体(如斜体、加粗、加黑);改变颜色(字体或背景颜色);改变对齐方式或其他方式。表 1-4 为一种应用例子。

表 1-4 营养成分表

项 目	每 100 克	营养素参考值/%
能量	1841kJ	22
蛋白质	5.0g	8
脂肪	20.8g	35
——饱和脂肪酸	10.3g	—
胆固醇	100mg	33
碳水化合物	58.2g	19
——糖	10.5g	—
膳食纤维	15g	60
钠	25mg	1

(3) 获得营养成分含量的方法

① 直接检测 选择国家标准规定的检测方法,在没有国家标准方法的情况下,可选用 AOAC(美国分析化学家协会)推荐的方法或公认的其他方法,通过检测产品直接得到营养成分含量数值。企业可自行开展营养成分的分析检测,也可委托有资质的检验机构完成。企业可以根据产品或营养成分的特性,确定抽检样品的来源、批次和数量。原则上这些样品应能反映不同批次的产品,具有产品代表性,保证标示数据的可靠性。正常检测样品数和检测次数越多,越接近真实值。在实际操作中,对于营养素含量不稳定或原料本底值容易变动的食品,应相应增加检测批次。

② 间接计算 利用原料的营养成分含量数据,根据原料配方计算获得;利用可信赖的食物成分数据库数据,根据原料配方计算获得。对于采用计算法的,企业负责计算数值的准确性,必要时可用检测数据进行比较和评价。为保证数值的溯源性,建议企业保留相关信息,以便查询和及时纠正相关问题。

用于计算的原料营养成分数据来源:① 权威机构发布的数据,如中国疾病预防控制中心营养与食品安全研究所编著的《中国食物成分表》第 1 册和第 2 册;如《中国食物成分表》未包括相关内容,还可参考以下资料:美国农业部 USDA National Nutrient Database for Standard Reference、英国食物标准局和食物研究所 McCance and Widdowson's the Composition of Foods 或其他国家的权威数据库资料。② 供货商提供的检测数。③ 企业产品生产研发中积累的数据。

本章小结

本章主要介绍食品的基本要求,食品腐败变质的基本原理及其影响因素,控制食品腐败变质的加工技术,了解预包装食品标签标识的相关标准的基本要求。

思考题

1. 食品与食物在概念上有何区别?
2. 构成食品的基本要素有哪些?
3. 威胁食品安全的污染源有哪些?
4. 预包装食品标签的强制性标识内容。
5. 预包装食品营养标签的目的与意义。
6. 概念:食品、食品保质期、核心营养素。

推荐阅读书目

食品加工原理.[美]海德曼(Heldman,D.R.),哈特尔(Hartel,R.W.)著;夏文水,译.中国轻工业出版社,2003.

食品质量与安全.刘雄,陈宗道.化学工业出版社,2008.

第 2 章
脱水食品加工

2.1 食品水分与食品保藏的关系
2.2 食品浓缩原理与方法
2.3 食品干制基本原理
2.4 干制方法、设备与工艺
2.5 包装和贮藏

大多数食品原料含有较高的水分，为了该类食品的运输、贮藏和进一步加工利用，通常需要脱除食品中部分水分，降低食品的含水量，这一加工处理过程称为食品的脱水。食品脱水过程可分为浓缩和干制两种类型。针对于液体食品的脱水，最终产品中含有较多水分，此种加工技术叫作浓缩；将食品中大部分水分除去，产品是固体，最终产品水分含量很低，这叫作干燥，也称食品干制。传统的食品脱水多借助加热蒸发食品内水分，在此过程中，浓缩和干制方式的水分的转移形式是不一样的。浓缩过程中，水分在物料内部是借助对流扩散作用从液相内部到达液相表面后除去，最终产品含水量约30%，一般为稳定状态过程。而干燥过程中，水分在物料内部最终必将借水分子扩散作用从固相中除去，且一般为不稳定状态的过程。食品干制主要的方法是加热干制，除以热空气作为热源外，还有红外线、微波及真空升华干燥。而浓缩脱水加工的技术也包括采用膜分离、冷冻浓缩技术。

2.1　食品水分与食品保藏的关系

为了了解食品干制与食品贮藏之间的关系，我们必须了解一个非常重要的概念，那就是水分活度。

2.1.1　水分含量与水分活度

食品中的水分有自由水和结合水。自由水（或游离水）是指组织细胞中容易结冰，也能溶解溶质的水。大致分为滞化水（immobilized water）、毛细管水（capillary water）和自由流动水（fluidal water）3种类型。结合水，又称为束缚水、固定水，通常是指存在于溶质或其他非水组分附近的、与溶质分子之间通过化学键结合的水。依据它们的结合强度差异，结合水分为构成水、邻近水和多层水。构成水是与非水物质结合最紧密的水，是非水物质必要的组分；而邻近水是在非水物质外围，与非水物质通过强氢键缔合在一起的水，二者的特点：在-40℃不结冰，无溶剂能力，不能被微生物所利用。多层水处于邻近水外围，是与邻近水通过氢键缔合在一起的水，特点是：有一定厚度（多层），-40℃基本结冰，弱溶剂能力，可被蒸发。

长期以来人们已经知道食品的腐败变质与食品中水分含量具有一定的关系，但水分含量与食品的稳定性没有直接关系。有一些食品具有相同水分含量，但腐败变质的情况是明显不同的，如鲜肉与咸肉，水分含量相差不多，但相同条件下，保藏期却完全不同，这就存在一个食品中水能否被微生物或化学反应所利用的问题，这与食品中水分的存在状态有关。微生物的生长繁殖需要自由水分，与食品腐败变质相关的酶促及非酶促反应也需要有水分的参与，特别是自由水的参与，化学反应才能正常进行。为了衡量食品中自由水的含量，引入一个重要的概念，那就是水分活度。

食品中存在的游离水和结合水含量可用水分子的逃逸趋势（逸度）来反映，通常，把食品（溶液）中水的逸度与纯水的逸度之比定义为水分活度（water activity，A_w）。

$$A_w = \frac{f}{f_0}$$

式中 f——食品(溶液)中水的逸度；

f_0——纯水的逸度。

水分逃逸的趋势不是一种定量的表示方式，通常可以近似地用水的蒸汽压来表示，这是由于在低压或室温时，f/f_0 和 P/P_0 之差非常小（<1%），其中，P 为食品中水的蒸汽分压；P_0 为纯水的蒸汽压（相同温度下纯水的饱和蒸汽压），故用 P/P_0 来定义 A_w 是合理的，也是可行的。另外，化学中水分活度是对介质中能参与化学反应的水分的估量，而在食品中的水分活度可理解为食品中能被微生物利用或能参与引起食品腐败变质化学反应的水分量。那究竟如何定义和计算水分活度呢，科学家们找到了食品(溶液)中自由水与蒸发的关系，那就是食品(溶液)中的自由水和周围空气中的水蒸气可以发生交换，并在一定条件下可以达到平衡，因而食品中的自由水可以理解为能被蒸发的水分，这样我们就可以利用食品(溶液)的蒸汽压来表示水分活度，即 $A_w = P/P_0$。

食品中水分含量不同，水分的作用不同，水分活度也不同。食品中水分含量(M)与水分活度之间的关系曲线称为该食品的吸附等温线。图2-1是低水分含量物料吸附等温线，根据食品中水分含量及水分活度的关系，将曲线分为3个区域，反映食品中的3类水分。如图2-1所示，Ⅰ区水分不能被冰冻，不能通过干燥除去，水被牢固地吸附着，它通过水-离子或水-偶极相互作用被吸附到食品中可接近的极性部位如多糖的羟基、羧基、—NH_2、氢键，此部分水为单分子层水，也叫化合水（化学结合水），当食品所有的部位都被吸附水所占有时，此时的水分含量被称为单层水分含量。Ⅱ区的水分主要通过水-水和水-溶质氢键同相邻分子缔合，为多层水，大部分多层水在-40℃不结冰，主要包括物理结合水。Ⅲ区的水分是食品中结合最弱、流动性最大的水，为自由水或体相水，主要是在细胞体系或凝胶中被毛细管液面表面张力或被物理性截留的水，这种水很易通过干燥除去或易结冰，可作为溶剂，容易被酶和微生物利用，此部分水含量高，食品容易腐败。

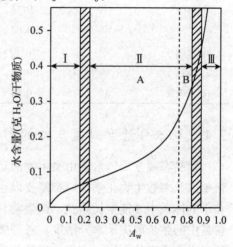

图2-1 食品低水分含量内的吸附等温线（20℃）

不同水分含量与水分活度的关系见表2-1。

表2-1 食品水分吸附等温曲线中不同水分的区别

区	Ⅰ区	Ⅱ区	Ⅲ区
水分活度	0~0.25	0.25~0.85	>0.85
含水量/%	0~7	7~27.5	>27.5
冻结能力	不能冻结	不能冻结	正常
溶剂能力	无	轻微至适度	正常

(续)

区	Ⅰ区	Ⅱ区	Ⅲ区
水分状态	单分子水层，水分为吸附及结合状态	多层水，水分为凝聚或物理吸附	毛细管水或自由流动水
微生物利用	不可利用	开始可以利用	可利用

由于食品中水分的存在状态不同，食品中水分含量与水分活度之间没有明显的线性关系，见表2-2，不同食品水分含量不同，水分活度不同；相同水分含量的不同食品间，水分活度差异也很明显。

表2-2 常见食品中水分含量与水分活度的关系

食品	水分含量/%	水分活度	食品	水分含量/%	水分活度
水(0℃)	100	1.00	面粉	14.5	0.72
冰(-10℃)	100	0.91	葡萄干	27	0.60
冰(-20℃)	100	0.82	通心粉	10	0.45
冰(-30℃)	100	0.62	硬糖	3.0	0.30
鲜肉	70	0.985	饼干	5.0	0.20
面包	40	0.96	奶粉	3.5	0.11
橘子果酱	35	0.86	炸薯条	1.5	0.08

2.1.2 水分活度对微生物的影响

食品腐败变质通常是由微生物活动和生物化学反应共同造成的。任何微生物生长繁殖以及多数生物化学反应都需要以水作为溶剂或介质。微生物只能在含有营养物质和水的体系中才能生长繁殖，微生物只能利用食品中的游离水，微生物在一定环境及食品中的生长取决于水分活度。各种微生物都有它生长最适宜的水分活度(A_w)。生长环境水分活度值下降，它们的生长繁殖活力下降。不同类群微生物生长所需的最低水分活度(A_w)是不相同的，且有较大的差异。通过降低水分含量或增加可溶性介质，可使食品中水分活度下降到微生物停止生长的水平。

干藏就是通过对食品中水分的脱除，进而降低食品的水分活度，限制微生物活动、酶的活力以及化学反应的进行，达到长期保藏的目的。

2.1.2.1 水分活度与微生物生长发育的关系

从微生物活动与食物水分活度的关系来看，各类微生物生长都需要一定的水分活度。每种微生物都有其生长发育的最低水分活度。换句话说，只有食物的水分活度大于某一临界值时，特定的微生物才能生长。如图2-2所示，大多数细菌适宜生长的A_w为0.94~0.99，细菌芽孢形成和发芽时需要更高的水分活度，芽孢形成的最适A_w为0.993，若A_w低于0.77时，就几乎看不到有芽孢形成。大多数霉菌的A_w为0.80~0.94，大多数耐盐菌的最低A_w为0.75，耐干燥霉菌和耐高渗透压酵母的最低A_w为0.60~0.65。当水分活度低于0.60时，绝大多数微生物无法生长。适宜A_w最低的为霉菌,其次为酵母和细菌。因此,A_w 为 0.85 以上的食品需要冷藏或其他措施控制病原微生物生长。A_w 在 0.60~0.85 的食品为中度水分活度食品,这些食品不需要冷藏或控制病原微生物,但由于酵母及霉菌的活动,货架期有一定的限制。对大多数水分活度在 0.6 以下的食品,有一个较长的货架期,不需要冷藏,这些食品叫作低水分食品。

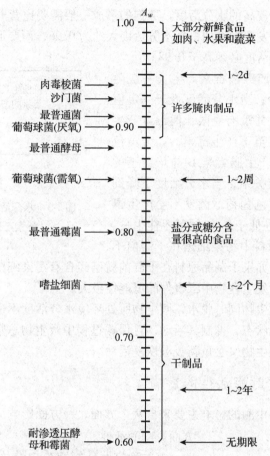

图 2-2 水分活度和微生物生长活动的关系

食品干制的最终目的并不是一味地降低食品的水分含量,而是需要控制食品的水分活度到适宜范围,因此不同食品干制工艺及最终水分含量是有差异的。

2.1.2.2 水分活度与微生物耐热性的关系

水分活度是影响微生物耐热性的主要因素。一般情况下,水分活度下降,微生物的耐热性增加。嗜热脂肪芽孢梭菌的冻结干燥芽孢耐热性试验表明,该菌耐热性在水分活度为 0.2~0.4 之间最高,水分活度在 0.4~0.8 之间,随水分活度降低,耐热性将逐渐增大。但在水分活度 0.8~1.0 之间,耐热性将随水分活度的减少而降低。霉菌孢子的耐热性试验表明,其耐热性随水分活度降低而呈增大趋势。

也就是说食品干制过程中,水分活度降低可抑制微生物的生长发育,但有可能使食品中残留微生物的耐热性进一步增强,因此,食品干制可使食品微生物数量减少,并抑制微生物生长,防止食品腐败变质,但不能保证食品是无菌食品,干制品原料污染的微生物可能成为干制品重要的卫生质量隐患。

2.1.2.3 水分活度与细菌芽孢的生成及毒素产生的关系

芽孢的发育需要较高的水分活度,芽孢的形成一般需要比营养细胞发育更高的水分活度,如芽孢梭菌发芽发育的最低水分活度大约为 0.96,而要形成完全的芽孢,在相同培养基中,水分活度必须高于 0.98。

如图 2-3 所示,产毒菌毒素产生量一般随水分活度降低而减少,当水分活度低于一定值后,虽然细菌的生长并没有受限,但毒素产生的量会急剧下降,甚至不产生毒素,如金黄色葡萄球菌 C-243 株产生肠毒素 B 与培养基的水分活度之间有直接关系,当水分活度下降到 0.93~0.96 时,金黄色葡萄球菌就不会产生毒素。肉毒杆菌的 A_w 在低于 0.95 时就不能生长。因此,保证干制品原料中污染细菌在干制前不

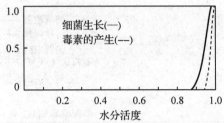

图 2-3 水分活度对细菌生长及毒素产生的影响

产生毒素极为重要,如果干制品原料在干制前就已经含有污染细菌产生的毒素,那这种原料生产的干制品发生食物中毒事件的可能性极大。

干制后食品和微生物同时脱水,微生物所处环境水分活度不适于微生物生长,微生物就长期处于休眠状态,抑制其活动,且保藏过程中微生物总数会稳步下降。但环境条件一旦适宜,微生物又会重新吸湿恢复活动。

2.1.3 水分活度对酶活性的影响

水分活度对食品中酶的影响主要来自两个方面,一方面影响酶自身稳定性;另一方面影响酶活性。

酶的稳定性是指酶蛋白结构的稳定性。蛋白质在某些物理和化学因素作用下其特定的空间构象被破坏,从而导致其理化性质的改变和生物活性的丧失,这种现象称为蛋白质变性(protein denaturation)。因此,防止酶蛋白变性,是保证酶催化活性的关键,即保证酶的结构稳定性。影响食品中酶稳定性的因素有水分、温度、pH 值、离子强度、食品构成成分、贮藏时间及酶抑制剂或活性剂等。水分活度是影响酶稳定性的重要因素,如图 2-4 所示,将不同水分含量的黑麦放在不同温度下加热,通过游离脂肪酸产生的数量判断脂酶活性。在水分含量为 23% 时,脂酶在 30℃ 的条件下失活,而当水分含量为 10% 时,

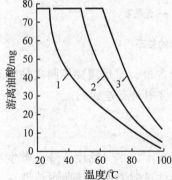

图 2-4 酯酶在不同温度下加热失活与水分含量的关系
1-水分 23%   2-水分 17%
3-水分 10%

直到温度提高到60℃时，脂酶才开始失活。说明酶在较高的水分活度环境中更容易发生热失活，酶在湿热条件下处理易钝化，即蛋白变性，但在干热条件下难以钝化。因此，大多数食品干制前的湿热处理对保证食品货架期及食品安全是必需的。

酶活性是指酶催化特定化学反应的能力，可用在一定条件下其所催化某一化学反应的速度表示。酶催化反应离不开水，因为：水作为运动介质促进底物扩散作用；稳定酶的结构和构象；水是水解反应的底物；破坏极性基团的氢键；从反应复合物中释放产物。因此，酶要发挥催化作用，其反应体系

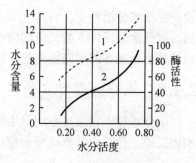

图2-5 水分含量、水分活度与酶活性的关系

1-水分吸附等温线 2-酶活性

必须高于某个水分活度。如图2-5所示，当水分活度降低到单分子吸附水所对应的值以下时，酶基本无活性。当水分活度高于该值之后，则酶活性随水分活度的增加而缓慢增大。当水分活度超过多层水所对应的值后，酶的活性显著增大。这就说明当食品所含水分不足以形成单分子吸附层时，酶因没有可利用的水而活性受到完全抑制。当食品中含有较多的体相水时，酶可借助溶剂水与底物充分接触，从而表现出较高的活性。

食品体系中大多数的酶类物质在A_w小于0.85时，活性大幅度降低，如淀粉酶、酚氧化酶和多酚氧化酶等。但也有一些酶例外，如脂酶在A_w为0.3甚至0.1时也能引起甘油三酯或甘油二酯的水解。多酚氧化酶要引起儿茶酚的褐变，反应体系的最小A_w为0.25。酶活性随A_w的提高而增大，通常在0.75~0.95的范围内酶活性达到最大。在A_w小于0.65时，酶活性减低或减弱，但要抑制酶活性，A_w应在0.15以下。许多干燥食品的最终水分含量难以达到1%以下，因此靠减少A_w值来抑制酶对干制品品质的影响并不十分有效。

食品中的酶促反应除了与整个食品体系的水分活度有关外，还与局部的水分子存在状态有关。例如，在面团糊与淀粉酶的混合体系中，尽管在A_w小于0.70时淀粉不分解，但是，当把富含毛细管的物质加入该混合体系时，A_w只要达到0.46时，面团就会发生酶解反应，这种现象也称作局部效应。

酶起作用的最低水分活度还与酶的种类有关。如同样是大麦磷脂分解酶，磷脂酶D的最低A_w为0.45，而磷脂酶B为0.55。

许多来自天然的食品物料都有酶存在，干燥过程随着物料水分含量降低，酶本身也失水，活性下降。但当环境适宜，酶仍会恢复活性。在水分活性值低于单分子层值吸附水分活性时，酶反应进行得极慢或者是完全停止，这是由于食品物料中缺乏流动性水分，酶无法扩散到基质的特定部位。通常只有干制品水分降至1%以下时，酶活性才会完全消失。在干燥食品中酶反应速度受底物扩散到酶周围的速度所限制，故干燥食品中高分子底物不易被酶作用。例如，在含有蛋白酶的淀粉中，即使在65%的相对湿度下，面筋蛋白质仍不能被显著地水解。大分子底物的扩散效应可能造成酶反应性质的变化，例如，在一个水介质中，淀粉酶作用于可溶性淀粉而生成寡糖。一般来

说，在低水分活性下，首先生成葡萄糖和麦芽糖，而在较高的水分活性下才生成寡糖。在低水分活性下酶反应倾向于防止反应中间物的积累或有利于某些反应途径，这可能是由于潜在的中间物不能扩散离开酶的活性部位，而只有立刻降解或反应。

2.1.4 水分活度对其他因素的影响

水分活度不仅通过影响微生物及酶活性而影响食品的稳定性，也可以通过影响非酶促反应、食品中营养成分的稳定性而影响食品的货架期。

2.1.4.1 水分活度对非酶促反应的影响

水分活度对氧化反应的影响是复杂的。氧化作用与水分活度之间的关系如图 2-6 所示，从图得知，以单分子吸附水所对应的水分活度为分界点，当食品的水分活性小于该值时，氧化速度随水分活度的降低而增大；当食品的水分活度大于该值时，氧化速度随水分活度的降低而减小；当食品的水分活度等于该值时，则氧化速度最慢。

脂质氧化的特点：在水分活度小于单分子吸附水的区域内，脂质的氧化表现为过氧化物的增加启动自动氧化；在水分活度大于单分子吸附水的区域内，脂质的氧化表现为酸价的增加，即为脂质的水解。出现上述现象的原因：当食品所含水分低于单分子吸附水时，部分极性基团由于失去了水的保护作用而与氧直接接触，迅速发生氧化反应。当食品

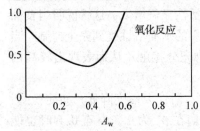

图 2-6 水分活度对氧化反应的影响

含水量达到单分子吸附水时，由于极性基团均以等摩尔比与水分子结合而受到强烈保护，且由于水与金属离子发生水化作用而显著降低了金属催化剂的催化活性，同时水还可与氢过氧化合物结合使游离基消失，从而抑制脂质的氧化反应。当食品含水量继续升高时，由于大分子发生肿胀而暴露出更多的催化部位，酶及金属催化剂的流动性提高，氧的溶解度增加，使脂质的氧化速度逐渐加快。在脂质氧化作用中，在水分活度较低时，食品中的水与氢过氧化物结合而使其不容易产生氧自由基，进而导致链氧化反应的结束，当 A_w 大于 0.4 时，A_w 的增加增大了食物中氧气的溶解，加速了氧化，而当 A_w 大于 0.8 时，反应物被稀释，氧化作用降低。

非酶促褐变指食品通过一些非酶氧化而导致食品变色的反应，也与 A_w 有密切的关系，从图 2-7 中可以看出，当食品中的 A_w 在 0.6~0.7 之间时，非酶促褐变最为严重；A_w 下降，褐变速度减慢，当 A_w 在 0.2 以下时，褐变难以发生。但当 A_w 超过褐变高峰要求的值时，其褐变速度又由于体系中溶质的减少而下降。Labuxa(1970) 曾经指出，美拉德褐变的最大速度出现在 A_w 为 0.6~0.9 之间。在 A_w 小于 0.6 或大于 0.9 时，非酶促褐变速度将减小，其原因是由于 A_w 的增大使参与褐变反

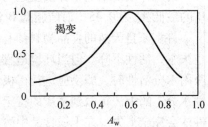

图 2-7 水分活度对褐变反应的影响

应的有关成分在水溶液中的浓度增加,且在食品内部的流动性逐渐改善,从而使它们相互之间的反应概率增大,褐变速度因而逐渐加快。但是,当A_w超过0.9后,由于与褐变有关的物质被稀释,且水分为褐变产物之一,水分增加使褐变反应受到抑制。

2.1.4.2 水分活度对食品主要营养成分稳定性的影响

(1) 淀粉

淀粉的食品学特性主要体现在老化和糊化上。老化是淀粉颗粒结构、淀粉链空间结构发生变化而导致溶解性能、糊化及成面团作用变差的过程。在含水量为30%~60%时,淀粉的老化速度最快;降低含水量老化速度变慢;当含水量降至10%~15%时,淀粉中的水主要为结合水,不会发生老化。

(2) 脂肪

影响脂肪品质的化学反应主要为氧化酸败。在Ⅰ区,氧化反应的速度随着水分增加而降低;在Ⅱ区,氧化反应速度随着水分的增加而加快;在Ⅲ区,氧化反应速度随着水分增加又呈下降趋势。

(3) 蛋白质

据测定,当食品中的水分含量在2%以下时,可以有效地阻止蛋白质的变性;而当达到4%或以上时,蛋白质变性变得越来越容易。

(4) 水溶性色素

一般而言,当食品中的水分活度增大时,水溶性色素(常见的是花青素类)分解的速度就会加快。

(5) 维生素

水分活度对食品中维生素的影响研究的最多的是维生素C。在低水分活度下,维生素C比较稳定,随着模拟系统和食品中水分的增加,维生素C的降解迅速增快。其他维生素的稳定性也有同样的变化规律,且其降解反应属于一级化学反应,温度对反应速率常数影响很大。降低维生素C的贮藏水分活度和降低温度同样重要,将维生素C包埋或先添加到油相中防止其与水接触也是防止维生素C降解的有效方法。

硫胺素盐在38℃时,随着面粉中水分含量由9.2%增至14.5%,两种形式维生素B_1损失增加。小麦粉制品在38%和14%水分条件下维生素B_1损失可达80%(质量分数);而3.6%和10%水分含量的面粉中维生素B_1都没多大变化。低水分含量下维生素较稳定的机制尚未清楚,也可能与褐变反应有关。

脂溶性维生素的稳定性与脂肪氧化有关。有报道,α-生育酚(维生素E)随着水分增加,降解加速。

2.1.4.3 水分活度对食品质构的影响

干制过程中水分被去除,盐分浓缩易引起蛋白质变性,使其持水性下降,淀粉和其他胶体的亲水性下降。随着水分活度增加,苹果肉的硬度、脆性、弹性、咀嚼性等均发生一定的变化。

水分活度不仅影响食品中微生物和酶活性,同时与食品的多种特性相关,对食品稳定性的影响是明显的,见表2-3。

表 2-3 水分活度范围与食品变质反应

A_w	主要变质反应	可能发生的变质反应
0.8~1	微生物生长	酶反应
0.91	细菌	脂肪氧化
0.88	酵母菌	脂肪氧化、非酶褐变
0.80	霉菌	非酶褐变
0.65~0.80	酶促反应	非酶褐变
0.75	脂肪分解及褐变反应	嗜盐细菌生长
0.70	耐旱霉菌	耐渗透酵母
0.65	耐渗透压酵母	耐旱霉菌
0.3~0.65	非酶褐变	酶的反应、自动氧化
0~0.3	自动氧化,物理变化	非酶褐变、酶的反应

2.2 食品浓缩原理与方法

浓缩是从液态食品中除去部分水的操作过程。通过浓缩,在食品工业中可以达到以下目的:

① 浓缩去除食品中大量的水分,减少食品质量和体积,减少了食品包装、贮藏及运输费用。

② 提高食品浓度,增加食品的保藏性。浓缩使溶液中的可溶性物质浓度增大,尤其是高浓度的糖和盐具有较大的渗透压,当渗透压大于微生物细胞的渗透压时,则原生质脱水,微生物的生长受到抑制。一般而言,当酸性食品物料浓缩至可溶固形物65%以上,低酸性食品物料可溶固形物含量达到70%以上,再经巴氏杀菌即可长期保藏。

③ 浓缩经常用作干燥或更完全的脱水的预处理过程。

④ 浓缩用作某些结晶的预处理过程。

按浓缩的原理,可分为平衡浓缩和非平衡浓缩两种物理方法。平衡浓缩是利用两相在分配上的某种差异而达到溶质和溶剂分离的方法,如蒸发浓缩和冷冻浓缩。不论蒸发浓缩还是冷冻浓缩,两相都是直接接触的,故称为平衡浓缩。非平衡是利用固体半透膜来分离溶质与溶剂的过程,两相被膜隔开,分离不靠两相的直接接触,故称为非平衡浓缩。

2.2.1 蒸发浓缩

蒸发浓缩是利用液态食品中溶质与溶剂(水)之间挥发性的差异,通过将液态食品加热,将其中的部分水分汽化并移除,以提高溶液中溶质浓度的操作。食品中水蒸发的必要条件就是为水分蒸发不断供给热能,同时生成的蒸汽不断排除。因此,蒸发浓缩的关键装置是蒸发器，一般主要由加热室(器)和分离室(器)两部分组成。加热室的作用是利用热源来加热被浓缩的液料，工业上采用的热源通常为水蒸气，称为加热蒸汽。分离室的作用是蒸发产生的蒸汽与料液分离出来，由溶液蒸发出来的蒸汽称为二次蒸汽。

2.2.1.1 蒸发器的种类及特性

蒸发器的分类方法有多种，按操作分类，可分为间歇式和连续式；按加热式的结构，可分为管式和非管式；按溶液在加热室的运动情况，可分为循环和非循环型；按分离室压力大小，可分为真空蒸发和常压蒸发；按分离室与加热室的相对位置，可分为外热式和内热式；由于液膜式蒸发器发展很快，也可按膜式蒸发器和非膜式蒸发器分类。

在食品工业中常用的蒸发器有标准式蒸发器、悬框式蒸发器、长管式蒸发器、刮板薄膜蒸发器和板式蒸发器等类型。

(1) 标准式蒸发器

标准式蒸发器(图2-8)由下部的加热管束(加热室)和上部的分离室组成。在蒸发器内，溶液由加热管上升，受热而达到沸腾，所产生的二次蒸汽经分离器与除沫器由顶部排出，液体则经中央循环管下降。降至蒸发器底的液体又沿加热管上升，如此不断循环，且循环速度逐渐增大。该装置结构简单，但传热效率差，不便于清洗和更换加热管。适用于蒸发无结晶析出而黏度不高的溶液。

(2) 悬框式蒸发器

悬框式蒸发器(图2-9)将加热管悬挂在蒸发器内，适合于中等黏度、轻度结垢的非腐蚀性料液，如果汁、麦芽浸出液、蔗糖、葡萄糖等溶液的浓缩。

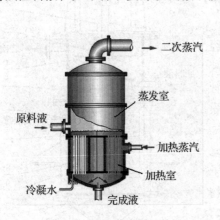

图2-8 标准蒸发器结构

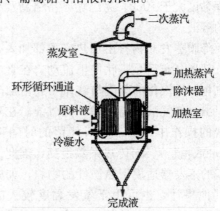

图2-9 悬框式蒸发器

(3) 长管式蒸发器

长管式蒸发器是采用6~8m长的细长管道，溶液送入管束后很快强烈沸腾，管子的中央部分充满料液蒸汽，蒸汽从管口流出的速度高达$100\sim120\,m\cdot s^{-1}$。料液被带动而沿管子内壁形成上升或下降的液膜，被带动的流体速度可达$20\,m\cdot s^{-1}$。长管蒸发器根据液膜的流动方向可分为升膜蒸发器(图2-10)、降膜蒸发器(图2-11)和升降膜

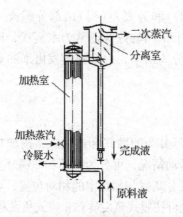
图 2-10 升膜蒸发器

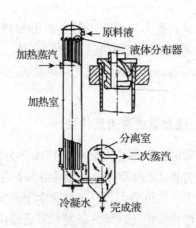
图 2-11 降膜蒸发器

蒸发器。管式蒸发器由加热蒸发室、分配盘、汽液分离室、除雾器、循环管等部分构成。加热蒸发室是由壳体、上下管板、隔板和加热管构成。

升膜蒸发器的溶液由加热管底部进入，并将液面维持在较低的位置，溶液被加热沸腾而汽化，因而产生大量的二次蒸汽泡沫，发生向上推进的作用，最终液体被上升的蒸汽拉长环状薄膜，沿壁向上运动，非常剧烈，气液混合物由管口高速冲出，在分离室实现汽液分离。升膜蒸发器增加沸腾传热系数，因此传热系数可以很大；结垢不易生成，从而可以减慢蒸发器在操作期间因结垢的生成而减小传热系数的现象。此种类型的蒸发器适用于稠厚和易生成泡沫的溶液，但不适用于处理黏度大于 50cP、易结垢、易结晶及浓度过大的溶液。

而降膜蒸发器物料由加热室顶部加入，经液体分部器分布后呈膜状向下流动。在管内被加热汽化，被汽化的蒸汽与液体一起由加热管下端引出，经气液分离后得到完成液。在降膜蒸发器的操作中，由于物料停留的时间很短（5~10s 或稍长），而传热系数很高，因此，此种类型的蒸发器适用于热敏性的物料，如橘子水或其他果汁，也可用于蒸发黏度较大的物料。但不适宜处理易结晶的溶液，或形成均匀的液膜较为困难、传热系数不高的物料。

（4）刮板薄膜蒸发器

刮板式薄膜蒸发器，是一种通过旋转刮板强制成膜，可在真空条件下进行降膜蒸发的高效蒸发器。刮板式薄膜蒸发器由以下几部分组成：电机、减速机、轴承、密封装置、分离

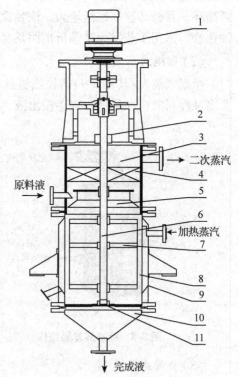
图 2-12 刮板薄膜蒸发器
1-电机、减速器 2-上端机械密封 3-分离筒
4-除沫器 5-分布器 6-主轴 7-转子和刮板
8-筒体 9-夹套 10-底封头 11-下端密封

器、捕泡器、分布器、转子、沟槽刮板、蒸汽夹套、支架(图2-12)。夹套内通加热蒸汽，刮板装在可旋转的轴上，刮板和加热夹套内壁保持很小间隙，通常为0.5~1.5 mm。料液经预热后由蒸发器上部沿切线方向加入，在重力和旋转刮板的作用下，分布在内壁形成下旋薄膜，并在下降过程中不断被蒸发浓缩，完成液由底部排出，二次蒸汽由顶部逸出。在某些场合下，这种蒸发器可将溶液蒸干，在底部直接得到固体产品。它传热系数大，蒸发强度高，过流时间短，操作弹性大，尤其适用于热敏性物料、高黏度物料及易结晶含颗粒物料的蒸发浓缩、脱气脱溶、蒸馏提纯。缺点是：结构复杂(制造、安装和维修工作量大)，加热面积不大，且动力消耗大。

(5)板式蒸发器

板式蒸发器将前述升降膜原理应用于板式换热器内部，与升膜式、降膜式、刮板薄膜式相比较，差别在于以成型加热板上形成的液膜来代替管壁或壳上形成的液膜。板间的沸腾机理与管内发生的不完全相同，单位高度的传热面积，板式远大于管式，停留时间则板式远小于管式。

板式蒸发器则是由板式热交换器与分离器组合而成的蒸发器，通常的用法是将加热板排成4片1组，板式蒸发器的板组(4片成1板组)按所需传热面积顺序装于机架上，对所有板组而言，加料是平流的(图2-13)。蒸汽在3~4板间沸腾成降膜，板组的数目可以变动，视生产能力需要而定。对各种不同黏度、不同浓缩比要求、不同沸腾温度的物料，调整传热板的尺寸可满足最佳操作条件的要求。如果板式蒸发的板隙和板宽加以适当改变，就可控制蒸汽速度，提高传热效率。

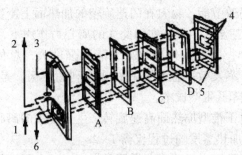

图2-13 板式蒸发器
A-蒸汽层 B-料液层(上升) C-蒸汽层 D-料液层(下降)
1-进料 2-冷凝水 3-蒸汽 4-蒸汽层间隔板
5-橡胶垫圈 6-二次蒸汽与浓缩液出口

近代板式蒸发器在国外使用已很普遍。虽然工业上应用始于1950年。但早在1928年已运用板式热交换器的原理做成第一台板式蒸发器，并用于果酱的浓缩。随着食品浓缩低温、短时的要求越来越高，板式蒸发器已广泛应用于食品工业，特别是乳品工业。因为使用橡皮垫圈密封，故不能处理有机溶剂的溶液，同时操作温度上也有限度 为保证适当的升降膜操作条件，板间间隙小，故不能处理悬浮固体的料液。同时处理一般料液，也有必要在生产线上安装过滤器，防止液体颗粒进入蒸发器设备而生产能力受限制。

（6）离心式薄膜蒸发器

离心式薄膜蒸发器采用内置锥形旋转加热器，物料由输送管直接进入锥形加热器在离心力的推动下沿加热面向外侧延伸滚动并受热，在锥体顶部即完成整个蒸发过程，挥发出的轻组分经二次蒸汽出口进入冷凝器回收，重组分由出料收集管输送进成品储罐，未达浓度要求的物料经循环泵再循环进入蒸发器进行二次蒸发。其结构如图 2-14 所示。它主要由转轴、离心盘、喷嘴、冷凝器及传动装置等组成。离心盘呈梯形碟状，具有夹套，夹套内通入蒸汽，对其外表面的液膜加热蒸发。离心盘之间具有一定间隙，形成加热蒸发空间。加热蒸汽放热后，冷凝成水，受离心力作用甩到夹套的下边缘处。

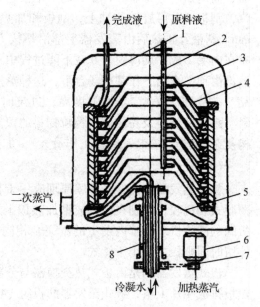

图 2-14 离心式薄膜浓缩器

1-吸料管 2-分配管 3-喷嘴 4-离心盘
5-间隔盘 6-电动机 7-皮带 8-转轴

离心薄膜蒸发器综合了薄膜蒸发和离心分离两种工作原理，离心式薄膜真空浓缩器是一种传热效率高、蒸发强度大的浓缩设备。主要特点如下：

① 蒸发强度高，高效节能　物料在高速旋转的加热面上产生离心力，所产生的离心力可达重力的上百倍甚至几千倍，在如此大的离心力作用下，物料在加热面上形成的液膜厚度可达 0.1mm，因此蒸发效果好，蒸发强度大，总传热系数可达 $16.72 \sim 33.44 kJ \cdot m^{-2} \cdot hrc^{-1}$。蒸发效率显著提高，热能利用率高，是一种高效节能的蒸发器，节能降耗强，大大降低生产成本。

② 停留时间短　由于锥型加热面高速旋转产生如此大的离心力，物料迅速从锥体的小端流向外侧，整个加热蒸发的过程仅需 1~2s。

③ 蒸发温度低　新型离心式薄膜蒸发器是在真空状态下操作，且蒸发器内腔的空间足够大，因此真空度较一般的蒸发器高，所以可大大降低物料的沸点，在较低的温度下进行蒸发操作。特别是对于热敏性要求极高的产品。

④ 操作弹性大　离心式薄膜蒸发器可以不同的转速来控制物料在加热面上的停留时间，使物料达到需要的浓度。还可调节出料收集管的位置高度，也能起到稳定浓度的作用。

⑤ 有独特的发泡抑止效果　普通的蒸发器针对加热过程中易发泡的物料较难处理，一般需要专门的除沫室。离心式薄膜蒸发器有独特的发泡抑止功能，特别适用于受热蒸发时发泡性强的物料，如抗生素发酵液、血液制品及蛋白水溶液等的蒸发。

⑥ 清洁高效　离心式薄膜蒸发器的结构简洁，死角少，无须刮板，有别于刮板式薄膜蒸发器，避免了刮板与加热面的摩擦，消除了刮板磨损产生的污染，易消毒杀菌。

蒸发器型号的选择应依据生产能力、物料浓缩程度、物料热敏性、物料成分挥发性、厂房大小、投资费用及生产费用等进行综合考虑（表 2-4）。在选用和设计蒸发设备时应该考虑以下几点：尽量保证较大的传热系数；要适合溶液的一些特性，如黏度、起泡性、热碱性、溶解度随温度变化的特性及腐蚀性；能完善的分离液沫；尽量减少温差损失；尽量减慢热面上污垢的生成速度；能排除溶液在蒸发过程中析出的晶体；能方便地清洗传热面。

表 2-4　蒸发器型号的选择

制品热敏性	制品黏度	使用蒸发器类型	说　明
无	低或中等	管式、板式、固定圆锥式	水平管式不适合易结垢的制品
无或小	高	真空、刮板、旋转圆锥式	洋菜、明胶、肉浸出液的浓缩可采用间歇式
热敏	低或中等	管式、板式、固定圆锥式	包括牛奶、果汁和含固体适度的制品
热敏	高	刮板模式、旋转圆锥式	包括多数果汁浓缩液、酵母浸出液及某些药物；对浆状液体只能用刮板膜式
高热敏	低	管式、板式、固定圆锥式	要求单程蒸发
高热敏	高	旋转圆锥式、板式	要求单程蒸发，如橙汁浓缩液、蛋白和某些药物

2.2.1.2　蒸发浓缩方式

蒸发浓缩方式按照蒸发环境压力分为常压浓缩和真空浓缩。由于水分蒸发与食品温度和所处环境的气压相关。为了降低蒸发浓缩的温度对食品品质的影响，目前所采用的蒸发浓缩方法多为真空浓缩，即在减压的条件，可使液态食品中的水分迅速蒸发，蒸发速度快，浓缩时间短，浓缩温度低，能最大限度地保持果蔬汁原有的色、香、味及营养成分。真空浓缩按其所用设备可以分成真空高温瞬时浓缩法、真空闪蒸浓缩法、真空薄膜浓缩法。

① 真空高温瞬时浓缩法　指浓缩时温度在 40~60℃ 短时蒸发脱出部分水分，由于温度高，浓缩时间短，可以获得较高浓度的浓缩液。

② 真空闪蒸浓缩法　将经过热交换器加热的液态食品以雾状喷射到真空蒸发室内，由于压力降到低于溶液温度下的饱和压力，则部分水将在压力降低的瞬间沸腾汽化（闪蒸），在闪蒸过程中，溶液被浓缩。闪蒸的最大优点是避免在换热面上生成垢层。闪蒸前料液加热但并没浓缩，因而生垢问题不突出。而在闪蒸中不需加热，是溶液自身放出显热提供蒸发能量，因而不会产生壁面生垢问题。该装置对热敏性果蔬汁浓缩效果好，但对含有挥发性成分的液态食品（如果汁），最好配备芳香回收装置。

③ 真空薄膜浓缩法　又称为真空低温浓缩法，是将液态食品由循环泵送入薄膜蒸发器的排管中被分散成薄膜泡沫状，在低压、较低温下（30~40℃）受热，随后进入液气分离室，脱出部分水分。薄膜蒸发器特点是物料液体沿加热管壁呈膜状流动而进行传热和蒸发，优点是传热效率高，蒸发速度快，物料停留时间短，因此特别适合热敏性物质的蒸发。薄膜蒸发器机组由预热器、蒸发器、汽液分离器、雾沫捕集器、水力

喷射器和蒸汽循环管等部分组成。前面所述的升膜蒸发器、降膜蒸发器、刮膜蒸发器、板式薄膜蒸发器、离心薄膜蒸发器等是常用的真空薄膜浓缩设备，只是料液成膜方式及流动方向不同而已。

蒸发浓缩按操作的方式可以分为间歇式和连续式，工业上大多数蒸发为连续稳定操作的过程。按二次蒸汽的利用情况可以分为单效蒸发和多效蒸发，若产生的二次蒸汽不加利用，直接经冷凝器冷凝后排出，这种操作称为单效蒸发。若把二次蒸汽引至另一操作压力较低的蒸发器作为加热蒸汽，并把若干个蒸发器串联组合使用，这种操作称为多效蒸发。多效蒸发中，二次蒸汽的潜热得到了较为充分的利用，提高了加热蒸汽的利用率。

图 2-15 是三效降膜蒸发浓缩系统组成流程图，该系统由预热器、降膜管、蒸发室、强制循环泵、出料泵、转料泵、冷凝器、冷凝水罐、真空泵等设备组成。生蒸汽运行路线：生蒸汽进入一效换热器进行换热，换热后的蒸汽通过一效换热器变成冷凝水排出。一少部分生蒸汽连接到蒸发室料斗出口处效间管，连接处上下有阀，目的是防止管路堵塞时，用生蒸汽将其冲开。

浆料液运行路线：原液经原料泵进入蒸发系统，由一效强制循环泵送到预热器中加热后送入一效降膜蒸发器中加热蒸发，高速喷射的蒸汽液进入闪蒸罐中气液分离，分离后的料液大部分经二效强制循环泵进入二效降膜蒸发器进行再次换热蒸发。二效降膜蒸发器分离的浆液由三效强制循环泵进入三效换热器进行再次换热蒸发浓缩，经过三效降膜蒸发浓缩的物料由排浆泵送出。

二次蒸汽路线：在一效蒸发室内生成的二次蒸汽进入到二效降膜蒸发器中作为换热热源，二次蒸汽冷凝水进入排水管中。二效二次蒸汽进入三效降膜蒸发器加热套中作为三效降膜蒸发器换热热源。三效闪蒸蒸汽进入预热器中作为预热的换热热源。一效二次蒸汽、二效二次蒸汽、三效二次蒸汽换热后进入冷凝器，用循环冷却水冷却，冷凝器出来的冷凝水一同进入到冷凝水罐中，由冷凝水泵排出。一般多效蒸发装置的末效或后几效总是在真空下操作。

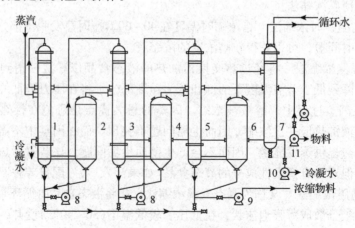

图 2-15　三效蒸发浓缩系统

1-一效降膜　2-一效蒸发室　3-二效降膜　4-二效蒸发室　5-三效降膜
6-三效蒸发室　7-预热器　8-循环泵　9-浓浆泵　10-真空泵

2.2.1.3 蒸发浓缩过程中食品物料的变化

(1) 食品化学成分的变化

食品物料多由蛋白质、脂肪、糖类、维生素及其他风味物质组成。这些物质在高温下或长时间加热要受到破坏,发生变性、氧化等作用。食品蒸发中应严格控制加热温度和加热时间。在保持食品质量的前提下为提高生产能力常采用高温短时蒸发,尽量减少料液在蒸发器内的平均停留时间。

(2) 泡沫性

某些食品物料,尤其是含蛋白质较多的物料具有较大的表面张力,沸腾时会形成稳定的泡沫。特别是在真空蒸发液层静压高的场合下更是如此,这会使大量的料液随二次蒸汽导入冷凝器,造成料液损失。可以使用表面活性剂以控制泡沫的形成,或降低二次蒸汽的流速,防止跑料,或采用管内流速很大的升膜式或强制循环式蒸发器,也可用各种机械装置消除泡沫。

(3) 强稠性

溶液的黏稠性对蒸发过程的传热影响很大,尤其是一些蛋白质、多糖等高分子溶液,随着浓缩进行,黏稠性显著增大,流动性下降,物料的导热系数和总传热系数都会降低。因此,对于这类物料宜选择强制循环或刮板式蒸发器,使经浓缩的黏稠物料迅速离开加热表面。

(4) 结垢性

食品溶液中的钙、镁等离子在浓缩后可能会沉淀下来,在加热面上形成垢层。蛋白质、糖类、果胶等物质受热过度会产生变性、结块、焦化等现象,也形成垢层。垢层严重影响传热速率。经验证明,提高物料流速可显著减轻污垢的形成。因此,采用强制循环和及时清洗对减轻污垢的形成是有效的。

(5) 腐蚀性

有些食品物料,如果汁等含有较多的有机酸,随着浓缩的进行,酸浓度也增加,它们可能对蒸发设备造成腐蚀。因此,对这类食品的浓缩时宜选择既耐腐蚀又有良好的导热性的材料,且宜定期更换蒸发器类型,如柠檬酸液的浓缩可用石墨加热管或耐酸搪瓷夹层蒸发器。

(6) 结晶性

某些物料浓缩过程中,当其浓度超过饱和浓度时,会出现溶质结晶。形成结晶易造成料液流动状态的改变,大量结晶的沉积,更会妨碍加热面的热传递。有结晶产生的溶液蒸发,需选择强制循环、外加热式及带有搅拌的蒸发设备,用外力使晶体保持悬浮状态。

(7) 风味形成与挥发

物料在高温下较长时间加热蒸发,因美拉德等反应产生一些风味物质,但对大多物料来说,需要控制这些反应的发生,可采用低温真空浓缩。但真空蒸发浓缩会造成物料中原有的芳香成分挥发,因此常采用从二次蒸汽冷凝液中回收风味物质,再移入浓缩制品中。在浓缩果汁的生产中，这尤显重要。

2.2.2 冷冻浓缩

冷冻浓缩是利用冰与水溶液之间固液相平衡原理的一种浓缩方法，即将溶液的部分溶剂以冰的形式析出，并将其从液相中分离出去从而使料液浓缩。冷冻浓缩的操作包括两个步骤，首先是部分水分从水溶液中结晶析出，而后将冰晶与浓缩液加以分离。结晶和分离两步操作可在同一设备中或在不同设备中进行。

2.2.2.1 冷冻浓缩原理

采用冷冻浓缩方法，对溶液的质量分数有一定要求。当溶液中溶质质量分数超过低共熔点质量分数时，冷冻的结果表现为溶质转化成晶体析出，表现为结晶。这样不仅不会提高溶液中溶质的质量分数，反而会降低溶质的质量分数。而当溶液中溶质质量分数低于低共熔点时，其冷却结果则表现为溶剂（水分）成晶体（冰晶）析出。随着溶剂成晶体析出，余下溶液中的溶质质量分数也就提高了，此即冷冻浓缩的基本原理。图 2-16 为表示水溶液与冰之间的固液平衡关系的示意图，图中物系组成为质量分数。与冷冻浓缩有关的是共晶点 E（溶液组成 ω_E）以左的部分。DE 为溶液组成和冰点关系的冻结曲线，冻结曲线上侧是溶液状态，下侧是冰和溶液的共存状态。在温度 T 的状态下，冷却组成为质量分数 ω_A 的溶液到 T 时，开始有冰晶析出，T_A 是溶液的冰点，继续冷却至 B 点，残留溶液的组成增加为质量分数 ω_B，凝固

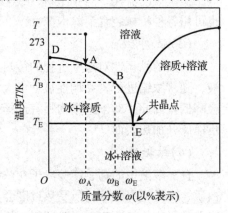

图 2-16　简单的双组分相图

温度降为 T_B，理论上讲最终可浓缩至 ω_E，ω_E 低共熔点质量分数。理论上讲，冷冻浓缩可继续到最低共熔点，但是由于浓缩液的黏度随温度降低越来越高使冰晶与浓缩液很难分离，故冷冻浓缩是有限度的。

结晶的大小不仅与结晶成本有关，而且也与此后的分离有关，因此，要降低结晶和分离的成本，减少溶质的损失，必须要有适当大小的冰晶。晶体的大小和数量与溶液冷却速度和冰晶成长速度有关，晶体成长速度与溶质向晶面的扩散作用和晶面上的析晶反应作用有关，因此，可利用结晶操作的条件来控制晶体大小和数量。

2.2.2.2 冷冻浓缩过程的结晶形式

一般冷冻浓缩过程的结晶有两种形式：一种是层状冻结；另一种是悬浮冻结。

（1）层状冻结

层状冻结是结晶层依次沉积在先前由同一层面溶液所形成的晶层上，是一种界面渐进冷冻，可称为规则冻结。层状冻结是一种单向的冻结，一般冰晶长成针状或棒状，带有垂直于冷却面的不规则断面。层状冻结在板式、转鼓式以及带式设备中

进行。

层面冻结的特点表现在：① 随着冷冻浓缩的进行，溶液浓度逐渐增加，晶尖处溶液的过冷度逐渐降低，冻结速率或晶尖成长速率也随之降低，晶体直径逐渐增大。② 在溶液浓度不变的情况下，水分扩散系数越小，黏度越大，则平均直径越小。③ 在溶液中，溶液浓度在1%~3%的极低浓度下，水分冻结时，有明显排斥溶质析出，保持冰晶纯净的现象，称为溶质脱除作用。④ 形成一个整体的冰结晶，固液界面小，使得母液与冰晶的分离变得非常容易。⑤ 冰结晶的生成、成长与母液的分离及脱水操作均在一个装置中完成。但是，冰的传热效率低下，对冰晶持续生长是限制，随着冰层厚度不断增加，结冰速率快速下降，对于工业生产是个缺陷，限制了其应用。冻结速度控制不好，过快会使冰层中夹带有溶质液。

（2）悬浮冻结

冻结过程发生在搅拌的晶体悬浮液中，称为悬浮冻结。它是一种无数自由悬浮于母液中的小冰晶，在带搅拌的低温罐中长大并不断排除，使母液浓度增加而实现浓缩的方法。图2-17为悬浮冻结浓缩法示意图。浓缩过程首先将被浓缩物料泵入刮板式热交换器中，生成部分细微的冰结晶后送入再结晶罐，由于奥斯特瓦尔德效应，小冰晶融化，大冰晶成长，然后通过洗净塔排除冰晶并用部分冰融解液冲洗及回收冰晶表面附着的浓缩液，清洗液回流至进料端，浓缩液则循环至所要求的组成后从结晶罐底部排出。这一方法用于速溶咖啡、速溶茶、浓缩橙汁等的生产，得到了高质量产品。

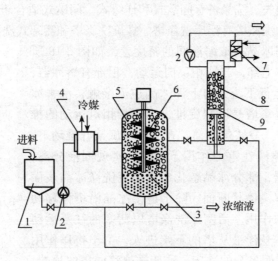

图2-17 悬浮冻结浓缩示意
1-原料罐 2-循环泵 3-过滤器 4-刮板式热交换器 5-再结晶罐 6-搅拌器
7-冰晶溶解用交换器 8-洗净塔 9-活塞

在悬浮冻结过程中，晶核形成速率与溶质浓度成正比，并与溶液主体过冷度的平方成正比。由于结晶热一般不可能均匀地从整个悬浮液中除去，所以总存在着局部的点其过冷度大于溶液主体的过冷度，从而在这些局部冷点处，晶核形成就比溶液主体快得多，而晶体成长就要慢一些。因此，在冻结时进行搅拌可以促进固液界面液体流动速度，减少溶质在固液相界面的聚集，加速溶质向主体溶液扩散使固液界面冰相侧水分的纯度增加，减少了冰相侧冻结温度，有利于防止局部过冷，而且有利于主溶液中水分迁移至冰相侧结晶。提高搅拌速度，使温度均匀化，减少这些冷点的数目，对控制晶核形成过多是有利的。

悬浮冻结的优点是能够迅速形成洁净冰晶，且可获得最终高浓度的浓缩液；冰结晶与浓缩液的分离较困难，冰晶表面携带浓缩液，需要冲洗回收。

2.2.2.3 冷冻浓缩装置系统

冷冻浓缩装置一般包括结晶设备和分离设备。结晶设备有管式、板式、搅拌夹套式、刮板式等热交换器，以及真空结晶器、内冷转鼓式结晶器、带式冷却结晶器等。

分离设备有压滤机、过滤式离心机、洗涤塔，以及由这些设备组合而成的分离装置等。压榨法是将溶液与冰一起被压榨成冰饼，不能采用洗涤方法将溶质洗去，因此，溶质损失较大，通常采用的压榨机有水力活塞压榨机和螺旋压榨机。采用离心机的方法，可以用洗涤水或将冰融化后来洗涤冰饼，因此分离效果比用比压榨法好，但洗涤会稀释浓缩液。离心法最大缺点就是挥发性成分容易损失，旋转时液体与大量空气接触。

洗涤塔法是将分离出的冰晶送入洗涤塔内，用冰晶融化水自上而下冲洗冰晶表面黏附溶质液，冲洗液再在送入结晶罐中与原料液一起结晶，多余的冰晶水被排走。该方法分离比较完全，而且没有稀释现象。因为操作时完全密闭并无顶部空隙，故可完全避免芳香物质的损失。洗涤塔有间歇式和连续式，间歇式适合于管式、板式结晶的原地冲洗。连续式的洗涤塔有浮床洗涤塔、螺旋洗涤塔和活塞式洗涤塔。

浮床洗涤塔利用冰晶与浓缩液间的密度差，如图 2-18 所示，冰晶漂浮在液体上部，与液相反向运动，顶部有熔冰器，冰融化后的水分即运行下流，与上浮冰晶逆流接触，洗去冰晶间浓缩液。螺旋洗涤塔是以螺旋推送为两相相对运动的推动力，晶体悬浮液进入立式螺旋筒，在旋转螺旋桨叶推动下，冰晶向上推送，浓缩液在重力作用下下流，实现固液分离，螺旋筒顶部有熔冰器，部分冰晶融化成水下流洗涤冰晶表面的浓缩液。螺旋具有棱镜状断面，除了迫使冰晶沿塔体移动外，还有搅动晶体的作用。活塞床洗涤塔以活塞的往复运动迫使冰床移动。晶体悬浮液从塔的下端进入，由于挤压作用使晶体压紧成为结实而多孔的冰床，冰床被迫移向塔的顶端，同时被顶部熔冰水逆流洗涤。

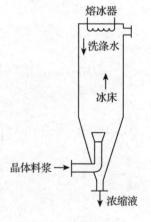

图 2-18 浮床洗涤塔

2.2.2.4 冷冻浓缩的特点

冷冻浓缩方法比较适用于对热敏性物料、生物制药、中草药及对色、香、味均有较高要求的饮料等的浓缩，因为冷冻浓缩过程中，溶液中水分的排除是靠溶液到冰晶的相际传递，避免了加热蒸发，从而阻止不良化学反应和生物化学反应，减少了易变性物质、挥发性风味、香气和营养损失。冷冻浓缩方法的优点：① 挥发性芳香成分损失和酶、色素等热敏性成分变化极少。② 可避免操作中微生物的增殖。③ 不存在膜分离中的泄漏短路危险。④ 可避免因蒸馏引起的聚合反应和冷凝反应。⑤ 含多种溶质的溶液浓缩时，仅去除水分，不会造成母液组成的变化。由于冷冻浓缩的突出优势，在20世纪90年代初，日本、美国等先进国家已应用于果汁、咖啡、果酒和乳品类液体食品的浓缩。特别是美国已将该技术大量用于橙汁的浓缩，制成高品质的产品出售于各大酒店或酒吧。

冷冻浓缩的主要缺点是：① 制品加工后还须冷冻或加热等方法处理，以便保藏。② 采用这种方法，不仅受到溶液浓度的限制，而且还取决于冰晶与浓缩液的分离程度。一般而言，溶液黏度越高，分离就越困难。③ 过程中会造成不可避免的损失，且成本较高。

2.2.3　膜浓缩

2.2.3.1　膜分离技术

（1）膜分离的性质与特点

膜分离技术是一种类似于过滤的分离方法。一般过滤是利用相的不同将固体从液体或气体中分离出来，分离介质为"滤网"；而膜分离的"分离介质"为天然或人工合成的高分子半透膜。半透膜(semipermeable membrane)是一种只给某种分子或离子扩散进出的薄膜，对不同粒子的通过具有选择性，称为选择性膜。膜分离过程原理：以选择性膜为分离介质，通过在膜两边施

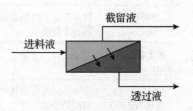

图2-19　膜分离原理示意

加一个推动力(如浓度差、压力差或电位差等)时，使原料侧组分选择性地透过膜，以达到分离提纯的目的。通常膜原料侧称为膜上游，透过侧称为膜下游(图2-19)。如果半透膜只允许溶剂通过，把溶质截留下来，使溶质在溶液中的相对浓度提高，就称为膜浓缩。因此，膜分离技术兼有分离、浓缩、纯化和精制的功能。

膜分离技术有诸多优点：① 能耗低。膜分离不涉及相变，对能量要求低，与蒸馏、结晶和蒸发相比有较大的差异。② 分离条件温和，对于热敏感物质的分离很重要。③ 操作方便，结构紧凑，维修成本低，易于自动化。因此，膜分离技术已广泛应用于食品、医药、生物、环保、化工、冶金、能源、石油、水处理、电子、仿生等领域，产生了巨大的经济效益和社会效益，并已成为当今分离科学中最重要的手段之一。

但膜分离技术也存在一些缺点：① 膜面易发生污染，膜分离性能降低，故需采用与工艺相适应的膜面清洗方法。② 稳定性、耐药性、耐热性、耐溶剂能力有限，故使用范围有限。③ 单独的膜分离技术功能有限，需与其他分离技术连用。

（2）膜分离技术类型

目前常用的典型膜分离技术有微滤、超滤、反渗透、纳滤、透析、电渗析、渗透气化和气体分离。常用膜分离技术的特点见表2-5，各种过滤分离方法有各自适宜处

理的粒径、相对分子质量和过滤对象(图2-20)。反渗透和微滤、超滤都是以压力差为推动力使溶剂通过膜的分离过程，它们组成了分离溶液中的离子、分子到固体微粒的三级膜分离过程。一般来说，分离溶液中相对分子质量低于500的低分子物质，应该采用反渗透膜；分离溶液中相对分子质量大于500的大分子或极细的胶体粒子可以选择超滤膜，而分离溶液中的直径0.1~10 μm的粒子应该选微孔膜。

表2-5 膜分离技术的类型及基本特征

膜的种类	膜的功能	分离驱动力	透过物质	被截留物质
微滤(MF, micro-filtration)	多孔膜、溶液的微滤、脱微粒子	压力差	水、溶剂和溶解物	0.02~10μm 粒子，有悬浮物、细菌类、微粒子、大分子有机物
超滤(UF, ultra-filtration)	脱除溶液中的胶体、各类大分子	压力差	溶剂、离子和小分子	10~200Å 大分子溶质，有蛋白质、各类酶、细菌、病毒、胶体、微粒子
反渗透(RO, reverse osmosis) 纳滤(NF)	脱除溶液中的盐类及低分子物质	压力差	水和溶剂	1~10Å 小分子溶质，有无机盐、糖类、氨基酸、有机物等
透析(DS, Dialysis)	脱除溶液中的盐类及低分子物质	浓度差	离子、低分子物、酸、碱	>0.02μm，有无机盐、糖类、氨基酸、有机物等
电渗析(ED, electro-dialysis)	脱除溶液中的离子	电位差	离子	无机、有机离子
渗透气化(PV, pervaporation)	溶液中的低分子及溶剂间的分离	压力差、浓度差	蒸汽	液体、无机盐、乙醇溶液
气体分离	气体、气体与蒸汽分离	浓度差	易透过气体	不易透过液体

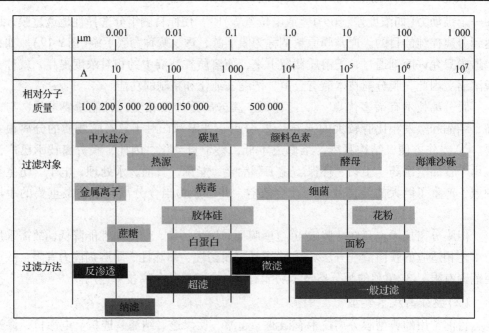

图2-20 过滤图谱

(3) 膜材料

工业用膜对膜的要求是有高截留率和高渗透率，化学性质稳定，能在较宽的温度和 pH 值范围下应用，抗污染，寿命长，无毒。而对制作膜的材料的基本要求则是具有良好的成膜性、热稳定性、化学稳定性、耐酸、碱、微生物侵蚀和耐氧化性能，有良好的柔韧度和机械强度。反渗透、超滤、微滤膜应为亲水性，以得到高水通量和抗污染能力，气体分离膜要求对透过组分有优先溶解、扩散能力。若用于有机溶剂分离，还要求膜材料耐溶剂。要同时满足以上条件往往是很困难的，因此需要对膜材料改性，使膜具有某些特定的性能。

膜分离材料主要有高分子合成膜和无机膜两大类，以高分子合成膜为主。

① 高分子合成膜材料
- 纤维素衍生物类：纤维素类膜材料是应用研究最早，也是目前应用最多的膜材料，主要有：再生纤维素（RCE）、硝酸纤维素（CN）、二醋酸纤维素（CA）和三醋酸纤维素（CTA）、乙基纤维素（EC）。醋酸纤维的阻盐能力最强，常用于反渗透膜，也可作超滤膜和微滤膜；再生纤维素可用于制造透析膜和微滤膜。但醋酸纤维膜最高使用温度和 pH 值范围有限，在 45~50℃，pH 3~8。
- 聚砜类：聚砜用于超滤和气体分离膜制备，较少用于微滤。聚砜类膜材料主要有：双酚 A 型聚砜（PSF）、聚芳醚砜（PES）、酚酞型聚醚砜（PES-C）、聚醚酮。聚砜膜具有耐高温（70~80℃，可达125℃），pH 1~13，耐氯能力强，可调节的孔径宽（1~20nm）。但聚砜的耐压差，压力极限在 0.5~1.0MPa。
- 聚酰胺类：聚酰胺类可用于酮、酯、醚和高级醇类的过滤，较耐碱而不耐酸，主要有：脂肪族聚酰胺、聚砜酰胺、芳香族聚酰胺、交联芳香聚酰胺。聚酰胺膜的耐压较高，对温度和 pH 值稳定性高，寿命长，常用于反渗透。
- 聚酰亚胺类：聚酰亚胺类是耐高温、耐溶剂、耐化学品的高强度和高性能材料。主要有：用于非水溶液超滤膜制备的脂肪族二酸聚酰亚胺，它是最早商品化的聚酰亚胺膜全芳香聚酰亚胺（Kapton），处于开发阶段的具有实用前景的气体膜材料含氟聚酰亚胺。
- 聚酯类：聚酯类树脂强度高，尺寸稳定增长性好，耐热、耐溶剂和化学品的性能好，故被广泛用作制备分离膜的支撑增强材料。主要有：涤纶（PET）、聚对苯二甲酸丁二醇酯（PBT）、聚碳酸酯（PC）。
- 聚烯烃类：聚乙烯、聚丙烯、聚 4-甲基戊烯-1（PMP）。
- 乙烯类聚合物：聚丙烯腈（PAN）、聚乙烯醇（PVA）、聚氯乙烯（PVC）、聚偏氯乙烯（PVDC）。
- 含硅聚合物：聚二甲基硅氧烷（PDMS）、聚三甲基硅氧烷-1-丙炔（PTMSP）。
- 含氟聚合物：聚四氟乙烯（PTFE）、聚偏氟乙烯（PVDF）。
- 甲壳素类：也称壳聚糖、几丁质，其化学结构为乙酰胺基葡聚糖。甲壳素溶于稀酸即可浇铸成膜。甲壳素常用作制备离子交换膜或螯合膜。

② 无机膜　是固态膜的一种，它是由无机材料，如金属、金属氧化物、陶瓷、多孔玻璃、沸腾石、无机高分子材料等制成的半透膜，其发展始于 20 世纪 40 年代。我

国的无机膜研究始于 20 世纪 80 年代末，已能制备出无机微滤膜、超滤膜以及金属钯膜。无机膜具有机械强度高、耐高温、耐化学试剂和有机溶剂的优点，由于无机膜的优异性能和无机材料科学的发展，其应用领域日益扩大。将无机膜与催化反应过程结合而构成的膜催化反应过程被认为是催化学科的未来三大发展方向之一。无机膜的不足在于造价较高，陶瓷膜不耐强碱，无机材料脆性大，弹性小，给膜的成型加工及组件装配带来一定的困难。

(4) 膜组件

由膜、固定膜的支撑体、间隔物以及容纳这些部件的容器构成的一个单元称为膜组件。常用的膜组件的种类有：管式膜组件、中空纤维式、平板膜组件、卷式膜组件。这 4 种膜组件的结构如图 2-21～图 2-24，4 种膜组件的特点及性能对比见表 2-6。

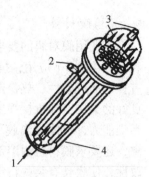

图 2-21 管式膜组件

1-料液　2-浓缩液
3-透过液　4-外套管

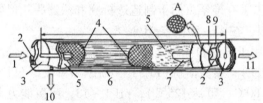

图 2-22 中空纤维膜组件

1-进料口　2-密封圈　3-端板　4-流动网格　5-中空纤维膜　6-外壳　7-原液分布管
8-环氧树脂版　9-支撑管　10-浓缩液出口　11-膜滤液出口
A 为中空纤维膜放大断面图

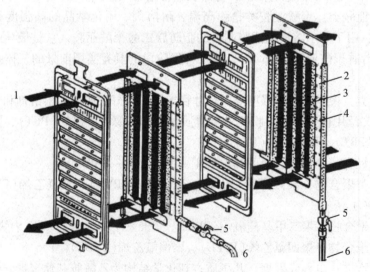

图 2-23 板式超滤器构成

1-循环液　2-滤板　3-膜　4-集液管　5-旋塞　6-滤出液

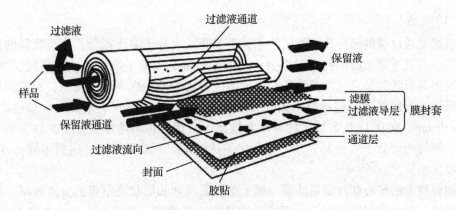

图 2-24 螺旋卷式膜组件

表 2-6 4 种膜组件性能对比

比较项目	螺旋卷式	中空纤维	管式	板式
填充密度/$m^2 \cdot m^{-3}$	200~800	500~30 000	30~328	30~500
料液流速/$m^3 \cdot m^{-2} \cdot s^{-1}$	0.25~0.5	0.005	1~5	0.25~0.5
料液测压降/MPa	0.3~0.5	0.01~0.03	0.2~0.3	0.3~0.6
抗污染	中等	差	非常好	好
易清洗	较好	差	优	好
膜更换方式	组件	组件	膜或组件	膜
膜更换成本	较高	较高	中	低
料液要求	不能处理悬浮液浓度较高的料液		高黏度或浓稠液体	
相对价格	低	低	高	高
膜分离方法	微滤、超滤和反渗透		微滤、超滤	微滤、超滤

2.2.3.2 膜浓缩技术

膜浓缩以选择性透过膜为分离介质,当膜两侧存在某种或某几种推动力(如压力差、浓度差、电位差、温度差等)时,膜可以使原料侧中的溶剂选择性地透过膜,从而使原料侧中溶质浓度增加。膜浓缩技术的优点是过程比较简单,没有相变,可在常温下操作,且易于连续化生产,既节省能耗又适合对热敏性物质的浓缩。膜浓缩技术常根据过程的推动力不同进行分类,如以压力为主推动力的有反渗透、超滤技术,以电力为推动力的电渗析技术等。在食品浓缩中应用较多的膜浓缩是反渗透和超滤,目前已成功应用于牛乳、咖啡、果汁、明胶、乳清蛋白、蛋清等的浓缩。在工业上电渗析主要用于分离除杂,很少专门用于浓缩,有报道可采用电渗析浓缩海水制盐和从发酵液中分离浓缩柠檬酸。

(1) 超滤

超滤是通过膜的筛分作用将溶液中大于膜孔的大分子溶质截留，小于孔径的微粒随溶剂一起透过膜上的微孔实现组分分离的膜过程，大分子溶质的浓度得到了提高。膜的大小和形状对分离起主要作用。由于溶质分子的溶解度不高，所以，所需的压力差比反渗透要低得多。超滤技术始于1861年，其过滤粒径介于微滤和反渗透之间，为5~10nm，在0.1~0.5MPa的静压差推动下截留各种可溶性大分子，如多糖、蛋白质、酶等相对分子质量大于500的大分子及胶体，形成浓缩液，达到溶液的净化、分离及浓缩目的。

超滤技术的核心部件是超滤膜，膜上微孔的尺寸和形状决定膜的分离效率。超滤膜的结构一般由3层结构组成，即最上层的表面活性层，致密而光滑，厚度为0.1~1.5μm，其中细孔孔径一般小于10nm；中间的过渡层，具有大于10nm的细孔，厚度一般为1~10μm；最下面的支撑层，厚度为50~250μm，具有50nm以上的孔。支撑层的作用为起支撑作用，提高膜的机械强度。膜的分离性能主要取决于表面活性层和过渡层。

有研究表明，超滤浓缩银杏多糖效果优于常规浓缩的效果，超滤浓缩银杏多糖的最佳工艺参数为操作压力0.35MPa、操作温度30℃、料液pH 6.5；最佳膜清洗方法为用40℃、pH 8.5的NaOH溶液清洗0.5h，此时清洗前后纯水的膜通量相差9.00 $L \cdot m^{-2} \cdot h^{-1}$。

(2) 反渗透

渗透与反渗透原理如图2-25所示，如果用一张只能透过水而不能透过溶质的半透膜将两种不同浓度的水溶液隔开，水会自然地透过半透膜渗透从低浓度水溶液向高浓度水溶液一侧迁移，这一现象称为渗透[图2-25(a)]。这一过程的推动力是低浓度溶液中水的化学位与高浓度溶液中水的化学位之差，表现为水的渗透压。随着水的渗透，高浓度水溶液一侧的液面升高，压力增大。当液面升高至H时，渗透达到平衡，两侧的压力差就称为渗透压[图2-25(b)]。渗透过程达到平衡后，水不再有渗透，渗透通量为零。如果在高浓度水溶液一侧加压，使高浓度水溶液侧与低浓度水溶液侧的压差大于渗透压，则高浓度水溶液中的水将通过半透膜流向低浓度水溶液侧，这一过程就称为反渗透[图2-25(c)]。

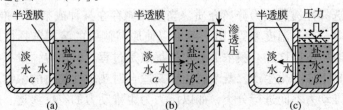

图2-25 渗透与反渗透原理示意

反渗透技术所分离的物质的相对分子质量一般小于500，操作压力为2~100MPa。用于实施反渗透操作的膜为反渗透膜，孔径小于0.5nm，可截留溶质分子。目前，反渗透技术已经发展成为一种普遍使用的现代分离技术。反渗透的这些特点决定了它的应用范围：① 海水、苦咸水的淡化制取生活用水，硬水软化制备用水以及制备高纯水。② 在医药、食品工业中用以浓缩药液、果汁等。③ 印染、食品、造纸等工业中用于处理污水。

反渗透技术应用于果蔬汁浓缩，能良好保持果蔬汁色、香、味及营养成分，其反渗透压为 $30\sim150kg\cdot cm^{-2}$。目前，多采用醋酸纤维膜进行果蔬汁反渗透，其具有结构均匀、亲水性好、选择性高、成本低、安全性高、对脂溶性风味成分截留率高等优点。采用管式反渗透膜系统对洋葱汁进行脱水浓缩处理，膜系统对洋葱汁中的可溶性固形物可实现100%的截留，系统脱盐率98%以上。

(3) 纳滤

纳滤膜是20世纪80年代末问世的一种新型分离膜，其截留相对分子质量介于反渗透膜和超滤膜之间，主要用于截留粒径在 $0.1\sim1nm$，相对分子质量为1 000左右的物质，可以使一价盐和小分子物质透过，具有较小的操作压($0.5\sim1MPa$)。该膜存在着纳米级细孔，截留率大于95%的最小分子的直径约为1nm，所以近年来被命名为纳滤。纳滤膜的表层较反渗透膜的表层要疏松得多，但较超滤膜的要致密得多。因此，其制膜关键是合理调节表层的疏松程度，以形成大量具纳米级的表层孔。纳滤膜其被分离物质的尺寸介于反渗透膜和超滤膜之间，但与上述两种膜有所交叉。纳滤恰好填补了超滤与反渗透之间的空白，它能截留透过超滤膜的那部分小分子质量的有机物，透析被反渗透膜所截留的无机盐。而且，纳滤膜对不同价态离子的截留效果不同，对单价离子的截留率低(10%~80%)，对二价及多价离子的截留率明显高于单价离子(90%)。

纳滤技术可用于分离以下物质：① 小分子的有机物质的分离。② 有机物与小分子无机物的分离。③ 溶液中一价盐类与二价或多价盐类的分离。④ 盐与其对应酸的分离。在实际生产中纳滤技术最早也是应用于海水及苦咸水的淡化方面。由于该技术对低价离子与高价离子的分离特性良好，因此在硬度高和有机物含量高、浊度低的原水处理及高纯水制备中颇受瞩目；在食品行业中，纳滤膜可用于果汁生产，大大节省能源；在医药行业可用于氨基酸生产、抗生素回收等方面。

纳滤技术应用于果汁浓缩，可以获得采用单一的反渗透法很难达到的较高的果汁浓缩浓度。例如，将两级纳滤应用于葡萄汁的浓缩，以提高其中糖分，透过液中的糖被浓缩至77%~97%，果酸和酒石酸的含量较低。也有将反渗透膜和纳滤膜串联起来进行果汁的浓缩，反渗透膜和纳滤膜的操作压力均为7MPa时，能得到渗透压力为$1\sim2MPa$、浓度为40%的浓缩液，所需的能耗仅为通常蒸馏法的1/8或冷冻法的1/5。肖文军等(2004)对比研究了300Da纳滤、200Da纳滤、反渗透、真空蒸发等浓缩方法对茶叶浸提液的浓缩效果。结果表明，在加工速溶绿茶时，采用300Da膜进行浓缩的功效较高，收率达98.86%；在去苦味速溶茶、茶黄素、没食子儿茶素和没食子酸酯高纯制品加工中，纳滤浓缩、反渗透浓缩能提高目标产品中相应功能成分的纯度，并依反渗透、200Da纳滤、300Da纳滤次序效果递增。

(4) 电渗析

在盐的水溶液(如 NaCl 溶液)中置入阴、阳两个电极，并施加电场，则溶液中的阳离子将移向阴极，阴离子则移向阳极，这一过程称为电泳。如果在阴、阳两电极之间插入一张离子交换膜（阳离子交换膜或阴离子交换膜），则阳离子或阴离子会选择性地通过膜，这一过程就称为电渗析（图2-26）。

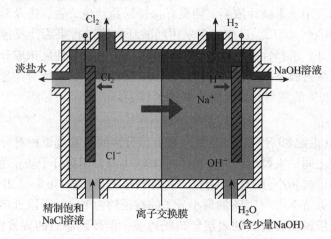

图 2-26　电渗析过程原理

电渗析的核心是离子交换膜。离子交换膜是一种含离子基团的、对溶液里的离子具有选择透过能力的高分子膜，主要利用它的离子选择透过性。离子交换膜可分为基膜和活性基团两大部分。基膜是具有立体网状结构的高分子化合物。活性基团由具有交换作用的阳（或阴）离子和与基膜相连的固定阴（或阳）离子所组成。

在直流电场的作用下，以电位差为推动力，利用离子交换膜的选择透过性，把电解质从溶液中分离出来，实现溶液的淡化、浓缩及纯化；也可通过电渗析实现盐的电解，制备氯气和氢氧化钠等。利用分子的带电性质和分子大小的差别进行分离的这种分离方法可用于小分子电解质的分离和溶液的脱盐。

2.2.4　典型食品浓缩加工工艺

2.2.4.1　浓缩葡萄糖浆

淀粉糖浆是淀粉主要深加工产品，淀粉经过酸法、酸酶法或酶法不完全水解的产品，为无色、透明、黏稠的液体，贮存性质稳定，无结晶析出。糖浆的糖分组成为葡萄糖、低聚糖、糊精等。淀粉糖浆黏稠度大，因此淀粉糖浆浓缩多采用降膜蒸发浓缩。由于降膜式蒸发器可以蒸发黏度较大（在 50~400cP 范围内）的溶液，具有热效率高、蒸汽利用率高、物料受热时间短、流速快等特点。如果用于淀粉糖浆的浓缩有不易增色、不结垢、无晶体析出和无结焦变质的优点。因此，多效降膜式蒸发器已被广泛应用于淀粉糖浆（如葡萄糖浆、麦芽糖浆等）的浓缩上。

用于葡萄糖浆浓缩的三效降膜式蒸发设备主要由蒸发效体、热压泵、管式热交换器、预热盘管、物料泵、二次蒸汽冷凝系统及平衡缸等组成。浓缩的主要工艺参数：水分蒸发量 6 300kg·h^{-1}，进料浓度 35%，出料浓度 75%，进料温度 50℃，进料黏度 10cP，出料黏度 100cP，pH 5。各效段加热温度、蒸发温度、出料温度及蒸发量分

表 2-7　各效段加热温度、蒸发温度、出料温度及蒸发量分配

效数	加热温度/℃	蒸发温度/℃	出料温度/℃	蒸发量/kg·h^{-1}
Ⅰ	95	80	84	3 500
Ⅱ	80	65	75	1 300
Ⅲ	65	50	55	1 490

配见表 2-7。

操作过程：启动开始首先抽真空，当各效真空度达到要求，即末效真空度稳定在 0.09MPa 时，打开蒸汽阀门，热压泵工作压力达到并稳定在 0.8~0.9 时，管式热交换器进汽压力为 0.2~0.3MPa 时即可进料蒸发浓缩。如果开始出料浓度未达到要求浓度，蒸汽压力达不到使用压力时，可进行循环进料至正常为止。

2.2.4.2　浓缩果蔬汁

浓缩果蔬汁是在澄清汁或浑浊汁的基础上脱除大量水分，使果蔬汁体积缩小、固形物浓度提高。一般固形物从 5%~20% 提高到 65%~75%。理想的浓缩果蔬汁，在稀释和复原后应和果蔬原汁的风味、色泽、浑浊度相似。浓缩果蔬汁节省包装和运输费用，便于贮运；品质更加均匀一致；糖酸含量高，增加了产品保存性；浓缩汁用途广泛，可以用于各种饮料的基础配料。

膜分离法浓缩的果汁能很好地保留果汁中的芳香成分，采用传统蒸发法的芳香成分几乎全部散失，冷冻脱水法也只能保存 8%，而膜法可保留 30%~60%，且脂溶性部分比水溶性部分的更多。因此，膜分离法浓缩果汁再生后与鲜汁相比无多大差别。

单一的膜技术在果汁加工应用中常存在很多问题，所以经常要综合利用几个膜分离过程相结合才能达到较好的分离目的。如在反渗透浓缩中，由于果汁中一般含有果胶、蛋白、纤维素等悬浮性固形物，黏度较大，直接用反渗透只能浓缩到 2~4 倍，且极易造成膜污染，可在反渗透以前，用超滤或微滤除去果汁中的果胶等悬浮性固形物，这样可以降低黏度，减少膜污染程度，从而显著提高反渗透效率。也可以采用二级浓缩工艺：第一级浓缩先用对糖截留率高的膜浓缩至 2~3 倍，第二级再用对糖截留率低的膜，让一部分溶质透过以减小渗透压，最终可以浓缩到 4~5 倍。有研究采用微滤(MF)和反渗透(RO)膜组合工艺浓缩罗汉果汁，用陶瓷复合膜对反渗透浓缩前的罗汉果汁进行微滤级预处理，可大大减低果汁的浊度，有效地保护了反渗透膜的通量，反渗透膜浓缩罗汉果汁的最佳操作运行条件：压力 1.4~1.6 MPa，温度 36℃±1℃，浓缩比达到 4.6。

2.3　食品干制基本原理

干制加工指在自然或人工控制条件下，使食品中水分降低到足以防止腐败变质的水平，并始终保持低水分的食品加工保藏技术。食品干制是一种最古老的食品加工技术，我国北魏在《齐民要术》中记载用阴干加工肉脯；在《本草纲目》中，有晒制桃干

的记载；大批量生产干制食品的方法是在 1875 年，将片状蔬菜堆放在室内，通入 40℃热空气进行干燥，这就是早期的现代食品干制技术，差不多与罐头食品生产技术同时出现。食品的干制不仅是一种传统食品加工技术，也是现代食品加工中最为广泛使用的技术之一。

食品干制最主要的目的和手段是降低食品中水分含量，食品干制的整个过程就是外部热量进入食品内部，食品内部的水分转移到周围环境的过程。食品干制后的保存性主要取决于食品中自由水分的降低，也就是食品的水分活度。食品经干燥加工后，质量减轻、体积缩小，可节省包装、贮藏和运输费用；干燥食品在适当包装及适宜环境下可有较长保质期；食品干制设备简单，生产费用低，可因陋就简；食品干制后可增香、变脆；但食品的色泽、复水性在不同食品之间有一定的差异。

2.3.1 食品干制过程

2.3.1.1 食品湿热传递过程

(1) 食品表面的水分转移(给湿过程)

食品表面的水分转移也就是给湿过程，给湿过程存在的条件是周围环境空气处于不饱和状态。给湿过程中干制食品的水分蒸发强度可用下式表示：

$$q_m = a_m(p_{饱} - p_{空蒸})760/p$$

式中　q_m——给湿强度，$kg \cdot m^{-2} \cdot h^{-1}$；

a_m——食品给湿系数；

$p_{饱}$——与食品表面湿球温度相对应的饱和水蒸气压，kPa；

$p_{空蒸}$——热空气的水蒸气压，kPa；

p——环境的大气压，kPa。

给湿系数(a_m)：表示食品表面水分蒸发能力的物理量，一般与干燥介质的流速成正比。$a_m = 0.172 + 0.1308V$

给湿强度(q_m)的大小主要取决于空气流速、相对湿度、温度、被干制食品的面积、形状等。

在干制过程的恒率阶段，物料表面始终保持湿润水分进行蒸发，即给湿过程实为恒率干燥阶段的干制过程。

(2) 食品内部的水分转移(导湿过程)

固体干燥时出现蒸汽或液体状态的分子扩散性水分转移及毛细管水分转移的导湿现象，称为导湿性。水分扩散一般总是从高水分处向低水分处扩散，即是从内部不断向表面方向移动。

干制过程中，由于表面水分的不断蒸发，食品的水分含量由表至里逐渐减少，因此，食品内部存在一个由表面指向中心的水分梯度(湿度梯度)。水分梯度的存在引起食品内部水分向表层迁移，该过程称为导湿过程。

由水分梯度引起的水分转移量叫作导湿量，它与湿度梯度成正比，导湿性引起的水分转移量可按照下述公式求得：

$$i_{水} = -K\gamma_0 \frac{\partial M}{\partial n} = -K\gamma_0 \Delta M$$

式中 $i_{水}$——物料内水分转移量，单位时间内单位面积上的水分转移量，kg 干物质·$m^{-2}\cdot h^{-1}$；

K——导湿系数，m·h；

γ_0——单位潮湿物料容积内绝对干物质重量，kg 干物质·m^{-3}；

M——物料水分，kg·kg^{-1} 干物质。

水分转移的方向与水分梯度的方向相反，所以式中带负号。

需要注意的一点是：导湿系数在干燥过程中并非稳定不变的，它随着物料温度和水分而异。

① 物料水分与导湿系数间的关系　当物料处于恒率干燥阶段时，排除的水分基本上为渗透水分，以液体状态转移，导湿系数稳定不变；再进一步排除毛细管水分时，水分以蒸汽状态或以液体状态转移，导湿系数下降；再进一步为吸附水分，基本上以蒸汽状态扩散转移，先为多分子层水分，后为单分子层水分。

② 导湿系数与温度的关系　如图 2-27 所示，温度对导湿系数有明显的影响。在较低温度段，导湿系数随温度的升高而缓慢增大。当温度大于 70 ℃时，温度变化即使较小，也会引起导湿系数迅速增大。若将导湿性小的物料在干制前加以预热，就能显著地加速干制过程。

将物料在饱和湿空气中加热，虽然不能使食品表面水分蒸发，却能使物料内部建立起较大的湿度差，可以增大导湿系数，以加速水分转移。

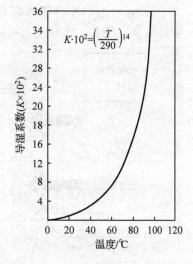

图 2-27　温度与导湿系数的关系

(3) 温度梯度与水分转移

在许多干制方法中，物料表里受热不均匀，导致表面温度高于内层温度，物料本身将热量以传导形式自表面向温度较低的中心转移，由此形成了一个由中心指向表面的温度梯度。在干制过程中，湿物料内部同时存在着温度梯度和水分梯度。温度梯度促使物料内部的水分逆温度梯度的方向转移，也就是将促使水分(不论液态或气态)从高温处向低温处转移，这种现象称为导湿温性(图 2-28)。导湿温性是在许多因素影响下产生的复杂现象。高温将促使液体黏度和它的表面张力下降，但将促使蒸汽压上升，而且毛细管内水分还将受到挤压空气扩张的影响，结果是毛细管内水分将顺着热流方向转移。

导湿温性引起水分转移的流量将和温度梯度成正比。导湿温性引起的水分转移量可以用以下公式计算：

$$i_{温} = -K\gamma_0\delta\frac{\partial t}{\partial n}$$

式中　$i_{温}$——物料内水分转移量，单位时间内单位面积上的水分转移量，kg 干物质·m^{-2}·h^{-1}；

K——导湿系数，m·h；

γ_0——单位潮湿物料容积内绝对干物质重量，kg 干物质·m^{-3}；

δ——湿物料的导湿温系数（1·℃$^{-1}$，或 kg·kg^{-1}干物质·℃$^{-1}$），也就是温度梯度为 1℃·m^{-1}时物料内部能建立的水分梯度，即

$$\delta = -\frac{\partial M}{\partial n} \Big/ \frac{\partial t}{\partial n}$$

导湿温性和导湿性一样，会因物料水分的差异（即物料和水分结合状态）而异。

干制过程中，湿物料内部同时会有水分梯度和温度梯度存在，因此，水分流动的方向将由导湿性和导湿温性共同作用的结果来决定。

即 $i_{总} = i_{湿} + i_{温}$

两者方向相反时： $i_{总} = i_{湿} - i_{温}$

当 $i_{湿} > i_{温}$，水分将按照物料水分减少方向转移，以导湿性为主，而导湿温性成为阻碍因素，水分扩散则受阻。

当 $i_{湿} < i_{温}$，水分随热流方向转移，并向物料水分增加方向发展，而导湿性成为阻碍因素。例如，烤面包的初期，面包中的水分并不减少。

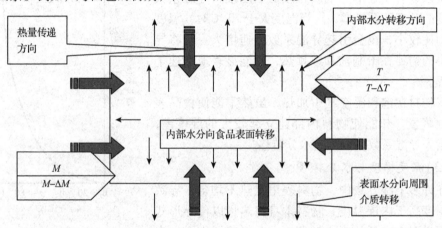

图 2-28 食品干制过程中湿热传递示意

如图 2-29 所示，食品干制过程中，食品表面水分由于蒸汽压差的作用，向食品周围加热介质扩散，食品内部水分在水分梯度的作用下向食品表面扩散，在一定温度及水分梯度的情况下，温度梯度可能成为阻碍水分转移的障碍因素。

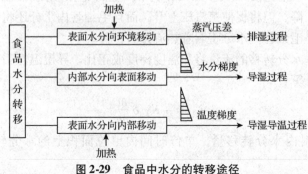

图 2-29 食品中水分的转移途径

如表 2-8 所示,在干燥的不同阶段,干燥速率的变化是由不同的因素引起的。

表 2-8　由导湿性和导湿温性解释干燥过程曲线特征

干燥阶段	特性变化	导湿性和导湿温性作用情况
预热阶段	干燥速率上升 温度上升 水分含量开始下降	导湿性引起的水分移动由内向外;导湿温性则相反,但由于内外温差较小,作用不明显
恒率阶段	干燥速率不变 温度不变 水分含量下降迅速	导湿性引起的水分移动由内向外;由于内外温差小,导湿温性不起作用
降率阶段	干燥速率减慢 温度上升 水分含量下降缓慢	水分含量较低时,导湿性作用减小,导湿温性作用也在减小

2.3.1.2　食品干制基本过程

食品干制过程是湿热转移和传递过程。表面水分扩散到空气中,食品内部水分转移到表面;而热量则从食品表面传递到内部。干制过程中潮湿食品表面水分受热后首先由液态转化为气态,即水分蒸发,然后,水蒸气从食品表面向周围介质扩散,此时食品表面湿含量比物料中心的湿含量低,出现水分含量的差异,在水分含量差的作用下,食品中心水分向表面转移,并进入周围的加热介质,这是食品干制过程中的导湿给湿过程。同时,食品在热空气中,食品表面受热高于它的中心,因而在物料内部会建立一定的温度差,在温度差的作用下,食品表面及周围热量向食品中心转移,这是热量传递过程。

食品干制过程的特征可以用水分含量的变化(干燥曲线)、干燥速率曲线和食品温度曲线来表示,如图 2-30 所示。

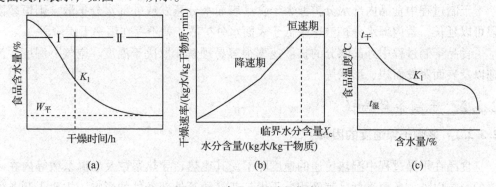

图 2-30　食品干制过程曲线
(a) 干燥曲线　(b) 干燥速率曲线　(c) 食品温度曲线

(1) 干燥曲线

干燥曲线[图 2-30(a)]是干制过程中食品绝对水分($W_{绝}$)和干制时间(t)的关系曲线,此曲线各点切线的斜率 dW/dt 就是该点食品绝对水分含量时的干燥速率。干燥时,食品水分在短暂的平衡后,出现快速下降,几乎是直线下降,当达到较低水分含量时(第一临界水分 K_1),干燥速率减慢,随后达到平衡水分($W_平$)。平衡水分取决于干燥时的空气状态。

(2) 干燥速率曲线

干燥速率曲线[图 2-30(b)]是干制过程中任何时间的干燥速率和该时间食品绝对水分($W_绝$)含量的关系曲线,即 $\dfrac{dW_绝}{dt} = f(W_绝)$。

它实际上是根据干燥曲线用图线微分法画成的,因为干燥曲线上任何一点的切线倾角之正切即为该含水量时的食品干燥速度。该曲线表明,在食品含水量仅有较小变化时,干燥速度即由零增加到最大值,并在随后的干燥过程中保持不变。这个阶段称作恒率干燥期,当食品含水量降低到第一临界点时,干燥速度开始下降,进入所谓的降率干燥期。由于在降率干燥期内干燥速度的变化与食品的结构、大小、水分与食品的结合形式及水分迁移的机理等因素有关,因此,不同的食品具有不同的干燥速度曲线。

(3) 食品温度曲线

食品温度曲线是干制过程中干制食品温度和其含水量的关系曲线。

由图 2-30(c)中可以看出,在干燥的起始阶段,食品的表面温度很快达到湿球温度($t_湿$)。在整个恒率干燥期内,食品的表面均保持该温度不变,此时食品吸收的全部热量都消耗于水分的蒸发。从第一临界点开始,由于水分扩散的速度低于水分蒸发速度,食品吸收的热量不仅用于水分蒸发,而且使食品的温度升高。当食品含水量达到平衡含水量时,食品的温度等于加热空气的温度($t_干$),说明水分的转移来不及供水分蒸发,则食品温度逐渐上升。

曲线特征的变化主要是内部水分扩散与表面水分蒸发或外部水分扩散所决定。

干制过程中食品内部水分扩散大于食品表面水分蒸发或外部水分扩散,则恒率阶段可以延长,若内部水分扩散速率低于表面水分扩散,就不存在恒率干燥阶段。

食品干制过程中外部水分的扩散速率很容易理解,取决于温度、空气、湿度、流速以及表面蒸发面积、形状等。

2.3.2 干制条件选择

2.3.2.1 影响干燥速度的因素

食品在干燥过程中湿热传递的速度除了受其比热、导热系数及导温系数等内在因素的影响以外,还要受食品表面积、干燥工艺参数等外部条件的影响。主要干制条件对干制速度的影响见表 2-9。

表 2-9 操作条件对干燥速率的影响

条件	恒率阶段	降率阶段
温度上升	干燥速率增加	干燥速率增加
空气流速上升	干燥速率增加	无变化
相对湿度下降	干燥速率增加	无变化

(1) 干制条件

干制条件主要指干燥介质的温度、空气流速、干燥介质的湿度、原料的装载量。

① 干燥介质温度　干燥过程中保持一定干燥温度起补充气化潜热、提高食品的蒸汽压和加快干燥速度的作用。传热介质与食品间温差越大，热量向食品传递的速率越大，水分外逸速率越大。对于一定相对湿度的空气，随着温度提高，空气相对饱和湿度下降，这会使水分从食品表面扩散的动力更大。

② 空气流速　空气流速加快，食品干燥速率也加快；热空气所能容纳的水蒸气量高于冷空气，可吸收较多的水分；能及时将聚集在食品表面附近的饱和湿空气带走，以免阻止食品内部水分进一步蒸发；与食品表面接触的空气量增加，可显著加速食品中水分的蒸发。

③ 空气相对湿度　空气相对湿度越低，食品干燥速率也越快。近于饱和的湿空气进一步吸收水分的能力远比干燥空气差，饱和的湿空气不能再进一步吸收来自食品的蒸发水分。脱水干制时，食品的水分能下降的程度也是由空气湿度所决定。食品的水分始终要和周围空气的湿度处于平衡状态。

干制时最有效的空气温度和相对湿度可以从各种食品的吸湿等温线上得到。

④ 干燥室装载量　干燥空间装载量越多，需要排湿、蒸发潜热和升温热量就越大，相同干燥温度和相对湿度、空气流速的条件下，干燥速率越低。

(2) 食品性质

表面积及厚度不同，食品吸收的热量不同、水分蒸发的快慢不同；水分子从食品内部行走的距离决定了食品被干燥的快慢。水分在食品内的转移在不同方向上差别很大，取决于食品的组织结构定向。例如，芹菜在沿着长度方向比横穿细胞结构的方向干燥要快得多；肉类蛋白质纤维结构中，也存在类似行为，牛肉干切片的方向不仅影响产品形态，也影响干燥速度。食品溶质的类型与浓度也影响干燥速度，溶质与水作用抑制水分子的迁移，降低水分的转移速率，如含糖高的水果一般干燥较慢。

食品干制工艺条件是控制干燥速率、物料临界水分和干制食品品质的主要参数。例如，以热空气为干燥介质时，其温度、相对湿度和食品的温度是它的主要工艺条件。

2.3.2.2 适宜的干制条件选择

最适宜的干制工艺条件应当使干制时间最短、热能和电能的消耗量最低、干制品的质量最高。使食品表面的蒸发速率尽可能等于食品内部水分扩散速率，同时力求避免在食品内部建立起和湿度梯度方向相反的温度梯度，以免降低食品内部的水分扩散速率。在导热性较小的食品中，若水分蒸发速率大于食品内部水分扩散速率，则表面会迅速干燥，表层温度升高到介质温度，建立温度梯度，更不利于内部水分向外扩散，而形成干硬膜。解决的措施一般是降低空气温度和流速，提高空气相对湿度。

在恒率干燥阶段，为了加速蒸发，在保证食品表面的蒸发速率不超过食品内部的水分扩散速率的原则下，允许尽可能提高空气温度。此时，所提供的热量主要用于水分的蒸发，物料表面温度是湿球温度。此阶段通过加快空气流速，降低空气相对湿度，提高干燥速度。

在降率干燥阶段，应设法降低表面蒸发速率，使它能和逐步降低了的内部水分扩散率一致，以免食品表面过度受热，导致不良后果。此阶段要降低干燥介质的温度，使食品温度上升到干球温度时不致超出导致品质变化（如糖分焦化）的极限温度（一般为90℃）。

干燥末期干燥介质的相对湿度应根据预期干制品水分加以选用。一般达到与当时介质温度和相对湿度条件相适应的平衡水分。

干制方法的选择要考虑不同的物料物理状态不同（如液态、浆状、固体和颗粒物料等），物料对热的敏感性、受热损害程度不同，物料对湿热传递的感受性不同，最终干制品的用途不同，消费者的要求不同。

2.3.3 食品在干制过程中的变化

2.3.3.1 干制时的物理变化

食品在干制过程中因受加热和脱水双重作用的影响，将发生显著的物理变化，主要有重量减少、干缩、表面硬化及质地改变等。

(1) 干缩和干裂

干缩指干制物料在失去弹性时的一种收缩变化；干裂指食品在快速干制时，由于表面形成一层干硬薄膜，当中心干燥收缩时脱离干硬膜而出现内裂，空隙窝状结构。

干缩的程度与食品的种类、干燥方法及条件等因素有关。一般情况下，含水量多，组织脆嫩者干缩程度大，而含水量少，纤维质食品的干缩程度较轻。与常规干燥制品相比，冷冻干燥制品几乎不发生干缩。在热风干燥时，高温干燥比低温干燥所引起的干缩更严重；缓慢干燥比快速干燥引起的干缩更严重。

干缩有两种情形，即均匀干缩和非均匀干缩。有充分弹性的细胞组织在均匀而缓慢地失水时，就产生了均匀干缩，否则就会发生非均匀干缩。干缩之后细胞组织的弹性都会或多或少地丧失掉，非均匀干缩还容易使干制品变得奇形怪状，影响其外观。

(2) 表面硬化

表面硬化是食品物料表面收缩和封闭的一种现象。有两种原因会造成表面硬化。其一是食品干燥时，其内部的溶质随水分不断向表面迁移和积累而在表面形成结晶所造成的；其二是由于食品表面干燥过于强烈，内部水分向表面迁移的速度滞后于表面水分汽化速度，从而使表层形成一层干硬膜所造成的。前者常见于含糖或含盐多的食品的干燥，如水果的干燥和盐干品中；后者与干燥条件有关，是可以调控的，如可以通过降低干燥温度和提高相对湿度或减小风速来控制。

发生表面硬化之后，食品表层的透气性将变差，使干燥速度急剧下降，延长了干燥过程。另外，在表面水分蒸发后，其温度也会大大升高，这将严重影响食品的外观质量。

(3) 物料多孔性的形成

物料多孔性的形成是快速干燥的物料表面硬化及内部迅速建立蒸汽压从而使物料

形成多孔性。当快速干燥时，由于食品表面的干燥速度比内部水分迁移速度快得多，因而迅速干燥硬化。在内部继续干燥收缩时，内部应力将使组织与表层脱开，干制品中就会出现大量的裂缝和孔隙，形成所谓的多孔性结构。

多孔性结构的形成有利于干制品的复水和减小干制品的松密度。松密度是指单位体积的制品中所含干物质的量。但是，多孔性结构的形成使氧化速度加快，不利于制品贮藏。

(4) 热塑性出现

热塑性出现是含糖量高的食品在加热时软化而冷却时形成结晶或玻璃状的现象。

2.3.3.2 干制时的化学变化

众所周知，干制品在复水和烹煮后，显得较为老韧和缺乏汁液，与新鲜食品相比存在明显的差别。究其原因，主要是食品干制过程中发生了各种化学变化和组织学变化。

(1) 对营养成分的影响

干制后单位质量的食品会出现营养成分含量的增加，但也会出现营养成分的损耗。大量的实验表明，蛋白质在干燥过程中的变化与含水量之间有密切的关系。Myklested 等人对不同含水量的鲱鱼粉进行加热，以考察蛋白质的变化，结果表明当加热时鱼粉含水量在 10% 以上时，有效赖氨酸才会有较大的损失。另外，在含水量为 20%~30% 及高温条件下，鲈鱼肌原纤维蛋白质将发生急剧的变性。

长时间的高温干燥会使糖分损耗，损耗来源于：碳水化合物含量高的食品易出现糖焦化；新鲜果蔬干燥前期自身呼吸代谢消耗糖分；还原糖和氨基酸发生美拉德反应 (Maillard Reaction)。

含油脂的食品出现脂肪氧化。虽然干制品的水分活度较低，脂酶及脂氧化酶的活性受到抑制，但是由于缺乏水分的保护作用，因而极易发生脂质的自动氧化，导致干制品的变质。迄今为止，已对干制品脂质的氧化进行过大量的研究。结果表明，脂质的氧化速度受到干制品种类、温度、相对湿度、脂质的不饱和度、氧的分压、紫外线、金属离子、血红素等多种因素的影响。一般情况下，含脂量越高且不饱和度越高，贮藏温度越高，氧分压越高，与紫外线接触以及存在铜、铁等金属离子，将促进脂质的氧化。另外，特别需要注意的是相对湿度的影响。Martinez 等人研究了 37℃ 下贮藏的冻干大马哈鱼的脂质氧化与相对湿度之间的关系后指出，低于单分子层吸附水的相对湿度将促使脂质氧化快速进行，而较高的相对湿度将对脂质起一定的保护作用。

干燥过程对维生素损失严重。特别是维生素 C 损失较大，干燥温度越高，干燥时间越长，维生素损失量越大。不同干燥方式对维生素 C 的损耗不同，如干燥胡萝卜粉维生素 C 含量依次为：真空干燥 > 真空微波干燥 > 中短波红外干燥 > 热风干燥。胡萝卜素对光和热敏感，过长的加热时间会导致 β-胡萝卜素降解。

(2) 对食品色泽的影响

干燥食品色泽的改变主要来自叶绿素、类胡萝卜素、花青素的破坏，以及食品褐变。

湿热条件下叶绿素将失去镁原子而转化成脱镁叶绿素，呈橄榄绿，不再呈草绿色。肉类中血红素受热后很容易失去鲜艳的红色而变成暗红色。温度越高，干燥时间越长，色素变化量越大。

酶或非酶褐变反应是促使干燥品褐变的原因。植物组织受损伤后，组织内氧化酶活动能将多酚或其他如鞣质、酪氨酸等一类物质氧化成有色色素。这种酶褐变会给干制品品质带来不良后果。为此，干燥前采用热处理、硫处理方式对原料中的酶进行钝化处理以防止变色。干燥过程中，由于干燥温度导致糖分焦糖化和美拉德反应是脱水干制过程中常见的非酶褐变反应。焦糖化反应中糖分首先分解成各种羰基中间物，而后再聚合反应生成褐色聚合物。美拉德反应为氨基酸和还原糖的相互反应，常出现于水果脱水干制过程中。

食品的色泽常因观察食品的环境和食品反射、散射吸收和传递可见光的能力而异，干制改变食品的物理性质，使食品反射、散射和传递可见光的能力发生改变，从而改变了食品的色泽。

(3) 对食品风味的影响

食品中含有的醇、醛、酮、酯等挥发性风味物质沸点低，比水更易挥发，干燥过程中容易失去，使食品风味发生改变。解决干燥食品风味损失的有效办法：一是芳香物质回收，从干燥设备中回收或冷凝外逸的蒸汽，再加回到干制食品中，以便尽可能保存它的原有风味；二是采用低温干燥以减少挥发，理想方法是冷冻干燥；三是在干燥前预先添加包埋物质（如树胶等），将风味物质包埋、固定，从而减少挥发性风味物质的损失。

另外，在干燥过程中食品中某些成分的化学变化导致风味改变，如乳、蛋类高蛋白质食品会分解出硫化物，牛奶的蒸煮味是由 β-球蛋白和脂肪球膜蛋白受热变性产生巯基及挥发性物质造成的；脂类物质氧化分解产生哈味；糖焦化产生焦糖味。

2.4 干制方法、设备与工艺

2.4.1 食品干制方法

食品干制的方法应根据食品种类、对干制品的品质要求及干制成本的合理程度选择，总的来看，干制的方法可分为自然和人工干制两大类。

自然干制的方法包括晒干和风干。晒干是利用太阳的辐射直接进行暴晒干制的方法，主要用于果蔬、鱼、肉等食品的干制。风干（阴干）是不利用阳光而在自然空气对流下进行干制食品的方法。

在一些冬季气候比较寒冷的地方，有利用寒冷天气使食品中的水分冻结，再通过冻融循环或直接升华除去食品中水分的干燥方法，应该是属于自然的冷冻干燥方法。在青海、西藏广大牧区，有在冬天制作风干牦牛肉干的习惯，制作此类产品主要是利用冬季寒冷气候使牦牛肉冻结，并在自然条件下脱水。

人工干制指在常压或减压环境中以对流、传导和辐射的传热方式或在高频电场中加热的人工控制工艺条件下干制食品的方法。人工干制方法根据为干燥提供能量的加热介质的类型分为：① 直接接触干燥，热空气作为干燥介质。② 间接接触干燥，热传介质不与食品直接接触。③ 红外或高频干燥，由辐射能量提供热量。④ 冷冻干燥，水分通过低压固-气过渡态（升华）而除去。按干燥的连续性分为间歇（批次）干燥和连续干燥。以干燥时空气的压力分为常压干燥和真空干燥。

2.4.2　人工干制方法及设备

2.4.2.1　热风干燥（空气对流干燥）

空气对流干燥是最常见的食品干燥方法，也叫空气干燥法，以干燥的热空气作为干燥介质，通过对流方式与食品进行热量与水分的交换，使食品干燥。热空气是热的载体，也是湿气的载体。空气对流干燥一般在常压下进行，有间歇式（分批）和连续式。被干燥的湿物料可以是固体、膏状物料及液体。

根据干燥介质与食品的流动接触方式，分为固定接触式对流干燥和悬浮式接触干燥两大类。悬浮式接触干燥的共同点是固体颗粒或液体食品悬浮在干燥空气流中干燥，常见的悬浮式接触干燥有气流干燥、流化床干燥及喷雾干燥。

空气对流干燥中空气流动有自然或强制对流循环，在不同条件下环绕湿物料进行干燥。热空气的流动靠风扇、鼓风机或折流板加以控制，空气的流量和速度会影响干燥速率。空气的加热可以用直接或间接加热法，直接加热空气靠空气直接与火焰或燃烧气体接触；间接加热靠空气与热表面接触加热，对热空气的加热可以在干燥设备空气的进口部位，也可以在干燥空间进行不同阶段的循环加热。

（1）固定接触式对流干燥法

固定接触式对流干燥的共同点是食品堆积在容器或其他支持器件上进行干燥。固定接触式干燥的具体方法很多，如柜式干燥、隧道式干燥、带式干燥、带槽式干燥、仓贮式干燥、泡沫式干燥和滚筒干燥等。下面系统介绍几种常用的固定接触式对流干燥法。

① 柜式干燥　柜式干燥是最简单的固定接触式对流干燥方法。如图2-31所示，它的工作过程是把食品放在烘车托盘中，再置于多层框架上，热空气在风机作用下流过食品，将热量传给食品同时带走水蒸气，从而使食品获得干燥。

该方法的特点是设备及操作简单，只用作小批量生产或产品中试，属于间歇型生产设备，设备容量小、操作费用高。

干制过程中空气温度小于94℃，空气流速在$2\sim4\mathrm{m\cdot s^{-1}}$。适合于果蔬产品或价格较高、产量较低的食品；可作为中试及研发设备，也可作为摸索物料干制特性的设备，为确定大规模工业化生产提供依据。

② 隧道式干燥　隧道式干燥是使用最广泛的干燥方法之一，适用于各种大小及形状的固态食品干燥。它干燥的过程是将待干燥食品放在料盘上，再置于料车上，料车在矩形的干燥通道中移动，并与热空气接触，进行湿热交换而获得干燥。它也可以看作是柜式干燥设备的扩大加长，其长度可达10~15m，可容纳5~15辆装满料盘的小车。

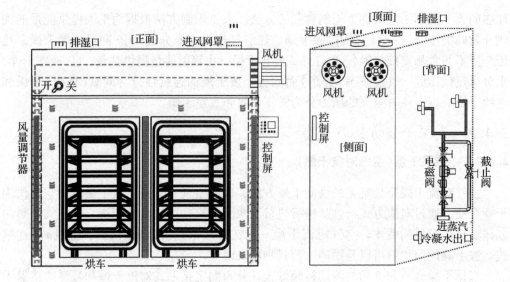

图 2-31 柜式干燥设备

此类干燥设备的特点是可连续或半连续操作，容积较大，适于处理量大、干燥时间长的物料。干燥介质多采用热空气，气流速度一般 $2\sim3\ m\cdot s^{-1}$。设备按热空气进入的方向和冷空气离开的方向分为热端和冷端。热端是高温低湿空气进入的一端；冷端是低温高湿空气离开的一端。按物料进入设备及离开设备的方向分为湿端和干端。湿端是湿物料进入的一端；干端是干制品离开的一端。

按空气流动方向及物料行进方向，设备可分为顺流设备及逆流设备。顺流干燥设备热空气气流与物料移动方向一致，热端为湿端，冷端为干端。逆流干燥设备是热空气流动方向与物料移动方向相反，逆流式隧道干燥设备中湿端即冷端，干端即热端。

- 逆流式隧道干燥：逆流式隧道干燥设备（图2-32）中湿物料遇到的是低温高湿空气，虽然物料含有高水分，尚能大量蒸发，但蒸发速率较慢，这样不易出现表面硬化或收缩现象，而中心又能保持湿润状态，因此物料能全面均匀收缩，不易发生干裂，适合于干制水果。但湿物料载量不宜过多，因为在低温高湿的空气中，湿物料水分蒸发相对慢，若物料易腐败或菌污染程度过大，有腐败的可能。载量过大，低温高湿空气接近饱和，物料有增湿的可能。

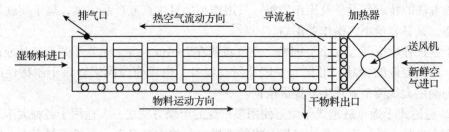

图 2-32 逆流式隧道干燥设备

干端处食品物料已接近干燥，水分蒸发已缓慢，虽然遇到的是高温低湿空气，但干燥仍然比较缓慢，因此物料温度容易上升到与高温热空气相近的程度。此时，若干物料的停留时间过长,容易焦化,为了避免焦化,干端处的空气温度不宜过高,一般不宜超过66~77℃。由于在干端处空气条件为高温低湿,干制品的平衡水分将相应降低,最终水分可低于5%。

● 顺流式隧道干燥:顺流式隧道干燥设备(图2-33)特点与逆流式刚好相反。在湿端,湿物料与干热空气相遇,水分蒸发快,湿球温度下降比较大,可允许使用温度更高的空气,如空气温度为80~90℃,进一步加速水分蒸干而不至于焦化。干端处则与低温高湿空气相遇,水分蒸发缓慢,干制品平衡水分相应增加,干制品水分难以降到10%以下,因此吸湿性较强的食品不宜选用顺流干燥方式,多用于干制葡萄。顺流式干燥在初期干燥速率较大,易产生表面结壳现象;吸湿性较强的食品不宜选用顺流干燥方式。

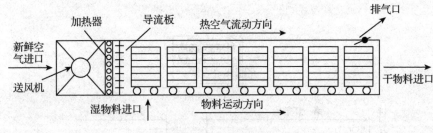

图2-33 顺流式隧道干燥设备

● 双阶段干燥:如图2-34 加热设备在隧道两侧,充分利用逆流干燥和顺流干燥的优点,既有顺流干燥,也有逆流干燥,保证湿端水分快速蒸发;后期干燥能力强,达到取长补短的效果。干燥比较均匀,生产能力高,品质较好。适合于苹果片、蔬菜(胡萝卜、洋葱、马铃薯等)的干制。现在还有3,4,5段等多段式干燥设备,有广泛的适应性。

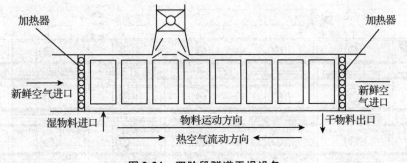

图2-34 双阶段隧道干燥设备

③ 输送带式干燥　在隧道式干燥的基础上,以输送带替代物料车,将待干燥的物料放在输送带上,热空气自上而下或平行吹过食品,进行湿热交换获得干燥。按输送带的层数多少可分为单层带型(图2-35)、复合型(图2-36)、多层带型(图2-37);按空气通过输送带的方向可分为向下通风型、向上通风型和复合通风型。输送带最好为钢丝网带,以便干燥介质流动。带式干燥机加热装置及热风的供应可有不同的形式。

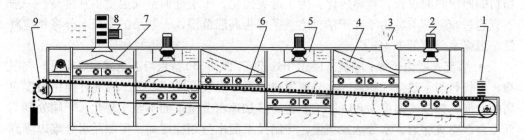

图 2-35 单层带式干燥设备
1-进料口 2-排湿风机 3-排风口 4-导风罩 5-循环风机
6-加热管 7-均风罩 8-鼓风机 9-出料口

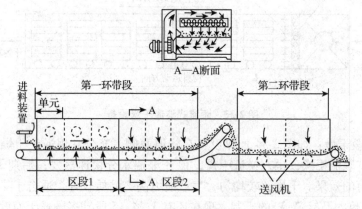

图 2-36 双带式干燥设备

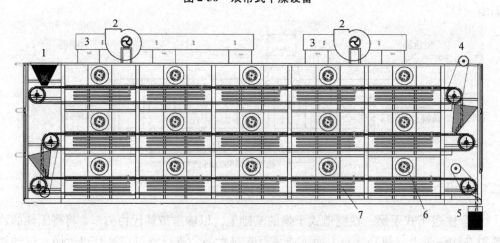

图 2-37 三层输送带式干燥设备
1-进料口 2-排湿风机 3-排湿风管 4-输送带驱动电机
5-出料口 6-循环风机 7-加热管

图 2-35 为单层带式干燥机干燥示意图。此单层干燥机的特点是加热器分布于输送带的周围,对周围空气进行加热;热空气与被干燥物料进行湿热交换。干燥过程:热的蒸汽由蒸汽进口进入,在密闭管道中流动,并分配到空气加热器,使空气加热器达到预定温度,蒸汽经过热交换后形成冷凝水,经管道由冷凝水出口排走。洁净的空气由鼓风机鼓入干燥室内,在循环风机的作用下流经不同的加热器,并受到加热,温度升高,热空气可由下往上或由上往下穿过铺满物料的网带完成热量与质量传递的进程,带走物料水分,吸收水分的湿空气在排湿口由排湿风机带走。干燥机由 6 个单元组成,每一单元都有加热器。空气在循环风机及倒导风罩的作用下可完成不同阶段的加热及湿热交换。物料从加料口进入,在输送带的带动下不断运动,并从排料口排出。

多层型干燥机的干燥原理与单层相似,只是增加了输送带的数量,输送带移动方向可改变,如图 2-36 及图 2-37。此类干燥方法的特点是物料有翻动;物流方向可以是顺流,也可以是逆流;可实现操作连续化、自动化,并具有生产能力大、占地少的特点,带式干燥设备生产效率高,干燥速度快,特别适合于干燥单品种、整季节生长的块片状食品。

④ 泡沫式干燥　泡沫干燥法始创于 1960 年,主要用于处理液态食品(如果汁脱水)。它是先将液态或浆液态的食品制成均匀稳定的泡沫状结构,然后将它们铺开在某种支持物上形成一薄层,厚度不超过 1.5mm,再采用常压空气对流干燥的方法干燥。

泡沫干燥法的特点是接触面大,干燥初期水分蒸发快,可选用温度较低的干燥工艺条件,干制品质量好,干制品复水性好,适用对象有水果粉、易发泡的食品。

这种干燥方法的效果取决于泡沫结构及干燥工艺。泡沫结构与原料的种类、料液浓度、料液黏度、发泡剂的种类及浓度、发泡温度及时间等因素有关。黏度较大者在发泡时不加或少量加入乳化剂,如硬脂酸甘油酯、可溶性大豆蛋白等;而黏度较小者应加入适量增稠剂,如瓜尔豆胶、羧甲基纤维素等。最佳发泡温度及时间因料液种类、发泡稳定剂的种类和浓度而异。发泡后料液浓度在 $0.4 \sim 0.6 \mathrm{g} \cdot \mathrm{mL}^{-1}$ 为宜。

在干燥初期,干燥速度主要受温度和流速影响;而在干燥后期,干燥速度主要受空气相对湿度影响。所以,泡沫干燥宜采用两段式干燥法:第一段用顺流式,第二段用逆流式。

⑤ 仓贮式干燥　仓贮干燥设备一般采用金属箱或木箱,其底部装有假底或金属丝网和进气道,使干暖空气能通过堆积在底部的半干制品而溢出,有移动和固定的仓贮设备,适用于干制那些已经用其他干燥方法去除大部分水分而尚有部分残余水分需要继续清除的未干透的制品。典型的仓贮干燥能将切割蔬菜半干制品水分含量从 10%~15% 降低到 3%~6%。能比较经济地去掉少量食品中紧密结合的水分,而不使产品受到热伤害。

⑥ 盘式连续干燥器　盘式连续干燥器是一种高效的传导型连续干燥设备,结合了柜式干燥机体积小和隧道式干燥机物料流通的优点。结构和工作原理较为独特,具有热效率高、能耗低、占地面积小、配置简单、操作控制方便、操作环境好等特点,广

泛适用于化工、医药、农药、食品、饲料、农副产品加工等行业的干燥作业。可有常压、密闭、真空三大类型。干燥面积 4~180m²。

工作过程如图2-38所示。湿物料自加料器连续地加到干燥器上部第一层干燥盘上，带有耙叶的耙臂做回转运动，使耙叶连续地翻炒物料。物料沿螺旋线流过干燥盘表面，在小干燥盘上的物料被移送到外缘，并在外缘落到下方的大干燥盘外缘，在大干盘上物料向里移动并从中间落料口落入下一层小干燥盘中。大小干燥盘上下交替排列，物料得以连续地流过整个干燥器。中空的干燥盘内通入加热介质，加热介质形式有饱和蒸汽、热水和导热油，加热介质由干燥盘的一端进入，从另一端导出。已干物料从最后一层干燥盘落到壳体的底层，最后被耙叶移送到出料口排出。湿风从物料中逸出，由设在顶盖上的排湿口排出，真空型盘式干燥器的湿气由设在顶盖上的真空泵口排出。从底层排出的干物料可直接包装。通过配置翅片加热

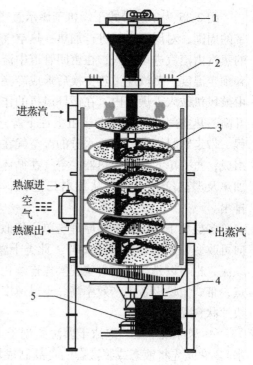

图2-38 盘式连续干燥机
1-加料机　2-排湿口　3-耙叶
4-出料口　5-旋转电机

器、溶剂回收冷凝器、袋式除尘器、干料返混机构、引风机等辅机，可提高其干燥的生产能力，干燥膏糊状和热敏性物料，可方便回收溶剂，并能进行热解和反应操作。

（2）悬浮接触式干燥法

这类干燥设备的共同特点是将固态或液态颗粒食品悬浮在干燥的空气流中进行干燥。常见的悬浮接触式干燥法有4种类型，即气流干燥、旋转闪蒸干燥、流化床干燥及喷雾干燥。

① 气流干燥　用气流来输送物料，使粉状或颗粒食品在热空气中干燥。干燥机组成如图2-39。颗粒及粉状的食品通过振动给料器进入干燥管下端，被从下方的热空气向上吹起。在两者一起向上运动的过程中，彼此之间充分接触，进行强烈的湿热交换，食品迅速获得干燥。

由于气流干燥的气流速度高，粒子在气相中分散良好，物料处于悬浮状态，可以把粒子全部表面积作为干燥的有效干燥面积，能最大限度地与热空气接触，因此，干燥的传热、传质过程强度较大，蒸发能力50~2 000kg $H_2O \cdot h^{-1}$。干燥时间短，0.5~5s，气固两相的接触时间极短，而且在表面气化阶段，物料温度一般不超过60~65℃，在干燥末期物料温度的上升阶段，气体温度已大大降低，产品温度不会超过70~90℃，对于热敏性或低熔点物料不会造成过热分解而影响质量。因此，气流干燥具有干燥强度大、干燥时间短、效率高、结构简单、造价低的特点，可以同时把干

燥、粉碎、筛分、输送等单元过程联合操作，不但流程简化，而且操作易于自动控制。气流干燥散热面积小，热效高，适合于规模化生产，但物料（晶体）有磨损，动力消耗大，适合于在潮湿状态下仍能在气体中自由流动的颗粒食品或粉状食品，如面粉、淀粉、葡萄糖、鱼粉等食品物料的干燥，要求物料水分低于35%~40%。

可选择多种热源配套，热源可选择蒸汽加热、导热油加热或配套使用燃煤、燃油、燃气热风炉等热源设备。

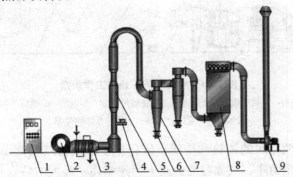

图 2-39　气流干燥机组成
1-电控柜　2-鼓风机　3-加热器　4-螺旋加料机　5-干燥主管
6-关风器　7-旋风除尘器　8-除尘器　9-引风机

② 旋转闪蒸干燥　旋转闪蒸干燥设备采用多种加料装置，使加料连续稳定，加料过程不会产生架桥现象；干燥机底部采用特殊的冷却装置，避免了物料在底部高温区发生粘壁及变质现象；采用特殊的气压密封装置和轴承冷却装置，有效延长传动部分的使用寿命；采用特殊的分风装置，降低了设备阻力，并有效提供了干燥机的处理风量；干燥室装有分级环及旋流片，可以调整物料细度和终水分；采用搅拌粉碎装置，对物料产生强烈的剪切、吹浮、旋转作用；采用空气过滤器、旋风分离器、布袋除尘器等，有效清除粉尘，避免环境和物料污染等。该设备传质传热性强，生产强度高，干燥时间短，物料停留时间短。该设备广泛应用于对大豆蛋白、胶凝淀粉、小麦淀粉等食品物料干燥。

如图 2-40 所示，热空气切线进入干燥器底部，在搅拌器带动下形成强有力的旋转风场。物料由螺旋加料器进入干燥器内，在高速旋转搅拌浆的强烈作用下，物料在撞击、摩擦及剪切力的作用下，物料迅速粉碎，与热空气充分接触、受热、干燥。

脱水后的干物料随热气上升，分级环将大颗料截留，小颗粒从环中心排出干燥器外，由旋风分离和除尘器回收，未干透或大块物料受离心力作用甩向器壁，重新落到底部被粉碎干燥。

③ 流化床干燥　是将颗粒状食品置于干燥床上，使热空气以足够大的速度自下而上吹过干燥床，使食品在流化状态下获得干燥。与气流干燥设备最大不同的是流化床干燥物料由多孔板承托。采用适宜的气体流速，可使待干燥颗粒物料悬浮做随机运动，颗粒和流体之间的摩擦力刚好与其净重力平衡，此时形成的床层称为流化床。流化床干燥时，物料在热气流中上下翻动，彼此碰撞和充分混合，表面更新机会增多，

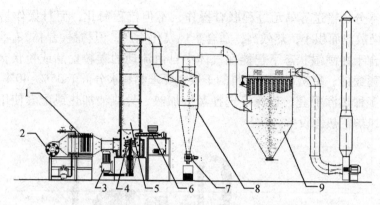

图 2-40 旋转闪蒸干燥机工作示意
1-热源 2-鼓风机 3-变速电机 4-旋转搅拌桨 5-主塔 6-螺旋进料器
7-关风器 8-旋风分离器 9-脉冲布袋除尘器

有效地强化了气固两相间的传热和传质。流化床干燥设备结构简单，操作维修方便；干燥时的气速低，阻力小，气固容易分离干燥速率高。最大的特点是使颗粒食品在干燥床上呈流化状态或缓慢沸腾状态(与液态相似)。

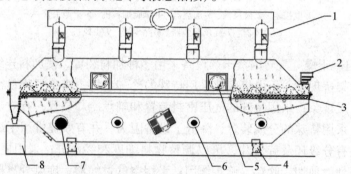

图 2-41 振动流化床结构示意
1-排气口 2-进料口 3-多孔板 4-震簧 5-观察窗
6-热风进口 7-冷风进口 8-出料口

如图 2-41 和图 2-42 所示，在床体的前端，湿物料与从床体底部进入的热空气充分混合，物料中的水分被除去，在后端可以从床底打入冷空气使物料降温，无论是冷空气，还是热空气，都是从床体底部以较高的压力进入，将物料悬浮，在空气浮力、物料重力的共同作用下，物料向前方运动，物料在床体上呈沸腾状态。

流化床干燥适用对象为粉态食品、固体饮料的造粒后二段干燥。

流化床设备有单层流化床干燥器、多层流化床干燥器、卧式多室流化床干燥器、喷动流

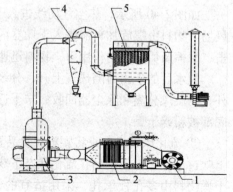

图 2-42 振动流化床干燥机系统组成
1-送风机 2-热源 3-流化床
4-旋风分离器 5-脉冲布袋除尘器

化床干燥器、振动流化床干燥器。

④ 喷雾干燥 就是将液态或浆质态的食品喷成雾状液滴，悬浮在热空气气流中进行脱水干燥的过程。浓缩的液态物料在高压或离心力的作用下，经过雾化器在干燥室内喷出，形成雾状。此刻的浓浆液变成了无数微细的液滴（直径为 $10\sim200\mu m$），大大增加了液态物料的表面积。微细液滴一经与鼓入的热风接触，其水分便在 $0.01\sim0.04s$ 的瞬间内蒸发完毕，雾滴被干燥成细小的球形颗粒，单个或数个粘连飘落到干燥室底部，而水蒸气被热风带走，从干燥室的排风口抽出。整个干燥过程仅需 $15\sim30s$。喷雾干燥特点：蒸发面积大，干燥过程液滴的温度低，过程简单、操作方便、适合于连续化生产，耗能大、热效低。

喷雾干燥设备较多，但都由干燥室、雾化器、高压泵、空气过滤器、空气加热器、排风机，捕粉装置及气流调节装置组成，如图2-43所示。

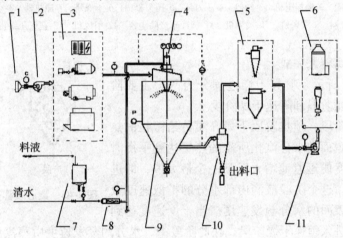

图 2-43 喷雾干燥系统示意
1-空气过滤器 2-送风机 3-加热器（电、蒸汽、燃油、煤） 4-雾化器 5-二级除尘器
（旋风分离器、布袋除尘器） 6-湿式除尘器（水沫除尘器、文秋里） 7-料槽
8-供料泵 9-干燥塔 10-一级除尘器（旋风分离器）11-引风机

● 雾化器：常用的雾化系统有两种类型：压力喷雾和离心喷雾。压力喷雾（图2-44）：液体在高压下（$700\sim1\,000kPa$）送入喷雾头内以旋转运动方式经喷嘴孔向外喷成雾状，一般这种液滴颗粒大小 $100\sim300\mu m$，其生产能力和液滴大小通过食品流体的压力来控制。离心喷雾（图2-45）：液体被泵入高速旋转的离心盘中（$5\,000\sim20\,000r/min$），在离心力的作用下经圆盘周围的孔眼外逸并被分散成雾状液滴，大小 $10\sim500\mu m$。

● 空气加热系统：有蒸汽加热和电加热，空气温度可达到 $150\sim300℃$。

● 干燥室：液滴和热空气接触的地方，可水平也可垂直，可立式或卧式，室长几米到几十米，液滴在雾化器出口处速度达 $50m\cdot s^{-1}$，滞留时间 $5\sim100s$，根据空气和液滴运动方向可分为顺流和逆流。热空气温度可达到 $200℃$ 以上，产品湿球温度可在 $80℃$ 以下。

● 旋风分离器：将空气和粉末分离，大粒子粉末由于重力而降到干燥室底部，细

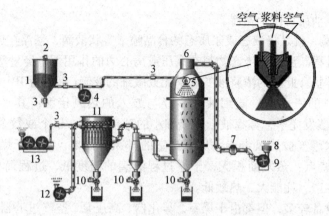

图 2-44 压力喷雾干燥工作示意

1-母液罐 2-搅拌电机 3-阀门 4-压力泵 5-压力喷嘴 6-干燥塔 7-加热器 8-空气过滤器 9-鼓风机 10-关风机 11-脉冲布袋除尘器 12-引风机 13-空气压缩机

粉末靠旋风分离器来完成。

如图 2-46 所示,喷雾干燥过程分为两个主要阶段,即恒速干燥阶段和降速干燥阶段。

恒速干燥阶段:预热阶段干燥介质传给微粒的热量与用于微粒表面的水分汽化所需的热量达到平衡时为止,干燥速度便迅速地增大至某一个最大值,即进入下一个阶段。这个阶段液滴内部水分的扩散速度大于或等于乳滴表面的水分蒸发速度。当干燥速度达到最大值后,即进入恒速干燥阶段。在此阶段中,水分的蒸发速度由蒸汽穿过周围空气膜的扩散速度所决定,而乳滴温度可以近似地等于周围热空气的湿球平均温度(一般为 50~60 ℃),如图 2-47 所示。这个阶段乳滴内部水分的扩散速度大于或等于乳滴表面的水分蒸发速度。恒速干燥阶段的时间是极为短暂的,一般仅需要几分之一秒或几十分之一秒。当液滴中水分扩散速度不能使液滴表面水分保持饱和状态时,干燥即进入降速干燥阶段。

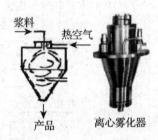

图 2-45 离心喷雾干燥工作示意

降速干燥阶段:当水分蒸发速度大于液滴内部水分的扩散速度时,水分蒸发速度

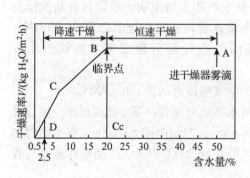

图 2-46 喷雾干燥曲线

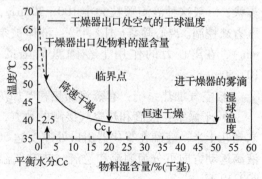

图 2-47 喷雾干燥温度曲线

减缓,物料颗粒的温度将逐步地超出周围热空气的湿球温度,并逐渐地接近于周围热空气的温度,颗粒的水分含量也接近于或等于该热空气温度下的平衡水分,即喷雾干燥的极限水分,这时便完成了干燥过程。此阶段的干燥时间较恒速干燥阶段长,一般为15~30 s。

2.4.2.2 滚筒干燥

滚筒干燥是将黏稠的待干食品涂抹在或喷洒在加热的金属滚筒表面进行干燥的方法。物料在金属圆筒表面成为薄膜状,受热蒸发,热由里向外传导。滚筒干燥可以在常压下,也可以在真空下进行。有单滚筒与双滚筒设备,如图2-48所示。高温、高压的蒸汽通过管道和调节阀,经旋转接头进入滚筒内部,滚筒表面温度升高,被干燥的料液在底部加料机的作用下不断进入料斗,并保持一定的液位,旋转的滚筒下表面在料斗内粘上料液,在滚筒旋转过程中得到加热干燥,干燥的物料被刮板刮下来进入收料槽。滚筒表面的温度在100℃以上,待干燥食品在滚筒表面停留,干燥时间为几秒到几十秒。

(a) 单滚筒型

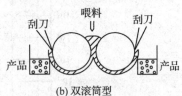

(b) 双滚筒型

图2-48 滚筒干燥设备示意

滚筒干燥系统由滚筒、料槽、传动装置、加热装置、卸料装置组成(图2-49)。滚筒干燥可实现快速干燥,采用高压蒸汽,可使物料固形物从3%~30%增加到90%~98%,表面温度可达100~145℃,接触时间2s至几分钟,干燥费用低,带有煮熟风味。滚筒干燥可用于液态、浆状或泥浆状食品物料(如脱脂乳、乳清、番茄汁、肉浆、马铃薯泥、婴儿食品、酵母等)的干燥,尤其适用于某些黏稠食品以及一些受热后对品质影响不大的食品,如麦片、米粉。

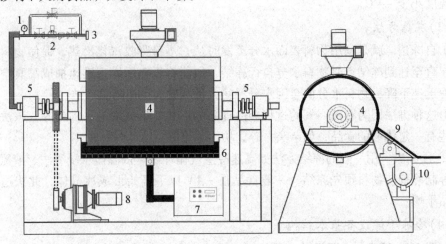

图2-49 滚筒刮板干燥机

1-气压表 2-蒸汽调节系统 3-蒸汽进口 4-滚筒 5-旋转接头 6-搅拌器
7-底部加料器 8-减速电机 9-刮板 10-收料

2.4.2.3 真空冷冻干燥

食品在冷冻状态下,食品中的水变成冰,在高真空度下,冰直接从固态变成水蒸气(升华)而脱水,故又称为升华干燥。

(1) 原理

要使物料中的水变成冰,同时由冰直接升华为水蒸气,则必须使物料的温度保持在三相点以下,如图 2-50 所示。通过改变温度(0℃以下)和压力(0.61kPa 以下),使冰、气所处的动态平衡遭破坏,冰在保持不融化的状态下,直接升华为水蒸气,从而除去水分。

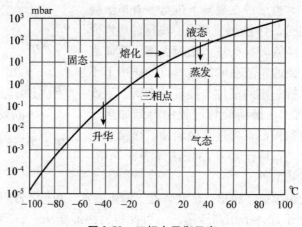

图 2-50 三相点平衡示意

(2) 冷冻干燥的条件

真空室内的绝对压力至少小于 0.5×10^3 Pa,真空一般达到 $0.26 \sim 0.01 \times 10^3$ Pa。冷冻温度小于 -4℃。

(3) 冻结方法

① 自冻法 就是利用物料表面水分蒸发时从它本身吸收汽化潜热,促使物料温度下降,直至达到冻结点时物料水分自行冻结,如能将真空干燥室迅速抽成高真空状态即压力迅速下降,物料水分就会因水分瞬间大量蒸发而迅速降温冻结。

但这种方法因为有液→气的过程会使食品的形状变形或发泡、沸腾等。该法适合于一些有一定体形的食品,如芋头、碎肉块、鸡蛋等。

② 预冻法 用一般的冻结方法如高速冷空气循环法、低温盐水浸渍法、液氮或氟利昂等制冷剂使物料预先冻结,一般食品在 -4℃ 以下开始形成冰晶体,此法适宜液态食品干燥。

(4) 冷冻干燥设备基本结构

如图 2-51 所示,主要设备由干燥箱、真空系统、供热系统、冷凝水收集装置组成。低温冷凝器的作用是将升华产生的水蒸气凝缩成水。加热系统的作用是供给干燥室内物料结冰后升华所需的热量,并提供热量给低温冷凝器将霜除去。

设备类型有间歇式冷冻干燥设备、隧道式连续式冷冻干燥设备。从结构上可分为钟罩型冻干机和原位型冻干机。

① 钟罩型冻干机　冻干腔和冷阱为分立的上下结构，冻干腔没有预冻功能。该类型的冻干机在物料预冻结束后转入干燥过程时需要人工操作。大部分实验型冻干机都为钟罩型，其结构简单、造价低。冻干腔多数使用透明有机玻璃罩，便于观察物料的冻干情况。

② 原位型冻干机　冻干腔和冷阱为两个独立的腔体，冻干腔中的搁板带制冷功能，物料置入冻干腔后，物料的预冻、干燥过程无需人工操作。该类型冻干机的制作工艺复杂，制造成本高，但原位型冻干机是冻干机发展方向，是进行冻干工艺摸索的理想选择，特别适用于医药、生物制品及其他特殊产品的冻干。

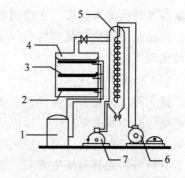

图 2-51　真空干燥装置示意
1-热水罐　2-加热板　3-干燥板　4-干燥室
5-凝结器　6-冷冻机　7-真空泵

(5) 冷冻干燥的过程

① 冻结过程　食品在干燥前，用 $-40 \sim -30℃$ 的温度进行急速冷冻，使食品具有合适的形状和结构，以利于升华过程的进行。冻结速度的快慢，对升华干燥效果有一定的影响。

冻结过程影响干制品的多孔性，冻结速度越快，物料内形成的冰晶体越微小，冰晶升华后留下的孔隙越小，干制品具有较好的多孔性；冻结过程影响物料的弹性和持水性，$-30℃/15 \min$ 冻结的芦笋和在 $-15℃$ 中冻结的相比，前者具有较好的弹性和持水性；缓慢冻结时形成颗粒较大的冰晶体，会破坏干制品的质地并引起细胞膜和蛋白质(如鱼肉)变性。

② 干燥过程　冻结后的物料在 $13.33 \sim 133.3 Pa$ 的干燥室内进行升华干燥。冰晶升华时需吸收升华热，由干燥室内的加热装置提供。加热方式有板式加热、红外线加热及微波加热。干燥过程包括初级干燥阶段和二级干燥阶段。

初级干燥阶段：就是冻结食品中冰晶的升华过程。在冷冻干燥的初级阶段，随着干燥的进行，食品中的冰逐渐减少，在食品中的冻结层和干燥层之间的界面称为升华界面，确切地说是在食品的冻结层和干燥层之间存在一个扩散过渡区。

二级干燥阶段：当食品中的冰全部升华完，升华界面消失时，食品中的水分作为冰被除去后水分含量在 $15\% \sim 20\%$ 时，干燥就进入二级干燥阶段。在干燥层中由于冰升华后水分子外逸留下了原冰晶体大小的孔隙，形成了海绵状多孔性结构，这种结构有利于产品的复水性，但这种结构使传热速度和水分外逸的速度减慢，特别对传热有限制。因此，若采用一些穿透力强的热能(如辐射热、红外线、微波等)使之直接穿透到(冰层面)升华面上，就能有效地加速干燥速率。

剩余的水分即是未结冰的水分，必须补加热量使之加快运动而克服束缚外逸出来。但在二级干燥阶段需要注意热量补加不能太快，以避免食品温度上升快而使原先形成的固态状框架结构变为易流动的液态状，而使食品的固态框架结构发生瘪塌，此时的温度称为瘪塌温度。在瘪塌中冰晶体升华后的空穴随着食品流动而使这些区域消失，食品密度减少，复水性差（疏松多孔结构消失）。食品的瘪塌温度实际上就是玻璃态转化温度。

(6) 冷冻干燥特点

最大限度地保存食品的色、香、味，如蔬菜的天然色素保持不变，各种芳香物质的损失可减少到最低限度，冷冻干燥对保存含蛋白质食品要比普通冷冻保存的好；对热敏性物质特别适合，可以使热敏性的物料干燥后保留热敏成分；能保存食品中的各类营养成分，尤其对维生素C，能保存90%以上；在真空和低温下操作，微生物的生长和酶作用受到抑制；脱水彻底，干制品质量轻，体积小，贮藏时占地面积少，运输方便；各种冷冻干燥的蔬菜经压块，质量显著减轻。由于体积减小，相应的包装费用也少得多；复水快，食用方便。因为被干燥物料含有的水分是在冻结状态下直接蒸发的，故在干燥过程中，水汽不带动可溶性物质移向物料表面，不会在物料表面沉积盐类，即在物料表面不会形成硬质薄皮，也不存在因中心水分移向物料表面时对细胞或纤维产生的张力，不会使物料干燥后因收缩引起变形，故极易吸水恢复原状；因在真空下操作，氧气极少，因此，一些易氧化的物质（如油脂类）得到保护；冷冻干燥法能排除95%~99%以上的水分，产品能长期保存而不变质。

已采用冻干法加工的食品有：烹饪原料，如肉、蛋、鱼、蔬菜等；土特产品，如蘑菇、黄花菜、香椿芽、苔菜以及各种山野菜等；调味品，如葱、蒜、姜、辅料、香料、香精、色素、汤汁等；食品工业用的原料，如奶粉、蛋粉、植物蛋白粉、茶叶、干果粉、肉粉、豆粉等；饮料类，如咖啡、果珍等；补品类，如鳖粉、花粉、蜂王浆等；水果类，如香蕉、菠萝、草莓、桃、哈密瓜、苹果、梨等；特殊食品，如宇航、远洋、边防部队、野外作业、各种考察队用的食品。

2.4.2.4 热泵干燥（冷热风干燥）

热泵干燥技术的基本工作原理属于逆卡诺循环，采用电能驱动，将湿空气冷却到露点温度以下，析出水分后，放出潜热，再利用这部分热量加热去湿后的干空气，从而达到除湿加热的目的。

热泵干燥机由压缩机、换热器（内机）、节流器、吸热器（外机）和压缩机等装置构成了一个循环系统，如图2-52所示。冷媒在压缩机的作用下在系统内循环流动，并在压缩机内完成气态的升压、升温过程，进入内机时释放出热量加热烘干房内空气，同时自己被冷却并转化为流液态，当它运行到外机后，液态迅速吸热蒸发再次转化为气态，同时温度下降至$-30 \sim -20$℃，这时吸热器周边的空气就会源源不断地将热量传递给冷媒。冷媒不断地循环将空气中的热量搬运到烘干房内加热房内空气温度，配合相应的设备就可实现物料的干燥。热泵干燥过程中不但回收了废气中的显热，而且回收了废气中的潜热。热能损耗仅限于系统的热阻和热漏，节约能耗显著。热泵干燥技术应用在蔬菜脱水中节能高达90%。另外，热泵除湿干燥的温度低，接近自然干燥，被干物料的品质好。近几年已逐渐在食品及农副产品的干燥生产中推广应用。

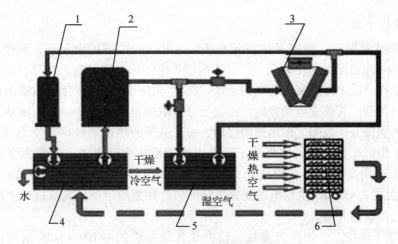

图 2-52　热泵干燥原理示意

1-贮液器　2-制冷压缩机　3-室外调节冷凝器　4-蒸发器　5-冷凝器　6-料车

2.4.2.5　新型干燥技术

在前述的干燥方法中，如空气对流干燥或热传导的干燥中都存在着一个温度梯度或传热界面，要使物料升高温度，必然使物料表面受到一个过度热量（高温），若物料的水分转移慢，或热量传导慢，必然要提高物料温度（提高热源温度）来加快水分蒸发，会使物料受到高温影响而降低品质。近年来，为了克服此缺陷，发展了红外线干燥技术和微波干燥技术。

(1) 红外干燥

① 红外干燥原理　构成物质的分子、原子及电子，即使处于基态都在不停地振动或转动，这些运动都有自己的固有频率。当这些质点遇到某个频率与它的固有频率相等时，则会发生与振动、转动的共振运动，使运动进一步激化，微观结构质点运动加剧的宏观反映就是物体温度升高。把电磁波谱中波长在 $1\sim1\,000\,\mu m$ 区域称为红外区。食品中有很多物料对红外区波长在 $3\sim15\,\mu m$（$2.5\sim25\,\mu m$）范围的红外线有很强的吸收。食品物料吸收红外线后，便产生自发的热效应，由于这种热效应直接产生于物体内部，所以能快速有效地对物质加热，这就是红外线加热的原理。

② 红外干燥特点　红外干燥热吸收率高；有一定的穿透能力，物体内部直接加热，食品受热比较均匀，不会局部过热；加热速度快，传热效率高，在保证物料不过热的情况下使物料被加热，因没有传热界面，故速度比传导和对流快得多，热损失也小，物料受热时间短；产品质量好，通过控制红外线辐射，避免过度受热，则食品干燥时可使色、香、味、营养成分受到保留；采用红外干燥，食品中叶绿素、维生素等易分解成分损失较少。

红外装置作为热源同样可在上述的对流干燥、真空干燥、冷冻干燥等中应用。最早使用红外干燥是用红外灯泡对汽车的油漆涂层进行干燥。目前，食品工业中在谷物干燥、焙烤制品等得到应用。

(2) 微波干燥

① 微波干燥原理　微波是指波长在 1mm~100cm 范围的电磁波，频率在 300~300 000MHz。水分子是一个偶极分子，一端带正电，一端带负电，在没有电场下，这些偶极分子在介质中做杂乱无规则的运动。在电场作用下，偶极分子做定向排列，有规则的取向排列。若改变电场方向，则偶极分子取向也随之改变。若电场迅速交替改变方向，则偶极分子也随之做迅速的摆动，由于分子的热运动和相邻分子间的相互作用，产生了类似摩擦作用，使得分子运动以热的形式表现出来，表现为介质温度升高。工业上采用高频交替变换电场，如 915MHz 和 2 450MHz，即意味着在 1s 内有 9.15×10^8 次或 2.45×10^9 次的电场变化，分子如此频繁的运动，其摩擦产生的热量则相当大，故可瞬间升温。

② 微波干燥特点　加热速度快，仅需要常规方法的 1/100~1/10 时间；均匀性好，内部加热，避免表面硬化；微波穿透深度大致在几厘米到几十厘米的厚度；加热效率高，由于微波加热主要是食品中水分子运动产生热量，热量被物料本身吸收，避免了环境的高温和热损耗，所以热效率高，可达 80%；选择性吸收，某些成分非常容易吸收微波，另一些成分则不易吸收微波，如食品中水分吸收微波能比其他成分多，温度升高得大，有利于水分蒸发，干物质吸收微波能少，温度低，不过热，能够保持色、香、味等。

影响微波加热干燥的因素有频率、水分含量（含水分高的物料有较高的吸收性）、物料的几何特性（棱角效应）、盐含量（离子对微波有较强烈的吸收作用）。

如图 2-53 所示，微波干燥可用于空气对流干燥的各种设备中将热源换成微波，如箱式、隧道式、带式；微波真空干燥；微波冷冻干燥；微波焙烤等。

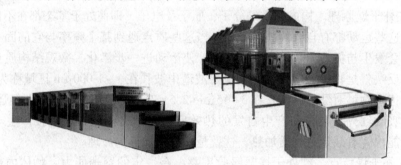

图 2-53　微波干燥设备

2.4.2.6　干燥方法的比较

干燥食品的方法很多，但干燥方法的选择主要取决于干燥食品的性质及其产品的附加值，各种干燥设备的适用范围见表 2-10。

表 2-10 各种干燥设备的适用范围

干燥设备类型	被干燥的食品的状态
空气对流干燥	
窑式(烘房式)	块片状
箱式(托盘)	块片状、浆料、液态
隧道式	块片状
连续运输带式	浆料、液状
气流式	粉状、颗粒状
流化床式	小块片状、颗粒状
喷雾式	液态、浆状
转筒干燥	
常压式	浆状、液态
真空式	浆状、液态
真空干燥	
真空架式	块片状、浆状、液态
真空带式真空冷冻	浆状、液态
微波干燥	块片状、粉状、颗粒状

2.4.3 食品干制的工艺

2.4.3.1 热风干燥生产食品的工艺

蔬菜脱水干制应用比较多的是热风干燥脱水和冷冻真空干燥脱水，冷冻真空脱水法是当前一种先进的蔬菜脱水干制法，产品既可保留新鲜蔬菜原有的色、香、味、形，又具有理想的快速复水性。

以脱水蔬菜为例，进一步介绍热风干燥工艺。

(1) 工艺流程

脱水蔬菜的生产工艺流程如图 2-54 所示。

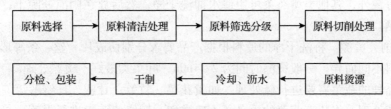

图 2-54 脱水蔬菜的生产工艺流程

(2) 干燥过程

如图 2-55 所示，蔬菜脱水干燥机由加料器、干燥床、热交换器及排湿风机等主要部件组成。干燥机工作时，冷空气通过热交换器进行加热，采用科学合理的循环方式，使热空气穿流通过床面上的被干燥物料进行均匀的热质交换，机体各单元内热气流在循环风机的作用下进行热风循环，最后排出低温高湿度的空气，平稳高效地完成整个干燥过程。

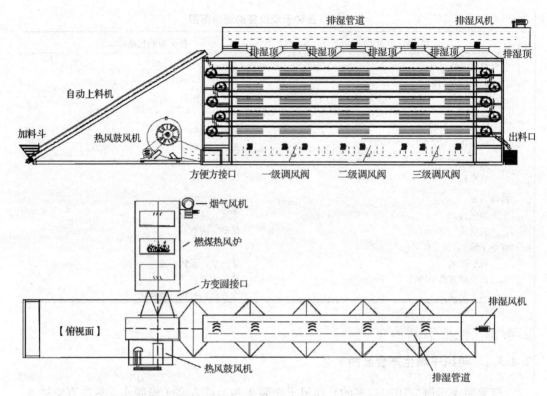

图 2-55 热风干燥设备(脱水蔬菜带式干燥机)工艺流程及热量交换示意

(3)关键工艺环节

① 原料挑选 选择具有丰富肉质的蔬菜品种,适宜做蔬菜干制品的品种主要包括黄花菜、马铃薯、胡萝卜、洋葱、食用菌、刀豆、青豌豆及竹笋。脱水前应严格选优去劣,剔除有病虫、腐烂、干瘪部分。以八成成熟度为宜,过熟或不熟的也应挑出,除瓜类去籽瓢外,其他类型蔬菜可用清水冲洗干净,然后放在阴凉处晾干,但不宜在阳光下暴晒。

② 切削、烫漂 将洗干净的原料根据产品要求分别切成片、丝、条等形状。预煮时,因原料不同而异,一般烫漂时间为2~4min,叶菜类最好不烫漂处理。

有些品种的蔬菜需要进行硫处理,如黄花菜、竹笋、甘蓝、马铃薯等。硫处理一般采用熏硫处理,将装有蔬菜的果盘送入硫熏室,燃烧硫黄粉进行熏蒸,二氧化硫的浓度一般为1.5%~2.0%。1t切分的原料需要硫黄粉2~4kg,要求硫黄粉纯净,品质优良,易于燃烧,砷含量不得超过0.015%,含油质的硫黄粉不能使用,硫黄粉燃烧要完全,残余量不超过2%。此外,也可采用亚硫酸或亚硫酸盐类进行浸硫处理。

③ 冷却、沥水 预煮处理后的蔬菜应立即进行冷却(一般采用冷水冲淋),使其迅速降至常温。冷却后,为缩短烘干时间,可用离心机甩水,也可用简易手工方法压沥,待水沥尽后,就可摊开稍加晾晒,以备装盘烘烤。

④ 烘干 应根据不同品种确定不同的温度、时间、色泽及烘干时的含水率。烘干一般在烘房内进行。烘房大致有3种:第一种是简易烘房,采用逆流鼓风干燥;第二

种是用二层双隧道、顺逆流相结合的烘房;第三种是厢式不锈钢热风烘干机,烘干温度范围为65~85℃,分不同温度干燥,逐步降温。采用第一、第二种烘房时,将蔬菜均匀地摊放在盘内,然后放到预先设好的烘架上,保持室温50℃左右,同时要不断翻动,使其加快干燥,一般烘干时间为5h左右。

⑤ 分检、包装 脱水蔬菜经检验达到质量标准要求,即可分装在塑料袋内,并进行密封、装箱。

2.4.3.2 喷雾干燥生产食品的工艺

以奶粉生产为例,进一步介绍喷雾干燥生产食品的工艺。

(1) 乳粉的一般生产工艺

乳粉生产的基本工艺如图2-56所示。

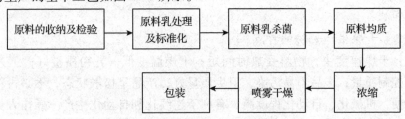

图2-56 乳粉生产工艺流程

(2) 关键工艺环节

① 原料乳的验收及预处理 原料质量决定产品最终质量。只有优质的原料乳才能生产出优质的乳粉,原料乳必须符合国家标准规定的各项要求,严格地进行感官检验、理化检验和微生物检验。

② 标准化 标准化主要针对于乳脂肪和蔗糖,通过乳脂肪标准化使成品中的乳脂肪含量达到25%~30%;国家标准规定全脂甜乳粉的蔗糖含糖量为20%以下。生产厂家一般控制在19.5%~19.9%。加糖方法有净乳之前加糖;将杀菌过滤的糖浆加入浓乳中;包装前加蔗糖细粉于干粉中;预处理前加一部分,包装前再加一部分。

③ 配料 乳粉生产过程中,除了少数几个品种(如全脂乳粉、脱脂乳粉)外,都要经过配料工序,其配料比例按产品要求执行。

④ 均质 均质时的压力一般控制在14~21MPa,温度控制在60℃为宜。二级均质时,第一级均质压力为14~21MPa,第二级均质压力为3.5MPa左右。

⑤ 杀菌 不同的产品,可根据产品特性选择合适的杀菌方法。目前最常见的是采用高温短时灭菌法。生产全脂乳粉时,杀菌温度和保持时间对乳粉的品质,特别是溶解度和保藏性有很大影响。一般认为,高温杀菌可以防止或推迟乳脂肪的氧化,但高温长时加热会严重影响乳粉的溶解度,最好是采用高温短时杀菌方法。

⑥ 真空浓缩 牛乳经杀菌后立即泵入真空蒸发器进行减压(真空)浓缩,除去乳中大部分水分(65%),然后进入干燥塔中进行喷雾干燥,以利于产品质量和降低成本。真空浓缩条件一般为真空度8~21kPa,温度50~60℃。单效蒸发时间为40min,多效是连续进行的。

⑦ 喷雾干燥　浓缩乳中仍然含有较多的水分，必须经喷雾干燥后才能得到乳粉。目前，国内外广泛采用压力式喷雾干燥和离心式喷雾干燥。

压力喷雾干燥法：鲜奶经过真空浓缩后，打入浓奶缸，再经过高压泵将浓奶在 $100\sim150 kg\cdot cm^{-2}$ 压力下，经喷嘴雾化与经过空气过滤器过滤和加热器加热的热风混合进入干燥室干燥，干燥室热空气温度可达到 $150\sim200℃$，但干燥后乳粉的温度不会高于 $50\sim60℃$。

离心喷雾干燥法：是利用高速旋转的离心盘，借离心力的作用，将浓缩乳从圆盘切线方向甩出，液滴以具有 $100 m\cdot s^{-1}$ 以上的线速度，由于受到周围空气的剪切、撕裂作用而雾化，与热空气发生热交换，被干燥成乳粉。

⑧ 冷却　是在粉箱中室温下过夜，然后过筛（20~30 目）后即可包装。在设有二次干燥设备中，乳粉经二次干燥后进入冷却床被冷却到 $40℃$ 以下，再经过粉筛送入奶粉仓，待包装。

(3) 喷雾干燥生产奶粉的特点

优点：干燥速度快，物料受热时间短；干燥温度低，乳粉质量好；工艺参数可调，容易控制质量；产品不易污染，卫生质量好；产品呈松散状态，不必再粉碎；操作调节方便，机械化、自动化程度高，有利于连续化和自动化生产。操作人员少，劳动强度低。具有较高的生产效率。

缺点：干燥箱（塔）体庞大，投资大；耗能、耗电多；粉尘粘壁现象严重。

2.4.3.3　滚筒干燥生产食品的工艺

速溶即食营养麦片是一种以粮谷类为基础原料，辅以适当的食品添加剂，合理配方，经过一定的生产工艺流程而制成的新型营养保健食品。由于其最终成品为 4~8 目的麦片状而得名。这类食品不仅具有口感新、营养丰富、能量均衡、即冲即饮、食用方便等特点，而且根据不同人群的营养需要，通过适当调整配方，形成产品系列化，满足各个人群的不同要求。

(1) 速溶麦片生产工艺

速溶即食营养麦片生产工艺流程如图 2-57 所示。

(2) 主要生产设备

粉碎机、搅拌罐、胶体磨、蒸汽辊筒干燥机、造粒机、热风干燥机等。

(3) 关键工艺环节

① 原料选择　依市场消费趋向和食用价值而定。一般原料以小麦粉、大米粉、燕麦粉、玉米粉等粮谷类以及奶粉、糖等为主，辅以必要的辅料及食品添加剂。

② 原材料处理　用于生产原片的粉状主料，除了要求新鲜、卫生外，对细度有较高要求，细度的大小影响到搅拌时间和胀润效果，影响到预糊化程度和原料的利用率。一般要求细度达到 100 目筛网通过率为 80%。

③ 搅拌　考虑到原料的吸水胀润效果，搅拌用水一般要求以 35℃ 左右的温水为宜，搅拌浓度以浆料具有一定的黏稠度和较好的流动性为宜。充分搅拌 10~15min 后

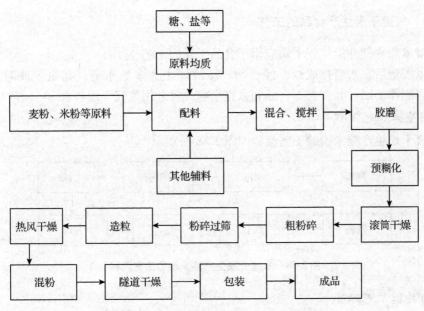

图 2-57 速溶即食营养麦片生产工艺流程

静置于储料罐中备用。

④ 胶磨 原料的多样性影响到搅拌、混合的效果，而且有些油脂类物质不易溶于水，经过胶体磨的胶磨，可以有效地克服这一弊端，使浆料近似乳化，提高麦片品质。胶磨时应注意调节细度，并且注意加冷却水。

⑤ 糖化、预糊化 由于生产原片的原料中以淀粉类和糖类为主，此类物质在适当的条件下产生糖化反应，一般地，蒸汽辊筒干燥机的表面温度在140℃以上，当浆料被输送到蒸汽辊筒干燥机蓄料槽积累到一定量时，产生糖化和预糊化反应。糖化反应可以改善原片的色泽和口感，便于干燥成型，提高热能的利用率和原片生产产量。

⑥ 蒸汽辊筒干燥 是生产原片的关键工序，原片的色、香、味主要就由此定型。科学可行的生产配方是生产出合格原片的前提，设备的操作技能则是实现配方预期效果的保证。蒸汽辊筒干燥机具有较强的热稳定性，应用它比较容易控制原片浆料的糊化程度和干燥效果，从而达到控制原片色、香、味的目的。操作该设备的关键是协调好转速与温度的关系问题。

蒸汽辊筒干燥机在主辊筒中间通入饱和水蒸气(或导热油)，物料以不同方式涂布在辊筒表面，对其进行加热、熟化及制皮。特制的刮刀将其刮下后输送到后道工序进行成品处理。

⑦ 造粒 原片的颗粒大小可通过调节造粒机筛网的疏密来确定，加以一定的辅助设备，还可达到粉、片分离的目的。

⑧ 热风干燥 应用热风干燥机可对原片进行二次干燥，从而更好地发挥原、辅材料色、香、味的综合效果，延长保质期。

2.4.3.4 气流干燥生产食品的工艺

以糯米粉为例介绍气流干燥应用于食品干燥的工艺。

糯米浸泡后,水磨打成浆,经过筛、压滤除去大多数水分,经烘干或晾干的产品,可以制作汤团、元宵之类食品和家庭小吃。可采用气流干燥脱水。

(1) 生产工艺流程

气流干燥生产糯米粉的工艺流程如图 2-58 所示。

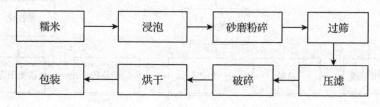

图 2-58 气流干燥生产糯米粉的工艺流程

(2) 关键工艺环节

① 原料选择　选用优质糯米为原料。糯米质量的好坏,是决定糯米粉品质的主要因素,因此一定要选用特等粳糯米。

② 洗米及浸泡　用清水把粳糯米洗净后浸泡,浸泡时间 3~6h,浸好的米粒含水量约为 35%,或经用大拇指和食指两指搓米粒即成粉状,无明显颗粒感觉即可。其目的是使糯米在磨浆时容易达到米浆颗粒均匀细腻。

先将糯米通过升运机提升到浸泡桶内,用清水或自来水浸泡。浸泡包括反冲,水从下而上,将糯米中的杂质、糠片等悬浮物排出,同时浸泡可以使糯米颗粒膨胀,促使颗粒松散、柔软,以利下道工序的粉碎。一般情况下,浸泡 2~3h 即可,如果气温偏暖、偏寒,可以适当调节时间。如夏天因浸泡时间过长,产生发酵,可采取定时换水,以防变质。在生产中可以用手捻,如能捻成粉末,即说明浸泡时间已达到要求。浸泡不要用热水,支链淀粉本身易溶于水,直链淀粉也溶于热水,以免不必要的损耗。同时,水温超过 58℃ 淀粉要开始糊化。

③ 磨浆与脱水　把浸好的糯米送到下道工序进行磨浆,磨浆时还应在入磨时进行水分调节,即入磨时适当地不断加细流水一起磨浆。经试验,磨浆的粗细度直接影响糯米粉的洁白度。一般说,浆磨得越细,糯米粉越洁白。同时,水量多少也要掌握得当,因为,水能起润滑剂作用,水少了会成干磨,水多了不能使其成为乳悬液,而起不到助碾的作用,这对糯米粉生产质量也是至关重要的。将磨好的糯米粉浆用装袋压榨脱水,真空脱水或离心脱水均可,通过脱水后的湿糯米粉含水量应控制在 50% 以下。

磨浆可以选用金刚砂磨,金刚砂磨要比传统的石磨优越,具有产量高,细度细,一次性研磨出浆基本达到要求,利于工业化连续生产。粉碎时要不断地添加清水,保证浆液固形物在 20% 左右。浆液要求通过 60 目筛子,筛上物可以重复进磨粉碎。原料糯米在进磨时,谨防金属异物夹带进磨,以免磨片起槽损坏,缩短使用寿命,且影

④ 过滤　糯米淀粉颗粒比一般淀粉颗粒要细，经过加水粉碎，粒度极小，因此不易沉淀。选用装料容量大的板框压滤机。

⑤ 烘干　糯米浆液通过压滤脱水，形成滤饼，然后必须通过烘干，才能保存。一般家庭手工作业是将脱水后的湿糯米粉用手工分成小块摊在竹帘上靠阳光晒干，成品是块状的。工厂化生产多采用气流干燥器，水磨糯米粉滤饼在进入气流干燥器前，首先要切碎成≤5cm的小块。采用螺旋输送器进行加料，螺旋最好是采用双螺旋，这样可以避免堵塞。湿粉沿着螺旋上升，进入气流干燥器的风机进风管，在干燥筒中与热空气相遇，瞬间干燥，最后从旋风分离器落下。

在干燥过程中糯米粉颗粒悬浮于热气流中，湿粉与热空气充分接触，立即产生热传递和水分蒸发，其干燥时间只需1s左右，热效率也较高，一般可达40%以上。它要求物料含水分在40%左右。如果水分过高，物料容易黏附在管壁上，引起焦化。

此时，水磨糯米粉的水分已符合要求，但还要经过一道80目的筛子，筛过的粉即为水磨糯米粉成品，包装好后即可入库。

2.4.3.5　真空冷冻干燥生产食品的工艺

以冻干草莓为例介绍真空冷冻干燥应用于食品干燥的工艺。

草莓外观呈心形，颜色鲜艳粉红，果肉多汁，酸甜适口，芳香宜人，营养丰富，故有"水果皇后"之美称。草莓皮薄多汁，容易损伤，采收期短，不耐贮运，将草莓加工成真空冷冻干燥的产品，能较好地保持草莓的营养成分，能长时间贮运，食用方便，大大提高了草莓的商品价值，并且利用冻干技术生产草莓片可不受草莓生产季节限制。

(1) 工艺流程

冻干草莓工艺流程如图2-59所示。

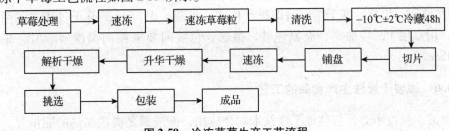

图2-59　冷冻草莓生产工艺流程

(2) 关键工艺环节

① 回软　切片前将速冻好的草莓粒移到-10℃±2℃冷藏库冷藏48h回软。要注意控制好库温和时间，温度太高，时间太长，草莓太软，切片时会软烂，成型不好；温度太低，时间太短，草莓太硬，容易损伤刀具，切片易碎，碎屑多。

② 切片　切片规格6~7mm，切片必须在-10~-5℃的冷藏库内进行，注意保持库温稳定，防止草莓片解冻粘连在一起。

③ 铺盘　切片后快速铺盘、速冻。铺盘厚度影响冻干速度，冷冻干燥过程是一个

非常复杂的传热传质过程，冰晶升华界面不断由表层向里层推进，蒸汽通过干燥层向外逸出，应尽量增大物料表面积，减小厚度以提高干燥速率。实际生产中应综合考虑冻干过程的人力、物力的消耗，确定最佳铺盘厚度，提高单位时间的产量，达到最佳经济效益，一般以20～25mm为宜，铺盘质量为12～14kg·m^{-2}。

④ 预冻　铺盘后的草莓片移到速冻库速冻至草莓的共晶点温度以下。草莓的共晶点温度为-15℃，一般预冻温度要比共晶点温度降低5～10℃，草莓预冻到-25℃，维持2h左右。预冻速度对草莓品质产生影响，预冻速度慢形成的冰晶体大，有利于冰晶升华加快冻干速度，但干燥后复水慢；快冻形成冰晶小，升华慢，干燥后复水快，能反映出产品原来结构。因此，一般采用快速冻结预冻草莓。

⑤ 升华干燥　将速冻好的草莓片移到干燥槽内，然后抽真空至40Pa左右开始加热升华干燥，冻干升华阶段媒体温度控制在100℃，时间5h，真空度控制在150Pa以下。随着干燥不断深入升华面的后移，此时热量的供给须经干层传导到升华界面，为保证产品品质，须降低加热温度，在保证不损伤已干层情况下，将热量渗透传导到升华界面。

⑥ 解析干燥　在升华干燥结束后，为进一步去除草莓的结合水，适当提高物料温度和真空度，使物料温度接近板温并趋于稳定维持2h。真空度保持在40～70Pa，草莓片的水分控制在3%以下。

冻干室的压力大小影响着冻干过程的传热和传质，冻干速度快慢主要由升华界面与干燥层表面的温度和压力所决定，要提高干燥层中水蒸气的逸出速度，一是提高升华界面的温度，使界面水蒸气压增大；二是提高冻干室内的真空度，使干燥层表面的水蒸气压降低。由于对流和传导的传热效应均随冻干室内压力的增大而增大，随压力的减小而减小。因此，要提高升华界面的温度，就要强化传热过程，升高冻干室内的压力，但这样又会导致物料外表水蒸气分压增大，使传质推动力减小，对传质不利。在升华阶段真空度控制在70～150Pa，在解析阶段真空度控制在40～70Pa。

⑦ 挑选、包装　冻干结束后即进行挑选、包装，用5mm的筛子过筛去除筛下粉末后，用双层PE袋抽空、充氮包装。挑选、包装间要求控制温度<22℃、相对湿度<45%。

2.4.3.6　微波干燥法生产食品的工艺

微波干燥技术必须与其他干燥技术联合应用，微波只是提供加热的能量源，在许多食品干制中具有一定优势。

固体蜂蜜粉具有良好的流动性，易于与其他粉末状食品原料均匀混合，可用于咖啡等固体饮料或在焙烤食品中用作甜味剂，它既保持了液体蜂蜜的营养物质和独特风味，又方便取用、食用和运输，产品能长时间贮存。蜂蜜固体化的方法主要有冷冻干燥、喷雾干燥和滚筒干燥。由于蜂蜜的高黏度性，使这些干燥方法在干燥过程中都会遇到各种各样的问题，目前，大规模生产固体蜂蜜在国内外仍然是个难题。微波真空干燥技术综合了微波和真空的优点，具有快速、高效、低温等特点，能较好地保留被干燥食品物料原有的色、香、味和热敏性营养成分或活性成分，得到较好的干燥品质,特别是干燥高黏度的食品有独特的优势。

采用微波干燥蜂蜜,物料厚度不超过 8 mm,真空度的最佳范围为 25～30 Mbar。

微波真空干燥蜂蜜速度快、温度低(<50℃),干燥过程中不会发生美拉德反应,干燥后的蜂蜜颜色基本没有变化;蜂蜜干燥前后样品中的主要糖成分经高效液相色谱法检测,变化很小,蜂蜜的风味用气质联用法进行检测,结果显示干燥前后其挥发性香气成分虽有一定变化,但不影响其原始风味。微波真空干燥的固体蜂蜜较好地保留了蜂蜜原有的品质。

采用热风与微波相结合干燥面条,干制时间可由原来的 8h 缩短至 1.5h,节能 25%,细菌含量为普通法的 1/15,制品呈多孔性,复水性较好。

微波真空干燥速溶橘子粉,将固形物含量为 63% 的橘子浓浆涂布于宽 1.2m 的传送带,物料涂层厚 3～7mm,传送带进入真空室(10.67～13.33Pa),输入微波能(2 450MHz、48kW)加热 40min,成品含水量 20%,制品厚度增至 80～100mm。将油炸与微波干燥技术结合一起可生产炸薯片,油炸薯片至含水量为 8%,经微波干燥至水分为 1.5% 以下。

2.5 包装和贮藏

2.5.1 包装前干制品的处理

干制后的产品一般不立即进行包装,根据产品特性和要求,往往需要经过一些处理过程。

2.5.1.1 筛选分级

为了使产品合乎规定标准,便于包装,贯彻优质优价原则,对干制后的产品要进行筛选分级。干制品常用振动筛等分选设备进行筛选分级,剔除块片和颗粒大小不符合标准的产品,以提高产品商品价值。筛下的碎料另有他用,碎屑物多被列为损耗。大小合格的产品还需要进一步在 $3\sim 7\text{m}\cdot\text{min}^{-1}$ 的输送带上进行人工挑选,剔除杂质和杂色,残缺或不良品,并经磁铁吸出金属杂质。

2.5.1.2 均湿处理

均湿处理还常称为回软和发汗。有时晒干或烘干的干制品由于翻动或厚薄不均会造成制品中水分含量不均匀一致(内部也不均匀),这时需要将它们放在密闭室内或容器内短暂贮藏,使水分在干制品内部重新扩散和分布,从而达到均匀一致的要求,称为均湿处理。特别是水果干制品需要均湿处理,蔬菜不需要这种处理。

2.5.1.3 灭虫处理

干制品,尤其是果蔬干制品常有虫卵混杂其间,在适宜的条件下会生长造成食品的污染损害。果蔬干制品和包装材料在包装前都应经过灭虫处理。常采用低温杀虫、热力杀虫和烟熏剂杀害虫。

① 低温杀虫　采用-10℃以下温度处理干制品。

② 热力杀虫　适宜高温处理(对干燥过度的果干,可用蒸汽处理2~4min)。根菜和果干等制品可在75~80℃中热处理10~15min后就立即包装。

③ 烟熏剂杀害虫　是控制干制品中昆虫和虫卵的常用方法。甲基溴作为有效的烟熏剂,可使害虫中毒死亡,但为履行《关于消耗臭氧层物质的蒙特利尔议定书》,我国已经禁止使用。

氧化乙烯和氧化丙烯,即环氧化合物,是目前常用的烟熏剂,不过这些烟熏剂被禁止使用于高水分食品,因为在这种情况下有可能会产生有毒物质。零售或大型(18kg左右)包装的葡萄干中还常用甲酸甲酯或乙酸甲酯预防虫害,每500g包装加4~5液滴和18kg包装加6mL。切制果干块一般不需杀虫药剂处理,因它们总是经过硫熏处理,以致它的二氧化硫含量足以预防虫害发生。

2.5.1.4　速化复水处理

为了加速低水分产品复水的速度,出现了不少有效的处理方法,这些方法常称为速化复水处理。

(1) 压片法

压片法由罗伯茨(Roberts)和福克纳(Faulkner)始创于1965年。压片法即将颗粒状果干经过相距为一定距离(0.025~1.5mm)间隙转辊,进行轧制压扁。因制品具有弹性并有部分恢复原态趋势,可制成一定形状的制品,厚度达0.25mm。如果需要较厚的制品,则可增大轧辊间的间距以便制成厚度达0.254~1.5mm而直径为6~19mm的呈圆形或椭圆形薄片。薄片只受到挤压,它们的细胞结构未遭破坏,故复水后能迅速恢复原来大小和形状。薄果片复水比普通制品迅速得多,而且薄片的复水速率可通过调节制品厚度进行控制。

(2) 刺孔法

刺孔法是1968年由普西内利(Puccinelli)提出的另一种破坏细胞的速化复水处理方法。此法将干制到水分为12%~30%的果块经速度不同和转向相反的转辊轧制后,再将部分细胞结构遭受破碎的半干制品进一步干制到水分为2%~10%。这不仅可加速复水的速度,还可加速干制的速度。块片中部分未破坏的细胞复水后将恢复原状,而部分已被破坏的细胞则有变成软糊的趋势。通常刺孔都在反方向转动的双转辊间进行,其中的一根转辊上按一定的距离装有刺孔用针,而在另一转辊上则相应地配上穴服,供刺孔时容纳针头之用。

(3) 刺孔压片法

同时采用压片和刺孔的技术提高复水性,复水速度以刺孔压片的制品最为迅速。

2.5.1.5　压块

食品干制后质量减少较多,而体积缩小程度小,造成干制品体积膨松,不利于包装运输,因此在包装前,需经压缩处理,称为压块。干制品若在产品不受损伤的情况下压缩成块,大大缩小了体积,有效地节省包装材料、装运和贮藏容积及搬运费用。

另外，产品紧密后还可降低包装袋内氧气含量，有利于防止氧化变质。压块后干制品的最低密度为 880~960kg·m^{-1}。干制品复水后应能恢复原来的形状和大小，其中复水后能通过四目筛眼的碎屑应低于 5%，否则复水后就会形成糊状，而且色、香、味也不能和未压缩的复水干制品一样。

蔬菜干制品一般可在水压机中用块模压块。规模化生产中有专用的连续式压块机。蛋粉可用螺旋压榨机装填。流动性好的汤粉则可用制药厂常用的轧片机轧片。块模表面宜镀铬或镀镍，并应抛光。使用新模时表面还应涂上食用油脂作为滑润剂，减轻压块时摩擦，保证压块全面均匀地受到压力。压块时应注意破碎和碎屑的形成，压块的大小、形状、密度和内聚力，压块制品的耐藏性、复水性和食用品质等问题。蔬菜干制水分低，质脆易碎，常须直接用蒸汽加热 20~30s，促使软化以便压块并减少破碎率。拉曼（Rahman）等 1970 年提出了一种新压块工艺，可有效地缩短樱桃干制品的容积，对复水性及复水后的外观、风味等无影响。水分为 2% 的冷冻干燥樱桃先在 93℃ 用干热介质加热处理 10min，使水果呈热塑性，再在 0.7~1.0MPa 压力下加压处理 5s 左右，即可压成圆块或棒状体。压成的樱桃干圆块厚度 2.54cm，容积缩减比为 1:8。一般冷冻干制品的容积比压缩果干块大 13 倍。

2.5.2 干制品的包装

干制食品的处理和包装是在低温、干燥、清洁和通风良好的环境中进行，最好能进行空气调节并将相对湿度维护在 30% 以下。和工厂其他部门相距应尽可能远些。门、窗应装有窗纱，以防止室外灰尘和害虫侵入。产品不同对包装材料要求不同。

2.5.2.1 干制品包装的要求

干制品包装要达到以下要求：① 能防止干制品吸湿回潮以免结块和长霉，包装材料在 90% 相对湿度中，每年水分增加量不超过 2%。② 能防止外界空气、灰尘、虫、鼠和微生物以及气味等入侵。③ 不透外界光线。④ 贮藏、搬运和销售过程中具有耐久牢固的特点，能维护容器原有特性，包装容器在 30~100cm 高处落下 120~200 次而不会破损，在高温、高湿或浸水和雨淋的情况也不会破烂。⑤ 包装的大小、形状和外观应有利于商品的销售。⑥ 和食品相接触的包装材料应符合食品卫生要求，并且不会导致食品变性、变质。⑦ 包装费用应做到低廉或合理。

2.5.2.2 干制品的包装容器

(1) 纸箱和纸盒

纸箱和纸盒是干制品常用的包装容器。大多数干制品用纸箱或纸盒包装时还衬有防潮包装材料如涂蜡纸、羊皮纸以及具有热封性的高密度聚乙烯塑料袋，以后者较为理想。纸盒还常用能紧密贴盒的彩印纸、蜡纸、纤维膜或铝箔作为外包装。使用纸盒的缺点是贮藏、搬运时易受害虫侵扰和不防潮（即透湿）。选用氯化橡胶薄膜作为内衬层时虽能防潮但不能防虫。例如，刚孵化的蛾类能通过肉眼不能觉察的孔眼侵入包袋内。对某些干燥比（水分含量和固形物比）较高的干制品因售价较高，选用防虫包装材料还比较合算。使用纸箱作为容器容量可从4~5kg到22~25kg，纸盒的容量一般在4~5kg及以下。如果所包装干制品专供零售之用，其容量可以更小一些。在国外常用折叠式纸盒做小包装用容器。

(2) 塑料袋

多年来，供零售用的干制品常用玻璃纸包装，现在开始用涂料玻璃纸袋以及塑料薄膜袋和复合薄膜袋包装。简单的塑料袋（如聚乙烯袋和聚丙烯袋）包装使用最为普遍。也常采用玻璃纸/聚乙烯/铝箔/聚乙烯组合的复合薄膜，也可采用纸/聚乙烯/铝箔/聚乙烯组合的复合薄膜材料。用薄膜材料做包装所占的体积要比铁罐小，它可供真空或充惰性气体包装之用。复合薄膜中的铝箔具有不透光、不透湿和不透氧气的特点。运输时薄膜袋应用薄板箱包装以防破损。

(3) 金属罐

金属罐是包装干制品较为理想的容器。它具有密封、防潮和防虫以及牢固耐久的特点，并能避免在真空状态下发生破裂。罐头装满后，干制品对罐壁能起支撑作用，故能在高真空状态下进行密封。真空状态有利于防止氧化变质和消灭害虫或阻止它成长。金属罐假封后还能用常压蒸汽加热6~8min，将罐内大部分空气排除后再行密封，冷却后虽不能达到完全真空状态，也能形成高真空状态。采用此法时，可达到杀灭虫卵的作用。干制果蔬粉务必用能完全密封的铁罐或玻璃罐包装，这种容器不但能防虫而且能防止干制品吸潮以致结块。这类干粉极易氧化，宜真空包装。

干制品也可采用像饼干箱那样用摩擦盖密封的铁罐或铁箱进行包装。它一般能防虫，仅能适当地防潮，用于包装蔬菜干颇为合适。

果蔬干制品容器最好能用像花生米、琥珀桃仁、咖啡罐那样的拉环式易开罐。大型包装可用容量高达20L的方形箱，装满后在顶部用小圆盖密封，这对干制品有极好的保护作用。蛋粉、奶粉、肉干也常用金属箱包装。

(4) 玻璃瓶

玻璃罐也是防虫和防湿的容器，有的可真空包装。玻璃罐的优点是能看到内容物，而大多数玻璃罐能再次密封；缺点是重量大和易碎。现在国外已开始采用坚固轻质的塑料罐包装以供零售用，市场上常用玻璃罐包装乳粉、麦乳精及代乳粉一类制品。

有些干制品（如豆类）对包装的要求并不很高，在空气干燥的地区更是如此，故可用一般的包装材料，但必须能防止生虫。有些干制品的包装，特别是冷冻干燥制品常需充满惰性气体以改善它的耐藏性。充满惰性气体后包装内的含氧量一般为1%~2%。镀锡罐采用充氮包装极为适宜。铁罐充气包装在工业生产中已成为常用的包装方法。最常用的是罐头假封后在真空室内抽空、充气，最后完全密封的方法。如在干制品包装内放入干冰同样可达到充入惰性气体的目的。1g干冰能产生0.5L左右的二氧化碳。容器内先按每升容积放入干冰6g，再装入干制品，加盖后将它的底部浸入水中6~12min，促使干冰汽化成二氧化碳。部分则从盖的四周外逸并将罐内空气驱出罐外。容器内干冰全部汽化后再行密封（必须注意干冰未完全汽化前，不能密封，否则容器就会爆裂）。

许多干制品特别是粉末状干制品包装时还常附装干燥剂、吸氧剂等。干燥剂一般包装在透湿的纸质包装容器内以免污染干制品，同时能吸收密封容器内水蒸气，逐渐降低干制品中的水分。生石灰是常用的干燥剂，它在相对湿度较低（1%~5%）的条件下仍具有较高的吸湿力。不过它吸湿时会膨胀，因而容器应留有余地以免爆裂，同时还应该注意它吸湿时会发热。石灰的用量为干制品的10%~20%。高吸湿力的硅胶能吸收相当于它重量40%的水分，并且即使它处在饱和状态下仍呈干燥状态并能自由地移动，因此是一种很有潜力的干燥剂。吸氧剂（又称脱氧剂）是能除去密封体系中的游离氧气或溶存氧气的物质，添加吸氧剂的目的是防止干制品在贮藏过程中氧化败坏、发霉。一般在食品包装密封过程中，同时封入吸氧剂。常见的吸氧剂有铁粉、葡萄糖酸氧化酶、次亚硫酸铜、氢氧化钙等。脱氧剂开封后要立即使用，铁系脱氧剂必须在开封后 5d 内使用完毕，而且包装要完全密封。包装要求使用气体阻隔性材料、包装材料与脱氧剂无反应。

为了确保干制水果粉特别是含糖量高的无花果、枣和苹果粉的流动性，磨粉时常加入抗结剂和低水分制品拌和在一起。干制品中最常用的抗结剂为硬脂酸钙。用量为果粉量的 0.25%~0.50%，硅胶和水化铝酸硅钠也可用为干果粉的抗结剂。

2.5.3 干制品的贮藏

良好的贮藏环境是保证干制品耐藏性的重要因素。影响干制品贮藏效果的因素很多，如原料的选择与处理、干制品的含水量、包装、贮藏条件及贮藏技术等。

（1）原料预处理

经过漂烫处理的比未经漂烫的能更好地保持其色、香、味，并可减轻在贮藏中的吸湿性。经过熏硫处理的制品也比未经熏硫的易于保色和避免微生物或害虫的侵染。

（2）干制品的含水量

干制品的含水量对保藏效果影响很大。一般在不损害干制品质量的条件下，含水量越低保藏效果越好。蔬菜干制品因多数为复水后食用，因此除个别产品外，多数产品应尽量降低其水分含量。当水分含量低于6%时，则可以大大减轻贮藏期的变色和维生素损失。反之，当含水量大于8%时，则大多数种类的保存期将因而缩短。果品干制品因组织厚韧，可溶性固形物含量高，多数产品干制后用以直接食用，所以干燥后含水量较高，通常要在 10%~15% 以上，也有高达 25% 左右的产品。

（3）包装处理

合理包装的干制品受环境因素的影响较小，未经特殊包装或密封包装的干制品在不良环境因素的条件下就容易发生变质现象。干制品在包装前的回软处理、防虫处理、压块处理以及采用良好的包装材料和方法都可以大大提高干制品的保藏效果。

（4）贮藏条件

良好的贮藏环境是保证干制品耐藏性的重要因素。

① 环境相对湿度 是影响干制品贮藏的决定因素。干制品的水分随所接触的空气温度和相对湿度的变化而异。贮藏温度为 12.8℃ 和相对湿度为 80%~85% 时，果干极

易长霉；相对湿度低于50%~60%时就不易长霉。水分含量增高时，硫处理干制品中的SO_2含量就会降低，以致酶会活化。如SO_2的含量降低到$400~500mg \cdot kg^{-1}$时，抗坏血酸含量就会迅速下降。

② 贮藏温度　高温贮藏会加速高水分乳粉中蛋白质和乳糖间的反应，以致产品的颜色、香味和溶解度发生不良变化。温度每增加10℃，蔬菜干制品中褐变的速度加速3~7倍。贮藏温度为0℃时，褐变就受到遏制，而且在该温度时所能保持的SO_2、抗坏血酸和胡萝卜素含量也比4~5℃时多。

③ 光照　光线也会促使果干变色并失去香味。有人曾发现在透光贮藏过程中和空气接触的乳粉就会因脂肪氧化而风味加速恶化，而且它的食用价值下降的程度与物料从光线中所得的总能量有一定的关系。

上述各种情况充分表明，干制品必须贮藏在光线较暗、干燥和低温的地方。贮藏温度越低，能保持干制品品质的保存期也越长，以0~2℃为最好，但不宜超过10~14℃。空气越干燥越好，它的相对湿度最好在65%以下。干制品如用不透光包装材料包装时，光线不再成为重要因素，因而就没有必要贮存在较暗的地方。贮藏干制品的库房要求干燥、通风良好、清洁卫生。此外，干制品贮藏时防止虫鼠，也是保证干制品品质的重要措施。堆码时，应注意留有空隙和走道，以利于通风和管理操作。要根据干制品的特性，经常注意维持库内一定的温度、湿度，检查产品质量。

2.5.4　干制品的复水

复原性是干制品重新吸收水分后，在重量、大小和形状、质地、颜色、风味、成分、结构以及其他因素方面恢复原来新鲜状态的程度。

干制品一般都在复水（重新吸回水分）后才食用。干制品复水后恢复原来新鲜状态的程度是衡量干制品品质的重要指标。在这些衡量干制品品质的因素中，有些可用数量来衡量，而另一些只能用定性方法来表示。干制品复水性就是新鲜食品干制后能重新吸回水分的程度，一般常用干制品吸水增重的程度来衡量，而且这在一定程度上也是干制过程中某些品质变化的反映。为此，干制品复水性也成为干制过程中控制干制品品质的重要指标。

实际上，任何一种动植物性食物干制时，它们的某些特性经常由于物料内不可逆性变化的结果而遭受损害。为此，选用和控制干制工艺必须遵循的准则就是尽可能减少因这类不可逆性变化所造成的损害。冷冻干燥制品复水迅速，基本上能恢复原来的一些物理性质，因而冷冻干燥已成为干燥技术重要进展的一种标志。

干制品的复水并不是干燥历程的简单反复。这是因为干燥过程中所发生的某些变化并非可逆，如胡萝卜干制时的温度采用93℃，则它的复水速度和最高复水量就会下降，而且高温下干燥时间越长，复水性就越差。若和鲜肉相比，复水后的肉类干制品总有汁少和碎渣多之感。干制品复水性下降，有些是细胞和毛细管萎缩和变形等物理变化的结果，但更多的还是胶体中物理化学和化学变化所造成的结果。食品失去水分后盐分增浓和热的影响就会促使蛋白质部分变性，失去了再吸水的能力或水分相互结合，同时还会破坏细胞壁的渗透性。淀粉和果胶在热力的影响下同样会发生变化，以致它们的亲水性有所下降。细胞受损伤如干裂和起皱后,在复水时就会因糖分和盐分流失而失去保持原有饱满状态的能力。正是这些以及其他一些化学变化,降低了干制品的吸水能力,达不到原有的水平,同时也改变了食品的质地。

为了研究和测定干制品复水性,国外曾制订过脱水蔬菜复水性的标准试验方法。可是用这种方法进行重复试样试验时,经长时间的浸水或煮沸后最高的吸水量和吸水率常会出现较大的差异。

复水试验主要是测定复水试样的沥干重。这应按照预先制订的标准方法,特别在严密控制的温度和时间的条件下,用浸水或沸煮方法让定量干制品在过量水中复水,用水量可随干制品干燥比而不同,但干制品应始终浸没在水中,复水的干制品沥干后就可称取它的沥干重或净重。为了保证所得数据的可靠性和可比较性,复水试验方法应根据试验对象和具体情况预先标准化,操作时应严格遵守。复水比($R_复$)简单来说就是复水后沥干重($G_复$)和干制品试样重($G_干$)的比值。干制品常会有一部分糖分和可溶性物质流失而失重。它的流失量虽然并不少,一般都不再予以考虑,否则就需要进行广泛的试验和仔细地进行复杂的质量平衡计算。

复水时干制品的复水性可以采用定量指标复水比和复重系数来衡量。

复水比:复水后沥干重量与干制品样重的比值。

$$R_复 = \frac{G_复}{G_干}$$

式中　$G_复$——复水后沥干重量;
　　　$G_干$——干制品样重。

复重系数是复水后干制品的沥干重量($G_复$)和同样干制品样品量在干制前的相应原料重($G_原$)之比:

$$K_复 = \frac{G_复}{G_原} \times 100\%$$

只有在已知同样干制品试样量在干制前相应原料重($G_重$)的情况下才能计算,但在一般情况下却为未知数,只有根据干制品试样重($G_干$)以及原料和干制品的水分($W_原$和$W_干$)等可知数据,进行计算。

在不知$G_原$的情况下,复重系数可按以下公式计算。

$$G_原 = \frac{G_干 - G_干 \cdot W_干}{1 - W_原}$$

$$K_复 = \frac{G_原}{\frac{G_干 - G_干 W_干}{1 - W_原}} = \frac{G_原(1 - W_原)}{G_干(1 - W_干)} \times 100\%$$

本章小结

食品脱水的目的是为了降低食品中的水分含量,提高食品的贮藏运输性能。通过了解食品水分含量、水分活度与食品中微生物、酶、化学成分的影响，理解食品脱水保藏的机理。食品脱水过程可分为浓缩和干制两种类型，浓缩有蒸发浓缩、冻结浓缩和膜浓缩，可根据食品特性和生产条件进行合理选择。食品干制过程就是食品中水分发生转移和交换的过程，此过程必须伴随热量的交换。提高食品与干燥介质的湿热交换效率，降低食品干制过程中食品的品质变化，选择适宜的干燥工艺和干燥条件，配备相应的干燥设备，是食品干燥的关键。由于干燥过程往往伴随着食品营养成分和食用品质的改变，有些变化对食品质量是有害的，因此，食品的脱水过程以降低水分活度抑制腐败菌为目的，不要单纯追求水分含量的降低，才是科学合理的工艺。

思考题

1. 水分活度与微生物的发育和耐热性有何关系？
2. 水分活度与酶活性和酶耐热性有何关系？
3. 水分活度与氧化、非酶褐变有何关系？
4. 简述食品浓缩主要方式及其基本原理。
5. 什么是导湿性和导湿温性？影响食品湿热传递的因素主要有哪些？
6. 简述干制过程中食品水分含量、干燥速率和食品温度的变化。
7. 什么是干燥曲线、干燥速度曲线和干燥温度曲线？它们有什么意义？
8. 食品干制过程中发生哪些变化？分析这些变化对食品质量有什么影响？
9. 如果想要缩短干燥时间，该如何控制干燥过程？
10. 影响湿热传递的干制条件主要有哪些？合理选用干燥条件的原则？
11. 影响干燥速率的食品性质有哪些？它们如何影响干燥速率？
12. 简述食品的复水性和复原性概念。
13. 列出干燥设备的基本组成结构。
14. 简述顺流和逆流干燥设备的区别和特点。
15. 在人工干制方法中有哪几大类干燥方法？各有何特点？
16. 在空气对流干燥方法中有哪些设备？每类设备的适用性如何？
17. 简述喷雾干燥设备的组成及特点。

推荐阅读书目

食品技术原理. 赵晋府. 中国轻工业出版社，2012.
食品工艺学. 3 版. 陈野，刘会平. 中国轻工业出版社，2014.
食品干燥原理与技术. 朱文学. 科学出版社，2009.
食品加工原理. 秦文，曾凡坤. 中国计量出版社，2011.

第 3 章
食品冷冻加工

3.1 食品低温保藏的原理
3.2 食品的冷却保藏
3.3 食品冻结保藏

低温能有效降低食品的腐烂变质,延长食品的保存期限,最大限度保持食品的食用品质和营养品质,因此,利用降低温度加工和保藏食品,是一种传统有效的食品加工技术。根据降低温度的程度不同,将温度在0~8℃的加工保藏称为冷却或冷藏,而温度在-1℃以下的加工保藏称为冻结或冻藏。经过冷冻加工的食品统称为冷冻食品(frozen food)。

与传统的加工食品腌制品、罐头等不同,冷冻食品能最大限度地保持食品本身的新鲜品质和营养成分。此外,冷冻食品还具有以下优点:不受季节和地区限制为消费者提供食品;食用品质好、卫生;品种花色多样、营养合理;经济、食用方便等特点。

食品的冷冻起源很早,3000多年以前,我们的祖先冬季采集天然冰块贮于地窖,夏季取出使用。《诗经》中就有"二之日凿冰冲冲,三之日纳于凌阴"的诗句为证,"凌阴"即为冰窖。在《马可·波罗行记》一书中则介绍了我国13世纪时用冰保存鲜肉及制造冰酪冷食的技术。清代光绪年间,北京专设冰窖,用于贮藏蒜薹,保证对皇宫的供应。利用天然冰雪保藏食品的方法,虽然是原始的冷藏方法,但至今在我国北方地区仍有采用。

天然冰雪保藏食品的方法具有简便、成本低等优点,但无法控制食品保藏的温度。19世纪初人工冷源的出现使食品冷冻保藏取得了飞速发展。1834年,英国人Jacob Perking发明了以乙醚为冷媒的压缩式冷冻机,这是世界上第一部实用的冷冻机。1860年,法国人Carre发明以氨为制冷剂、以水为吸收剂的压缩式冷冻机。1872年,美国人David、Boyle与德国人Carl Von Lnde分别单独发明以氨为冷媒的压缩式冷冻机。1877~1878年,法国人Charles Tellier为了解决把牛、羊肉从新西兰和阿根廷等国运回法国,开始用氨吸收式冷冻机,先是用于冷却牛肉,接着用于冻结牛肉和羊肉,以解决较长时间的海运肉类保鲜问题,这是冷冻食品作为商品的首次问世。1930年以来,在家用冰箱上,大量使用无毒、无味的氟利昂(F_{12}、F_{11}、F_{502}、F_{13}等)制冷剂,它不像氨气那样有爆炸的危险,但易破坏臭氧层,所以又推出了溴化锂、含氢氟烃(HFCs)等冷媒。20世纪70年代出现了液态氮和液态二氧化碳作为冷媒的制冷技术,它可直接喷洒在食品的表面,不仅可以急冷,而且可以进行深冷,如用液氮可以得到-196℃的低温。

制冷设备的不断研制开发,促进了冷冻食品的商业化发展。19世纪末至20世纪初,家禽肉类、鱼类、蛋类以及各类农产品的冻结技术相继成熟,1928年速冻技术在美国获得成功。到20世纪50年代,美国Arsdel等人总结了冻结食品品温变化与品质保持时间的关系,提出了冻结食品的T.T.T(time-temperature tolerance,时间温度允许限度)概念,对大多数冷冻食品测定后,提出了最经济和最适宜的冷藏温度。同时,食品冷冻加工与保藏所涉及的由冷冻设备、高温库、冷冻运输及冷柜零售组成的冷链也逐渐完善,从而使冷冻食品从冻结加工、包装、贮藏、运输、销售直到消费都能保持冷冻状态和足够稳定的品质。从1962年以后,冷冻食品进入迅猛发展时期,发达国家的速冻装置、冷库以及冷藏车、船和食品冷藏柜都发展到相当规模和水平,使冷冻食品业在整个食品工业中占有日益重要的地位。

我国的速冻食品始于20世纪70年代初期提供出口的速冻蔬菜。到80年代,我国引进了隧道、螺旋式、流化床等冷冻技术,大大缩短了冷冻时间,提高了速冻食品的生产能力。近年来,速冻饺子、馄饨等主食类调理食品发展十分迅速,部分产品除满足国内销售外,还销往欧美、日本及东南亚等国家和地区。目前,全国拥有速冻食品生产企业2 000余家,具有亿元销售量的冷冻食品企业约有50余家,年产量约1 500万t,速冻食品种达600多个,人均产量达10kg以上。但我国的冷冻食品总消费量和人均消费量目前都相对较小,冷冻食品的发展潜力巨大,前景广阔。

3.1 食品低温保藏的原理

食品的腐败变质,主要是由于微生物的生命活动和食品中酶所催化的生物化学反应造成的。这些作用与温度密切相关,温度降低可大幅度地减弱这些作用,从而达到阻止或延缓食品腐败变质的目的。

3.1.1 低温对微生物的影响

微生物是引起食品腐败变质的重要因素之一。各种微生物都有其生长所需的温度范围,超过此范围,微生物就会停止生长甚至死亡。微生物生长的温度范围,又可分为最低温度、最适温度和最高温度。微生物在最适温度生长速度最快,由于微生物种类的不同,其最适温度的范围也不同。根据微生物对温度的耐受程度,可将其分为嗜冷性微生物、嗜温性微生物、嗜热性微生物,大部分腐败细菌属于嗜温性微生物。微生物对温度的适应性见表3-1。

表3-1 微生物对温度的适应性

类 别	最低温度/℃	最适温度/℃	最高温度/℃	种 类
嗜冷性微生物	0	10~20	25~30	霉菌、水中细菌
嗜温性微生物	0~7	20~40	40~45	腐败菌、病原菌
嗜热性微生物	25~45	50~60	70~80	温泉、堆肥中的细菌

如果温度超过微生物最适温度范围,对微生物有较明显的抑制作用。低温导致微生物活力减弱和死亡的原因主要是微生物的生长繁殖相关酶活力下降的结果。温度下降,酶的活性将随之下降,使得物质代谢过程中各种生化反应减缓,因而微生物的生长繁殖逐渐减慢。在正常情况下,微生物细胞内各种生化反应是互相协调一致的,但由于各种生化反应的温度系数Q_{10}各不相同,因而降温时这些反应将按照各自的温度系数(即倍数)减慢,破坏了各种反应原来的协调一致性。温度降得越低,失调程度也越大,从而破坏了微生物细胞内的新陈代谢,以致它们的生命活动受到抑制甚至达到完全终止的程度。

此外,温度下降时微生物细胞内原生质黏度增加,胶体吸水性下降,蛋白质分散度改变,导致了不可逆性蛋白质凝固,从而破坏了微生物体内物质代谢的正常运行,对细胞造成严重损害。冷却时介质中冰晶体的形成就会促使细胞内原生质或胶体脱水。胶体内溶质浓度的增加常会促使蛋白质变性。微生物细胞失去了水分,代谢活动受到抑制,同时冰晶体的形成还会使细胞遭受机械性破坏。这些原因都导致了微生物在低温条件下活力减弱,甚至导致死亡。

在食品加工中,冻结或冰冻介质最易使微生物死亡,在一定的温度范围内,由于水结冰,造成微生物的原生质体改变,导致微生物的死亡率增加,但如果在更低的温度下,微生物死亡率反而下降(表3-2)。

表3-2 不同温度和贮藏期内冻鱼中的细菌残留率   %

贮藏天数/d	温度/℃		
	-18	-15	-10
115	50.7	16.8	6.1
178	61.0	10.4	3.6
192	57.4	10.9	2.1
206	55.0	10.0	2.1
220	53.2	8.2	2.5

低温对于微生物有特殊的影响,长期处在低温下微生物能产生新的适应性,这是长期自然选育后形成了能适应低温的新菌种所致。

3.1.2 低温对酶活性的影响

食品中的许多反应都是在酶的催化下进行的。酶是有生命机体组织内的一种特殊蛋白质,负有生物催化剂的使命。酶的活性和温度有密切的关系。酶的活性受温度影响呈一定的规律性,如图3-1所示。在温度较低时,随着温度的升高,酶的活性也逐渐提高。达到最适温度时,酶的催化能力最强。但高于最适温度后,酶的活性会迅速下降,最后完全丧失催化能力。

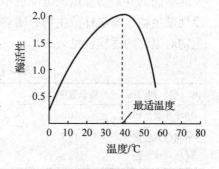

图3-1 蔗糖酶活性与温度的关系

酶的活性因温度而发生的变化常用温度系数 Q_{10} 来表示。

$$Q_{10} = K_2/K_1$$

式中 Q_{10} ——温度每增加10℃时因酶活性变化所增加的化学反应率;
      K_1 ——温度为 t℃时酶活性所导致的化学反应率;
      K_2 ——温度增加到 $t+10$℃时酶活性所导致的化学反应率。

大多数酶活性化学反应的 Q_{10} 值在 2~3 范围内,即温度每下降10℃,酶活性就会减弱 1/3~1/2。

低温对酶并不起完全的抑制作用,酶仍能保持部分活性,因而催化作用实际上并未停止，只是进行得非常缓慢。例如，胰蛋白酶在-30℃时仍然有微弱的作用，脂肪分解酶在-20℃下还能引起脂肪水解。一般来说，如将温度维持在-18℃以下，酶的活性才会受到很大程度的抑制。因此，低温冷冻能降低酶活动的速度，食品保鲜时间也随之延长。

对于食品来说，温度越低保质期越长，这种规律并不是在所有的食品中均如此，一些特殊的酶类在低温下有较高活性，会导致贮藏期变短，如马铃薯在较高的温度下，淀粉酶催化淀粉，将其转变为糊精、麦芽糖和葡萄糖，而葡萄糖迅速氧化成其他物质，而在低温下葡萄糖的氧化速度比淀粉转化速度要慢得多，从而导致马铃薯呈现甜味，并造成生理性伤害。

由于冷冻或冷藏并不能破坏酶的活性，只能降低酶活性化学反应的速度，当食品即使贮藏在-18℃温度下，酶仍然具有一定活性，并在长时间贮藏过程中导致品质变化。为了将冷冻(或速冻)、冻藏和解冻过程中食品内不良变化降到最低程度，食品常需经短时间预煮，预先将酶的活性完全破坏，再进行冻制。由于过氧化物酶比其他酶的耐热性强，因此常以过氧化物酶活性被破坏的程度来评价预煮效果。

3.1.3 低温对氧化还原作用的影响

引起食品变质的原因除了微生物及酶促化学反应外，还有氧化还原作用，如油脂的酸败，油脂与空气直接接触，发生氧化反应，生成醛、酮、酸、内酯、醚等化学物质，并且油脂本身黏度增加，相对密度增加，出现令人不愉快的"哈喇"味。除油脂以外，维生素C很容易被氧化成脱氢维生素，若脱氢维生素C继续分解生成二酮古洛糖酸，则失去维生素C的生理作用。

在低温环境下，可以延缓、减弱氧化还原作用，但低温并不能完全抑制其作用，即使在冻结点以下的低温，食品进行长期贮藏，氧化还原作用仍在缓慢进行，导致食品质量有所下降。

3.1.4 低温对农产品生理作用的影响

低温对食品或生物性材料的化学反应或生化反应的影响，具体表现在对农产品生理作用，如呼吸、蒸腾、代谢等方面的影响上。

对于植物性食品，如水果、蔬菜在采摘后的相当长时间内，它仍是一个充满生命力的有机体，仍然进行生命活动，具有呼吸作用和抵抗力，能够抵抗微生物的入侵。但由于植物性食品原料是活体，要进行呼吸，且与采摘前不同的是不能再从母体植株上获得水分及其他营养物质，所以只能消耗其体内的物质而逐渐衰老死亡。因此，长期贮藏植物性食品，就必须维持它们的活体状态，同时又要减弱它们的呼吸作用。

呼吸作用在分解有机物质的过程中，需要一系列酶的参与，温度通过影响酶的活性来影响呼吸作用。其速率的高低可用温度系数(Q_{10})来表示(表3-3、表3-4)。大多数果蔬采后生理发生变化，产生呼吸热。实际流通过程中不经预冷，其品温上升到32~40℃。高温下呼吸作用、蒸腾作用、乙烯产生、后熟衰老加速进行，大分子物质水解，水分和养分损耗加速，导致代谢失调、生理障碍、耐贮、抗病性降低。

表 3-3　水果呼吸速率的温度系数

种类	温度系数				
	0~10℃	11~21℃	16.6~26.6℃	22.2~32.2℃	33.3~43.3℃
草莓	3.45	2.10	2.20		
桃子	4.10	3.15	2.25		
柠檬	3.95	1.70	1.95	2.00	
柑橘	3.30	1.80	1.55	1.60	
葡萄	3.35	2.00	1.45	1.65	2.50

表 3-4　蔬菜呼吸速率的温度系数

种类	温度系数		种类	温度系数	
	0.5~10.0℃	10.0~24.0℃		0.5~10.0℃	10.0~24.0℃
芦笋	3.7	2.5	莴苣	1.6	2.0
豌豆	3.9	2.0	番茄	2.0	2.3
菠菜	3.2	2.6	黄瓜	4.2	1.9
马铃薯	2.1	2.2	辣椒	2.8	2.3
胡萝卜	3.3	1.9	青豆	5.1	2.5

低温能够减弱植物性食品的呼吸作用，延长贮藏期限。但温度又不能过低，温度过低会引起植物性食品生理病害，甚至冻死。因此，冻藏温度应该选择在接近冰点但又不致使植物发生冻害现象的温度。如能同时调节空气中的成分（氧气、二氧化碳、水分），就能取得良好的效果。

蒸腾作用是指水分以气体状态通过植物表面，从体内发散到体外的现象。较高的温度使果蔬内部的呼吸作用和蒸发作用同时加快，导致其失水加快，失重率明显变化。失水可以引起组织萎蔫，导致细胞膨压下降，造成机械结构特性改变；萎蔫将会引起果蔬代谢失调，刺激呼吸作用加快，促进乙烯合成，破坏果蔬正常的代谢作用，使果蔬的营养成分下降。低温可以有效减少果蔬蒸腾。

总之，无论是微生物引起的食品变质，还是由酶引起的以及其他因素引起的品质变化，在低温的条件下，都可以延缓、减弱它们的作用，但低温并不能完全抑制其作用，即使在冻结点以下的低温，食品进行长期贮藏，其质量仍然有所下降。

3.2　食品的冷却保藏

冷冻和冷藏是食品加工保藏的最基本方法之一。一般来说，冷藏（冷却保藏）食品不需要冻结，是将食品的温度降低到接近冻结点，并在此温度下保藏食品。而冷冻食品即食品冻结后在低于冻结点的温度保藏食品。

食品的冷却是冷藏的必要前处理，将食品或食品原料从天然的常温或者高温状态，经过一定的工艺处理降低到适合后续加工或者贮藏的温度，是一种行之有效的食品保藏方法。冷却的最终温度在冰点以上。

3.2.1 食品冷却原理

冷却本质上是一种热交换过程，即让食品本身的热量（包括果蔬呼吸热或动物生化反应热）快速排出，传递给温度低于食品的周围介质，并在尽可能短的时间内（一般为几小时）使食品的温度降低到高于食品冻结的预定温度。冷却速度及其最终冷却温度是抑制食品本身生化变化和微生物繁殖活动的决定性因素。食品冷却一般是在食品的产地进行的。易腐农产品冷却的理想做法是从收获或屠宰开始，然后在运输、仓储、销售、贮藏过程中均保持在低温环境中。这不仅是为了阻止微生物的败坏，而且也是保持食品原有品质的需要。

按冷却介质与热交换方式，冷却主要有冷风冷却、冷水冷却、碎冰冷却、真空冷却（表3-5）。按接触方式则可分为接触冷却和非接触冷却两种。

表3-5 常见食品冷却方式与使用范围

冷却方式	畜肉	禽肉	蛋	鱼肉	果蔬	冷冻调理食品
冷风冷却	√	√	√		√	√
冷水冷却		√		√	√	
碎冰冷却		√		√	√	
真空冷却		√			√	

3.2.2 食品冷却方式

食品冷却的方法常用的有冷风冷却、冷水冷却、碎冰冷却、真空冷却等，人们根据食品的种类及冷却要求的不同，选择适用的冷却方法。

3.2.2.1 冷风冷却法

冷风冷却法是利用低温冷空气流经食品时吸取热量，使其温度下降的一种冷却方式。它的使用范围较广，常被用来冷却水果、蔬菜、鲜蛋、乳品以及肉类、家禽等冻藏食品冻结前的预冷处理。

在冷风冷却前，可先用冰块或机械制冷使空气降温，然后冷风机将被冷却的空气从风道中吹出，和堆放在预冷室或冷藏间的食品接触，吸收食品中的热量，促使其降温。

选择空气冷却法的工艺条件要根据食品的种类、有无包装、是否易干缩、是否需快速冷却等来确定，作用效果主要取决于空气的温度、相对湿度和流速等。

水果、蔬菜冷却初期空气流速一般在 $1\sim2\,\mathrm{m\cdot s^{-1}}$，末期在 $1\,\mathrm{m\cdot s^{-1}}$ 以下，空气相对湿度一般控制在85%~95%之间。根据水果、蔬菜品种的不同，将其冷却至各自适宜的冷藏温度，然后再移至冷藏间进行冷藏。一般食品预冷时所采用的空气温度不应低于冻结温度，以免食品发生冻结，如冷却香蕉、青番茄、柠檬等时空气温度不宜低于10℃。

畜肉的空气冷却方法是在一个冷却间完成全部冷却过程，冷却空气温度控制在0℃左右，风速在0.5~1.5m·s^{-1}之间，为了减少干耗，风速不宜超过2m·s^{-1}，相对湿度控制在90%~98%之间，冷却终了阶段胴体后腿肌肉最厚部中心的温度应达4℃以下，整个冷却过程在24h内完成。

禽肉一般冷却工艺要求空气温度2~3℃，相对湿度80%~85%，风速1.0~1.2 m·s^{-1}。经7h左右可使禽胴体温度降至5℃以下。若适当降低温度，提高风速，冷却时间可缩至4h左右。

鲜蛋冷却时，将蛋箱堆码留出通风道，在冷却开始时冷却温度与蛋体温度相差不能太大，一般低于蛋白体温度2~3℃，随后每隔1~2h将冷却间空气温度降低1℃左右，冷却间空气相对湿度在75%~85%之间，流速在0.3~0.5m·s^{-1}。通常情况下经过24h的冷却，蛋体温度可达1~3℃。

空气冷却可广泛地用于不能用水冷却的食品，对于未包装食品，采用空气冷却时会产生较大的水分损耗。因此，容易干缩的食品预冷时应维持较高的相对湿度；或密闭包装，减少水分散失；也可将食品和冰块混装在一起，再在冷库内冷却，这样缓慢融化的冰块就能保持食品表面湿润状态，减少干耗损失。

3.2.2.2　冷水冷却法

冷水冷却法就是通过低温水把食品冷却到指定温度的方法。冷却水的温度一般在0℃左右，冷却水的降温可采用机械制冷或碎冰降温。可以利用冷水直接浸渍或喷淋需要冷却的物料，也可以利用热交换器冷却一些流体物料。冷水冷却多用于鱼类、家禽，有时也用于水果、蔬菜和包装食品的冷却。

冷水和冷空气相比有较高的热容量和传热系数，冷水冷却具有如下优点：避免了干耗；冷却速率大大加速；所需空间小；对于某些产品，成品质量较好。

冷水冷却的方法主要有喷淋式、浸渍式和混合式（喷淋和浸渍）3种，其中喷淋式应用最广泛。喷淋式，即被冷却的食品放在传送带上，冷却水从食品上方由喷嘴喷下，或淋水盘均匀淋下和食品接触，达到冷却。利用水喷淋法，大部分食品可在10~15min内冷却。浸渍式是将被冷却的食品直接浸在冷水中冷却，并用搅拌器不停地搅拌冷水，提高传热速度和均匀性，加快食品的冷却。混合式冷却则一般先浸渍再喷淋。

在上述冷却方法中，冷却水都是循环使用的。当循环水滋生微生物或受某些个体食品污染后，容易造成对其他食品的污染。一般机械制冷时需在水中不断补充新鲜的水，如果是冰冷却，则由冰溶解产生新的水分。必要时在冷水中加入消毒剂（如二氧化氯或臭氧等）来控制微生物。

冷却用水可以是淡水或盐水，取决于所用的食品。如对于海洋鱼类可用海水直接冷却，而对于水果则不可。盐水也常用作冷却介质来冷却食品，但不宜和一般食品直接接触，因为有盐分渗入食品内就会带来咸味和苦味，只可用于间接接触冷却。但在远洋作业的渔轮上用海水冷却鱼类，采用降温后的无污染低温海水冷却鱼类，不仅冷却速度快，鱼体冷却均匀，而且还可降低成本。

3.2.2.3 碎冰冷却法

冰块融化时会吸收大量的热量,每千克达到334.72kJ。当冰块和食品接触时,冰融化时可以直接从食品中吸取热量使食品迅速冷却。融冰时温度恒定不变,故用冰块冷却时食品温度不可能低于0℃。碎冰冷却法特别适宜于鱼类的冷却,因为它不仅能使鱼冷却、湿润、有光泽,而且不会发生干耗现象。

用来冷却食品的冰有淡水冰和海水冰两种。海水冰的特点是没有固定的熔点,在贮藏过程中会很快析出盐水而变成淡水冰,用来贮藏鱼虾时降温快,可防止食品变质。远洋捕捞船上多用海水冰,但不允许用被污染的海水及港湾内的水来制冰。

食品冷却的速度主要取决于食品种类和大小、冷却前食品的温度、冰块与食品的比例及冰块的大小等。以鱼类为例,多脂鱼类或大型鱼类的冷却速度就比低脂鱼类或小型鱼类缓慢。若鱼体厚度增加,冷却需要的时间也随之增加。为了提高碎冰冷却的效果,要求冰要细碎,冰与被冷却的食品的接触面大。为了提高碎冰冷却的效果,要求冰要细碎,冰与被冷却的食品接触面大。

冰冷却的特点是冷却速度快,成本低廉,能使食品表面保持湿润,有光泽,减少干耗。广泛应用于鱼类及其他水产品,有时也应用于叶菜类。

对鱼类进行冰冷却时,一般可采用碎冰和水冰两种方式:

① 碎冰冷却(干式冷却)　在船舱底部和四周先添加碎冰,然后再一层冰一层鱼装舱,这样鱼体温度可降至1℃,一般可保鲜7~10d不变质。

② 水冰冷却(湿式冷却)　先将海水预冷到1.5℃,送入船舱或泡沫塑料箱中,再加入鱼和冰,要求冰完全将鱼浸没,用冰量一般是鱼与冰之比为2∶1或3∶1。水冰冷却法易于操作,用冰量少,冷却效果好,但鱼在冰水中浸泡时间过长,易引起鱼肉变软、变白。

3.2.2.4 真空冷却法

相比冷风冷却方式,真空冷却是一种快速冷却的方法。真空冷却也叫减压冷却,就是把被冷却的产品放在真空冷却室内,然后用真空泵抽去冷却室内的空气,造成一个低压环境,将产品内部的水分蒸发,在蒸发过程中会吸热,最终导致产品本身的温度降低。其原理是根据水分在不同的压力下有不同的沸点,当容器内压力下降到和食品温度相当的蒸汽压时,食品中的水分开始迅速蒸发。压力继续下降时,水分可以继续蒸发直到食品温度降到0℃为止。在正常的101.32kPa压力下,水在100℃沸腾;当压力为613.3Pa时,水的沸点为0℃。每蒸发1kg水,食品中的热量约减少2 460kJ。

真空冷却法主要适用于有很大表面积的食品,如叶类蔬菜、蘑菇和烹调后的马铃薯丁等。操作时,将食品原料放入密封的真空冷却槽内迅速抽空。当冷却槽压力下降至613.3Pa时,蔬菜中所含水分在0℃的低温下迅速汽化。水变成水蒸气时要吸收2.49kJ·kg^{-1}的汽化热,由于汽化热的作用使蔬菜自身的温度迅速下降至0℃,一般冷却时间只需10~20min。每千克蔬菜为获得本身预期冷却效果需要蒸发掉的水分量很少,不会影响蔬菜新鲜饱满的外观。叶菜具有较大的表面积,实际操作中,只要减少产品总质量的1%，就能使叶菜温度下降6℃。另外，通常的做法是先将食品原料湿润，为蒸发提供较多的水分，再进行抽空冷却操作。这样既加快了降温速度又减少了植物组织内水分损失，从而减少了原料的干耗。

真空冷却方式在提高冷却速率和延长贮藏期方面具有其他冷却方式无法替代的优越性。真空冷却方法的优点主要是冷却速度快、冷却均匀，特别是对菠菜、生菜等叶菜效果最好。某些水果和甜玉米也可用此方法预冷。但也存在一定的缺点，如食品干耗大、能耗大，设备投资和操作费用都较高，除非食品预冷的处理量很大和设备使用期限长，否则使用此方法并不经济。

3.2.3 食品冷藏技术

冷藏是将预冷后的食品贮藏在稍高于冰点以上的适宜温度进行保藏的方法。用空气作为冷却介质来维持冷藏库的低温，在食品冷藏的过程中，冷空气以自然对流或强制对流的方式与食品换热，保持食品的低温水平。冷藏温度一般为 -2~5℃，常用的在 4~8℃。除了干果、茶叶等低水分食品，冷藏并不能像热处理、脱水、发酵或冻藏那样阻止食品的腐败变质，而只能减缓食品的变质速度。因此，它只是一种暂时的保藏措施或作为加工的辅助手段。特别是对于植物性食品的冷藏，主要是在其贮藏期内使它们的生命代谢过程尽量延缓，利用其本身的免疫性以防止微生物的入侵和繁殖，保持其新鲜程度。

3.2.3.1 影响冷藏的因素

冷藏过程中主要控制的工艺条件包括贮藏温度、空气相对湿度和空气流速等。

（1）贮藏温度

在冷藏工艺条件中，贮藏温度是最重要的因素。贮藏温度不仅是指冷藏库内空气温度，更确切地讲是指食品温度。食品的贮藏期是贮藏温度的函数。在保证食品不至于冻结的情况下，冷藏温度越接近冻结温度则贮藏期越长。因此，选择各种食品的冷藏温度时，食品的冻结温度极其重要。例如，葡萄过去所采用的贮藏温度为1.1℃，自从发现其冻结温度为 -2.8℃ 以后，就普遍采用更低一些的贮藏温度，以至贮藏期得以延长了两个月。有些植物性食品，如柑果、香蕉等，对贮藏温度特别敏感，如果温度高于或低于某一临界温度，就会出现冷害。

冷藏过程中，冷藏室内温度应严格控制。任何温度变化都有可能对食品造成不良后果。大型冷藏库内的温度控制比小型冷藏库更容易，这是因为它的热容量较大，外界因素对它的影响较小。为了尽可能控制好温度变化，冷藏库应具有良好的隔热层，配置合适的制冷设备。

（2）空气相对湿度

冷藏室内空气的相对湿度对食品的耐藏性有直接的影响。冷藏室内空气既不宜过干也不宜过于潮湿。低温食品如果与高湿空气相遇，就会有水分冷凝在其表面上，导致食品容易发霉、腐烂。而空气相对湿度过低，食品中水分就会迅速蒸发并出现萎蔫。冷藏时大多数水果适宜的相对湿度为85%~90%，绿叶蔬菜、根菜类蔬菜以及脆质蔬菜适宜的相对湿度可高至90%~95%，而坚果在70%相对湿度下比较合适。干态颗粒状食品（如乳粉、蛋粉）及吸湿性强的食品（如果干等），要求的空气湿度较低（50%以下），宜在非常干燥的空气中贮藏。

(3) 空气流速

冷藏室内空气流速越大，空气和食品物料间的蒸汽压差随之增大，食品表面水分的蒸发率也就相应增大。如空气流速倍增，则水分的损耗也将增大1/3。一般冷藏室内的空气保持一定的流速，保证室内温度的均匀和空气循环的正常进行。在空气湿度较低的情况下，空气流速将对食品干耗产生严重的影响。只有相对湿度较高而空气流速较低时，才会使水分的损耗降到最低程度。在冷藏时，应及时将食品所产生的热量（如生化反应热或呼吸热）和从外界渗入室内的热量带走，并保证室内温度均匀分布，冷藏室内仍应保持速度较低的空气循环，将冷藏食品脱水干耗现象降到最低程度。冷藏食品若带有包装或有保护层，室内的相对湿度和空气流速对其影响相对较小。例如，分割肉冷藏时常用塑料袋包装，或在其表面上喷涂不透蒸汽的保护层；番茄、柑橘等果蔬也可进行涂膜处理，以减少水分蒸发。

这些条件参数因食品物料的种类、贮藏期的长短和有无包装而有所不同。部分食品适宜的冷藏参数见表3-6。若食品的贮藏期短，对冷藏工艺条件的要求可以适当降低；若贮藏期长，则要严格遵守各食品相应的冷藏工艺条件。

表3-6 部分食品适宜的冷藏参数

名称	温度/℃	相对湿度/%	贮藏期
猪肉	0~1.1	85~90	3~7d
牛肉	-1.1~0	85~90	21d
羊肉	-2.2~1.1	85~90	5~12d
兔肉	0~1.1	90~95	10d
家禽	2.2	85~90	10d
腌肉	-0.5~0	80~85	180d
烟熏肋肉	15.5~18.7	85	120~180d
肠制品（鲜）	1.4~4.4	85~90	7d
肠制品（烟熏）	0~1.1	70~75	180~240d
鲜鱼	0.5~4.4	90~95	5~20d
烟熏鱼	4.4~10	50~60	6~8个月
罐装腌鱼子酱	-3~-2	85~90	>4个月
牡蛎	0~3.3	85~90	15d
苹果	-2~2	85~90	6~8个月
椰子	0	80~85	1~2个月
葡萄	-1~0	80~90	1~2个月
荔枝	0	90	5~6周
杧果	10	90	2~5周
甜瓜	4~10	85~90	1周
核桃	10	70	12个月

(续)

名称	温度/℃	相对湿度/%	贮藏期
西瓜	2~4	70~85	2~3 周
木瓜	10	90	2~3 个月
桃子	−1~1	85~90	1~4 周
菠萝（青）	10	90	2~4 周
菠萝（熟）	7	90	2~4 周
樱桃	0	85~90	1~5 周
柑	4~7	85~90	3~6 个月
橙	4~6	85	6 个月
梨	4~6	85~90	6~8 个月
马铃薯	3~6	85~90	6~8 个月
韭菜	0	90~95	1~3 周
莴苣	0	90~95	1~3 周
洋葱	−3~0	70~75	6 个月
青豌豆	0	80~90	7~12d
菠菜	0~1	90	10~14d
番茄（生）	11.5~13	85~90	3~5 周
番茄（熟）	0	85~90	1~3 周
大蒜	−1.5~0	70~75	6~8 个月
芹菜	0	90~95	1~3 个月
黄瓜	1~1.5	85~90	1~2 周
花菜	0	85~90	2~3 周
蘑菇	0	85~90	5d

3.2.3.2 食品的冷藏工艺和技术

(1) 自然空气冷藏法

自然空气冷藏法就是利用自然的低温空气来贮藏食品，常用于果蔬的贮藏。通过建立通风贮藏库，以通风换气控制贮温。一般当每年深秋季节气温下降后，将贮藏库的门窗打开，放入冷空气，等到室温降到所需的温度时，又将门窗关闭，即可装入果蔬进行贮藏。通风库效果不如冷库，但费用较低。由于通风库贮藏是依靠自然温度调节库温，库温的变化随着自然温度的变化而变化，在寒冷季节容易达到这个要求，但在高温季节如果不附加其他辅助设施，则难以达到理想的贮藏温度。

通风贮藏库要求建筑在地势高、最高地下水位低于库底 1m 以上、四周旷畅、通风良好、空气清新、交通便利、靠近产销地的地方。因为要利用自然通风来调节库温，因此库房的方位对能否很好地利用自然气流至关重要。在我国北方贮藏的方向以南北向为宜，这样可以减少冬季寒风的直接袭击面，避免库温过低。在南方则以东西向为宜，这样可以减少阳光的直射对库温的影响，也有利于冬季的北风进入库内而降温。通风库的门窗以泡沫塑料填充隔热较好，排气筒设在屋顶，可防雨水，筒底可自由开关。通风贮藏库的四周墙壁和库顶，采用具有良好的隔热性能的材料，可削弱库外过高或过低温度的影响，有利于保持库内温度的稳定。

(2) 机械空气冷藏法

目前大多数食品冷藏库多采用制冷剂机械制冷的方法。制冷就是创造一个冷面或能够吸收热的物体，利用传导、对流或辐射的方式，将热传给这个冷面或物体。在制冷系统中，这个接受热的冷面或物体正是系统中热的传递者——制冷剂。制冷剂要具备沸点低、冷凝点低、对金属无腐蚀性、不易燃烧、不爆炸、无毒、易于检测和价廉易得等特点。常用制冷剂有氨、氟利昂等。

机械制冷时还需要冷气机。以压缩式氨冷气机为例，其主要组成部分有：压缩机、冷凝器和蒸发器。用氨压缩机将氨压缩为高压液态，经管道输送进入冷库，在鼓风机排管内蒸发，成为液态氨时，便会大量吸热而使库内降温。将低压氨气输送返回氨压缩机，加压使之恢复为液态氨，并采用水冷法去除氨液化过程所释放的热量，通过以上操作反复循环，将库房内热量移至库外。

机械空气冷藏过程中，还需注意通风换气，避免有害物质的积累使食品风味和品质受到影响。一般选择在气温较低的早晨进行通风换气，雨天、雾天等外界湿度过大时不宜通风，否则造成库内温湿度的剧烈变化。

(3) 气调冷藏法

气调冷藏法是指在冷藏的基础上，通过改变贮藏环境的气体成分，使之不同于正常空气，可延长食品寿命和货架寿命的一种贮藏方法。气调冷藏技术主要在果蔬保鲜方面的应用比较成功，但这项技术，如今已经发展到肉、禽、鱼、焙烤产品及其他方便食品的保鲜，而且正在推向更广的领域。

① 气调冷藏法的原理　在低温贮藏的基础上，采用一定的封闭体系，通过各种调节方式得到不同于正常大气组成的气体成分，减少体内物质消耗，并抑制食品本身引起食品劣质的生理生化过程或抑制作用于食品的微生物活动过程，延长贮藏期。

引起食品品质下降的食品自身生理生化过程和微生物作用过程，多数与氧和二氧化碳有关。新鲜果蔬的呼吸作用、脂肪氧化、酶促褐变、需氧微生物生长活动都依赖于氧的存在。而许多食品的变质过程要释放二氧化碳，二氧化碳对许多引起食品变质的微生物有直接抑制作用。所以，气调冷藏技术的核心是改变食品环境中的气体组成，使其组分中的二氧化碳浓度比空气中的二氧化碳浓度高，而氧气的浓度则低于空气中氧气的浓度，配合适当的低温条件，来延长食品的贮藏期限。

气调冷藏中的气体成分和温度等条件，不仅单个因素对贮藏食品产生影响，而且各因素之间也会发生相互联系和制约，这些因素对产品起着综合的影响。要取得良好的贮藏效果，氧、二氧化碳和温度必须有最佳的配合。当一个条件发生改变时，另外的条件也应随之做相应的调整，这样才可能仍然维持一个适宜的综合贮藏条件。部分果蔬的气调贮藏条件见表 3-7。

表 3-7　部分果蔬的气调贮藏条件

种类	O_2含量/%	CO_2含量/%	温度/℃	应用地
元帅苹果	2~3	1~2	-1~0	Stoll
	5.0	2.5	0	澳大利亚
金冠苹果	2~3	1~2	-1~0	美国
	2~3	3~5	3	法国
巴梨	4~5	7~8	0	日本
	0.5~1	5	0	美国
柿	2	8	0	日本
桃	3~5	7~9	0~2	日本
香蕉	5~10	5~10	12~14	日本
甜椒	3~6	3~6	7~9	沈阳
	2~5	2~8	10~12	新疆
花椰菜	15~20	3~4	0	北京
蒜薹	2~5	2~5	0	北京
	1~5	0~5	0	美国

② 气调冷藏的特点　与一般空气冷藏条件相比，气调冷藏优点多、效果好，能更好地延长商品的贮藏寿命。其特点有：

• 保鲜效果好，推迟果蔬衰老。在气调冷藏环境中，通过调节氧和二氧化碳的浓度，可以降低果蔬呼吸强度与乙烯的生成，延迟后熟和衰老。例如，冷藏苹果一般4个月后开始发绵，而采用气调冷藏6个月后的苹果仍可保持香脆。

• 减少贮藏损失。由于气调冷藏能有效地降低果蔬的呼吸作用、蒸发作用和抑制微生物生长，使正常的生理活动降至最低程度，因此产品总损耗率较低。

• 保鲜期长。在达到相同保鲜质量的情况下，气调冷藏果蔬的保鲜期要比单纯冷藏的果蔬保鲜期长得多。在气调冷藏中，由于低温、低氧、高湿、高二氧化碳的特殊环境，果蔬的生理代谢降至最低程度，营养物质和能量消耗最少，抗病能力较强，从而推迟了其后熟和衰老，贮藏保鲜期明显延长。同时，在流通销售过程中，气调冷藏产品的品质明显优于其他贮藏方法。

• 安全性好，无任何污染。气调冷藏过程中不使用任何化学药物处理，贮藏环境的气体组成与空气相近，不会产生对人体有害的物质。贮藏环境温度、湿度调节和机械冷藏一样，不会对食品造成任何污染。

虽然气调冷藏法具有很多优点，但是当使用条件不适当时，不但达不到保鲜效果，反而有碍于食品保鲜。例如，氧的浓度过低会引起马铃薯出现黑心症状，当温度上升到3℃以上，呼吸作用加强，需氧量增大，这种生理失调则更为明显。氧浓度为2%以下或二氧化碳浓度在2%以上时，会引起番茄后熟不均匀。氧分压低于1%时，由于产生无氧呼吸使果蔬失去正常风味。因此，必须根据食品固有的特性来选择合适的贮藏工艺条件。

3.3 食品冻结保藏

食品的低温保藏包括两个方面,一是上述的冷却冷藏,二是冻结保藏。食品的冻结就是将食品的温度降低到冷冻状态的过程,是食品冷冻贮藏前的必经阶段。通过冻结,大大减少了食品内部的液态水,抑制微生物生长并高度减缓食品的升华变化,从而确保了冻藏食品可以长时间保持原有品质。

将符合质量要求的食品原料经适当的加工处理,在低温下(-30℃)冷冻,包装后在-18℃或更低温度下贮藏和流通的食品,即冷冻食品。冷冻食品在贮藏、运输、销售及购买者消费前各环节都要处于低温环境下,依靠冷藏链(cold chain)物流保证其品质及货架期。

冻结食品的加工通常包括以下4个方面:
① 新鲜食品原料必须经过前处理或预加工。
② 冷冻加工,产品通常经过速冻(要求食品30min内通过-5~-1℃的最大冰结晶区,且冰晶粒子在100μm以下)。
③ 速冻后食品中心温度必须达到-18℃以下。
④ 配有符合卫生要求的密封包装并在冷链条件下流通。

3.3.1 食品冻结原理

3.3.1.1 食品的冻结点

食品冻结就是利用冻结设备和技术,在尽可能短的时间内,将食品品温降低到其冻结点(冰点)以下预期的温度,使绝大部分水转变为冰的过程。液体的水转变成固体的冰,冰晶开始出现的温度即水的冰点或冻结点(freezing point)。水的冰点是0℃,而当水中溶解糖、盐等非挥发性物质时,冰点会下降。食品中含有大量的有机物质和无机物质,包括盐、糖、蛋白质等,因此其冻结点低于纯水的冰点。当然由于水分和溶有固形物的种类及其数量不同,食品的冻结点也不一样,见表3-8。

表3-8 一些食品的冻结点和水分含量

品种	冻结点/℃	水分含量/%	品种	冻结点/℃	水分含量/%
牛肉	-1.7~-0.6	71.6	葡萄	-2.2	81.5
猪肉	-2.8	60	苹果	-2	87.5
鱼肉	-2~-0.6	70~85	橘子	-2.2	88.1
蛋清	-0.45	89	香蕉	-3.4	75.5
蛋黄	-0.65	49.5	青豆	-1.1	73.4
干酪	-8	55	菠菜	-0.9~-0.56	90.2

食品冻结点的高低,不仅受水分含量的影响,还受溶解食品成分的水分状态影响。根据拉乌尔(Raoult)法则,冻结点的降低,与其物质的浓度成正比,每增加 $1mol \cdot L^{-1}$ 溶质,冻结点下降1.86℃。一般植物性食品,果品、蔬菜的冻结点大多

为 $-3.8 \sim -0.6$℃，肉类为 $-2.8 \sim -1.7$℃，鱼类为 $-2.2 \sim -1$℃。一般，食品中水分含量越低，而无机盐、糖等溶质浓度越高，其冻结点就越低。有些食品的冻结点可能更低，尤其是在缓慢冻结过程中，若溶液浓度逐渐增大，其冻结点还会下降。

3.3.1.2 冻结过程与冻结曲线

(1) 冻结过程

水的冻结包括两个过程：降温与结晶。当温度降至冰点，接着排除了潜热时，游离水由液态变为固态，形成冰晶，即结冰；结合水则要脱离其结合物质，经过一个脱水过程后，才冻结成冰晶。

食品冷冻时，只是其中所含有的水分进行冻结形成冰晶体。当温度下降至冻结点，潜热(latent heat)被排除后，液体向固体转变，发生结冰。结冰包括晶核的形成(nucleation)和冰晶体的增长(ice growth)两个过程。晶核的形成是极少部分的水分子有规则地结合在一起，形成结晶的核心，这种晶核是在过冷条件达到后才出现的。首先被冷却为过冷状态，即温度虽已下降到冰点以下，但尚未发生相变，只有当温度降低到水中开始出现稳定性晶核时，水分子才会立即释放潜热并向冰晶体转化，放出的潜热使其温度回升到水的冰点。这个转变的点称为过冷点，此时的温度称为过冷温度或过冷临界温度。冰晶体的增长是其周围的水分子有次序地不断结合到晶核上面去，形成大的冰晶体。只有当温度很快下降至比冻结点低很多时，水分同时析出形成大量的结晶核，这样才会形成细小而分布均匀的冰晶体。

0℃的水要冻结成0℃的冰时，要排除 $334.72\text{kJ} \cdot \text{kg}^{-1}$ 的热量；反过来，当0℃的冰解冻融化成为0℃的水，同样要吸收 $334.72\text{kJ} \cdot \text{kg}^{-1}$ 的热量。这就是水冻结（或冰熔解）的潜热，其热量数值较大。水的热导率为 $0.58\text{W} \cdot \text{m}^{-1} \cdot \text{K}^{-1}$，冰是 $2.34\text{ W} \cdot \text{m}^{-1} \cdot \text{K}^{-1}$，冰的热导率是水的4倍左右，冻结时，冰层由外向里延伸，由于冰的热导率高，有利于热量的排除使冻结快速完成。但采用一般的方法解冻时，却由于冰从外向内逐渐融化成水，热导率降低，因而解冻速度慢。水结成冰后，冰的体积比水增大约9%，冰在温度每下降1℃时，其体积则会收缩 $0.01\% \sim 0.005\%$，两者相比，膨胀比收缩大，因此，含水量多的食品，体积在冻结后会有所膨大。

冰晶体影响冷冻食品的品质。其损坏程度主要由冰晶体存在的位置和大小决定。冻结速度越快，获得的冰晶体就越小。因此，在较低的冻结速度下，就像那些通过较低的温度梯度来降温进行冻结，会得到大的冰晶体。相反地，高的冻结速度会产生细小的晶体。

动、植物组织构成的食品，如鱼肉和果蔬等都是由娇嫩细胞壁或细胞膜包围住的细胞所构成的。这些细胞内都有胶质状原生质存在。水分则存在于原生质或细胞间隙中，或呈结合状态，或呈游离状。冻结过程中温度降低到食品开始冻结的温度时，那些和亲水胶体结合较弱或存在于低浓度溶液内的部分水分，主要是处于细胞间隙内的水分，会首先形成冰晶体，并造成细胞内部的水分向细胞外已形成的冰晶体迁移聚集的趋势。这样存在于细胞间隙内的冰晶体就会不断增长，直至它的温度下降到足以使细胞内所有汁液转化成冰晶体为止。

冻结时，表面的水首先结冰，然后冰层逐渐向内伸展。当内部水分因冻结而膨胀时，会受到外部冻结了的冰层的阻碍，因而产生内压，这就是所谓"冻结膨胀压"；如果外层冰体受不了过大的内压时，就会破裂，冻品厚度过大、冻结过快，往往会形成这样的龟裂现象。

（2）冻结温度曲线

食品在冻结过程中，温度逐步下降。显示食品温度与时间的关系曲线，称为"冻结温度曲线"(freezing time – temperature curve)。冻结曲线表示了冻结过程中温度随时间的变化(图3-2)。食品的种类很多，其化学成分各不相同，但冻结曲线相似，仅冰点高低有些出入。

如图3-2所示，当温度降到冰点时，牛肉中的水并不立即冻结，等温度降到足以出现晶核后，才开始向固相转变，而且释放出冰的潜热，使温度回升到冰点。在水不断冻结并释放潜热的一段时间内，温度保持恒定，与此同时，水中的溶质因水分减少而相应浓缩。随着水溶液中溶质浓度的增加，按照冰点降低的原理，出现新的冰点。新冰点低于原来的冰点，因而牛肉的温度逐渐下降。因温度的继续降低，水分不断冻结，溶液进一步浓缩，冰点再一次降低。上述现象交替重复，直到浓缩溶液中的残留水分基本冻结。

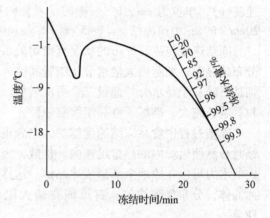

图 3-2　牛肉薄片的冻结曲线

对于大多数食品而言，近80%的水分在 $-5 \sim -1$℃范围内冻结成冰，此温度范围称为"最大冰晶生成区"(zone of maximum ice crystal formation)。大部分水分此时释放出的潜热也比较大，而食品温度在这一区间停滞下降，之后则快速下降。最好能快速通过此温度区域，这是保证冻品质量的最重要的温度区间。

（3）冻结率

食品的冻结率(frozen water ratio)是指食品处于冻结点与共晶点之间的某一温度时，已结成冰的水分量与食品全部水分量的比值，通常以百分数表示。其近似值可用拉乌尔-奇若夫公式计算：

$$\omega = \left(1 - \frac{t_p}{t}\right) \times 100\%$$

式中　ω——冻结率，%；

　　　t_p——食品的冻结点，℃；

　　　t——冷冻食品的温度，℃。

要求将食品内的水分全部冻结，温度最后要降至 -60℃，此温度称为共晶点。但在技术和经济上都难达到此温度条件，因此一般只要求中心温度在 $-30 \sim -18$℃，就足以保证冻品的质量。

(4) 冻结速度

食品的冻结速度有以时间或以冻结层伸延的距离来划分的两种表示方法。

以时间划分，是根据食品的中心温度从 $-1℃$ 下降至 $-5℃$ 所需的时间（即通过最大冰晶生成区的时间），若在 30min 以内称为快速冻结，若在 $30\sim120$min 内称为中速冻结，若超过 120min 则为慢速冻结。一般认为，在 30min 内通过最大冰晶生成区所冻结形成的冰晶，对食品组织影响最小，尤其是果蔬组织质地比较脆嫩，冻结速度应要求更快。由于食品的种类、形状和包装等情况不同，这种划分方法对某些食品并不十分可靠。

以距离划分，则根据 1h 内 $-5℃$ 的冻结层从食品表面向中心移动的距离，称为冻结速度（v），单位为 $cm\cdot h^{-1}$。德国学者普朗克将冻结速度分为 3 类：快速冻结 $v=5\sim20cm\cdot h^{-1}$；中速冻结 $v=1\sim5\ cm\cdot h^{-1}$；慢速冻结 $v=0.1\sim1cm\cdot h^{-1}$。

冻结速度与冰晶分布的状况有密切关系。冻结过程中冻结速度越缓慢，水分重新分布越显著；细胞内大量水分从细胞间隙外逸，细胞内的浓度也因此而增加，其冰点则越下降；于是水分外逸量又会再次增加。正是这样，细胞与细胞间隙内的冰晶体颗粒就越长越大，破坏了食品组织复原性。

冻结过程中食品冻结速度越快，水分重新分布的现象也就越不显著。因为快速冻结时必然使组织内的热量迅速向外扩散，因而，细胞内的温度会迅速下降而使得细胞内的水力可以在原地全部形成冰晶体。这样，就整个组织而言，可以形成既小又多的冰晶体，分布也较均匀，有可能在最大限度上保证它的可逆性变化和冻制食品的质量。

冷冻食品的质量是由冰晶体的大小决定的。一般快速的冻结会产生小而均匀的冰晶，平均地分布在细胞内外，使产品的微组织受到较小的破坏，从而获得较好的品质，但非常快速的冻结，如液态冷媒直接浸渍，往往会造成产品表面的裂开。这是因为在非常快速的冻结下，表面马上形成一层冰层，而内部的水则因传热关系需一段时间才结冰，当内部的水结冰后体积会膨胀，但却受制于表面的冰层，因而内部产生压力而促使产品表面裂开，因而液态冷媒的接触式冻结都要先经预冷阶段。

冻结速率对品质的影响视产品的类型而有所不同：蔬果类植物性食品，其品质（特别是组织性）受冻结速率影响较大，主要是因为它们含有较高的水分和较易破裂的细胞壁；动物性食品，如猪肉、家禽等，其品质受冻结速率的影响较小，因其含水量较低，且只含有较具韧性的细胞膜，而没有细胞壁。

目前，生产中使用的冻结装置的冻结速度大致为：

① 慢冻　在通风房内对散放大体积材料的冻结，冻结速度为 $0.2cm\cdot h^{-1}$。
② 快冻或深冻　在鼓风式或板式冻结装置中冻结零售包装食品，冻结速度为 $0.5\sim3cm\cdot h^{-1}$。
③ 速冻或单体快速冻结　在流化床上对单粒小食品快冻，冻结速率为 $5\sim10cm\cdot h^{-1}$。
④ 超速冻　采用低温液体喷淋或浸没冻结，冻结速率为 $10\sim100cm\cdot h^{-1}$。

3.3.2　食品冻结方式

用于食品冻结的装置和方法多种多样，按使用的冷冻介质及与食品接触的状况，食品冷冻方法可分为空气冷冻法、间接接触冷冻法和直接接触冷冻法几种,而每一种方法又包含了多种形式的冷冻装置,见表3-9所示。

表3-9 常用冷冻方法与装置

空气冷冻法	间接接触冷冻法	直接接触冷冻法
隧道式冷冻装置	平板式冷冻装置	载冷剂接触冷冻
传送带式冷冻隧道	卧式平板式冷冻装置	低温液体冷冻装置
吊篮式连续冷冻隧道	立式平板式冷冻装置	液氮冷冻装置
推盘式连续冷冻隧道	回转式冷冻装置	液态CO_2冷冻装置
螺旋式冷冻装置	钢带式冷冻装置	R_{12}冷冻装置
流化床冷冻装置		
斜槽式流态化冷冻装置		
一段带式流态化冷冻装置		
两段带式流态化冷冻装置		
往复振动式流态化冷冻装置		
搁架式冷冻装置		

3.3.2.1 空气冷冻法

在冷冻过程中,冷空气以自然对流或强制对流的方式与食品换热。空气的热导性能差,与食品之间的传热系数也最小,但它无毒无害、成本低、机械化应用较容易。空气式冻结装置以空气为中间媒体,冷热由制冷剂传向空气,再由空气传给食品的冻结装置,其主要类型有隧道型、流态化型、螺旋式连续冷冻装置等。

(1) 隧道式冷冻装置

冷空气在隧道中循环,食品通过隧道时被冻结。产品在一个长形的、四周有隔热装置的通道中由输送带携载通过隧道,冷风由鼓风机吹过冷凝管道再送到隧道中,一般冷气进入隧道的方向与产品通过的方向相反,使其具有良好的冻结条件。为配合适当的冻结温度,输送带的速度有变速装置任意可调,为提高效率,可采用自动开关隧道门,自动装载食品,根据冷冻需要分组供应能量以减少损耗,适用于分割肉、鱼、调理食品、冰淇淋、面食类等形态比较小的食品的冻结。根据食品通过隧道的方式,可分为传送带式、吊篮式、推盘式等几种。该装置生产效率高,但连续化程度低。隧道式冷冻装置,如图3-3所示。

(2) 螺旋式冷冻装置

为了克服传送带式隧道冷冻装置占地面积大的缺点,可将传送带做成多层,由此出现了螺旋式冷冻装置。螺旋式连续冷冻装置以立体结构为特征,由转筒、蒸发器、风机、传送带及一些附属设备组成(图3-4)。此装置中间为转筒,传送带的一边紧靠在转筒上,呈螺旋状围绕着转筒向上移动。食品随传送带由下部送入,进入螺旋筒冻结区,经冷风冷冻,再由传送带从上部送出。冷风由上部向下吹,或者采用双向垂直状态空气流吹,冷风与冻品呈逆向对流换热状态。厚25mm的食品,40min左右就可

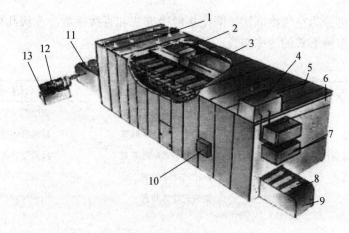

图 3-3　隧道式冷冻装置示意

1-保温库体　2-冷风机　3-制冷剂进出管　4-水箱　5-上水管　6-第二次自动加水
7-第一次自动加水　8-吊篮式拖框渔钢架　9-进货处　10-电气控制柜
11-出口处　12-减速机　13-交流电机

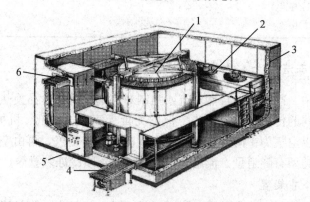

图 3-4　螺旋冷冻装置示意

1-转筒　2-蒸发器　3-隔热外壳　4-进料口　5-电器控制箱　6-出料口

以冻好。适用于肉禽、水产等各类调理食品（如肉饼、饺子和鱼丸等）及对虾、鱼片等食品的冻结。螺旋式连续冷冻装置与水平隧道式冷冻装置相比，具有占地面积小的优点，仅占一般传送带式冷冻装置所占面积的25%。但在间隔生产时，该装置的电耗大、成本高。

螺旋式冷冻装置也有多种形式，近几年来，人们对传送带的结构、吹风方式等方面进行了改进，如安装防夹挤、自堆式传送带和无牵引装置的驱动系统等，可更好地满足各种食品冷冻加工的需要。

（3）流态化冷冻装置

流态化冷冻，也称为悬浮式冷冻，是将被冻食品放在开孔率较小的网带或多孔槽板上，产品受振动带的振动和冷气流的双重作用，高速冷空气流自下而上流过网带或槽板，将被冻食品吹起呈悬浮状态，使固态物料具有类似于流体的某些表现特性，进行强烈的热交换，完成快速冷冻。为避免食品相互粘连，食品先进入预冷设备，吹干

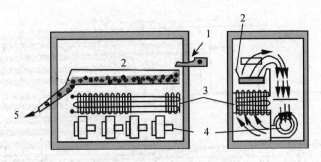

图 3-5 流态化冷冻装置示意
1-进料口 2-斜槽 3-蒸发器 4-风机 5-出料口

表面水分,并使食品表面硬化。流态化冷冻装置,如图 3-5 所示。

用流态化冷冻装置冷冻食品时,有效传热面积比正常冷冻状态增大 3.5~12 倍,换热强度比其他冷冻装置提高了 30~40 倍,从而大大缩短了冷冻时间。此外,流态化冷冻还具有冻品质量高、冷冻速度快、能耗低和连续化生产等优点。

这种冷冻方法适合玉米、豌豆、扁豆、水果、虾仁等颗粒状、片状、丁状的单体冷冻,已被食品冷加工行业广泛采用。

3.3.2.2 间接接触冷冻法

间接冷冻法指的是把食品放在由制冷剂(或载冷剂)冷却的板、盘、带或其他冷壁上,与冷壁直接接触,完成食品冷冻的方法。对于固态食品,可将食品加工为具有平坦表面的形状,使冷壁与食品的一个或两个平面接触;对于液态食品,则用输送泵输送的方法使食品通过冷壁热交换器,冻成半融状态。

间接接触冷冻法依装置的接触方式不同主要有平板冷冻装置、回转式装置与钢带式装置等。

(1) 平板式冷冻装置

平板冷冻装置是间接接触式冷冻方法中最典型的一种。由多块铝合金为材料的平板蒸发器组成,平板内有制冷剂循环通道。平板进出口接头由耐压不锈钢软管连接。平板间距的变化由油压系统驱动进行调节,将被冻食品紧密压紧。由于食品与平板间接触紧密,且铝合金平板具有良好的导热性能,因此其传热系数较高。当接触压力为 7~30kPa 时,传热系数可达 $98 \sim 120 W \cdot m^{-2} \cdot K^{-1}$。

根据平板的工作位置,平板式冷冻装置又可分为卧式和立式两种,以卧式平板装置较为常用,如图 3-6 所示。卧式平板装置主要适用于冻结分割肉、鱼片、虾类及其他小包装食品。立式平板冷冻装置与卧式的结构类似,但平板垂直排列,适合于散装的无包装块状食品,如整鱼、剔骨肉和内脏,但也可用于包装食品。

平板式冷冻装置的特点:① 对厚度小于 50mm 的食品而言,冻品质量高,冻结快,干耗小。② 在相同的冻结温度下,它的蒸发温度可比鼓风式冷冻装置提高 5~8℃,且不用配置风机,电耗比鼓风式减少 30%~50%。③ 可在常温下工作,改善了劳动条件。④ 占地面积小。但平板冷冻装置对于厚度超过 90mm 以上的食品不能使用;未实现自动化装卸而导致劳动强度较大。

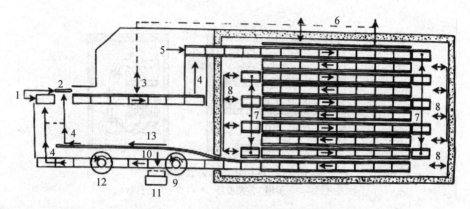

图 3-6 连续卧式平板冷冻装置示意
1-货盘 2-盖 3-冷冻前预压 4-升降机 5-推杆 6-液压系统 7-降低货盘的装置
8-液压推杆 9-翻盘装置 10-卸料 11-传送带 12-翻转装置 13-盖传输带

(2) 回转式冷冻装置

回转式冷冻装置是一种连续间接接触式冷冻装置。主体为一个转筒，转筒由不锈钢制成，有两层壁，外壁为冷表面，它与内壁之间组成的空间可供制冷剂直接蒸发进行制冷。制冷剂为氨或氟利昂，从中间有孔的圆筒转动轴中输入，在二层壁的空间内做螺旋状的运动，蒸发后的气体也从转轴排出。食品物料由入口被送到回转筒的表面，由于转筒的表面温度很低，物料立即黏在上面，进料传送带再给冻品稍施加压力，使它与回转筒表面接触良好。转筒回转一周，完成食品的冻结过程。冻结后的食品被刮刀刮下，由输送带送去包装。

回转式冷冻适合于菜泥等浆状食品，以及鱼片、虾仁等水产品的快速冻结。用回转式冷冻装置，当虾和虾仁进料温度为10℃，出料温度为 -18℃时，冻结时间为 15~20min。它具有占地面积小、结构紧凑、冻结速度快、干耗小、连续生产效率高等优点，在欧美各国的水产品加工厂中应用广泛。

3.3.2.3 直接接触冷冻法

食品（包装或不包装）直接与低温介质或超低温制冷剂接触，食品与低温介质换热后，迅速降温冻结，这种方式称为直接接触冷冻。直接接触冷冻法包括浸渍法、喷淋法和喷雾法。

由于食品与冷冻介质直接接触，因此对冷冻液有一定的限制，要求无毒、纯净、无异味或异样气体、无外来色泽或漂白剂、不易燃烧、不易爆炸等。食品与冷冻液接触后不会改变食品原有的理化性质。

(1) 低温液体冷冻

低温液体的传热性能很好，液态介质还能和形态不规则的食品（如龙虾、蘑菇等）密切接触，冻结速度很快，若对低温液体再加以搅拌，则冻结速度还可进一步提高。

常用的低温液体有盐水、甘油和丙二醇溶液等。食盐溶液的浓度需在21%以上才可以保证温度在 -18℃以下，如果采用23%的盐溶液，则温度可降低至 -21.1℃，但此温度已是氯化钠的低共熔点。温度再低一点,盐和水的混合物就会在溶液中冻结,因而-21.1℃实际上是盐水的最低冻结温度。另外,除了海水鱼外,盐水不能直接用于冻结未包装的食品,否则会渗入盐水导致食品咸味。

甘油和水混合液可用于冻结甜味的水果等产品,67%的甘油水溶液的温度可降低到-46.7℃。不过,这种介质对不宜变甜的食品不适用。

丙二醇也可作为低温介质,60%的丙二醇水溶液(质量分数)的温度降低到-51.1℃还不会结冰。丙二醇无毒,但有辛辣味,不能用于未包装食品。

用低温介质直接冷冻未包装食品时,在渗透作用下,食品内汁液会向介质渗出,导致介质污染和浓度降低,并导致冻结温度上升。此外,直接接触冻结时,食品表面上会有薄层冰衣形成,可防止冻藏时未包装食品的干缩。采用此法,食品与空气接触的时间最少,因而适宜用于冻结易氧化食品。

采用直接浸渍冷冻能够提高食品的冷冻速率,主要是因为直接浸渍冷冻所采用冷冻液的传热系数是空气的传热系数的几倍,在常压下,20℃时空气的导热系数为 $0.0256\mathrm{W\cdot m^{-1}\cdot K^{-1}}$,大多数液体的导热系数值介于 $0.116 \sim 0.628\mathrm{W\cdot m^{-1}\cdot K^{-1}}$ 之间。例如,在豌豆冻结过程中,直接浸渍冷冻是空气对流隧道式冻结的7~10倍,在空气温度为-40℃,流速为 $5\mathrm{m\cdot s^{-1}}$ 的条件下,冻结到所需的温度需要15~20min,而在-21.5℃的氯化钠-乙醇水溶液中只需要2min就可以达到所需的温度,并且直接浸渍冷冻的传热系数是空气对流冷冻传热系数的24倍左右。在肉的冻结中,据Yamada的报道,不同的冻结方法冻结速率差别很大,采用空气强制对流冻结,从室温降到-40~-30℃需要24h;而采用冷冻液为乙醇的浸渍冷冻,从室温降到-50~-30℃只需要1.5h。目前,有些学者通过浸渍冷冻与超声波相结合来提高浸渍冷冻的速度。

在沙丁鱼的冻结中,采用直接浸渍冷冻比采用空气强制对流冷冻节省1/2的成本与时间,而在牛肉糜和菠菜的冷冻中,采用氯化钙溶液直接浸渍冷冻的成本最低,并且设备费用比空气强制对流冷冻的设备费用低30%。直接浸渍冷冻的费用之所以比较低,主要是因为在冷冻的过程中,冷冻液的导热很快,而不必一直保持冷冻液的高流速,而空气强制对流冷冻在冷冻的过程中必须保持一定的流速,才能使食品冷冻下来,导致能耗较高,从而使整个成本增加。此外,直接浸渍冷冻设备的费用低于空气强制对流的设备费用,主要是直接浸渍冷冻的设备比空气强制对流的设备小,直接浸渍设备的成本是机械制冷成本的1/4。

(2) 超低温液体冷冻

超低温液体冷冻的特点是采用沸点非常低的超低温制冷剂,在超低温液体与食品直接接触过程中,使食品实现冻结。与一般的冻结方法相比,超低温液体冻结温度更低。这种冻结装置中,没有制冷循环系统,冻结设备简单,操作方便,维修保养费用低,冻结装置功率消耗很小,冻结速度快(比平板冻结装置快5~6倍),冻品脱水损失少,冻品质量较高。

常用的深低温液体有液态氮(LN_2)、液态二氧化碳(LCO_2)和液态氟利昂12(LR_{12})。

液氮为无毒的惰性气体,液氮的汽化潜热为 $198.9\mathrm{kJ\cdot kg^{-1}}$,常压氮气的比热容

为 $1.033kJ·kg^{-1}·K^{-1}$，沸点为 $-195.8℃$。每千克液氮与食品接触时可吸收 198.6kJ 的蒸发潜热，若再升温至 $-20℃$，还可吸收 181.6kJ 的显热，两者合计可吸收 380.2kJ 的热量。因此，液氮具有如下优点：传热效率高，冻结速度快，冻结质量好；干耗少，一般方法为 3%~6%，液氮为 0.6%~1%；设备结构简单，易操作，安装面积小，比变通设备省约 5/6；可冻结许多特殊的食品，如豆腐、蘑菇、番茄等高水分柔软的食品。缺点是消耗液氮量高，一般每 1kg 食品消耗 0.7~1.1kg 液氮，成本较高。

主要的液氮冷冻装置有浸渍式、喷淋式和冷气循环式 3 种，其中以喷淋式较为常见。图 3-7 为液态喷淋食品速冻装置，它由隔热隧道式箱体、喷淋装置、不锈钢丝网格传送带、传动装置、风机等组成。

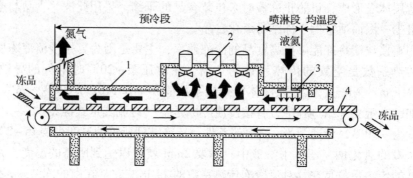

图 3-7　LN_2/LCO_2 型冷冻隧道喷淋式速冻装置
1-隔热箱体　2-轴流风机　3-液氮喷嘴　4-传送带

待冻食品从传送带输入端输入，依次经过预冷区、冻结区和均温区，冻好后从另一端输出。在预冷区，搅拌风机将 $-10~-5℃$ 的氮气搅动，使之与食品接触，食品经充分换热而预冷。而排气风机则使氮气与食品的移动方向呈逆向流动，以充分利用氮气的冷量。食品进入冻结区后，受到雾化管喷出的雾化液氮喷淋而被冻结。液氮在冻结室外以 34.3kPa 的压力送入冻结区。在设计时必须保证液氮呈液滴状而不是呈气态和食品接触。食品通过均温区时，其表面和中心温度达到一致。5cm 厚的食品经过 10~30min 即可完成冻结。冻结温度、时间可根据食品种类、形状来调整液氮罐压力，从而来调节液氮的喷射量。液氮的冻结速度较快，在食品表面与中心会产生极大的瞬时温差，造成食品龟裂，所以过厚的食品不宜采用，厚度一般应小于 10cm。

液态二氧化碳也是一种常见的超低温制冷剂，液态二氧化碳在大气压下于 $-78.9℃$ 蒸发沸腾，每千克可吸收 574.3kJ 的潜热。在高压下将液态二氧化碳喷淋在食品表面，二氧化碳在常压下不能以液态存在，因此喷到食品表面后立即变成蒸汽和干冰。其中，转变为固态干冰的量为 43%，转变为气态的量为 53%，两者的温度均为 $-78.5℃$。液态二氧化碳全部变为 $-20℃$ 的气体时，吸收的总热量为 621.8kJ·kg^{-1}。其中，约 15% 为显热，由于显热所占比例不大，一般没有必要利用，因此，液态二氧化碳喷雾冻结装置不像液氮喷淋装置那样做成长隧道，而可做成箱式、内装螺旋式传送带来冻结食品。

3.3.2.4 食品冷冻新技术

(1) 脱水冷冻

脱水冷冻(dehydro-freezing)法是将食品首先经过一定程度的脱水,减少食品水分含量后再进行冷冻,从而达到减少食品内部冰晶生成量的目的。脱水过程的效率取决于水分移除的速率和程度。由于新鲜水果和蔬菜的水分含量高于肉类,而且果蔬细胞壁相对于肉类的细胞膜而言缺乏弹性,更容易受到冷冻过程中形成大冰晶的影响,因此脱水冷冻方法更适合于果蔬。

脱水过程使得食品内水分含量减少,意味着需要被冻结水量的减少,从而降低冷冻过程所需的制冷量,缩短冷冻所需时间。与传统冷冻产品相比较,脱水冻结食品能够有效保持食品的质量并降低贮存成本。例如,脱水猕猴桃冷冻时,在 19~20min 内样品温度降低到 -18℃,而未进行脱水处理的样品在相同冷冻条件下到达 -18℃ 需要 23~24min。经过不同浓度的甘油、葡萄糖和蔗糖渗透处理后冻结的草莓片,解冻后汁液流失明显降低,而且水分含量越低的猕猴桃样品,由于冷冻造成的组织损伤越小。

(2) 高压冷冻

从水的压力相图(图 3-8)可知常压下水冻结主要形成冰晶体 I,密度小于水的密度,0℃时水结成冰体积膨胀约9%,-20℃时膨胀约13%,体积的膨胀可能造成食品组织的机械损伤。而在较高的压力下,降温后形成冰晶体 II 至 IX,其密度大于水的密度,不会出现由于体积膨胀而造成冻结食品组织损伤的情况。因此,改变食品所处的温度和压力可以改变食品的物理状态。当压力约为 200MPa 时,食品内温度降低到 -20℃ 仍不冻结,当释放冷冻腔内压力至常压时,大量均匀冰核快速生成并遍布

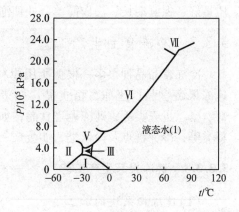

图 3-8 水的压力相图

整个食品内部。从冻品微组织来看,小冰晶的形成使得细胞损伤减少,最终食品质量将得到显著提高。因此,高压辅助冷冻方法特别适用于大尺寸样品的冷冻,可以避免常规冷冻时样品发生冰晶分布不均匀、温度梯度大以及龟裂等现象。

(3) 冰温和微冻保鲜

冰温和微冻保鲜技术常用于水产品的加工。均利用水产品冻结点前后,即最大冰晶生成带(-5~-1℃)的温度,对水产品进行保鲜。该方法通过使水产品内不结冰或仅局部结冰的方式,在避免了冻结带来的不良影响的同时延长了水产品的贮藏期。

① 冰温保鲜 将水产品的温度控制在0℃以下至其组织冻结点之间,也称为非冻结贮藏。冰温保鲜有两类:利用0℃以下至其组织冻结点进行水产品保藏;通过脱水或添加可溶性盐类等手段,减少水产品中的自由水含量,使其冻结点下降,从而延长保鲜期。

② 微冻保鲜 将水产品的温度降至略低于其细胞汁液的冻结点,使水产品中的一

部分水分被冻结,并在该温度下进行保藏的一种保鲜方法,也称为部分冻结贮藏。在 0℃附近,温度每降低 1℃,鱼肉的细菌数都有很大差别,鱼的保鲜期也相对延长很多。因此,微冻比冰藏更能使鱼类的保鲜期得到显著延长,根据鱼种不同延长至 20~27d,比冰藏保鲜延长 1.5~2 倍。

冰盐混合进行微冻保鲜是目前应用最为广泛的一种微冻保鲜方法。将盐掺在碎冰里,盐就会在冰中溶解而发生吸热作用,使冰水的温度降低。冰盐混合在一起,在同一时间内会发生两种作用:一种是冰的融化吸收融化热;另一种是盐的溶解吸收溶解热。因此,在短时间内能吸收大量的热,从而使冰盐混合物温度迅速下降,比单纯冰的温度要低得多,从而达到降低水产品温度、保持鲜度的效果。

冰盐混合物的温度取决于冰水的含盐量,盐可以降低水的冰点。一般在冰中掺入冰质量 3% 的食盐,使微冻温度达到 -3℃。如用盐量为冰的 29% 时最低温度可达 -21℃。日本在陆上用冰盐微冻法代替活鱼运输向东京供应鲤,其方法是在淡水冰中添加约 1.6% 的食盐,制成 -3℃ 的冰盐混合物。然后将鲤切成段,用塑料袋包装后埋入冰盐混合物中,装箱微冻保鲜。冰盐微冻保藏的鲤在 10d 之内还可做生鱼片,贮藏 1 个月其内脏未发生腐败,仍可做加工原料用。冰盐混合微冻保鲜法具有鱼体降温速度快、鱼体质量好、保鲜期长、操作简单、处理渔获物效率高、耗冷量小、生产成本低等优点。

3.3.3 冷冻食品生产工艺

冷冻食品品种很多,根据所用原料和工艺的不同,冷冻食品主要可分为五大类,速冻果蔬食品;速冻禽畜食品,如猪、牛、羊肉及禽肉等;速冻水产食品,如鱼、虾、蟹、贝壳类等;速冻调理食品,如方便食品、油炸食品、烘焙食品、调味品、汤料类等;冷冻糕点及冷饮类,如蛋糕、果冻、布丁、冰淇淋、雪糕、饮料等。

3.3.3.1 速冻果蔬生产工艺

(1)速冻杧果块的加工

杧果(*Mangifera indica* Linn.),又名杧果、檬果、望果等,为漆树科杧果属植物,是重要的热带、亚热带水果,以果形美观、色美肉甜、气味芳香而闻名于世,集热带水果精华于一身,享有"热带果王"之美誉。杧果果味独特、鲜美,果肉酸甜,具有良好的营养价值与保健功能。杧果中含有多种营养物质,如胡萝卜素、维生素 C、B 族维生素、没食子酸、槲皮素、杧果酮酸等物质。杧果具有抗氧化、抗癌、防止心脑血管疾病、祛痰止咳、延缓衰老、护目养颜等功效。

① 工艺流程

原料→漂洗→去皮、去核、切块→热烫与冷却→加糖液→包装→速冻→检验、装箱→冻藏

② 操作要点

- 原料选择:选择成熟适度、有光泽的新鲜杧果,剔除烂果、虫果。
- 漂洗:用流动清水进行漂洗,洗去果皮表面上附着的尘土、泥沙。或采用滚筒式清洗机进行清洗,利用果与滚筒壁之间的摩擦除去表面的泥沙等杂质。

- 去皮、去核、切块：将清洗后的杧果立即进行去皮、去核、切块处理。注意杧果果肉不可直接接触金属表面，应用不锈钢刀具进行切块。然后将切块后的杧果果块由输送带送往预煮机进行热烫处理。
- 热烫与冷却：利用蒸汽对果块直接进行热烫处理，热烫温度控制在100℃，时间为1~2min。通过热烫以保护果块色泽。热烫后的果块要立即进入冷却槽中进行冷却，以防果块质地变软。
- 低温浸糖：经过冷却槽冷却后的杧果果块进入低温糖液中进行低温浸糖处理。糖液的浓度一般在25%~35%。
- 装袋、封口：将经过低温浸糖后的果块，按果块与糖液之比3:1进行装袋，0.5~1kg小包装，用真空封口机进行热封口。
- 速冻：将袋装、封口后的杧果果块立即进行速冻处理，冷冻温度为-40~-35℃，30~40min冻结完毕。
- 包装、冻藏：对速冻后的果块检验合格后装箱，-18℃下冻藏。

(2) 速冻青花菜的加工

青花菜（*Brassica oleracea* var. *italica*），又名西兰花、绿菜花，属十字花科芸薹属甘蓝种植物。色泽鲜绿，营养丰富。青花菜因富含维生素C、维生素E、类胡萝卜素、类黄酮和多酚等抗氧化物质而具有很强的抗氧化能力，可以抑制癌变和肿瘤的发生。但是，青花菜采后呼吸旺盛，极易衰老，30℃条件下存放24h，花蕾即开放，颜色发黄，基本失去商业价值，速冻不失为一种保藏的好方法。

① 工艺流程

原料选择→切分→清洗→烫漂→预冷→滤水→速冻→检验→称重→装箱→金属检测→冻藏

② 操作要点

- 原料选择：原料要求新鲜，花球紧密，呈碧绿色，外形完好，大小整齐，成熟度70%~90%为佳，防止过熟变软，无病虫害及腐烂现象。
- 切分：用刀切去外叶和柄，按照规格切割成朵。
- 清洗：清洗主要是除去原料表面附着的灰尘、泥沙、异物、微生物及部分残留农药，以保证产品的清洁卫生。将青花菜用清洗机进行清洗。
- 烫漂：烫漂的目的是破坏青花菜中过氧化酶的活性，防止在冻结、冷藏过程中产生黄色和出现异味，以保持花菜的营养成分；杀灭原料表面的微生物、虫卵；减少农药残留；除去细胞组织内部的空气和水分，使产品组织柔软，体积缩小，利于产品包装，提高成品品质。操作过程中烫漂时间及温度对产品品质有很大的影响。由输送带送入烫漂杀菌机中，烫漂温度96℃、烫漂时间80~120s。
- 预冷：烫漂后应迅速冷却，冷却至品温为5~10℃，最好使用5℃的冷却水，冷却要彻底。
- 滤水：利用传送振动沥水。
- 速冻：采用的速冻机不同，工艺条件也不同。青花菜冻结温度在-35℃以下，以保证冻品不结块，冻结良好。冻品中心温度在-18℃以下。

- 检验：对冻结后的花球检验，将不良品挑出，根据大小分级；挑选要迅速，以防产品解冻。
- 装箱：检验后迅速包装，装箱时剔除破碎、变形、变色等不良品。装袋量要足，不得出现负误差。袋口须封紧，不能出现褶皱、歪斜、开口等现象。包装材料的选择：内包装必须是无毒、无味、耐低温、透气性低的 0.06~0.08mm 聚乙烯薄膜袋；外包装用双瓦楞纸箱，表面涂防潮油层，内衬一层清洁蜡纸。
- 冻藏：装箱后置于 −20~−18℃ 低温下冻藏，保持冻藏间温度的稳定性。速冻的青花菜必须在专用冷藏库内贮存，不能与其他蔬菜混存，以免引起污染，影响青花菜的风味和口感。冷藏温度和冻结温度基本保持恒定，温度的波动幅度为 ±1℃。如温度波动太大，会使青花菜细胞中原料快速冻结所形成的微小冰晶体，在温度上升时反复融化而重结晶，破坏微小冰晶体的结构，慢慢形成大的冰晶体，造成产品品质下降。冷藏库的相对湿度控制在 95%~100%，变动幅度在 5% 以内。

3.3.3.2 速冻水产品生产工艺

水产品速冻技术是将新鲜的水产品原料与配料经过加工后，利用速冻装置使其在 −30℃ 及其以下进行快速冻结，使产品中心温度在 20~30min 内从 −1℃ 降至 −5℃，然后再降到 −18℃，并经包装后在 −18℃ 及其以下的条件进行冻藏和流通。

常见的水产冻制品有鱼虾类冻制品、贝类冻制品、头足类冻制品、甲壳类冻制品等，具体有冻生虾仁、冻整虾、冻黄鱼、冻带鱼、冻鱼片、冻扇贝柱、冻牡蛎肉、冻章鱼等。

(1) 速冻龙虾仁的加工

① 工艺流程

原料→拣选→清洗→蒸煮→冷却→剥壳→检验→称重→真空包装→速冻→金属探测→包装→冻藏

② 操作要点
- 原料：原料应鲜活，来源于安全无害、无污染等水域。
- 拣选：按照加工要求进行拣选，剔除不符合加工要求的原料。
- 清洗：将附着在原料虾上的污垢、淤泥、杂质等洗刷干净。
- 蒸煮：将清洗干净的龙虾送入连续式蒸煮机中进行蒸煮，蒸煮温度不小于 100℃，根据龙虾的大小确定蒸煮时间，一般蒸煮时间 5min 左右，不应低于 3min，确保杀灭原料中的微生物。
- 冷却：通常分两级冷却，预冷却采用常温水，随后进入二冷，二冷水采用凉水，水温控制在 4~9℃，经冷却后使虾中心温度达到 15℃ 以下。
- 剥壳：经冷却后的虾沥干水后送入剥壳车间进行剥壳，由工人手工剥壳，剥壳后的虾仁按照等级分类放好，应剔除肠腺，根据要求去除（或不去）虾黄，剥壳车间温度控制在 15℃ 以下。
- 检验、称重：将剥壳后的虾仁由专门人员检验，复合标准后称重。
- 真空包装：按照包装要求将虾仁装入真空包装袋中，真空封口。

- 速冻：采用连续式速冻机进行速冻，速冻温度控制在-35℃以下，使中心温度降到-15℃以下。
- 金属探测：速冻后的虾仁经金属探测器探测确认无金属存在。
- 包装：经金属探测后合格的原料装入纸箱，纸箱上下用瓦楞纸板隔开，装满后外包装纸箱上下用胶带封口。
- 冻藏：将包装后的产品送入冷库冻藏，库温维持在-18℃左右，不得有波动。

(2) 冷冻鱼糜的加工

① 工艺流程

原料预处理→清洗→采肉→漂洗→脱水→精滤→搅拌→称量→包装→冻结→成品

② 操作要点

- 原料预处理：鱼种和鲜度不同会影响原料的耐冻性。在生产冷冻鱼糜时，决定产品质量最重要的因素就是原料的鲜度，最好采用处于僵硬期或僵硬前的鱼作为原料，原料鱼收购后，应及时用冰水浸渍冷却。
- 清洗：将原料冲洗干净，分等级、分类。人工或机械除鳞、去头、去内脏，再洗涤，除去污物。对个体大的原料，采用去头、开二片或开三片后再洗涤。除尽腹腔内壁黑膜，避免夹带到产品中引起色泽下降及夹杂物增加。
- 采肉：采肉程度则根据产品等级适当调整，在采肉机进行采肉时勿使鱼体过分挤搓（加鱼过多）。沙丁鱼、鲐鱼等红肉鱼的采肉可用水压式采肉法。
- 漂洗：漂洗是生产冷冻鱼糜的特殊工艺技术，也是生产优质冷冻鱼糜必不可少的技术手段。它对提高冷冻鱼糜的质量及其保藏性能，扩大生产冷冻鱼糜适用原料鱼种，都起到了很重要的作用。漂洗可以除去鱼肉中的有色物质、气味、脂肪、残余的皮及内脏碎屑、血液、水溶性蛋白质、无机盐类等物。用漂洗后的鱼肉制成的鱼糜制品，如鱼糕、鱼圆，弹性增强，白度也提高。但鱼肉经过漂洗后，损耗也很大，一般有20%~30%的漂洗流失。漂洗的方法有清水漂洗和碱盐水漂洗两类。碱盐水漂洗适用于青皮红肉鱼类的沙丁鱼、鲐鱼。白色鱼类为原料时主要采用清水漂洗法。清水漂洗法在鱼肉中加入3倍量左右冷却水（10℃以下为宜），慢速搅拌2~5min，静置沉析，倾去表层漂洗液，再加水漂洗、搅拌、静置、倾析，如此反复2~3次。漂洗用水量的多少，影响到漂洗鱼肉的质量，适当增加水量，能提高产品质量，但损耗增大。工业上常采用回转筛预脱水后再经螺旋压榨脱水机脱水的方法，使鱼肉的水分含量控制在80%左右。
- 精滤：精滤的目的是除去残留在鱼肉中的黑膜、鱼皮、筋、小骨刺、鳞等夹杂物，以提高产品质量。过滤后的脱水鱼肉，应尽可能保持在10℃以下。
- 搅拌：脱水后的鱼肉使用冷却式搅拌混合机或高速斩拌机，将鱼肉和添加剂混合均匀。对无盐鱼糜而言，用搅拌混合机混合时需要15min左右，用高速混合机需8min左右，而高速斩拌机3min左右即可。加盐鱼糜则使用斩拌机，混合5~8min。
- 包装：混合后的鱼糜由双螺旋式充填机装入0.05mm厚的有色聚乙烯袋成型，每袋装10kg。包装后由传送带通过金属检测器检查，确保产品中无金属杂物混入。
- 冻结和贮存：鱼糜应尽早送去冻结。通常使用平板冻结机，冻结温度

为 -35℃，时间为 3~4h，使鱼糜的中心温度降至 -20℃。然后转入 -18℃ 的冷库贮存。冷冻鱼糜要贮存一年以上时，冷藏温度至少应在 -20℃ 以下，尽可能采用 -25℃。

3.3.3.3 速冻谷物产品生产工艺

（1）速冻汤圆的加工

速冻汤圆是以糯米粉或其他糯性原料粉为主料制皮，添加（或不添加）馅料，经和面、制芯（无芯产品除外）、成型、速冻、包装制作而成，且速冻后产品中心温度低于 -18℃ 的球形产品。速冻汤圆的加工主要有原辅料配制与处理、馅料与面皮调制、成型与速冻、包装与冷藏等。

① 工艺流程

糯米原料→水洗→浸泡→水磨制粉→脱水→干燥→过筛→制面团→制面皮→包馅→速冻→包装→冻藏

② 操作要点 汤圆粉的制备参见第 2 章 2.4.3.4 气流干燥生产食品的工艺。

● 制面团：用生糯米粉（汤圆粉）加凉水混合制得的汤团，煮熟后口感柔软、黏稠，十分香糯，但制作时粉团缺少黏结性能，使成型、包馅很困难，且费工费时，如果添加合适的食品添加剂可以弥补这一工艺缺陷。糯米粉团另一制作工艺是：先将部分糯米粉团加水混合，在常压下用蒸汽蒸熟糊化，经过冷水迅速冷却，得到有弹性、有高度黏稠性、不透明的凝胶，作为糯米粉的黏结剂，有利于汤团揉捏成型。

● 制面皮：面皮的品质对速冻汤圆的外观、口感等有非常重要的影响。称取一定质量的粉团，置于干燥洁净的面盆中，加入复配改良剂，揉搓混合均匀，等面团柔软后，静置 10~20min 即可。

直接对湿磨粉团进行揉搓而生产的汤圆，速冻后易开裂，煮时易浑汤，因此必须对其进行改良。采用改良剂可以有效地提高粉团的黏结性，并可简化工序。改良剂中瓜尔豆胶、羧甲基纤维素钠（CMC-Na）均具有协同增稠的作用。改良剂的添加量以 0.6% 左右较为合适。

● 包馅：汤圆馅常见的有芝麻馅、花生馅、豆沙馅、莲蓉馅、香芋馅，还有咸味的鲜肉汤圆馅。汤圆馅配方见表 3-10。

将白糖、芝麻、甘油等各种配料按一定的比例混合，加入少量水搅拌均匀，先在冷冻室内微冻至能成形但不发硬，取出后按规格大小把馅心搓圆，备用。

表 3-10　常见汤圆馅配方

汤圆馅	配方举例
芝麻味	白糖 15kg，黑芝麻 4kg，白芝麻 4kg，甘油 0.5kg，色拉油 1kg，增稠剂 0.1kg
花生味	白糖 15kg，花生 4kg，白芝麻 4kg，甘油 0.5kg，色拉油 1kg，增稠剂 0.1kg
香芋味	白糖 15kg，槟榔芋 10kg，白芝麻 4kg，甘油 0.5kg，色拉油 1kg，增稠剂 0.1kg，香芋香精适量
莲蓉味	白糖 15kg，白莲 4kg，白芝麻 4kg，甘油 0.5kg，色拉油 1kg，增稠剂 0.1kg，莲子香精少许
鲜肉味	后腿肉 30kg，蒜头 0.4kg，酱油 0.6kg，食盐 0.4kg，味精适量

将面团分成一定质量的粉团,并将粉团揉搓至细腻无硬斑。将粉团的中央嵌一个小窝,放入馅心,收口搓圆揉光。成形的汤圆应有自然色泽,呈球形,表皮不开裂、无渗液、不露馅,个体大小均匀且表面有光泽。

在工业化生产中,常采用机器成型,但要注意避免汤圆漏底,馅料露出,以及汤圆变形等。

- 速冻:将成形合格的产品进行速冻。在-30℃以下速冻30~50min,使汤圆的中心温度达到-18℃以下。冻结好的汤圆产品表面应光滑圆润、不开裂、无露馅且色泽正常。

成型后的汤圆在常温中置放时间不能超过30min,在温度低湿度小的冬季,汤圆表皮易干燥,速冻后容易裂;在温度高湿度大的夏季,汤圆容易变软、变形,容易扁塌。速冻隧道的温度至少要达到-25℃,高于这个温度冻硬的汤圆表面会沉积冰霜或冰碴,出现大量细纹,另外温度偏高的条件下速冻出的汤圆表皮色偏黄,影响外观;速冻时间也要合理掌握,不能超过30min,否则汤圆会冻裂。实验研究表明:制作汤圆包馅时,以食用油润滑代替洒粉,并配合速冻条件,可改善冷冻时的龟裂现象。

- 包装及冻藏:在0~5℃的低温条件下,将合格的速冻汤圆装入聚乙烯塑料袋中,封口,注明生产日期和品种等,然后装入纸箱,在-18℃温度下冻藏。

(2)速冻饺子的加工

① 工艺流程

原辅料选择及处理→制馅→和面制皮→包馅、成型→速冻→包装→冻藏

② 操作要点

- 原辅料选择及处理:选择新鲜的蔬菜,进行分选,去根、去老叶和烂叶,用水清洗,除去沙石等杂物。用切菜机切成3~5mm的小段。蔬菜含水量高,需要脱除部分水分,使饺子口感更好。在切分之后用离心机脱水,直到用手用力挤压只有少许汁液流出为宜。

水饺中的动物性原料以肉糜为主。新鲜卫生的原料肉取出筋膜、碎骨后在低温下加工成肉糜。要注意去除骨头渣、切断肉筋等,因为肉筋的存在会使水饺封合不好,影响外观,而且吃起来会有"硬核"。

- 制馅:将蔬菜和肉类以及调味品等按配方要求进行混合。其中,蔬菜和油类(麻油、蚝油、菜油等)先拌和,这是因为菜类含水量高,直接接触肉糜后会吸收盐分而脱水,导致馅料在成型时易出水,水饺在冻藏过程中易出现表皮冻裂现象。如果先把蔬菜和食用油进行拌和,油类会充分地分散在菜的表面,这样产品在成型冻藏过程中,菜类中的水分都不容易分离出来,即油珠对菜中的水分起到了保护作用。

- 和面制皮:制作水饺的面粉要求灰分低、蛋白质质量好。一般要求面粉的湿面筋含量在28%~30%。制作的面皮如果没有好的筋度,在成型时水饺容易破裂。

搅拌是制作面皮的最主要工序。在搅拌面粉时要添加少量的食盐,食盐添加量一般为面粉量的1%,添加时把食盐先溶解于水中,添水量通常为面粉量的38%~40%。为完善面筋网络的形成和提高面皮的保水性,往往还要加入少许的乳化剂,如单甘酯或面团改良剂,加入量为0.8%~1.2%。在搅拌过程中,分次添加水,搅拌时间与和

面机的转速有关，转速快的搅拌时间可以缩短，转慢速的搅拌时间要延长。搅拌时间是否适宜，关键看能否形成良好的筋道。若形成的小面团表面带有光泽，用手拉伸时能够拉得很薄、透明，不会断裂，说明该面团搅拌适宜。若用手拉伸不开，容易断裂或者表面很粗糙会黏手，说明该面团搅拌得还不够，制成的水饺表皮不光滑，容易从中间断开。面皮也不能搅拌得太久，如果面皮搅拌到发热变软，面筋强度同样会下降。

- 包馅、成型：采用水饺成型机流水线生产，调整好饺子成型机的皮速与供料速度、分量。一般，每个饺子重 18~20g，馅心占 60%，面皮占 40%。如用手工，可配合用模具，制出多种形状的饺子。
- 速冻：原则上要求低温、短时、快速，使水饺以最快速度通过最大冰晶生成带，中心温度要在短时间内达到 -15℃。在速冻工序中常出现的质量问题有两类：一类是水饺冻结中温度偏高，冷冻间气温不能达到 -35℃ 以下，造成冻结缓慢，生产出的水饺馅心容易变质；另一类是隧道前段冷冻温度过低或风速过大，造成水饺进入后因温差太大而导致表面迅速冻结变硬，内部冻结时体积变化，表皮不能提供更多的退让空间而出现裂纹。
- 包装及冻藏：速冻水饺在称量包装时，要考虑到冻品在冻藏过程中的失重问题，因此要根据冻藏时间的长短适当增加冻品质量。包装完成后，入库冻藏。

3.3.4　冷冻食品保藏技术

3.3.4.1　冻藏条件

食品经过冻结后，应放入冻藏间贮藏，简称冻藏。冻藏条件主要指低温冷藏库的温度、相对湿度及空气流速等参数的选择与控制。

冻藏温度的选择主要考虑食品物料的品质和经济成本等因素。从保证冻藏食品物料品质的角度看，温度一般应降低到 -10℃ 以下才能有效地抑制微生物的生长繁殖；而要有效控制酶反应，温度必须降低到 -18℃ 以下，因此一般认为，-12℃ 是食品冻藏的安全温度，-18℃ 以下则能较好地抑制酶的活力、降低化学反应，更好地保持食品的品质。目前，国内外基于经济与冻藏食品的质量，大多数的食品冻藏温度都为 -18℃，有的特殊产品也会低于 -18℃。但冻藏温度越低，冻藏所需的费用越高。

冻藏过程中由于制冷设备的非连续运转，以及冷库的进出料等影响，使冷库的温度并非恒定地保持在某一固定值，而会产生一定的波动。温度波动过大，会促进食品中冰晶的再结晶，小冰晶的消失和大冰晶的长大，影响冻藏食品的质量。因此应采取一些措施，尽量减少冻藏过程中冷库的温度波动，一般最大不超过 ±2℃。据报道，食品在 -10℃ 下冻藏 21d，冰晶即由 30μm 增加到 60μm；而同样的材料，在 -20℃ 下冻藏却需要 50d，才能使冰晶从 30μm 增加到 60μm。冰晶的增大加剧了对食品细胞的机械损伤作用。因此，食品平均冻结终温应尽量等于冻藏温度。食品一般应经冻结后进入低温冷藏库，未冻结的食品不能直接入库。若运输冻结食品温度高于 -8℃ 时，在入库前必须重新冻结至要求温度。除了冷库的温度控制系统应准确、灵敏外，进出口都应有缓冲间，而且每次食品物料的进出量不能太大。

在除了保证冻藏温度要求外,还要有足够的空气相对湿度和合理的空气流速及分布,以减少干耗。对肉品的冻藏冻库内相对湿度一般控制在90%~95%。

3.3.4.2 一些食品的冻结冻藏过程及控制

(1)果蔬冻结与冻藏工艺及控制

果蔬的冻结、冻藏工艺与果蔬的冷却、冷藏工艺有较大的差别。果蔬采收后还有生命活动,但冻结与冻藏将使其失去生命的正常代谢活动,也不再具有后熟作用,果蔬由有生命体变为无生命体,这一点与果蔬冷却、冷藏截然不同。因此,要冻结、冻藏的果蔬应在适合食用的成熟度采收。果蔬的组织比较脆弱,细胞质膜均由弹性较差的细胞壁包裹,冻结所形成的大冰晶对细胞产生机械损伤,为使冻结形成的冰结晶小而均匀,一般采用速冻工艺。如采用流化床冻结小颗粒状的果蔬,也可采用金属平板接触式冻结,或低温液体的喷淋和浸渍冻结。冻结温度视种类而定。

果蔬因种类、品种、成分和成熟度的不同,对低温冻结的承受力有较大的差别。质地柔软,含有机酸、糖类和果胶质较多的果蔬(如番茄),冻结点较低,需要较低的冻结与冻藏温度,而且解冻后此类果蔬的品质与新鲜物料相比有较大的差距;也有一些果蔬的质地较硬(如豆类),冻结与冻藏过程对其品质影响较小,解冻后的品质与新鲜、未经冻结的相差不大,这类果蔬比较适宜冻藏。果蔬冰结前处理(如热烫、渗糖等)对减小冻结、冻藏过程对果蔬品质的影响非常重要。

果蔬冻藏过程的温度越低,对果蔬品质的保持效果越好。经过热烫处理的果蔬,多数可在-18℃下实现跨季度冻藏,少数果蔬(如蘑菇)必须在-25℃以下才能实现跨季度冻藏。为减少冻藏成本,-18℃仍是广泛采用的冻藏温度。国际制冷学会推荐的部分果蔬冻藏温度和实用贮藏期见表3-11。

表3-11 部分果蔬的冻藏温度和实用贮藏期

速冻果蔬种类	贮藏期/月			速冻果蔬种类	贮藏期/月		
	-18℃	-25℃	-30℃		-18℃	-25℃	-30℃
加糖的桃、杏、樱桃	12	>18	>24	花椰菜	15	24	>24
不加糖的草莓	12	>18	>24	甜玉米	12	18	>24
加糖的草莓	12	>24	>24	豌豆	18	>24	>24
豆角	18	>24	>24	菠菜	18	>24	>24

(2)畜、禽肉类的冻结与冻藏工艺及控制

作为食品加工原料用的畜肉类的冻结多是将畜肉胴体或半胴体进行冻结,常采用空气冻结法经一次或两次冻结工艺完成。一次冻结工艺是指将屠宰后的畜肉胴体在一个冻结间内完成全部冻结过程。两次冻结工艺是将畜肉的冷却过程、初冻结过程分开,先将屠宰后的畜肉胴体在冷却间内用冷空气冷却(或称预冻),温度一般从37~40℃降至0~4℃,然后将冷却后的畜肉移送到冻结间进行冻结,使畜肉的温度继续降低至冻藏的温度;两次冻结工艺比一次冻结工艺冻结的肉的质量好,尤其是对于易产生寒冷收缩的牛、羊肉更明显。但两次冻结工艺的生产效率较低、干耗大。而一次冻结工艺的效率高、时间短、干耗小。一般采用一次冻结工艺比两次冻结工艺缩短时间45%~50%；每吨物料节约电176W·h，节省劳动力50%；节省建筑面积30%，减少干耗40%~50%。为了改善肉的品质，也可以采用介于两种工艺之间的冻结工艺，即先将屠宰后的鲜肉冷却至10~15℃，然后再在冻结间冷却、冻结至冻藏温度。

畜肉冻藏中一般将冻结后的胴体堆叠成方形料垛，下面用方木垫起，整个方垛距离冷库的围护结构40~50cm，距离冷排管30cm。冷库内空气的温度为-20~-18℃，相对湿度95%~100%，空气流速0.2~0.3m·s^{-1}。如果是长期贮藏，冻藏的温度应更低些。目前，许多国家的冻藏温度向更低的温度（-30~-28℃）发展，冻藏的温度越低，贮藏期越长。表3-12显示了畜肉的冻藏温度和实用冻藏期。

表3-12 畜肉的冻藏温度和实用冻藏期　　　　　　　　　　　　　　　　　　　　月

畜肉种类	-12℃	-15℃	-18℃	-23℃	-25℃	-30℃
牛胴体	5~8	6~9	12	6~10	18	24
羊胴体	3~6		9	8~12	12	24
猪胴体	2		4~6		12	15

禽肉的冻藏条件与畜肉的相似，冷库的温度一般在-20~-18℃，相对湿度95%~100%。冻藏库内的空气以自然循环为宜，昼夜温度波动应小于±1℃。在正常情况下小包装的火鸡、鸭、鹅在-18℃可冻藏12~15个月；在-30~-25℃可贮藏24个月，用复合材料包装的分割鸡肉可冻藏12个月。对无包装的禽肉，应每隔10~15d向禽肉垛喷冷水1次，使暴露在空气中的禽体表面冰晶完整，减少干耗。

(3) 鱼类的冻结与冻藏工艺及控制

鱼类的冻结可采用空气、金属平板或低温液体冻结法完成。空气冻结往往在隧道内完成。鱼在低温高速冷空气的直接冷却下快速冻结，冷空气的温度一般在-25℃以下，空气的流速在3~5m·s^{-1}。为了减少干耗，相对湿度应大于90%。金属平板冻结是将鱼放在两块平板之间，施加的压力在40~100kPa，冻结后鱼的外形完整，易于包装和运输。与空气冻结相比，平板冻结的干耗和能耗均较少。低温液体冰结可用低温盐水或液态制冷剂进行，一般用于海鱼类的快速冻结，其干耗也小。

冻结后鱼体的中心温度在-18~-15℃，特殊的鱼类可能要冻结到-40℃左右。鱼在冻藏前也应进行包冰衣或加适当的包装。冰衣的厚度一般在1~3mm。包冰衣时对于体积较小的鱼或低脂鱼可在约2℃的清水中浸没2~3次，每次3~6s。大鱼或多脂鱼浸没1次，浸没时间10~20s。冻藏过程中还应定时向鱼体表面喷水。在冷库进出口、冷排管附近的鱼体的冰衣升华蒸发量较大，冰衣可以加厚一些。

鱼的冻藏期与鱼的脂肪含量有很大关系，对于多脂鱼（如鲭鱼、大马哈鱼、鲱鱼、鳟鱼等），在-18℃下仅能贮藏2~3个月；而对于少脂鱼（如鳕鱼、比目鱼、黑线鳕、鲈鱼、绿鳕等），在-18℃下能贮藏4个月。多脂鱼一般的冻藏温度在-29℃以下，少脂鱼在-23~-10℃，而部分肌肉呈红色的鱼的冻藏温度应低于-30℃。

3.3.4.3 解冻

冻制食品的解冻（thawing）就是使食品内冰晶体状态的水分转化为液态，同时恢复食品原有状态和特性的工艺过程。冻结食品的解冻实际上是冻结的逆过程。除了冰淇淋、冰棒等冷饮食品外，大多数冻结食品在消费或加工前必须解冻，解冻可分为半解冻（-5~-3℃）和完全解冻。

在解冻过程中，一般食品的外层首先融化，热量通过这个已融化的液体层传递。冰的比热容只有水的1/2，热导率却为水的4倍，传热系数为水的8.6倍。因此，冻结过程的传热条件要比融化过程好得多；在融化过程中，很难达到高的复温速率。此外，在解冻过程中，解冻加热温度受到食品材料的限制，太高将导致食品组织破坏。所以，融化过程的热控制要比冻结过程更为困难。

由图3-9可以看出，与冻结过程相类似，解冻时在-5~0℃时曲线最为平缓。对于冻结来说，-5~0℃是最大冰晶生成带；对于解冻来讲，-5~0℃是最大冰晶融解带。与冻结时要尽快通过这一温度带的原因相同，解冻时也希望尽快通过这一温度带，以避免出现食品变色、有异味或异臭、蛋白质变性等不良变化。

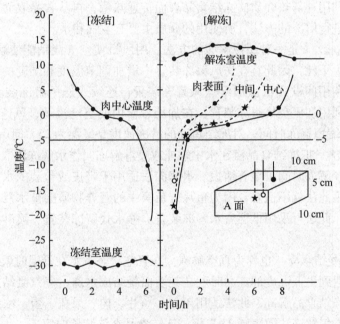

图 3-9　某肉类食品的冻结和解冻曲线
○肉表面深1cm；×肉中间深2.5cm，
距A面2.5cm；
● 肉中心深2.5cm，距A面5cm

人们往往认为在解冻时，为了使细胞有足够的时间吸收水分复原，慢速解冻后的食品比快速解冻后的食品质量好。但经过大量深入的研究，特别是通过低温显微镜的观察，发现解冻时水向细胞内的渗透速度非常快，在极短的时间内细胞就吸水复原了，即使吸水性能弱的细胞，也只需要几分钟的时间，因此提倡普遍采用快速解冻。

解冻终温对解冻品的质量影响很大。一般要求解冻终温由解冻食品的用途决定。用作加工原料的冻品，以解冻到能用刀切断为准，此时的中心温度大约为-5℃。

解冻的方式和设备有很多种，不同食品应考虑选用适合其本身特性的解冻方法。

表 3-13　解冻方法的分类

空气解冻法	水解冻法	电解冻法	其他解冻法
自然对流空气解冻	静水浸渍解冻	红外辐射解冻	接触传热解冻
强制对流空气解冻	低温流水浸渍解冻	高频解冻	高压解冻
高湿度空气解冻	水喷淋解冻	微波解冻	
加压空气解冻	水浸渍和喷淋结合解冻	低频解冻	
	水蒸气减压解冻	高压静电解冻	

解冻方法大致的分类见表 3-13。

以热量的传递方式来区分，冻结食品的解冻方法有两种：一种是外部加热解冻法，另一种是内部加热解冻法。

(1) 外部加热解冻法

这是一种利用外部热介质向冻结食品表面传递热量，再从食品表面逐渐向食品中心传递热量来进行解冻的方法，所使用的介质主要有空气和水。

① 空气解冻法　是一种缓慢解冻的方法。用风机使空气流动能使解冻时间缩短，但会使食品产生干耗，因此宜在送风解冻装置中增加调节温度和湿度的设备，以改善解冻效果。可利用间歇式低温加湿送风解冻装置、连续式送风解冻装置进行空气解冻，此外还可利用加压空气解冻装置，在加压容器内使空气流动，风速在 $1\sim1.5\text{m}\cdot\text{s}^{-1}$，可进一步缩短解冻时间，对冻结鱼糜的解冻速度是室温为 25℃ 时解冻的 5 倍。

② 水解冻法　把冻结食品浸在水中解冻或喷淋解冻叫作水解冻法。由于水比空气的传热性能好，解冻时间可显著缩短。水解冻法适用于带皮或包装的水产品解冻。鱼片、鱼糜制品用此法就不适宜，因为鱼片、鱼糜中的营养物质会被水浸出，冻品也易受到水的污染。此法可采用低温流水解冻装置、静水式解冻装置、喷淋和浸渍相组合的解冻装置。

③ 水蒸气凝结解冻　也称为真空解冻。在真空状态下水在低温时就沸腾，沸腾时形成的水蒸气遇到更低温度的冻品时就在其表面凝结成水珠，蒸汽凝结成水珠时放出相变潜热，使冻结食品解冻。此法适用于鱼、鱼片、肉、果蔬、蛋、浓缩状食品，解冻时间短，比空气解冻法效率高 2~3 倍。冻结食品在该装置内解冻，不会发生氧化和干耗，汁液流失也少。

④ 接触解冻　接触解冻装置与平板冻结装置相似，板与板之间放冻结食品，用上下板将冻结食品压紧，板内通以 25℃ 的流动水。日本将此装置用来解冻 7.5cm 厚、10kg 重的鱼糜，从初温 -20℃ 解冻到中心 -5℃，表面 8℃，只需要 20min。

(2) 内部加热解冻法

内部加热解冻法，是利用高频电流或微波使食品内部各部位同时受热的解冻方法。此法比外部加热解冻法的解冻速度快得多。

微波加热解冻法在国外已普遍推广使用，在国内也已开始进入家庭，它能将调理冻结食品同时解冻和加热。例如，预调理过的鱼、肉冻结食品在微波炉中，从冻结状态解冻并加热到食用温度仅需 100s。微波加热时，热量不是从外部传入，而是在食品内部产生,因此加热和解冻非常迅速。解冻后食品仍能保持原有的形状和结构。

但微波解冻也有自身缺点:食品成分复杂,对微波能的吸收能力各不相同,会引起食品各部分解冻不均匀;若局部地点的冰融化,由于水中的微波能利用系数大于冰,水会吸收更多的微波能,容易引起局部水煮观象;食品形状不规则,表面凹凸不平,凸起处会吸收较多的微波能,则在棱角引起解冻不均匀;微波装置成本高。

3.3.4.4 食品在冻藏及解冻过程中的变化

(1) 冰结晶的生长

食品在冻藏过程中,食品内的冰结晶生长的原因主要是冻藏时温度的波动。原来采用快速冻结方法生产的冻结食品,它具有细微的冰结晶结构,在冻藏过程中,如果冻藏温度经常变动也会遭到破坏。当温度上升时,食品中的一部分冰结晶,首先是细胞内的冰结晶融化成水,液相增加,由于水蒸气压差的存在,水分透过细胞膜分散到细胞间隙中去。当温度又下降时,它们就附着并冻结到细胞间隙中的冰结晶上面,使冰结晶成长。因此,当冻藏温度波动时,细胞间隙中的冰结晶成长就更明显。

这样速冻变成缓冻效果,细胞受到机械损伤,蛋白质变性,解冻后液汁流失增加,食品的风味和营养价值都发生下降。防止食品冻藏过程中冰结晶生长的办法是:减少冻藏间的温度的波动,自动控温。

(2) 干耗与冻结烧

在冻藏室内,由于冻结食品表面的温度、室内空气的温度和空气冷却器蒸发管表面温度三者之间存在着温度差,因而也形成了水蒸气压差。冻结食品表面的温度与冻藏室空气温度之间的温差,使冻结食品失去热量,进一步被冷却,同时因为存在着水蒸气压差,冻结食品表面的冰晶升华,跑到空气中去。部分含有水蒸气较多的空气,吸收了冻结食品放出的热量,密度减小就向上运动,当流经空气冷却器时,由于蒸发管表面的温度十分低,该温度下的饱和水蒸气压也很小,因此空气被冷却时,空气中的水蒸气也在蒸发管表面达到露点,并凝结成霜附着在上面。减湿后的空气因密度增加就向下运动,当它再遇到冻结食品时,因水蒸气压差的存在,食品表面的冰结晶继续向空气中升华。就这样反复进行,以空气为介质,冻结食品表面出现干燥现象,并造成重量损失,俗称"干耗"。冻结食品表面冰晶升华所需要的升华热是由冻结食品本身供给的,另有外界通过围护结构传入的热量,冷藏室内电灯、操作人员发出的热量等。

开始时仅仅在冻结食品的表面层发生冰晶体升华,长时间后逐渐向里推进,这样不仅使冻缩食品脱水减重,造成重量损失,而且由于冰晶升华后的地方成为细微空孔,大大增加了冻结食品与空气的接触面积。在氧的作用下,食品中的脂肪氧化酸败,表面黄褐变,使食品的外观损坏,风味、营养价值都变劣,这种现象称为冻结烧。冻结烧部分的食品含水率非常低,接近2%~3%,蛋白质脱水变性,食品的质量严重下降。

(3) 色泽变化

冷冻肉品在冻藏过程中颜色会逐渐变暗,其主要原因是由于血红素的氧化及表面水分的蒸发使色素物质浓度增加。例如，金枪鱼肉在 -20℃ 冻藏 2 个月以上，其肉色从红色→深红色→红褐色→褐色。金枪鱼发生褐变则是由于血液蛋白发生褐变，刚冻死后的金枪鱼含有的是还原性肌红蛋白和血红蛋白，肉呈紫红色。在冻藏过程中，二价铁离子慢慢地被氧化为三价铁离子，形成褐色的高铁肌红蛋白与高铁血红蛋白，金枪鱼肉自然也变成了褐色。此外，还存在紫外线对冻鱼色泽的影响。融化和重新冻结的冻肉颜色变暗，脂肪组织因氧化变为淡红色。鱼类一经冻结，其色泽有明显变化，如黄花鱼由姜黄色变为灰白色，乌贼的花斑纹变为暗红色，对虾由青色逐渐发黑。鱼类变色的原因包括自然色泽的分解和新的变色物质的产生两个方面：自然色泽的破坏为红色鱼肉的退色，如冷冻金枪鱼的变色；产生新的变色物质，如白色鱼肉的褐变、虾类的黑变等。例如，鳕鱼褐变的发生是由于鱼死后肉中核酸系物质反应生成核糖，然后与氨化合物反应生成黑色素；又如，冻藏的对虾的黑变是由酚酶、酚氧化酶使酪氨酸产生黑色素造成的。总之，对冻藏鱼类在冻藏期间的色泽变化问题，应根据不同情况加以对待，可以采用深低温冻藏、添加抗氧化剂、不透光包装、除去内脏血液后冻藏等方法来解决。冻结冷藏的温度越低，颜色的变化越小，-80～-50℃ 时变色几乎不再发生。

（4）液汁流失

冻结食品解冻时，内部冰结晶融化成水，如果不能回复到原细胞中去，不能被肉质吸收，这些水分就变成液汁流出来。产生的原因主要是由于肉质组织在冻结过程中产生冰结晶及冻藏过程中冰结晶成长所受到的机械损伤。当损伤比较严重时，肉质间的缝隙大，内部冰晶融化的水就能通过这些缝隙自然地向外流出，称为流出液滴。当机械损伤轻微时（速冻），内部冰晶融化的水由于毛细管作用还能保持在肉质中，当加压的时候才往外流出。食品中的蛋白质、淀粉等成分的持水能力由于冻结和冻藏中的不可逆变化而丧失，当解冻时不能与冰晶融化的水重新结合，造成液汁损失大。

由于液体中含有蛋白质、盐类、维生素类等水溶性成分，液滴流出就使食品的风味、营养价值变差，并造成重量损失。因此，冻结食品解冻过程中流出液滴量的多少，也是鉴定冻结食品质量的一个重要指标。

3.3.4.5　冷链流通

食品冷链是以制冷技术为手段，确保在产品加工、贮藏、运输、分销和零售，直到消费者手中各个环节始终处于产品所必需的低温环境下的一项系统工程。冷链建设要求把所涉及的生产、运输、销售、经济和技术性等各种问题集中起来考虑，协调相互间的关系，以保证易腐食品在加工、运输和销售过程中的安全。由于食品冷链是以保证易腐食品品质为目的，以保持低温环境为核心要求的供应链系统，所以它比一般常温物流系统的要求更高，也更加复杂。

冻藏的食品物料是食品加工的原辅材料，冻藏过程往往是在同一条件下完成，而作为商品销售的冻藏食品，其冻藏过程是在生产、运输、贮藏库、销售等冷链（cold chain）环节中完成的。在不同环节，其冻藏条件可能有所不同，贮藏期要综合考虑各个环节的情况而确定，为此出现了冷链中的 TTT 概念。TTT（time-temperature-tolerance)是指时间-温度-品质耐性，表示相对于品质的允许时间与温度的程度，用以衡量在冷链中食品的品质变化(允许的贮藏期)，并可根据不同环节及条件下冻藏食品品质的下降情况，确定食品在整个冷链中的贮藏期限。

食品冷链由冷冻加工、冷冻贮藏、冷藏运输、冷冻销售4个方面构成：

① 冷冻加工　包括肉禽类、鱼类和蛋类的冷却与冻结，以及在低温状态下的加工作业过程；也包括果蔬的预冷；各种速冻食品和奶制品的低温加工等。在这个环节上主要涉及冷链装备有冷却、冻结装置和速冻装置。

② 冷冻贮藏　包括食品的冷却贮藏和冻结贮藏，以及水果蔬菜等食品的气调贮藏，它是保证食品在贮存和加工过程中的低温保鲜环境。在此环节主要涉及各类冷藏库/加工间、冷藏柜、冻结柜及家用冰箱等。

③ 冷藏运输　包括食品的中、长途运输及短途配送等物流环节的低温状态。它主要涉及铁路冷藏车、冷藏汽车、冷藏船、冷藏集装箱等低温运输工具。在冷藏运输过程中，温度波动是引起食品品质下降的主要原因之一，所以运输工具应具有良好性能，在保持规定低温的同时，更要保持稳定的温度，远途运输尤其重要。

④ 冷冻销售　包括各种冷链食品进入批发零售环节的冷冻贮藏和销售，它由生产厂家、批发商和零售商共同完成。随着大中城市各类连锁超市的快速发展，各种连锁超市正在成为冷链食品的主要销售渠道，在这些零售终端中，大量使用了冷藏/冻藏陈列柜和贮藏库，由此逐渐成为完整的食品冷链中不可或缺的重要环节。

我国现有冷藏运输装备特点及发展现状见表3-14。

表3-14　我国现有冷藏运输装备特点及发展现状

种类	优点	缺点	适用范围	发展现状
加冰/盐水冷藏车	冰吸热能力强，可维持新鲜农产品温度；车体结构简单；成本低	温度可控范围窄；对车体及货物腐蚀严重；需中途加冰，影响运输速度	中、短途运输	铁路有千余辆冰冷车在使用，目前已停产 公路主要用于水产品冷藏运输
机械冷藏车	温度可控范围广，温度分布均匀；可实现制冷、加热、通风换气、融霜自动化	铁路：成组(5节为1组)运行，运用不灵活；维护费用高；技术要求高 公路：初投资大；噪声大；结构复杂	铁路：批量大，远距离运输 公路：应用范围较广	铁路：以成组形式为主；应发展单节机械冷藏车 公路：使用广泛，向节能环保方向发展
冷板冷藏车	结构简单；制冷费用低；恒温性能好	自重大；调温困难；抗震性能差	中短途运输	中短途及定点定线运输中有发展前景
液氮干冰冷藏车	制冷速度快，温控范围广，温度场均匀；维护费用少；具有气调功能；节能环保	中途需补充液氮或干冰	时间：在1d内短途运输	已有使用，有较好前景
隔热保温车	无冷源及制冷设备；初投资小；结构简单；能耗小；运行费用少	温度可控范围小；易受环境影响	中、短途运输，经预冷/热货物	可在一定程度上替代加冰冷藏车
气调保鲜车	能更好地保证货物品质	车体制造工艺要求高	对货物品质有较高要求	处于研发阶段，其应用必要性还存在争议

（续）

种类	优点	缺点	适用范围	发展现状
蓄冷板冷藏车	能耗低；成本低；灵活、可操作性强	自重大；1次充冷工作时间短（一般8~15h）	小批量，中、短途运输	蓄冷板冷藏车及保温箱已有使用
冷藏集装箱	有效容积大；可用于多种交通运输工具间联运；调度灵活，操作简便；温度稳定；损失低	初投资大；对各运输环节配套措施要求高；运输管理系统庞大	多种交通工具联运情况下优势明显	尚未大规模使用，处于起步阶段

食品冷藏链贯穿着食品从生产到消费前的全过程，是把食品冷冻技术与科学组织管理相结合，将各个环节有机联系起来的一项有力措施。冷冻制品是否能成功地推向消费者，除了其质量以外，最重要的是冷藏链是否完善。冷藏链涉及冷冻设备、低温库、冷冻运输及冷柜零售，因此必须在严格控制的条件下制造、贮藏、运输和销售。

本章小结

食品的低温处理技术，即通过降低食品温度，并维持低温水平或冻结状态，以延缓或阻止食品的腐败变质，达到延长食品贮藏期的目的。经过冷冻加工的食品统称为冷冻食品。

冷却是食品冷藏或冻制前必经的阶段。冷藏是将预冷后的食品在稍高于冰点以上的温度进行保藏的方法。常见的冷藏方法有自然空气冷藏法、机械空气冷藏法、气调冷藏法等。

食品的冻结按使用的冷冻介质及与食品接触的状况，主要分为空气冷冻法、间接接触冷冻法和直接接触冷冻法等。空气冻结法的主要类型有隧道式、流态床式、螺旋式连续冻结装置等。间接接触冷冻法依装置的接触方式不同分为平板冻结装置、回转式装置及钢带式装置等。食品原料在冻结点以下的低温进行贮藏，即为冻藏。工业上常采用在 -18℃温度条件下进行冻藏。

很多冻结食品在消费或加工前必须解冻，解冻可分为半解冻和完全解冻。食品在冻藏及解冻过程中常发生冰结晶的生长、干耗与冻结烧、液汁流失等变化，需采取适当措施进行控制。

思考题

1. 食品低温保藏的原理是什么？
2. 食品冷却的目的是什么？主要方法有哪些？
3. 简述食品的冷藏方法及其特点。
4. 简述食品的冻结过程及其常用的冻结方法。
5. 最大冰晶生成带对冷冻食品品质有何影响？
6. 冻结食品在包装和贮藏方面应注意哪些问题？

7. 食品在冻藏过程中容易发生哪些变化？如何对其进行控制？
8. 简述冻结食品的解冻过程和方法？如何控制解冻过程中食品质量的变化？
9. 如何利用 TTT 理论计算食品在流通中的品质下降量？
10. 何谓食品冷链流通？

推荐阅读书目

食品冷冻冷藏学. 刘宝林. 中国农业出版社，2010.
食品技术原理. 赵晋府. 中国轻工业出版社，2012.
食品工艺学. 3 版. 陈野，刘会平. 中国轻工业出版社，2014.

第4章
食品罐藏加工

4.1 罐头食品保藏原理
4.2 罐头食品包装容器
4.3 罐头食品加工工艺
4.4 典型罐头加工工艺

经过商业杀菌的产品俗称"罐头",用罐头这种形式来保藏的食品就是罐藏食品。食品的罐藏是把食品置于罐(can,tin)、瓶(bottle)或复合薄膜袋(sac,sachet)中,密封后加热杀菌,借助容器防止外界微生物的入侵,达到在自然温度下长期存放的一种保藏方法。在罐头生产企业,将罐藏容器称为空罐,装填了内容物的罐头称为实罐,因此,加工容器的车间即为空罐车间,加工食品的车间即为实罐车间。

与干藏和冻藏不同,罐藏方法并不是人们直接受到自然现象的启示而加以利用,而是人们不断地探索和总结在长期的社会实践中的经验而发明创造的。据一些古书的记载,早在千年以前,就有利用密封和加热法保存食物的例子,但限于当时的条件,还只是零星的局部经验,并未很快地推广开来和形成规模生产。

现代意义上的罐藏食品出现于18世纪末的法国。尼古拉·阿培尔(Nicolas Appert)为获得拿破仑政府征求军队食品保存方法的赏金,经过10年的努力,发明了用玻璃瓶密封并加热来长期保存食物的方法,西文"(罐头)杀菌"一词(appertization)即源于此。阿培尔的方法传播出去后,在各地的应用过程中不断得到改进。但由于对引起食品腐败变质的主要因素——微生物还没有认识,故技术上进展缓慢。1864年,法国科学家巴斯德(Louis Pasteur)发现了微生物,确认一切食品的腐败变质主要原因是微生物生长繁殖的结果,从理论上弄清了罐藏的原理。1874年,发明了从外界通入蒸汽并配有控制设施的高压杀菌锅,从而缩短了杀菌时间,并提高了操作的安全性,罐藏技术得到了普遍的推广。英国的皮特·杜兰德(Peter Durand)发明了最早的金属罐,罐盖和罐身的密封使用焊接方法。1903年,在美国出现了现在广泛使用的"二重卷边"密封罐,既保证了密封性,又提高了加工速度,还极大减少了内容物中的溶锡量。1920~1923年比奇洛(Bigelow)和鲍尔(Ball)根据微生物耐热性和罐头容器及罐内食品的传热特性资料,提出了利用数学方法来确定罐头食品合理杀菌温度和时间的关系。1948年斯塔博和希克斯(Stumbo&Hicks)进一步提出了罐头食品杀菌的理论基础 F 值,从而使罐藏技术趋于完善。1975年,瑞士将罐身的焊接由锡焊改为电阻焊接,使空罐的质和量都有了大幅度的提高。另外,二片罐也在20世纪得到了很大的发展。除了空罐制造方面的进步,实罐生产在理论与实践上都有了全面的进步。目前,罐藏工业正在向连续化、自动化方向发展,容器也由以前的焊锡罐演变为电阻焊缝罐、层压塑料蒸煮袋等。

世界罐头年产量4 000万t左右,其中水果和蔬菜罐头占70%以上,主要的生产国有美国、日本、俄罗斯、澳大利亚、德国、英国、意大利、西班牙及加拿大等。我国的罐头工业创建于1906年,上海泰丰食品公司是我国第一家罐头食品厂,新中国成立前仅在沿海的少数大城市有一些设备简单的罐头食品厂,年产近500t。新中国成立后才得到较快的发展,生产技术和设备也不断提高和完善,20世纪80年代初年产量达50万t,近年来产量已达250万t以上,出口近70万t。罐头厂2 000余家,产品不仅在国内市场销售,还远销100多个国家和地区。

作为一种食品的保藏方法,罐藏的优点有:罐头食品可以在常温下保藏1~2年;

食用方便，无须另外加工处理；已经过杀菌处理，无致病菌和腐败菌存在，安全卫生；对于新鲜易腐产品，罐藏可以起到调节市场，保证制品周年供应的作用。罐头食品更是航海、勘探、军需、登山、井下作业及长途旅行者的方便食品。

4.1 罐头食品保藏原理

食品罐头的基本保藏原理在于通过杀菌消灭了有害微生物的营养体，达到商业无菌的目的，同时应用真空技术，使可能残存的微生物芽孢在无氧的状态下无法生长活动，从而使罐头内的食品保持相当长的货架寿命。真空的作用还表现在可以防止因氧化作用而引起的各种化学变化。在腌渍蔬菜罐头或干果罐头加工中也存在着低水分活度和食盐的保藏作用。

食品腐败的主要原因是由于微生物的生长繁殖和食品内所含有酶的活动导致的，而微生物的生长繁殖及酶的活动要求一定的环境条件。罐头食品之所以能长期保藏主要是借助罐藏条件（排气、密封、杀菌）杀灭罐内能引起败坏、产毒、致病的微生物，同时破坏原料组织中自身的酶活性，并保持密封状态使罐头不再受外界微生物的污染来实现的，从而使食品达到能在室温下长期保藏的目的。

4.1.1 罐藏与食品微生物的关系

微生物的生长繁殖是导致食品败坏的主要原因。每一种微生物都有其适宜的生长条件要求，包括温度、水分、pH 值、氧气等。食品中常见的微生物主要有霉菌、酵母菌和细菌。霉菌和酵母菌广泛分布于大自然中，耐低温的能力强，但不耐高温，一般在加热杀菌后的罐头食品中不能生存，加之霉菌是需氧性微生物，因此，这两种菌在罐头生产中是比较容易控制和杀死的。由此看来，导致罐头败坏的微生物主要是细菌，因而，热力杀菌的条件都是以杀死某类细菌为依据而确定的，而细菌对环境条件的适应性是各不相同的。下面就讨论细菌对环境条件的要求。

4.1.1.1 细菌对营养物质的要求

细菌的生长繁殖必须要有营养物质提供，而食品原料中含有细菌生长活动所需要的营养物质，是微生物生长发育的良好培养基。罐藏食品中营养基质丰富，非常适宜细菌的生长，因此，控制食品原料和成品中微生物污染，是罐头食品生产的关键。保证原料的新鲜清洁和工厂车间的清洁卫生，就可减少有害微生物引起的危害。

4.1.1.2 细菌对水分的要求

细菌细胞含水量很高，一般在 75%~85%。各种细菌需要从环境中吸收较多的水分才能维持其生命活动；同时，细菌对营养物质的吸收，也是通过水溶液的渗透和扩散作用实现的。而罐藏原料及其罐头制品中含有大量的水分，可以被细菌利用，但随着盐水或糖液浓度的增高，水分活度降低，细菌能够利用的自由水减少，这有利于抑制细菌的活动。因此，水分活度低的制品（如含糖量高的糖浆罐头、果酱罐头）中微生物数量相对少些，其杀菌温度也相应低些，杀菌时间也可缩短些。

4.1.1.3　细菌对氧气的要求

细菌对氧的需要有很大的差异，依据细菌对氧要求的不同，可将它们分为嗜氧菌、厌氧菌和兼性厌氧菌3类。在罐藏食品中，嗜氧菌因罐头的排气密封使之得不到充足的氧气而使其生长繁殖受到限制；而厌氧菌则仍能活动，如果在加热杀菌时没有被杀死，则会造成罐头食品的败坏。因此，罐头食品中的腐败主要是由厌氧菌的生长繁殖引起的。

4.1.1.4　细菌对酸的适应性

不同的微生物具有不同的适宜生长的pH值范围，产品的pH值对细菌的作用主要是影响其分布和耐热性。不同pH值的食品中微生物种类不同，耐热性也不一样。pH值越低，即酸的强度越高，则在一定温度下降低细菌及其芽孢的抗热力效果越显著，杀菌效果就越明显。根据食品酸性的强弱，可将食品分为酸性食品（pH 4.5或以下）和低酸性食品（pH 4.5以上），也可将食品分为低酸性食品（pH 4.5~6.8）、酸性食品（pH 4.5~3.7）和高酸性食品（pH 3.7~2.3）。在实际应用中，一般以pH 4.5作为划分的界限。pH 4.5以下的酸性食品（水果罐头、番茄制品、酸泡菜和酸渍食品等），杀菌温度通常只需在80~100℃，就可以充分杀菌；而pH 4.5以上的低酸性食品（如大多数蔬菜罐头和肉、禽、水产等），杀菌温度通常要在100℃以上，才能充分杀菌。这个界限的确定是根据肉毒梭状芽孢杆菌（*Clostridium botulium*）在不同pH值下的适应情况而定的。

4.1.1.5　细菌的耐热性

每类细菌都有其最适宜的生长温度（表3-1），温度超过或低于此最适范围，就会抑制它们的生长活动，甚至导致其死亡。根据细菌对温度的适应范围不同，可将细菌分为嗜冷菌、嗜温菌和嗜热菌（表3-1）。嗜温菌的生长最适温度为25~37.7℃，是引起食品原料和罐头制品败坏的主要细菌，如肉毒梭状芽孢杆菌和梭状芽孢杆菌，对食品安全影响较大，还有很多不产毒素的腐败细菌也适应这种温度。但嗜温菌不耐热，在罐头杀菌条件下容易杀灭掉，而导致罐头杀菌不彻底，残留的多数是耐热的嗜热菌，其生长最适温度为50~55℃，有的可在76.7℃下缓慢生长。这类细菌的芽孢是最耐热的，有的可能在112℃下幸存60min以上。一般认为，罐头杀菌主要应考虑杀灭肉毒梭状芽孢杆菌和平酸菌（平酸菌是指产酸不产气，引起罐头食品腐败而不胖听的一类细菌）及孢子。肉毒梭状芽孢杆菌主要危害低酸性罐头食品，它能产生毒素，且其孢子的耐热性强。平酸菌分为凝结芽孢杆菌和嗜热脂肪芽孢杆菌两大类。嗜热脂肪芽孢杆菌能引起低酸性食品的腐败，称为酸腐败；凝结芽孢杆菌能引起酸性食品的腐败，称为平酸腐败。凝结芽孢杆菌耐热性比嗜热脂肪芽孢杆菌差些，凝结芽孢杆菌适宜生长温度为45~55℃，最高生长温度达54~65℃。但凝结芽孢杆菌比嗜热芽孢杆菌耐酸性强，它能在pH 4的酸性条件下生长，它是番茄制品中常见的重要腐败菌，而嗜热脂肪芽孢杆菌在 pH 值为 5 或低于 5 时就不能生长。

4.1.2 罐藏与酶的关系

酶是有机体内的一种特殊蛋白质，是生物催化剂。食品中存在的酶对食品的质量有较大的影响，新鲜果蔬的耐藏性和抗病性强弱直接与它们代谢过程中各种酶活动有关。同时，酶也会导致食品在加工和贮藏过程中的质量下降，主要反映在食品的感官和营养方面的品质降低。新鲜食品原料中含有各种酶，它们能加速物料中有机物质的分解变化，如不对酶的活性加以控制，原料或制品就会因酶的作用而发生质变。因此，必须加强对酶的控制，使其不对物料及制品发生不良作用而造成品质变坏和营养成分的损失。这些酶主要是氧化酶类和水解酶类，包括过氧化物酶、多酚氧化酶、脂肪氧合酶、抗坏血酸酶等。

与食品质量降低有关的酶类及其作用见表 4-1。

表 4-1 与食品质量降低有关的酶类及其作用

酶的种类	酶的作用
多酚氧化酶类（Polyphenol oxidase）	导致果蔬褐变、变味和维生素的损失
过氧化物酶类（Peroxidase）	导致果蔬褐变
脂肪氧合酶（Lipoxygenase）	破坏蔬菜、粮食中脂肪和维生素 A，导致变味
脂肪酶（Lipase）	导致油脂、乳及乳制品等中的脂肪水解酸败
多聚半乳糖醛酸酶（Polygalacturonase）	使果胶裂解，导致果实软烂
果胶甲酯酶（Pectin methylesterase）	使果胶脱酯，导致果实软烂、果汁沉淀
抗坏血酸氧化酶类（Ascorbic acid oxidase）	破坏果蔬中的抗坏血酸
叶绿素酶类（Chlorophyllases）	破坏果蔬中的叶绿素，导致绿色组织褪色
蛋白酶类（Proteases）	导致动物组织软烂
硫胺素酶（Thiaminase）	破坏动、植物中的硫胺素

酶的活性与温度之间有密切的关系。在较低的温度范围内，随着温度的升高，酶活性也增加。通常，大多数酶在 30~40℃ 的范围内显示最大的活性，而高于此范围的温度将使酶失活。酶活性和酶失活速度与温度之间的关系均可用温度系数 Q_{10} 来表示。酶活性的 Q_{10} 一般为 2~3，而酶失活速度的 Q_{10} 在临界温度范围内可达 100。因此，随着温度的升高，酶催化反应速度和失活速度同时增大，但是由于它们在临界温度范围内的 Q_{10} 不同，后者较大，因此，在某一温度下，失活的速度将超过催化的速度，此时的温度即酶活性的最适温度。图 4-1 和图 4-2 分别表示了温度对酶的稳定性和对酶催化反应速度的影响，从图 4-1 和图 4-2 中可以清楚地看出，当温度超过 40℃ 后，酶将迅速失活。另外，温度超过最适温度后，酶催化反应速度将急剧降低。

酶的热变性与细菌的热力致死时间曲线相似，我们也可以作出酶的热失活时间曲线，用 D 值、F 值及 Z 值来表示酶的耐热性。其中，D 值表示在某一恒定的温度下，

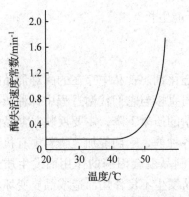
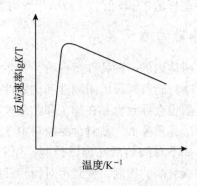

图 4-1　温度对酶稳定性的影响　　图 4-2　温度对酶催化反应速度的影响

酶失去其原有活性的 90% 时所需要的时间；Z 值表示使酶的热失活时间曲线越过一个对数循环所需改变的温度；F 值是指在某个特定温度和不变环境条件下，使某种酶的活性完全丧失所需要的时间。

图 4-3 是过氧化物酶的热失活时间曲线。从图 4-3 中可以看出，过氧化物酶的 Z 值大于细菌芽孢的 Z 值，这表明升高温度对酶活性的损害比对细菌芽孢的损害要小。经过加热处理后，微生物虽被杀死，但某些酶的活力却依然存在。在生产实践中发现，有些酶会导致罐藏的酸性或高酸性食品的变质。某些酶经热力杀菌后还能再度活化，过氧化物酶就是一例，这一问题是在超高温热力杀菌（121～150℃ 瞬时处理）时被发现的。因此，在罐头的加工处理中，要完全破坏酶的活性，防止或减少由酶引起的败坏，还应综合考虑采用其他不同的措施。例如，酸

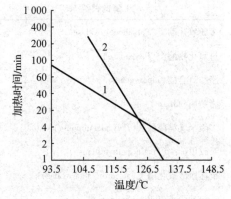

图 4-3　过氧化物酶的热失活时间曲线
1-过氧化物酶　2-细菌芽孢

渍食品中过氧化酶能忍受 85℃ 以下的热处理，加醋可以加强热对酶的破坏力，但热力钝化时高浓度糖液对桃、梨中的酶有保护作用；又如，酶在干热条件下难于钝化，湿热条件下易于钝化等。所以，不论是烫漂处理，还是高温杀菌工序，都必须使组织内部的酶活性达到完全破坏。只有这样，才能确保罐头产品有一个安全稳定的保质期。

4.1.3　罐藏与食品氧化的关系

当食品与空气接触时，其表面很容易发生氧化，而使食品的色、香、味及营养成分发生变化或破坏，如苹果、蘑菇及马铃薯等果蔬的果肉组织与氧气接触时特别容易产生酶促褐变；脂肪在氧化时会发生败坏，产生不良气味；豆类食品氧化变质后会产生苦味；在有氧存在的情况下，维生素 C 也不稳定。这些反应，都需要氧气的存在。而氧气广泛存在于食品组织中，也溶解于水和汁液中。但罐头经过排气后，排除了罐内的空气，使罐头形成了一定的真空，减少了罐内的氧气含量。罐内的食品在这样的

真空条件下保藏，就能减轻或防止氧化作用，使食品中的色、香、味及营养物质得以较好地保存。

4.2 罐头食品包装容器

4.2.1 罐头食品容器基本要求

为了使罐藏食品能够在容器里保存较长的时间，并且保持一定的色、香、味和原有的营养价值，同时又适应工业化生产，这样就对罐藏容器提出了一些要求。

(1) 对人体无毒害

罐藏食品含有糖、蛋白质、脂肪、有机酸，还可能含有食盐等成分，作为罐藏容器的材料与食物直接接触，又需要经较长时间的贮存，它们相互不应起化学反应。容器材料中的化学成分不能迁移进入食品中，不给食品带来污染而影响食品风味，甚至危害人体健康。

(2) 具有良好的密封性能

食品的腐败变质往往是因为自然界中微生物活动与繁殖的结果，从而促使食品分解发酵所致。罐藏食品是将食品原料经过加工、密封、杀菌制成的一种能长期保存的食品，如果容器密封性能不良，就会使杀菌后的食品重新被微生物污染造成腐败变质。因此，容器必须具有非常良好的密封性能，使内容物与外界隔绝，防止外界微生物的污染，不致变质，这样才能确保食品得以长期贮存。

(3) 具有良好的耐腐蚀性能、耐高温高压性能

由于罐头食品含有机酸、蛋白质等有机物质，以及无机盐类，会使容器产生腐蚀。有些物质在罐藏食品工业生产过程中会产生一些化学变化，释放出具有一定腐蚀性的物质，而且罐藏食品在长期贮存过程中内容物与容器接触也会发生缓慢地变化，使罐藏容器出现腐蚀，因此作为罐藏食品容器必须具备优异的抗腐蚀性能。同时，在加热杀菌过程中能耐高温高压，不会熔化或与内容物相互作用。

(4) 适合于工业化的生产

随着罐头工业的不断发展，罐藏容器的需要量与日俱增，因此要求罐藏容器能适应工厂机械化和自动化生产，质量稳定，在生产过程中能够承受各种机械加工，材料资源丰富，成本低廉。还应具有一定的机械强度，不易变形，能保持原来的形状和结构，不易破损破裂以致影响食品的质量品质。

此外，要求罐藏容器体积小、重量轻、便于运输，并要求开启容易，便于食用。当前国内外普遍使用的罐藏容器有马口铁罐、玻璃罐以及铝合金罐和塑料复合薄膜袋(蒸煮袋)等。

4.2.2 金属罐类型与特点

金属罐主要包括以镀锡薄钢板(俗称马口铁)为材料的镀锡板罐以及以铝合金薄板为材料的铝罐。它们可制成各种形状与尺寸，以符合传统的或者市场的要求。马口铁

罐是由两面镀锡的低碳薄钢板(tin-plate)制成。镀锡板断面如图4-4所示。

金属罐由罐身、罐盖、罐底3部分焊接密封而成，称为三片罐，也有采用冲压而成的罐身与罐底相连的冲底罐，称为二片罐。马口铁罐镀锡的均匀与否影响到铁皮的耐腐蚀性。镀锡可采用热浸法和电镀法，热浸法生产的马口铁称为热浸铁，所镀锡层较厚，为$(1.5 \sim 2.3) \times 10^{-3}$ mm ($22.4 \sim 44.8$ g·m^{-2})，耗锡量较多；用电镀法生产的称为电镀铁，所镀锡层较薄，为$(0.4 \sim 1.5) \times 10^{-3}$ mm ($5.6 \sim 22.4$ g·m^{-2})，

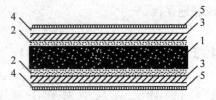

图4-4 镀锡板断面示意
1-钢基 2-锡铁合金层 3-锡层
4-氧化膜 5-油膜

且比较均匀一致，不但能节约用锡量，而且有良好的耐腐蚀性，故生产上得到大量使用，是罐头生产中最为广泛使用的一种容器。容器的机械强度受钢板厚度的影响，但很薄的波形镀锡板其强度却可与较厚的平板相媲美。而锡层的厚度影响容器的耐腐蚀性。由于锡的资源短缺，锡价较高，故生产者常以减少锡层厚度降低成本，但这会增加内容物与软钢薄板之间的相互作用，发生腐蚀的危险。为此，在制成的镀锡罐内壁往往涂以涂料。根据使用范围，一般含酸量较多的果蔬罐头容器内壁采用抗酸涂料，如油树脂涂料，此涂料色泽金黄，抗酸性好，韧性及附着力良好。许多水产食品(特别是贝类)在加热杀菌过程中由于一些含硫蛋白质的降解，会释放出硫化氢，硫化氢会与暴露的铁表面反应，生成黑色的硫化铁，并会释放出氢气。为了防止发生这种现象，在罐内壁涂以抗硫涂料，如环氧酚醛树脂，色泽灰黄，抗硫、抗油、抗化学性能好。除了应用涂料外，有些水产品罐头也可衬以硫酸纸或将内容物在装罐前稍加烘干以免黏罐。对于茄汁鱼类罐头，可将鱼块装罐前以稀乙酸溶液浸渍，也可减少黏罐现象。在罐头生产中选用何种马口铁为好，要根据食品原料的特性、罐形大小、食品介质的腐蚀性能等情况综合考虑来决定。常见的金属罐罐型如图4-5所示。

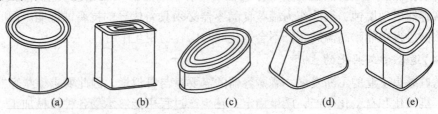

图4-5 常见的金属罐罐型
(a)圆罐 (b)方罐 (c)椭圆罐 (d)梯形罐 (e)马蹄形罐

铝是一种资源丰富的银白色轻金属，全世界的铝产量仅次于钢铁，在金属罐生产中铝罐用量仅次于马口铁罐。铝质材料之所以大量的被用来制造金属罐，是应为它具有许多独特的优点和特性：① 铝的密度非常小，为 2.7 g·cm^{-2}，仅为钢的 35%。因此，不仅使容器的质量大为减轻，而且使原材料的运输更为方便。② 铝的表面能自然生成一层致密的三氧化二铝薄膜，这种透明无色薄膜的存在，能阻止氧化的进行，在潮湿空气中不易生锈，铝质容器内装食品安全卫生。③ 铝有着比马口铁更好的拉伸性

能，可制成与镀锡金属罐相媲美的形状，其表面银白色的光泽，印刷效果同样好。④ 铝对光、热的反射性能和传导性能优异，可提高食品罐加热灭菌盒冷冻处理效果，废料可回收再利用，既能节约能耗，又能防止废弃物造成的公害。因此，在1918年挪威首次利用铝罐生产鱼肉罐头以来，铝制易开罐发展较快，在法国约35%的鱼罐头是用铝罐，目前铝罐被广泛用于饮料食品。铝罐的主要形式是冲底罐(二片罐)，罐身和罐底为一体由薄板直接冲压而成，无罐身接缝与罐底卷封。易开罐的盖除了拉开罐盖外，还有不带拉环只用部分划线的按压式易开盖，以及采用复合铝箔粘贴罐孔的剥开式易开盖等。但铝制罐存在以下缺点：① 包装材料铝材焊接困难，铝罐只能采用冲压或者扣骨方法制造。② 铝质材料质地较软，与镀锡板相比强度低，在制造与运输中容易因碰撞而发生变形，损耗大。

铝罐一直因只有一条接缝而优于镀锡板罐。20世纪70年代以来，铝罐的制罐技术也被引用到镀锡板罐的生产，因而有了冲拔和薄壁拉伸罐(DWI罐)和多级冲拔罐(DRD罐)，其特点也是只有一条接缝，并能具有易开、有拉环等优点，只是不如铝罐的延展性好，开启时稍微费劲。

4.2.3 玻璃罐类型与特点

玻璃罐是用石英砂、纯碱和石灰石等按一定比例配合后，在1 500℃高温下熔融，再缓慢冷却成型而成。在冷却成型时使用不同的模具即可制成各种不同容积、不同形状的玻璃罐。质量良好的玻璃罐应呈透明状，无色或微带青色，罐身应平整光滑，厚薄均匀，罐口圆而平整，底部平坦，罐身不得有严重的气泡、裂纹、石屑及条痕等缺陷。玻璃罐最大优点是透明，质硬，化学性质稳定，不易腐蚀和氧化。19世纪初法国的尼古拉·阿培尔发明罐藏法作为保藏食品的有效方法，当时他使用的就是用软木塞封闭的玻璃瓶。尽管玻璃瓶有不少缺点，如它们的加工费时，机械性能差，易破碎，抗冷热性能差，一般温差在40~60℃即破裂，受机械撞击时易于破碎等，但迄今在食品罐头的生产中，仍占有一席之地，仍旧是果蔬类、鱼膏、鱼糊之类罐头食品的传统性容器。因为它具有能展示内容物，避免内容物与容器的作用(如腌渍的蔬菜、贝类等)。

4.2.4 软罐头包装材料类型与特点

软罐头由英文"retort pouch food"意译而来。广义上说，软包装食品分为袋装食品(透明袋、铝箔袋两种)、盘装食品(透明盘、铝箔盘两种)、结扎食品3类。狭义上说，是以聚酯、铝箔、聚烯烃等薄膜复合而成的包装材料制成的耐高温蒸煮袋为包装容器，并经密封、杀菌而制得的能长期保存的袋装食品，简称RP-F。该食品的生产原理和过程与普通的罐头生产大致相同，只是采用软质的包装材料，故称作软罐头。

软罐头的容器主要是蒸煮袋。蒸煮袋是由多层复合材料制成的具有一定尺寸的袋。日本首先使用，以后欧美诸国相继作为食品容器使用。具有代表性的复合材料一般采用聚酯、铝箔、尼龙、聚烯烃等薄膜借助胶黏剂复合而成，一般有3~5层，多者可达9层。常用的蒸煮袋外层是12μm强度良好的聚酯，起加固及耐高温作用。中层为 9μm 的铝箔,具有良好的避光性、防透气、防透水。内层为热封性良好,与食品接触安全的聚烯烃(己烯、丙烯、丁烯等烯烃类的聚合物或不同烯烃的共聚物),通常厚度 70μm,有良好的热封性能和耐化学性能,能耐 121℃ 高温,又符合食品卫生要求。也有采用中间无铝箔的、尼龙/聚丙烯等的层压薄膜(laminated film)为材料的,但这类蒸煮袋的软罐头,其货架期较短。蒸煮袋可按如下方法分类:按其材料构成及内容物的保存性可分为透明普通型、透明隔绝型、铝箔隔绝型和高温杀菌用袋。按其承受杀菌温度的能力,可以分为能耐 121℃ 杀菌的普通蒸煮袋 RP-F、能耐 135℃ 高温的高温蒸煮袋(HRP-F)及能耐 150℃ 高温的超高温蒸煮袋(URP-F);按袋的容量大小可分为 100g 以下的小袋、100~500g 装的一般袋和 1 000g 以上的大袋。按袋的外表形态可分为四方封口的平袋和能竖放的直立袋。

软罐容器的优点:能经受 121℃ 高温杀菌,包装物料不变性、不破裂,密封性能好,与外界空气、水分、光线隔绝,可以长期保存内容物质量;它比金属容器薄,内容物受热面积大,热传导快,与同等容积的硬罐头比较,加热灭菌时达到要求的中心温度所需时间较短,有利于罐头食品质量的提高,它能与金属罐头一样,在常温流通条件下可长期保存。此外,包装物料质量轻,减少运输装卸费用,携带方便,开袋即食,又可原封不动地投入热水中加热;软罐容器的存放所需空间小,质量也轻。由于其形状平坦,在陈列货架上易于识别。软罐食品短时加热即可食用,十分方便。

软罐容器在日本与美国十分普及,但在欧洲多用于较昂贵的制品,其市场占有率仍低于传统的罐头,其原因如下:① 填充与密封速度慢。在流水线上每分钟只有 60 袋左右,约为普通罐头速度的 1/20。② 需要专门设计的杀菌设备。进行蒸煮袋的高温杀菌时,必须使用蒸汽与压缩空气的混合物,造成足以平衡蒸煮袋内增长压力的过剩压力,从而避免封口的变形与爆裂。故要建立一条软罐头生产线时,就需要配置专门设备,在设备上要做较大的投资。

4.2.5 硬塑容器

由多层共挤出塑料(如聚偏氯乙烯与 EVOH)热成型的塑料罐头,它装有带有拉环的金属盖,此盖是双重卷封到塑料罐身的。或者罐口热封有铝箔层压薄膜,与常用的金属罐相比,其优点在于只要撕去铝箔层压薄膜,便可以用微波加热。

塑料罐的充填方法与金属罐一样,并在真空条件下密封以减少加热杀菌时内外压力的不平衡。所用塑料可以耐热到正常杀菌温度 121℃,但需要类似于蒸煮袋杀菌的反压压力的杀菌方式。塑料罐可加工成各种形状与尺寸,使产品更具吸引力,并且它不会腐蚀,当内容物开罐后一次吃不完时,可以再盖上放在冰箱中。这类容器与通常的镀锡罐相比,存在以下主要缺点:① 密封失败的发生率较高。② 与金属罐头相比,为了达到同样尺寸罐头的相同的致死率,所需加热杀菌时间稍长。

4.3 罐头食品加工工艺

罐藏食品加工的主要工艺流程为:

原料选择→预处理→装罐→预封→排气→密封→杀菌→冷却→保温检验→包装→罐头

要保证罐藏食品的安全生产，并有效地控制罐藏食品的质量，就必须了解各工艺过程的基本知识，掌握各工艺操作与产品质量和安全的关系。

4.3.1 原料选择与预处理

在原料的预处理时，要针对不同原料采用不同的方法。此外，预处理要及时、迅速以防止原料积压而导致腐败变质。

4.3.1.1 果蔬原料预处理

果蔬原料装罐前的预处理工艺主要包括：原料的分选、洗涤、去皮、修整、热烫与漂洗等。

(1) 原料的挑选和分级

原料在进入生产之前，必须严格挑选和分级，剔除不合格的原料，同时根据质量、新鲜度、色泽、大小等分为若干等级，以利于加工工艺条件的确定。分级可采用分级机，也可用人工方法分级。

(2) 原料洗涤

果蔬原料加工前必须经过洗涤，以除去表面附着的尘土、泥沙、部分微生物及可能残留的农药。一般在水池中用流动水漂洗或喷洗，也可用清洗机进行清洗，操作时要根据原料的特性加以选择。杨梅、草莓等浆果类物料应小批量淘洗，防止机械伤害或在水中浸泡过久而影响色泽和风味。对于采收前使用过农药的果蔬原料，应先用洗涤剂清洗，然后再用流动水漂洗干净。

(3) 原料去皮

果蔬原料种类繁多，表皮状况各不相同，要求去净表皮而不伤其果肉。去皮的方法主要有机械法、化学法、热力法、手工法和酶法。

① 手工去皮　是用专门的刀、刨等工具人工削皮。其优点是去皮干净、损失少，同时可完成修整、去心(核)、切分等操作，在原料质量不太一致的情况下具有操作优势。缺点是费工、费时，生产效率低，不适合大规模生产。

② 机械去皮　采用专门的去皮机进行，常用的去皮机主要有旋皮机、擦皮机等。与手工去皮相比，机械去皮效率高、质量好，缺点是去皮前需要对原料进行严格的分级。为防止原料褐变和设备被酸腐蚀，要求去皮机械，尤其是与原料接触的部位必须用不锈钢制造。

③ 碱液去皮　利用碱液使果皮与果肉薄壁组织间的果胶等物质溶解，从而使表皮剥落。将果品在一定浓度和温度的强碱液中处理适当的时间，使果皮腐蚀，再用清水冲洗或搓擦，去掉果皮并洗去碱液，常用的碱液为氢氧化钠或氢氧化钾溶液(表4-2)。

表 4-2　不同原料 NaOH 溶液去皮的条件

原料品种	溶液浓度/%	溶液温度/℃	浸泡时间/min
苹果	8~12	90~95	1~2
梨	0.3~0.75	30~70	2~3
杏	3~6	>90	0.5~2
桃	1.5~3	90~95	0.5~2
李	5~8	>90	2~3
猕猴桃	2~3	95	2~5

浸碱用的容器，必须用耐酸碱的搪瓷或不锈钢制品，切忌用铁或铝制品。使用后的碱液，若浓度不变，可连续使用；若浓度降低，可加碱补充。

④ 热力去皮　主要以蒸汽和热水作为热源，原料在高温作用下，短时间内使其表面迅速变热，果皮膨胀破裂，果皮和果肉之间的果胶失去胶凝性，使皮肉分开。此法适用于成熟度高的原料，温度一般控制在100℃左右，具体的蒸汽处理时间，可根据原料种类和成熟度而定。如桃子去皮可在100℃的蒸汽下处理8~10min，然后边喷淋冷水边用毛刷辊或橡皮辊刷洗去皮。

(4) 原料热烫

热烫也叫预煮，是将原料做短时间加热处理，以钝化果蔬组织中酶的活性，改善风味，稳定色泽，较好地保存营养成分。热烫可以采取热水处理或蒸汽处理两种方法。热烫的温度和时间视果蔬的种类、形状、大小及工艺要求而定。热烫的终点通常以物料中的过氧化物酶完全失活、组织烫透心为准。

(5) 抽空

果蔬组织内部含有一定量的空气，会影响制品的质量，导致产品变色，组织松软，装罐困难，开罐时固形物含量不足，加速容器内壁的腐蚀，降低罐头的真空度等现象的发生。因此，在加工时必须进行抽空处理。抽空处理就是利用真空泵向外抽气，使容器中呈真空状态，使物料中的空气释放出来，代之以抽空液的过程。抽空液可以是糖水、盐水或护色液。可以根据物料的种类来确定抽空液的种类及其浓度。抽空后的物料肉质紧密，可以减少热膨胀，使制品的感官品质明显提高。

4.3.1.2　畜禽原料预处理

(1) 解冻

用于罐头食品加工的畜禽原料多采用冻结冷藏或低温保藏，因此，在投放到车间后必须先经过解冻处理。解冻的方法、条件、操作是否得当，将直接影响到产品的品质。从理论上讲，解冻速度越慢，肉的品质越好，但解冻速度慢又会因微生物的作用而影响原料品质。所以，生产中一般不采用缓慢解冻的方法。解冻条件视原料而定，解冻后要求肉色鲜红，富有弹性，无肉汁析出，无冰结晶，气味正常。

(2) 肉的分割、剔骨与整理

在肉类罐头生产中，为了合理利用肉胴体，通常对其进行分割处理。一般先将猪半胴体分为前、后、中3段，然后再根据具体要求加以分割。牛肉按部位分割后分为一、二、三等搭配使用。羊肉一般分为一、二等搭配使用。除特殊带骨罐头外，都要求剔除全部硬骨和软骨，剔骨时必须保证肋条肉、后腿肉的完整性，避免产生碎骨和碎肉。剔骨后的畜禽原料需要进行整理，包括去除皮、瘀血、伤肉、黑色素肉、粗血管、全部淋巴结等，清除残留碎骨及表皮污物。

（3）预煮

大多数畜禽原料在装罐前需要进行预煮处理。预煮后的原料蛋白质凝固，肌肉组织紧密，具有一定的硬度，便于切块，有效地保证成品罐头的固形物含量，同时也有利于调味汁液的渗透。并且，预煮处理还有杀灭微生物的作用。预煮时要掌握好肉水比，水以淹没肉块为宜。预煮时间视原料大小而定，一般为30~60min，以肉块中心无血水为宜。

（4）油炸

油炸的目的在于脱除肌肉中的部分水分，赋予肉块特有的色泽和风味。油炸时要控制好每次的投料量、油炸温度、时间和油炸的终点。油炸温度一般为160~180℃，时间为1min左右。一般情况下，要求油炸前在肉块表面涂上焦糖色，以使油炸后的肉块表面呈现酱黄色或酱红色。肉类在油炸中一般会损失28%~38%的水分、2.11%的含氮物质、3.1%的无机盐，同时会吸收3%~5%的油，质量会有所损失，但营养价值会有所提高。

4.3.1.3 水产原料的预处理

加热杀菌或巴氏杀菌是罐头食品生产工艺中的主要加工过程，其他所有预备性的操作均可作为前处理。水产罐头食品与大多数罐头食品一样，在国际市场中要求经消费者食用后是不能留下残渣的。为了满足这一要求，原料要进行各种前处理，使鱼成为最终产品所需要的形式。因此，要除去那些经过长时间加热杀菌后仍无法食用的部分。在预热处理前，要将鱼去头、去内脏、去鳞及其他不可食部分，并对鱼鳍修整，这些操作如在预煮后进行，必然使鱼体破碎，降低其商品价值。

（1）解冻

解冻的水温一般控制在18℃以下。解冻程度视原料的种类、加工工艺、气温的高低等因素而定。有些鱼如果完全解冻则会造成骨肉分离、肉质碎散。所以，一般达到半解冻状态即可。

（2）清洗

原料的清洗主要是洗净附着在原料外表面的泥沙、黏液、杂质等污物。清洗时宜先用小刷刷洗，再用水冲去黏液。盐渍后的原料一般要用清水清洗一次，以除去原料表面盐分。但水洗的时间不可过长，以免降低含盐量。

（3）原料的处理

鱼类原料的处理主要包括去鳞、鳍、头、尾、内脏等，而虾、贝类原料则要进行去壳、取肉等处理。尽管鱼皮是完全可食的，但对于某些种类鱼罐头，如油浸金枪鱼罐头、油浸鲐鱼片罐头、马面鱼罐头等，需要除去鱼皮。去皮可采用化学方法，即将鱼在 70~80℃ NaOH 溶液（pH 14）中浸泡，然后用水喷射除去松软脱落的皮，再浸于 pH 1 盐酸将鱼体上残留的碱中和。

（4）加工成鱼片

许多罐头鱼，如沙丁鱼、大马哈鱼等，做罐头时并不需要加工成鱼片，因为它们的骨头在经过加热杀菌变得酥软可食。另外，做成鱼片后不仅在外观上失去鱼类固有的形象，同时鱼肉由于失去脊骨的支撑，在加热杀菌过程易于破碎。但是有些加工鱼种，它的骨头即使在加热杀菌后仍然硬得无法食用，就必须做成鱼片。对鱼片预煮、冷熏等操作，可使鱼片脱去部分水分，这样鱼肉组织变得较紧密坚硬，不易破碎，便于装罐。

预处理往往涉及其他改善产品感官质量的操作，如盐水浸渍、干腌、醋渍、烟熏和烹调等。除了改善感官特性外，所有这些预处理都会引起鱼肉的蛋白质变性和失水，从而避免这些水分在加热杀菌过程中、凝乳状蛋白渗出物在周围液汁中生成而影响外观。

（5）盐水浸渍

盐渍的目的在于脱除原料中部分血水和可溶性蛋白质，改变成品的色泽，防止罐内血蛋白凝结，还可使鱼肉组织收缩变硬，防止鱼皮脱落，并使鱼肉吸收适量的盐分，同时进行调味增进最终产品的风味。使用的盐水浓度及盐渍时间需要根据原料的种类、肥瘦、大小及加工产品的要求而定。盐渍过程中要经常翻动物料，使之均匀吸收盐分。还要尽量降低温度，并按要求及时调整盐水浓度，更换新盐水，防止浓度过高而使咸味过重。盐渍是从去内脏、去头等操作开始，直到预热、干燥、烟熏等连续过程的一道工序，盐渍时间较短，因此在此过程中水分除去不多。在低于 21% 盐水中，浸渍后鱼肉净重可能反有增加。在短时间的盐水浸渍中，肌浆蛋白的变性是不显著的，但部分蛋白会溶解在盐渍液中，并在水分蒸发后转移至鱼肉表面。在那里它们形成具有闪亮光泽的蛋白质凝固层，它的存在不会影响在随后的烟熏过程中水分的蒸发和挥发性成分向鱼肉内部的渗入，盐水中也可加入其他增添感官特性的物质，如色素、烟熏风味料、醋酸等。醋酸可使大西洋幼鲱、黍鲱等鱼类的鱼皮变得坚韧，加热杀菌时不会黏在罐壁上。鱼肉在盐渍过程中，由于盐水的渗透脱水作用，鱼肉组织会变得较为坚实，有利于预煮与装罐。盐渍的方法除了常用的盐水渍法，还有在水产原料中加入适量精盐并拌和均匀的拌盐法，或称干盐法。盐水法所用盐水浓度随原料鱼的种类及产品种类而异，大体在 $5\% \sim 15\%$（$m \cdot V^{-1}$），原料盐水比例为 $1:(1 \sim 2)$，以使原料完全浸没为宜。盐渍时间一般在 10~20min。罐头成品中的食盐含量一般都控制在 $1\% \sim 2.5\%$（$m \cdot V^{-1}$）。

（6）预热

根据水产罐头制品的种类。预热的方式有预煮与油炸、烟熏等，其主要目的都是脱去原料中部分水分，并由于蛋白质热凝固而使鱼肉质构变得较紧密，具有一定硬度而便于装罐，同时，鱼肉部分脱水后，使调味液能充分渗入鱼肉内部。油炸可使鱼肉获得独特的风味和色泽。

① 预煮　预煮方法因产品的调味方法而不同，对油浸、茄汁类鱼罐头，较多采用蒸煮法。其方法是将盐渍并沥干后的原料定量装罐，然后放入排气箱（也可用蒸缸、杀菌锅等）内，直接用蒸汽加热蒸煮。温度约为100℃。蒸煮时间按鱼的种类、块形大小及设备条件等的不同而异，一般需20~40min。脱水率与鱼的种类、加工过程中鱼肉浸润状况等因素有关，大致为15%~25%。在实际生产中以鱼块表面硬结、脊骨附近鱼肉蒸熟，即可认为脱水完成。蒸煮后将罐头倒置片刻，使罐内汤汁流尽（称为控水）。控水后应立即注液、加盖、排气、密封。否则，鱼、贝类暴露空气中，其表面色泽易变深、变暗，影响成品的外观质量。在后续工序无法跟上的特殊情况下，也可在蒸煮前往罐内加盖洁净的纱布，如果不是装罐后预煮的情况下，预煮后的鱼肉，应预予冷却使肉变硬，以免装罐时鱼肉的破碎。冷却应尽快进行，特别是要快速通过微生物繁殖与化学降解进行最快的温度区域。有些调味类罐头，采用原料与调味液共煮的方法进行预热处理，目的是增加产品的特殊风味。对于如金枪鱼那样的大型鱼，可以将整鱼放在蒸汽室中预热，也可分割切成块后在盐水中预热。这样做在脱水的同时也除去气味较重的鱼油，并便于鱼肉的去骨及加工成小块作为罐头原料。

② 油炸　采用油炸进行预处理，在鱼罐头生产中较为普遍。油炸时先将植物油或猪油加热至沸腾，将分档后沥干的鱼块投入锅中进行油炸，每次投入量为锅内油量的1/10~1/15，待表面结皮后，立即将鱼块翻动抖散，以免鱼块相互粘连，产生粘连部分未被炸到而呈白斑的现象。炸至鱼肉有些坚实感、呈金黄色或黄褐色时，即可捞起来沥油。油炸时对于小型鱼类，如凤尾鱼、银鱼等，油温一般控制在180~200℃；当原料块形较大时，可增至200~220℃。油炸时操作者应根据炸油温度、块形大小、原料种类等条件，并从鱼块坚实感与色泽，掌握油炸时间，一般为2~5min。油炸得率与原料鱼的水分含量有关，一般为55%~70%。油炸过程中产生的鱼屑较多，应及时除去并经常补充新油，并定时去除油脚，以免炸油老化，产生苦味，影响产品质量。

③ 烟熏　是能使鱼品具有独特风味和色泽的重要预热方法，一般都采用温熏。原料鱼的温熏包括烘干与烟熏两个过程。烘干一般在烘房中用热风烘干，开始时烘温控制得低些，为50~60℃，干燥后阶段烘温可增至65~70℃。一般烘至原料鱼表面干结不黏手，脱水率约为15%时即告完成。如过于干燥，烟熏时熏烟不易沉积、渗透，难以上色。相反，如干燥不够，原料鱼表面水分过多，造成烟熏过度沉积，造成鱼晶颜色发黑，鱼肉发苦。在烘干过程中，烘温须适当，如烘温过高（超过70℃），由于表面结皮，内部包水，反而延长干燥时间，并易造成鱼片脱皮现象；如烘温过低（低于40℃），则烘干时间延长，并且在该烘温下，微生物易于发育繁殖，引起鱼品腐败变质。此外，空气湿度高低，对干燥过程有较大影响，空气湿度高，鱼品表面水分蒸发速率降低，将延迟干燥时间，此时须特别注意烘温的控制，以免鱼品变质。烟熏过程在熏室内进行。烟熏的浓烟可由不完全燃烧来产生，熏室温度控制在不超过70℃，当鱼片颜色呈黄色或淡黄色时，可终止烟熏，时间需30~40min，然后送入烘道，在70℃左右烘至鱼片总得率达58%~62%，取出后在通风条件下冷却至室温，即可经切段等处理后装罐。烟熏制品原料鱼的脂肪含量对最终产品的质量，有较大的影响。低脂的原料，在烟熏过程会失去较多的水分，肉质较坚硬，虽便于装罐，但加热杀菌后

的制品质构坚韧。反之，高脂原料熏制后肉质较软，手工装罐时鱼肉易于破损，而制品的质构则过于嫩软。在国际市场上，沙丁鱼类的中上层鱼的烟熏罐头较多。我国常用鳗鱼、鲐鱼、带鱼生产油浸烟熏鱼罐头，其色泽风味独特，颇受国内外消费者欢迎。近年，代替烟熏方法，在盐渍的盐水中加入烟熏风味剂然后装罐预煮，可得到风味良好的制品。

4.3.2 装罐和预封

4.3.2.1 罐藏容器的准备

常见的罐藏容器有3类，即金属罐、玻璃罐及软罐容器。食品在装罐前，首先要根据食品原料的种类、物性、加工方法、产品要求等选择合适的罐藏容器。在装罐前必须对灌装容器进行洗涤和消毒。

① 马口铁罐的洗涤和消毒　在小型企业中，马口铁罐的洗涤和消毒多采用人工操作，即将空罐放在沸水中浸泡30~60s，取出后倒置沥水备用，罐盖也进行同样处理。在大中型企业中，一般采用洗罐机进行清洗和消毒。洗罐机有链带式、滑动式、旋转式等种类，基本方式都是先用热水冲洗空罐，然后用蒸汽进行消毒。

② 玻璃罐的洗涤和消毒　玻璃罐的清洗一般采用热水浸泡或冲洗。对于回收的旧玻璃罐，罐壁上常附着有油脂、食品碎屑等污物，则用2%~8%的氢氧化钠溶液洗涤，水温为40~50℃，然后再用漂白粉或高锰酸钾溶液消毒，最后用高温清洁水清洗。消毒后，应将空罐沥干并立即装罐，防止再次污染。

③ 蒸煮袋的准备　软罐容器是一种耐高温蒸煮的复合薄膜袋，又叫蒸煮袋。在生产前必须对每批蒸煮袋的质量进行检验。

4.3.2.2 食品的装罐

（1）装罐的工艺要求

原料经预处理后，应迅速装罐。为保证成品罐头的品质质量，装罐时必须满足以下几点基本要求：

① 装罐量必须准确　罐头内容物含量包括净重和固形物含量。净重是指罐头食品的总质量减去容器质量后所得的质量，包括液体和固体食品的质量。固形物含量是指罐内固态成分占净重的百分比。每一种产品都有其规定的净重和固形物含量。装罐时必须保证称量准确，误差控制在质量标准所允许的范围之内。每只罐头允许净重误差为±3%，但每批罐头净重的平均值不应低于标准所规定的净重。罐头的固形物含量一般为45%~65%，因食品种类、加工工艺等不同而异。

② 按大小、成熟度分级装罐　无论是果蔬原料，还是肉禽类，在装罐时都必须合理搭配，并注意大小、色泽、成熟度等基本一致，分布排列整齐，特别是玻璃更应注意。这样既可保证产品外观质量和杀菌品质，同时又提高了原料的利用率。

③ 应保持一定的顶隙　所谓顶隙，是指罐内食品表面或液面与罐盖内壁间所留空隙的距离。装罐时食品表面与容器翻边一般相距4~8mm，封罐后顶隙高度为3~5mm。

顶隙大小将直接影响到食品的装量、产品的真空度、罐盖卷边的密封性、铁皮的腐蚀、食品的变色、罐头的变形及腐蚀等方面。顶隙过小，杀菌时食品膨胀，引起罐内压力增加，将影响卷边的密封性，同时还可能造成铁皮罐永久变形或凸盖，影响销售。顶隙过大，罐头净重不足，且顶隙内残留空气较多会促进铁皮罐腐蚀或形成氧化圈，并引起表层食品变色、变质。

④ 严格防止夹杂物混入罐内　装罐时应特别重视清洁卫生，保持操作台的整洁，同时，要严格规章制度，工作服尤其是工作帽必须按要求穿戴整齐，严防夹杂物混入罐内，确保产品质量。此外，瓶口应清洁，否则会影响封口的严密性。

(2) 装罐方法

根据产品的性质、形状和要求，装罐的方法可分为人工装罐和机械装罐两种。

① 人工装罐　多用于肉类、禽类、水产、水果、蔬菜等块状或固体产品的装罐。因原料的形状不一、大小不等，色泽和成熟度也不相同，装罐时需进行挑选，合理搭配，并按要求进行排列装罐。机械装罐难以达到要求，只能采用人工装罐。

② 机械装罐　一般用于颗粒状、粉末状、流体及半流体产品的装罐，如青豌豆、果酱、果汁、调味汁和午餐肉等食品。该法具有装罐速度快、分量均匀、卫生等特点，因此，除必须采用人工装罐的部分产品外，应尽可能采用机械装罐。目前使用的机械装罐机可分为半自动和全自动两大类。国内使用较普遍的有午餐肉自动充填机、蚕豆自动装罐机、果汁自动灌装机等。流体和半流体状食品大多采用流体定量装罐机。

软罐头充填工艺要求相对较高，装填时要求适当的充填量和合适的内容物，保持袋内一定的真空度和袋子封口处清洁无污染，否则会造成封口不严。软罐头食品的充填量与其杀菌效果有关。在一定的充填量下，袋厚度的增加会引起杀菌时间的不足，造成成品败坏；此外，封口时袋子拉得太紧，可能引起袋口处污染，因此充填量与包装袋的容量要相适宜。

(3) 加注液汁

装罐之后，除了流体食品、糊状胶状食品、干装类食品外，一般都要向罐内加注液汁，称为注液。注液不仅能增进食品风味，提高食品的初温，促进对流传热，改善加热杀菌效果，而且可以排除罐内部分空气，降低加热杀菌时罐内压力，减轻罐内壁腐蚀，减少内容物的氧化和变色，对于保证产品质量与安全具有很重要的意义。果品罐头一般加入糖液，蔬菜罐头多加入盐水。

① 糖液的配制　糖液的浓度依水果种类、品种、成熟度、果肉装量及产品质量标准而定。我国目前生产的糖水果品罐头，一般要求开罐糖度为14%~18%。糖液浓度计算方法如下：

$$Y = (W_3 Z - W_1 X) \times W_2 \times 100\%$$

式中　Y——需配制的糖液浓度，%；

　　　W_1——每罐装入果肉重，g；

　　　W_2——每罐注入糖液重，g；

　　　W_3——每罐净重，g；

X——装罐时果肉可溶性固形物含量,%;

Z——要求开罐时的糖液浓度,%。

糖液浓度常用糖度计测定。由于液体密度受温度的影响,其标准温度多采用20℃,若所测糖液温度高于或低于20℃,则所测得的糖液浓度还需加以校正。

② 盐水的配制 配制时,将食盐加水煮沸,除去上层泡沫,过滤后取澄清液按比例配制成所需要的浓度。一般蔬菜罐头所用盐水浓度为1%~4%。测定盐液的浓度,一般采用波美比重计,它在17.5℃的盐水中所指的刻度,即是盐液的百分比浓度。

对配制好的糖液或盐水,可根据产品要求,在糖液或盐水中加入少量的酸或其他配料,以改进产品的风味和提高杀菌效果。

(4) 预封

预封是指在食品装罐后进入加热排气之前,用封罐机初步将盖钩卷入到罐身翻边下,进行相互勾连的操作。勾连的松紧程度以能允许罐盖沿罐身自由旋转而不脱开为准,以便在排气时,罐内空气、水蒸气及其他气体能自由地从罐内逸出。

预封的目的是预防因固体食品膨胀而出现汁液外溢;避免排气箱冷凝水滴入罐内而污染食品;防止罐头从排气到封罐的过程中顶隙温度降低和外界冷空气侵入,以保持罐头在较高温度下进行封罐,从而提高罐头的真空度。预封可采用手扳式或自动式预封机。

4.3.3 排气

4.3.3.1 排气的目的

排气是在装罐或预封后,将罐内顶隙间和原料组织中残留的空气排出罐外的技术措施。排气的目的主要有以下几方面:① 防止或减轻因高温杀菌时内容物的膨胀而使容器变形或破损,影响金属罐卷边和缝线的密封性,防止玻璃罐跳盖。② 防止罐内好氧性细菌和霉菌的生长繁殖。③ 防止或减轻罐头在贮藏过程中出现的马口铁罐的内壁腐蚀现象。④ 有利于罐内食品色、香、味及营养成分的保存。⑤ 排气良好的罐头有助于通过打检识别其质量的好坏。

4.3.3.2 排气的方法

排气方法主要有热力排气法、真空封罐排气法和蒸汽喷射排气法3种。

(1) 热力排气法

热力排气法是利用食品和气体受热膨胀的原理,将罐内和食品组织中的部分气体排除掉的方法。目前常用的热力排气方法有热装罐排气法和加热排气法。

① 热罐装排气法 即先将食品加热到一定温度,然后立即趁热装罐并密封。加热排气法主要适用于流体或半流体食品,如番茄汁、番茄酱、草莓酱等。该法的关键是保证装罐时食品的温度不得降低,否则封罐后罐内真空度就会降低。采用此法时,要及时杀菌,因为食品装罐时的温度非常适合嗜热性细菌的生长繁殖,如不及时杀菌,食品可能在杀菌前就已开始腐败变质。

② 加热排气法　即将装罐后的食品送入具有一定温度的排气箱内，经过一定时间的加热，使罐头中心达到 70~90℃，使罐内空气充分外逸，然后立即趁热密封。加热排气法能较好地排除食品组织内部的空气，获得较好的真空度，还能起某种程度的脱臭和杀菌作用。但是加热排气法的速度慢，热量利用率低，并且对食品的色、香、味有不良影响，对于某些水果罐头有不利的软化作用。

(2) 真空封罐排气法

真空封罐排气法是借助于真空封罐机将罐头置于真空封罐机的真空密封室内，在抽气的同时进行密封的排气方法。该法已广泛应用于肉类、鱼类和部分果蔬类罐头的生产，尤其适用于软罐头包装。

真空封罐排气法能在短时间内使罐头获得较高的真空度，生产效率很高，有时每分钟可达到 500 罐以上。该法适合于各种罐头食品的排气，尤其适用于不宜加热的食品，能够较好地保存食品中的维生素和其他营养素。真空封罐机体积小、占地少，但要注意严格控制封罐机真空密封室的真空度及密封时食品的温度，防止出现汁液外溢现象。

(3) 蒸汽喷射排气法

蒸汽喷射排气法是向罐头顶隙喷射具有一定压力的高压蒸汽，用蒸汽去置换顶隙内的空气，然后迅速密封，依靠顶隙内蒸汽的冷凝来获得罐头的真空度的排气方法。这种排气法由蒸汽喷射装置来喷射蒸汽，要求喷射的蒸汽有一定的温度和压力，以防止外界空气侵入罐内。喷蒸汽应一直持续到卷封完毕。该法适用于大多数加糖水或盐水的罐头食品和大多数固态食品，但不适用于干装食品。

喷蒸汽排气时，罐内顶隙的大小将直接影响罐头的真空度。没有顶隙将不会形成真空度；顶隙过小，罐头的真空度也会很低；顶隙较大时，就可以获得较高的真空度。为了保证获得适当的罐内顶隙，可在封罐前增加一道顶隙调整工序，即用机械带动的柱塞，将罐头内容物压实到预定的高度，并让多余的汤汁从柱塞四周溢出罐外，从而得到预定的顶隙度。

由于蒸汽喷射时间较短，除表层食品外，罐内食品并未受到加热。即使是表层食品，受到的加热程度也极轻微。所以，这种方法难以将食品内部的空气及罐内食品间隙中的空气排除完全，空气含量较多的食品不宜采用蒸汽喷射排气法。此外，表面不允许湿润的食品，也不适合用此法排气。

(4) 影响罐头排气效果的因素

罐头排气后，罐外大气压与罐内残留气压之差即为罐内真空度。罐内真空度主要取决于罐内残留气压。罐内残留气体越多，其压力越大，则真空度就越低。因此，常以罐内真空度表示罐头的排气效果。罐内真空度受食品原料种类、加热排气温度和时间、密封温度、罐内顶隙大小及外界温度和压力等因素的影响。

① 原料种类的影响　原料种类不同，组织内的空气含量不同，气体排除的程度也不同。原料的含气量越高，真空度降低越严重。原料的新鲜程度也影响罐头的真空度，不新鲜的原料杀菌时某些成分会分解而产生一定量的气体，使得罐头的真空度降低。此外，食品含酸量的高低也影响罐头的真空度，酸度较高的内容物易与金属罐内

壁作用而产生氢气，使罐内压力增加，真空度降低。

② 加热排气温度和时间的影响　加热排气时，温度高，罐头内容物升温快，可以使罐内气体和食品充分受热膨胀，使罐内空气易于排除。排气时间长，可以使食品组织内部的气体充分排除，使罐头食品获得高的真空度。

③ 密封温度的影响　封口时罐头食品的温度称为密封温度。罐头的真空度随密封温度的升高而增大，密封温度越高，罐头的真空度越高。

④ 罐内顶隙大小的影响　顶隙是影响罐头真空度的一个重要因素。顶隙越大，罐头的真空度越高。一般来说，在其他条件不变时，顶隙越大，罐内外压差就越小；顶隙减小，则压差就增大，两者之间关系如图 4-6 所示。某些罐头食品如青刀豆、马铃薯、带骨禽肉类等在加热过程中会不断产生气体，使罐内压力不断上升，难以稳定下来，易造成罐内外压差过大而产生罐头凸角等异常现象。

研究表明，高温密封的罐头在相同的杀菌温度下，罐内的压力要低于低温密封的罐头。Magoon 和 Culpeper 发现 80℃ 密封的罐头在 121℃ 杀菌时，罐内压力为 182.5kPa，而在 50℃ 密封的罐头在同样温度下杀菌时，罐内压力为 204.8kPa，后者较前者高。因此，排气良好的罐头，在杀菌时一般不会产生罐内外压差过大的情况。但在杀菌结束，蒸汽供应停止并开始冷却的那段时间内，由于杀菌锅的压力急剧降低，而罐内压力却停留不降，或下降极缓慢，导致罐内外压差迅速增大，造成罐内压力随顶隙变化关系出现头凸角、凸盖及变形等现象。为此，必须采用反压冷却。

总之，排气良好的罐头食品杀菌时罐内超压很小，不易出现严重凸盖或卷边松弛等问题。此外，排气良好的罐头还有利于选用较高的杀菌温度，缩短杀菌时间，提高设备利用率和产品质量。不过罐头排气后，罐内真空度也不宜过高，以免因罐外压力过高而发生瘪罐，对大型罐尤其应注意。

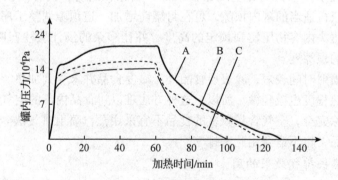

图 4-6　罐内压力随顶隙变化关系
A. 顶隙2mm　B. 顶隙4mm　C. 顶隙6mm

⑤ 外界温度和压力变化的影响　罐头的真空度是外界大气压力与罐内实际压力之差。当外界温度升高时，罐内残存气体受热膨胀压力提高，真空度降低，因而外界气温越高，罐头真空度越低；罐头的真空度还受大气压力的影响，大气压降低，真空度也降低。

4.3.4 密封

罐头食品之所以能够长期保藏有两个主要因素：一是充分杀灭罐内的致病菌和腐败菌；二是使罐内食品与外界完全隔绝，不再受到外界空气和微生物的污染而腐败变质。为了保持这种高度密封状态，必须采用封罐机将罐身和罐盖的边缘紧密卷合，这就是罐头的密封，称为封罐。封罐是罐头生产工艺中非常重要的工序。不同的罐藏容器，采用不同的方法进行封罐。

4.3.4.1 金属罐的密封

金属罐的密封是指罐身的翻边和罐盖的圆边在封口机中进行卷封，使罐身和罐盖相互卷合形成紧密重叠的二重卷边的过程。常用的金属封罐机有手扳封罐机、半自动封罐机、自动封罐机、真空封罐机及蒸汽喷射封罐机等。封罐机的种类、形式很多，效率也各不相同，但是它们封口的主要部件基本相同，二重卷边就是在这些部件的协同作用下完成的。

封罐机（图4-7）主要部件：压头（用来固定和稳定罐头，不让其发生滑动）、托底板（升起罐头使压头嵌入罐盖内部）、头道滚轮（将罐盖的圆边卷入罐身的翻边下面，形成不紧密的钩合状态）和二道滚轮（将初步卷合好的卷边压紧平和，形成二重卷边）4部分。四大部件的协同作用共同完成金属罐的封口。滚轮（图4-8）有头道滚轮和二道滚轮，头道滚轮的槽形曲线狭而深，上部圆弧曲率较小，使罐盖边缘容易向下弯曲；下部圆弧曲率较大，使罐盖边缘继续弯曲并逐步向上与罐身翻边钩合。二道滚轮的槽形曲线宽而浅，便于卷边成型。初滚轮的作用是将罐盖的圆边卷入罐身翻边下并相互卷合在一起形成图4-9所示结构。复滚轮的作用是将初滚轮已卷合好的卷边压紧，形成图4-10所示的二重卷边结构。

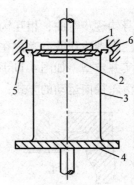

图4-7 封罐机结构
1-压头 2-罐盖 3-平圆罐
4-托底板 5-头道滚轮 6-二道滚轮

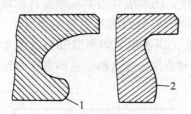

图4-8 滚轮转压槽结构曲线示意
1-头道滚轮 2-二道滚轮

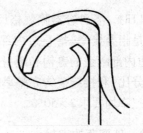

图4-9 头道卷边的结构

二重卷边的形成过程是滚轮沟槽与罐盖接触造成卷曲推压的过程。罐身、罐盖经压头和托底板固定后，一对头道滚轮做径向推进，逐渐将盖钩滚压至身钩下，同时盖

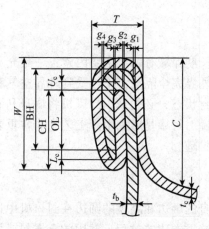

图 4-10　二重卷边结构示意

T-卷连厚度　W-卷边宽度　C-埋头度　BH-身钩宽度　CH-盖钩宽度　OL-叠接长度
U_c-盖钩空隙　L_c-身钩空隙　g_1, g_2, g_3, g_4-卷边内部各层间隙
t_b-罐身镀锡板厚度　t_c-罐盖镀锡板厚度

钩和身钩逐步弯曲，相互钩合，形成二重卷边形态。头道滚轮离去后由一对二道滚轮进行二次卷边作业。卷边在二道滚轮的推压下，盖钩和身钩进一步弯曲、钩合，最后被压实并定型，如图 4-11 所示。卷边作业有两种方式，圆罐的卷边一般采用罐身旋转、滚轮径向运动的方式；异形罐采用罐身固定、滚轮绕罐运动的方式。

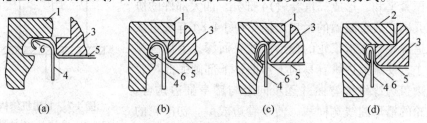

图 4-11　二重卷边卷封作业示意

(a)(b)(c)第一次卷边作业　(d)第二次卷边作业
1-头道辊轮　2-二道辊轮　3-压头　4-罐身　5-缸盖　6-胶膜

封口时，各种容器除规格尺寸要符合要求外，还要求卷边的三率符合标准。卷边的三率是指叠接率（指卷边内部罐身的身钩和罐盖的盖钩相互重叠的程度）、紧密度（指卷边内部罐盖的盖钩和罐身身钩的紧密程度，即盖钩上的平服部分占整个盖钩宽度的百分比）和接缝盖钩完整率（卷边接缝处有效盖钩宽度占整个盖钩宽度的百分比）。卷边的三率均要求 $t > 50\%$。

4.3.4.2　玻璃瓶的密封

玻璃罐与金属罐不同，其密封方法也不同。并且，玻璃罐本身因罐口边缘造型不同，罐盖的形式也不同，其封口方法也各异。目前常用的封口方法有卷边式密封法、旋转式密封法和套压式密封法等。

卷边式密封法是依靠玻璃罐封口机辊轮的推压作用，将盖边及橡胶圈紧紧滚压在罐颈凸缘下，形成卷封结构。这种卷封式玻璃罐的密封性良好，能承受加压杀菌，但罐盖开启较困难，现已很少使用。

旋转式密封法有三旋、四旋、六旋式密封法等。该法要求玻璃瓶上有3条、4条或6条螺纹线，瓶盖上有相应数量的盖爪，密封时将盖爪和螺纹线始端对准、拧紧即可。密封操作可以手工完成也可以由机械完成。旋转式密封法的特点是开启容易，且可重复使用，广泛用于果酱、糖浆、果冻、番茄酱、酸黄瓜等罐头的密封。

套压式密封法依靠预先嵌在罐盖边缘内壁上的密封胶圈，密封时由自动封口机将盖子套压在罐凸缘线的下缘而得到密封。其特点是开启方便，已用于小瓶装蘑菇罐头等的密封。

4.3.4.3 蒸煮袋的密封

蒸煮袋即软罐头，一般用真空包装机进行热熔密封，依靠蒸煮袋内层的聚丙烯材料在加热时熔合成一体而达到密封的目的。目前，国内外普遍采用电加热密封法和脉冲封口法。电加热密封主要是利用金属制成的热封棒，表面用聚四氟乙烯涂布做保护层，通电后热封棒发热到一定温度时蒸煮袋内层薄膜熔融加压粘合。为了提高密封强度，热熔密封后再加压一次，但也有通电后即通冷却水进行冷却密封的，而脉冲封口是通过高频电流发热密封，自然冷却。封口的温度、压力、时间视蒸煮袋的构成材料、薄膜的熔点温度、封边的厚度等条件而定。在一定的封口时间内，温度过低会造成薄膜熔融不完全，不易使之粘合，而温度过高又会使薄膜熔融过度而改变其物理化学性质，也造成封口不牢。同样，压力过低也造成熔融的薄膜连接不够紧密，压力过高可能造成熔融的薄膜材料挤出而封口不牢。封口时间决定了生产能力的大小。在保持封口质量前提下，封口时间短则生产能力大。

为了保证封口强度，充填时切勿污染蒸煮袋的封口处，如果在封口部分内侧有汁液、水滴等附着，热封口时封口部分内侧易产生蒸汽压。如果封口部分内侧有油、纤维或颗粒等附着，则封口部分区域不能密封。

封口时袋子封口处平整程度也是影响封口质量的因素之一。要保持袋子封口处平整，一般需注意以下几点：① 蒸煮袋口必须平整，两面长短一致。② 封口机压膜两面平整，并保持平行，夹具良好。③ 内容物块形不能大，装袋量不能太多，袋子总厚度符合限位要求。

封口设备有以下两种：

① 自动充填封口机　是采用机械、气动、电气控制等方式使蒸煮袋经过上袋、张袋、加固形物、加汤汁、抽真空、二次热封和冷轧打印及卸袋等动作，在一台机上实现顺序、协调、自动连续的灌装封口过程。封口机的型号很多，国内从日本引进的TVP-A型封口机，在生产线上使用较为理想，TVP-A型是由两个转台所组成，第一个转台有6个工位，是取袋和灌装食品的部分；第二个转台有12个工位即12个真空室，是抽真空及密封的部分，为防止抽真空时液体溅出，抽真空需3次完成。各工位排列如图4-12所示。

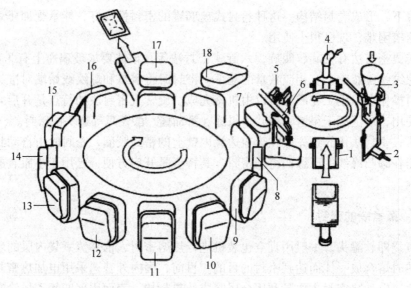

图 4-12　TVP-A 型封口机工作示意

1-上袋　2-打印日期　3-开袋并充填固形物　4-加汤汁　5-电热预封　6-移袋
7-接袋　8-闭盖　9~15-抽真空密封　16-破除真空，真空室盖打开
17-卸装　18-空挡

在一般生产条件下，真空度 46.7kPa，预封温度 150℃，密封时间 0.3s，密封电压 14V，这样成品的密封强度平均可达 4.8kg/15mm。

目前，我国自行设计制造的自动封口机也已用于生产。其适用范围为 3 层或 4 层铝箔袋或透明复合袋，封口范围：宽 130~150mm，长 170~200mm，每分钟可封 30 袋。

② 链式封口机　是一种由低速微型电动机带动传动链条，通过链条钢带的夹持使封口处均匀通过加热区，钢带在加热区受到两块加热板等的挤压，使塑料薄膜受热后粘合，然后在钢带夹持下送入冷却区冷却，在封口部分滚压处条纹状或网状的封合口完成包装的设备。用这种设备封合的蒸煮袋不受封口长度的限制，封口处带有明显的凹槽，增强了密封性，特别适用于复合薄膜袋的封口。

4.3.5　杀菌

4.3.5.1　罐头的传热

罐头食品的杀菌通常采用热处理或其他物理措施，如利用辐照、加压、微波、阻抗等方法杀死食品中所污染的致病菌、产毒菌及腐败菌，并破坏食品中的酶，使罐藏食品能够保藏一年以上，而不腐败变质。目前，应用最多的仍然是加热杀菌法。加热的方法很多，要根据原料品种和包装容器等的不同而选用。

(1) 罐头食品的传热

罐头食品的杀菌过程实际上是罐头食品不断从外界吸收热量的过程，因此杀菌的效果与罐头食品的热传导过程有很大的关系。罐头食品在杀菌过程中的热传导方式主要有导热、对流及导热与对流混合传热 3 种方式。

① 导热 由于物体各部分受热温度不同，分子所产生的振动能量也不同，依靠分子间的相互碰撞，使热量从高能量分子向邻近的低能量分子依次传递的热传导方式称为导热。导热可分为稳定导热和不稳定导热。稳定导热是指物体内温度的分布和热传导速度不随时间而变化，而不稳定导热则是指温度的分布和热传导速度随时间而变化且为时间的函数。在加热和冷却过程中，罐内壁和罐头几何中心之间将出现温度梯度。加热杀菌时在温度梯度作用下，热量将由加热介质向罐内几何中心顺序传递；而冷却时，热量由罐头几何中心向罐壁传递。这就导致罐内各点的受热程度不一样。导热最慢的一点通常在罐头的几何中心处，此点称为冷点。在加热时，它为罐内温度最低点，在冷却时则为温度最高点（图 4-13）。

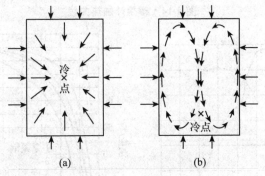

图 4-13 导热和对流加热食品的冷点
(a)导热　(b)对流传热

由于食品的导热性较差，以导热方式传热的罐头食品加热杀菌时，冷点温度的变化比较缓慢，所以热力杀菌需时较长。属于导热方式传热的罐头食品主要是固态及黏稠度高的食品。

② 对流换热 是指借助于液体和气体的流动传递热量的方式。罐内液态食品在加热介质与食品间温差的影响下，部分食品受热迅速膨胀，密度下降，比未受热的或温度较低的食品轻，重者下降而轻者上升，形成了液体循环流动，并不断进行热交换。该方式传热速度较快，所需加热时间较短。属于对流换热方式的罐头食品有果汁、汤类等低黏度液态罐头食品。加热后，部分食品受温度场的影响，受热膨胀而上升，在罐内形成循环流动，物体间的温差很小，传热速度快，所需加热或冷却时间短。对流传热罐头的冷点在罐头轴上离罐底 20～40mm 的部位（图 4-12）。对于对流性较差的罐头食品，采用机械转动（如回转式杀菌锅）以促进食品流动，这种方式为诱导型传热。

③ 对流-导热复合型传热 许多情形下，罐头食品的热传导往往是对流和传导同时存在或者先后存在。糖汁或盐汁的小块颗粒果蔬罐头中，液体是对流传热，固体是导热传热。糊状玉米等含淀粉较多的罐头是先对流传热，后因淀粉糊化而转为导热传热，冷却时也为导热传热。属于这类情况的还有盐水玉米、稍浓稠的汤和番茄汁等。苹果沙司等有较多沉积固体的罐头食品，其加热初期为导热传热，在加热后流体的对流加速，当对流力量达到足以使固体悬浮于液体中循环流动时，传热方式转为对流传

热。3 种传热方式的加热曲线如图 4-14~图 4-16 所示。总之，混合型传热情况是相当复杂的。

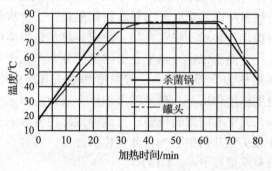

图 4-14 樱桃汁加热曲线

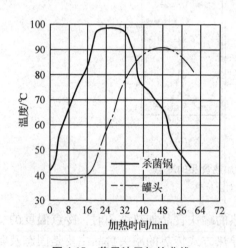

图 4-15 苹果沙司加热曲线

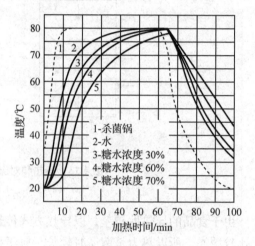

图 4-16 果酱加热曲线

(2) 影响罐头食品传热的因素

罐头食品的传热状况对罐头的加热杀菌效果有明显影响。罐头在杀菌锅内加热杀菌时，通过热水或蒸汽供应热量，从罐头外侧表面向罐内传递热量是遵循导热和对流规律的。一般来说，罐头中心附近传热最慢，因此，罐头中心温度是有关杀菌的重要因素。罐头传热受下列因素的影响：

① 罐内食品的物理特性　与传热有关的食品物理特性包括形状、大小、浓度、密度及黏度等，且这几项物理性质之间往往相关。一般来说，浓度、密度及黏度越小的食品，如液态食品，其流动性好，加热时主要以对流传热方式进行，加热速度快，可以在较短时间内达到杀菌操作温度，且罐内各点处的温度变化基本保持同步。而随着浓度、密度及黏度的增大，其流动性变差，因此传热方式也逐渐由对流为主变成以导热为主。如果是固体食品，则基本上是导热，传热速度很慢，且罐内各点处的温度分布极不均衡。另外，小的颗粒状、条状或块状食品，在加热杀菌时，罐内的液体容易流动，以对流传热为主，传热速度较快；反之则较慢。

② 罐头食品的初温　罐头食品的初温是指杀菌操作开始时，罐内食品最冷点的平

均温度。一般来说，初温越高，杀菌操作温度与食品物料温度间的差值越小，罐头中心加热到杀菌温度所需要的时间越短，但对流传热型食品的初温对加热时间影响较小。与之相反，食品初温对导热型食品的加热时间影响很大。因此，对于导热型食品，热装罐比冷装罐更有利于缩短加热时间。

③ 罐藏容器的物理性质、厚度和几何尺寸　罐头加热杀菌时，热量由罐外向罐内传递，首先要克服罐壁的热阻。而热阻与壁厚成正比，与材料的导热系数成反比。不同的容器材料导热系数不同，热阻也就不相同。例如，玻璃罐壁的热阻比马口铁罐壁的热阻大数百倍甚至上千倍，铝罐的热阻则比铁罐的还要小。因此，传热最快的是铝罐，马口铁罐次之，玻璃罐最慢。当容器材料相同时，热阻取决于罐壁厚度。此外，罐头容器的几何尺寸和容积也影响传热。当其他条件相同时，加热杀菌时间与罐头容器的高度和直径成正比，即与罐头容积成正比。

④ 杀菌锅的形式和罐头在杀菌锅中的位置　罐头工业中常用的杀菌锅有静置式、回转式和旋转式等类型。一般回转式杀菌锅的传热效果要好于静置式的杀菌锅。而回转式杀菌锅回转方式不同，罐头在杀菌锅中的运动方式不同，罐内食品搅动状态也不同，因此，传热效果就会产生差异。回转式杀菌对于加快导热与对流结合型传热的食品及流动性差的食品的传热尤其有效。

此外，在静置式杀菌锅中，罐头所处位置对于食品的传热效果也有影响。一般来说，罐头离蒸汽喷嘴越远，传热就越慢。如果杀菌锅内的空气未排除干净，残存空气会在锅内的某些气流不顺畅的位置滞留，形成所谓的空气袋，则处于空气袋处的罐头受热效果极差。

4.3.5.2　罐头的杀菌条件

(1) 罐头食品热杀菌时间及 F 值的计算

罐头食品杀菌时间及 F 值计算的方法很多。1920 年，比奇洛(Bigelow)首先提出罐藏食品杀菌时间的计算方法。随后，鲍尔(Ball)、奥尔森(Olsen)和舒尔茨(Schulta)等对比奇洛的方法进行了改进，推出了鲍尔改良法。鲍尔还推出了公式计算法。史蒂文斯(Stevens)在鲍尔公式法的基础上又提出了方便实际应用的列图线法。所有这些方法的基本理论依据还是比奇洛创立的方法，所以比奇洛的方法又称为基本法。现在普遍使用的自动 F 值测定仪的计算原理是鲍尔改良法。通过理论计算，可以寻求较合理的杀菌时间和 F 值，在保证食品安全性的前提下，尽可能更好地保持食品原有的色、香、味，同时节约能源。

① 比奇洛基本法　基本法推算实际杀菌时间的基础，是罐头冷点的温度曲线和对象菌的热力致死时间曲线(TDT 曲线)。比奇洛将杀菌时罐头冷点的传热曲线分割成若干小段，每小段的时间为 t_i。假定每小段内温度不变，利用 TDT 曲线，可以获得在某段温度(θ_i)下所需的热力致死时间(τ_i)。热力致死时间 τ_i 的倒数 $1/\tau_i$ 为在温度 θ_i 杀菌 1min 所取得的效果占全部杀菌效果的比值，称为致死率；而 t_i/τ_i 即为该小段取得的杀菌效果占全部杀菌效果的比值 A_i，称为部分杀菌值。如肉毒杆菌在 100℃下的致死时间为 300min，则致死率为 1/300；若在 100℃下维持了 6min，则这 6min 的部分杀菌

值为 $A_i = 1/300 \times 6 = 0.02$。将各段的部分杀菌值相加，就得到总杀菌值 A：

$$A = \sum A_i$$

当 $A=1$ 时，说明杀菌时间正好合适；$A<1$ 时，说明杀菌不充分；$A>1$ 时，说明杀菌时间过长。比奇洛法的优点是：方法直观易懂，当杀菌温度间隔取得很小时，计算结果与实际效果很接近；不管传热情况是否符合一定模型，用此法可以求得任何情况下的正确杀菌时间。但该法计算量和实验量较大，需要分别经实验确定杀菌过程各温度下的 TDT 值，再计算出致死率。

② 鲍尔改良法 由于比奇洛基本法需要逐一计算热致死时间、致死率和部分杀菌值，计算过程烦琐，鲍尔等做了一些改进，主要有两点：一是建立了致死率值的概念；二是时间间隔取相等值。改进后的方法称为鲍尔改良法。根据 TDT 曲线方程：

$$\lg(t/F_0) = (121-\theta)/Z$$

令　　$F_0 = 1\min,\ t = \lg^{-1}[(121-\theta)/Z]$

令　　$L = 1/t,\ L = \lg^{-1}[(\theta-121)/Z]$

式中　θ——杀菌过程中的某一温度，℃；
　　　t——在温度为 θ 时，达到与 121℃，1min 相同的杀菌效果所需要的时间，min；
　　　L——致死率值。

因此，致死率值 L 是指经温度 θ，1min 的杀菌处理，相当于温度为 121℃ 时的杀菌时间。实际杀菌过程中，冷点温度随时间不断变化，于是致死率值为

$$L_i = \lg^{-1}[(\theta_i - 121)/Z]$$

微生物的 Z 值确定后，即可预先计算各温度下的致死率值。大多数专业书上都有这类表格，称作 $F_{121}^Z = 1$ 时，各致死温度下的致死率表。

比奇洛法中时间间隔的取值依据传热曲线的形状变化，传热曲线平缓的地方时间间隔取值大，传热曲线斜率大的地方，时间间隔取值小，否则计算误差会增大。鲍尔改良法的时间间隔等值化，简化了计算过程。显然，若间隔取得太大，也同样会影响到计算结果的准确性。所以，整个杀菌过程的杀菌强度，即总致死值可表示为：

$$F_P = \sum (L_i \Delta t) = \Delta t \sum L_i$$

需要注意 F_P 值与 F_0 值的关系。F_0 值指在标准温度（121℃）下杀灭对象菌所需要的理论时间；F_P 值指将实际杀菌过程的杀菌强度换算成标准温度下的时间。判断一个实际杀菌过程的杀菌强度是否达到要求，需要比较 F_P 值与 F_0 值的大小，一般取 F_P 值略大于 F_0 值。

③ 公式法和列图线法 公式法首先由鲍尔提出，经过美国制罐公司热学研究组简化后，用来计算简单型和转折型传热曲线上的杀菌时间和 F 值。公式法根据罐头在杀菌过程中冷点温度的变化在半对数坐标纸上所绘出的传热曲线进行推算，以求得整个杀菌过程的杀菌值 F_P，通过与对象菌的 F_0 值对比，确定实际需要的杀菌时间。

公式法的优点是可以在杀菌温度变更时算出杀菌时间，但其计算烦琐、费时，并且只有当传热曲线呈有规律的简单型曲线或转折型曲线时才能使用。

为了方便公式法的使用，奥尔森和史蒂文斯根据各参数间的数学关系，制作出如计算尺般的一系列计算图线。使用者从杀菌操作温度、升温时间、罐头冷点初温等基

础参数出发,在计算图线上查阅和做连线,最终可推算出实际杀菌操作所需的恒温时间。但列图线法仅适用于简单型传热曲线。

(2)罐头食品热杀菌工艺条件的确定

各种罐头食品,由于原料的种类、来源、加工方法和加工卫生条件等的不同,在杀菌前存在的微生物的种类和数量也就不同。生产上总是在不同食品中选择最常见的耐热性最强,并具有代表性的腐败菌或产毒菌作为主要的杀菌对象菌。

罐头食品的 pH 值是选定杀菌对象菌时要考虑的重要因素。不同 pH 值的罐头食品中,腐败菌的耐热性不同。一般来说,在 pH 4.6 以下的酸性或高酸性食品中,霉菌和酵母菌可作为主要杀菌对象,它们比较容易控制和杀灭。而在 pH 4.6 以上的低酸性罐头食品中,杀菌的主要对象是那些在无氧或微氧条件下仍然活动而且产生芽孢的厌氧性细菌,这类细菌的芽孢抗热力很强。在罐头食品工业中,一般认可的试验菌种是采用产生毒素的肉毒梭状芽孢杆菌的芽孢为杀菌对象菌。后来又发现一种同类无毒却能产生孢子的细菌(PA3679),其抗热力更强,以这种菌的孢子作为杀菌对象更为可靠。在杀菌过程中,只要将杀菌对象菌杀死,也就基本上消灭了其他的有害菌。

确定了杀菌的对象菌以后,就要确定针对该对象菌的杀菌条件。合理的杀菌条件是确保罐头食品质量的关键。杀菌条件主要是杀菌温度和时间。杀菌条件制订的原则是在保证罐藏食品安全性的基础上,尽可能地缩短杀菌时间,以减少热力对食品品质的不良影响。

杀菌温度的确定是以杀死对象菌为依据的。一般以对象菌的热力致死温度作为杀菌温度。杀菌时间的确定则受多种因素的影响,在综合考虑的基础上,通过计算和试验来确定。

杀菌条件可以用杀菌式来表示,即把杀菌温度、杀菌时间排列成公式的形式。一般杀菌式的表达形式为

$$\frac{t_1 - t_2 - t_3}{T}P$$

式中 t_1——升温时间,即杀菌锅内介质由初温升高到规定的杀菌温度时所需要的时间,min;

t_2——恒温时间,即杀菌锅内介质达到规定的杀菌温度,在该温度下所维持的时间,min;

t_3——冷却时间,即杀菌锅内介质由杀菌温度降低到出罐时温度所需要的时间,min;

T——杀菌温度,℃;

P——杀菌或冷却时杀菌锅所用压力,kPa。

确定合理的杀菌条件,是杀菌操作的前提。合理的杀菌条件,首先必须保证食品的安全性,其次要考虑到食品的营养价值和商品价值。

杀菌温度与杀菌时间之间存在互相依赖的关系。杀菌温度低时,杀菌时间应适当延长,而杀菌温度高时,杀菌时间可相应缩短。因此,低温长时间和高温短时间两种杀菌工艺可以达到同样的杀菌效果,但两种杀菌工艺对食品中的酶和食品成分的破坏

效果可能不同。杀菌温度的升高虽然会增大微生物、酶和食品成分的破坏速率，但它们增大程度并不一样，其中微生物的破坏速率在高温下较大。因此，采用温度高、时间短的杀菌工艺对食品成分的保存较为有利。

4.3.5.3 罐头常用的杀菌方法

罐头食品的热杀菌方法通常有两大类，即常压杀菌和高压杀菌，前者杀菌温度低于100℃，而后者杀菌温度高于100℃。高压杀菌根据所用介质不同又可分为高压水杀菌和高压蒸汽杀菌。此外，超高温瞬时杀菌、超高压杀菌、微波杀菌等新技术也不断出现。

(1) 常压杀菌

① 常压沸水杀菌　此法适合于大多数水果和部分蔬菜罐头，杀菌设备为立式开口杀菌锅。先在杀菌锅内注入适量的水，然后通入蒸汽加热。待锅内水沸腾时，将装满罐头的杀菌篮放入锅内。最好先将玻璃罐头预热到60℃左右再放入杀菌锅内，以免杀菌锅内水温急剧下降导致玻璃罐破裂。待锅内水温再次升至沸腾时，开始计算杀菌时间，并保持水的沸腾直到杀菌结束。

常压沸水杀菌也有采用连续式杀菌设备的。罐头由输送带送入杀菌锅内，杀菌时间可通过调节输送带的速度来控制。

② 高压水杀菌　此法适用于肉类、鱼贝类的大直径扁罐及玻璃罐。将装好罐头的杀菌篮放入杀菌锅内，关闭锅门或盖，关掉排水阀，打开进水阀，向杀菌锅内进水，并使水位高出最上层罐头15cm左右，然后关闭所有排气阀和溢水阀，放入压缩空气，使锅内压力升至比杀菌温度对应的饱和水蒸气压高出54.6~81.9kPa为止，然后放入蒸汽，将水温快速升至杀菌温度，并开始计算杀菌时间。待杀菌结束后，关掉进气阀，打开压缩空气阀和进水阀。但此时冷水不能直接与玻璃罐接触，以防爆裂。可先将冷却水预热到40~50℃后再放入杀菌锅内。当冷却水放满后，开启排水阀，保持进水量和出水量的平衡，使锅内水温逐渐下降。当水温降至38℃左右时，关掉进水阀、压缩空气阀，打开锅门取出罐头。

(2) 高压杀菌

低酸性食品，如大多数蔬菜、肉类及水产类罐头食品必须采用100℃以上的高温杀菌。为此，加热介质通常采用高压蒸汽。将装有罐头的杀菌篮放入杀菌锅内，关闭杀菌锅的门或盖，关闭进水阀和排水阀。打开排气阀和泄气阀，然后打开进气阀使高压蒸汽迅速进入锅内，快速彻底地排除锅内的全部空气，并使锅内温度上升。在充分排气后，须将排水阀打开，以排除锅内的冷凝水。排除冷凝水后，关闭排水阀和排气阀。待锅内压力达到规定值时，检查温度计读数是否与压力读数相对应。如果温度偏低，则表示锅内还有空气存在。可打开排气阀继续排除锅内空气，然后关闭排气阀。待锅内蒸汽压力与温度相对应，并达到规定的杀菌温度时，开始计算杀菌时间。杀菌过程中可通过调节进气阀和泄气阀来保持锅内恒定的温度。达到预定杀菌时间后，关掉进气阀，并缓慢打开排气阀，排尽锅内蒸汽，使锅内压力回复到大气压。然后打开进水阀放进冷却水进行冷却，或者取出罐头浸入水池中冷却。

① 间歇式或静止式杀菌锅　是用于食品商业杀菌最基本的杀菌系统，有卧式（图4-17）和立式（图4-18）之分。静止式杀菌锅是一个结构设计合理和整体密封的容器，它能保持杀菌锅内在完成杀菌过程中所需要的蒸汽压力。因为有关商业杀菌的现行法规要求用静止式杀菌锅进行杀菌处理时应精确地测量和记录温度和时间，所以，静止式杀菌系统配备有连续式时间温度记录仪，以及具有调整杀菌锅内蒸汽压力在预

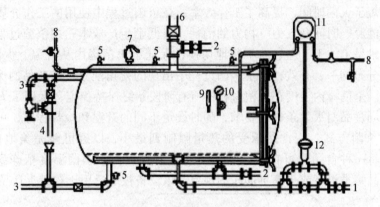

图4-17　静止式卧式杀菌锅

1-进蒸汽管　2-进水管　3-排水管　4-溢流管　5-泄气阀　6-排气阀　7-安全阀
8-压缩空气管　9-温度计　10-压力计　11-温度记录控制仪　12-蒸汽压力控制阀

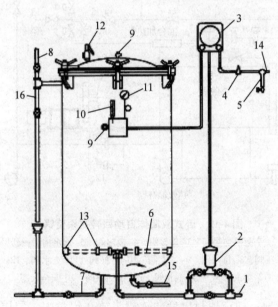

图4-18　静止式立式杀菌锅

1-进蒸汽管　2-蒸汽压力控制阀　3-自动温度压力控制记录仪　4-压缩空气过滤器　5-压缩
空气调节器　6-多枝管　7-排水管　8-进水管　9-排气阀　10-水银温度计　11-压力计
12-安全阀　13-杀菌笼搁架　14-压缩空气进口　15-进水管　16-溢流管

定水平能力的控制装置，以便在整个杀菌过程中监控蒸汽压力和温度在一个正常的范围内。静止式杀菌系统还具有能在冷却阶段开始时控制锅内压力的压缩空气控制装

置。静止式杀菌锅还配备有可预先装入容器的笼式装置,并有相应的输送装置将杀菌笼在杀菌开始前放进杀菌锅,又在杀菌后将杀菌笼从杀菌锅内取出。

双层水浴回转式杀菌锅设备结构如图4-19所示。该装置主要由两个压力容器组成,下方为杀菌锅,锅内笼格回转时,外圆与轴同心,端面与轴垂直,上方为热水贮罐。该设备采用双罐热水循环进行杀菌,事先将热水罐内的水加热到灭菌所要求的温度,从而缩短了灭菌时间,提高了工作效率;在杀菌过程中使用的工作介质可循环使用,节省了能源、时间及人力、物力的消耗,降低了生产成本;在杀菌过程中,杀菌罐内的循环水呈上、下、左、右不断地切换,保证了杀菌罐内从升温、保温到降温,任意点的热分布均一,有效杜绝了杀菌过程中出现的死角现象,使产品的保质期更加稳定和长久。杀菌罐内温度在杀菌过程中所有阶段始终保持稳定,保证了F值的合格率。根据不同食品对灭菌条件的要求,随时设定不同的升温和冷却程序,可利用多阶段的加热的杀菌方式,使食品承受的热量限制到最小,以近可能完美地保存其色、香、味,使每一种食品均可在最佳状态下进行调理灭菌。杀菌温度精确到$\pm 0.3℃$,可以避免产品蒸煮过度或灭菌不彻底的现象。该设备被广泛用于软罐头食品的杀菌。

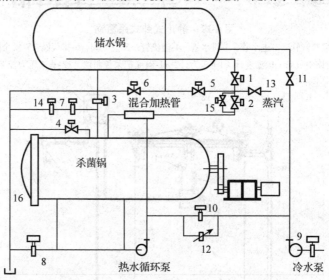

图4-19 卧式双筒体自动回转式杀菌锅

1-储水锅加热阀 2-杀菌锅加热阀 3-连接阀 4-溢出阀 5-储水锅增压器 6-储水锅减压阀
7-杀菌锅降压阀 8-排水阀 9-冷水泵 10-置换阀 11-上水阀 12-节流阀
13-蒸汽总阀 14-截止阀 15-小加热阀 16-安全旋塞

该设备的工作原理:把充填封口后的软罐头放在铝盘内,层层叠好后,用运载小车推入杀菌锅内,关上门。旋转的门圈撞击微动开关,发出电信号,电磁气动阀打开推动活塞杆带动插锁把门锁紧,微机启动并控制操作程序。水泵抽吸冷水打入上层热水锅内,同时蒸汽对杀菌锅进行预热。热水锅内达到一定的水位后自动关闭水泵,蒸汽加热约0.5h,锅内水温升至135℃,自动关闭进气阀门,把过热水放入杀菌锅,同时热水循环泵启动,使热水交叉流动循环。杀菌时间因产品不同而异,锅内小车经过一定时间的回转后停止,杀菌程序完成。

② 连续式杀菌锅系统　有许多不同类型的连续式杀菌锅系统可用来完成商业杀菌，每种系统都有其自己的特点，最为常见的是实罐在杀菌过程中以持续转动的方式通过连续式杀菌锅系统。

高压连续回转式杀菌锅：如图 4-20 所示，连续式杀菌锅系统是一个卧式圆柱形容器，实罐通过一个可保持锅内压力的装置进入杀菌系统，由锅内的中心回转装置带动着以环绕运动的方式逐渐地向圆柱形锅体的出口端移动。这种环绕运动强化了热传导，保证了实罐在杀菌过程中所接受的杀菌强度的均匀性。在连续式杀菌锅系统中，用调节蒸汽压力的方式来建立和维持加热介质的温度，用调节罐头从进口到出口的移动速率的方式来确保热处理时间。最后，实罐通过一个可保持锅内压力的装置离开系统。

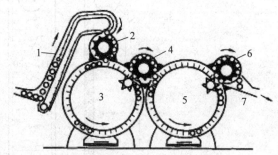

图 4-20　连续式高压杀菌锅剖视图
1—提升机　2—进罐气封旋转阀门　3—加热杀菌锅　4—中转气封旋转阀门　5—冷却锅
6—出罐气封旋转阀门　7—出罐架

静水压杀菌器：是一种广泛使用且高产的商业杀菌系统，主体部分由进口水柱、蒸汽室和出口水柱组成。杀菌室的压力/温度由水柱的高度调节；如水柱高 15m，杀菌室的压力为 0.147MPa，温度相当于 126.7℃。两边具有足够高度的水柱不仅维持了蒸汽室内一定的压力和热处理温度，而且随着水柱深度的增加，在水柱顶端开放液面的大气压力和蒸汽室的饱和蒸汽压之间形成了连续变化的压力梯度和温度梯度。如图 4-21 所示，实罐由输送链带动，从入口水柱的顶部进入系统，在水柱中下降的过程同时也是预热的过程。在蒸汽室中，实罐在规定的温度下经过预定的时间接受热处理，用调整实罐移动速率的方法来保证与蒸汽的接触时间。在产品连续移动通过系统接受热处理的过程中，罐头都处在回转运动中。离开蒸汽室后，实罐进入出口水柱。出口水柱和进口水柱具有同样的高度，实罐在出口水柱中移动的同时也在进行初步的冷却。

③ 超高温连续杀菌　为了得到高质量及品种多样化的软罐头，日本研究成了软罐头高温和超高温杀菌技术和设备，软罐头高温杀菌温度为 135℃，时间为 5~10min；超高温杀菌温度为 150℃，时间为 2min。在高温和超高温杀菌条件下，对袋装的要求更高。软罐头连续超高温杀菌机的结构如图 4-22 所示。整个设备分为外部水槽、特殊水封阀及锅体 3 个部分。锅体内部有链带输送机，以规定的水界为界线，上方充满蒸汽，下方为冷却水，分别形成杀菌区和冷却区，水封阀浸没在水中。这种杀菌机当杀菌时间为 20s 至 1min 时，每分钟可处理标准尺寸（130mm×170mm）的软罐头 75 袋；当杀菌时间超过 1min 时，设备杀菌处理能力降低。

④ 超高温瞬时杀菌　通常把加热温度为 135~150℃，加热时间为 2~8s，加热后产品达到商业无菌的过程称为超高温（UHT）瞬时杀菌。流质食品的杀菌多采用高温短时（HTST）或超高温瞬时杀菌工艺。流质食品超高温瞬时连续杀菌技术要求热处理设

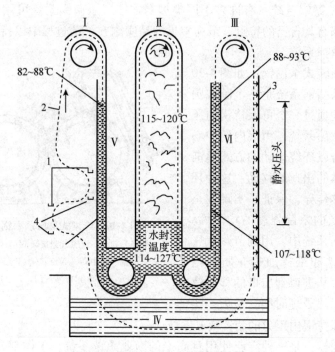

图 4-21 静水压杀菌系统工作原理示意

Ⅰ.预热段　Ⅱ.蒸汽室　Ⅲ.冷却段　Ⅳ.冷却水浴　Ⅴ.进罐柱　Ⅵ.出罐柱
1-进罐处　2-输送带　3-冷水喷淋　4-出罐处

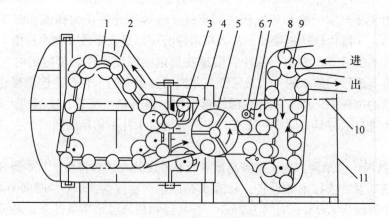

图 4-22 软罐头连续超高温杀菌机示意

1-传送带　2-蒸汽杀菌室　3-传送杆　4-外壳　5-水封阀转子　6-喂入杆
7-回转板　8-载盘器　9-载盘器喂入传送带　10-水面　11-水槽

备具有高的传热效率，在热处理过程中热介质的热能迅速传递到物料内，在瞬时达到规定的高温。同样，在杀菌后，热能从物料迅速传递到冷却介质，然后无菌充填包装。目前的超高温瞬时连续热处理方式和设备有两种类型：第一种类型采用蒸汽间接传热的快速热交换器，主要有板式、套管式和刮板式 3 种；第二种类型采用蒸汽直接加热、欧姆直接加热、电阻加热和微波直接加热 4 种。不同黏度和含有不同直径的颗粒的各种流质食品，对传热效率有不同的影响，尤其是固体颗粒比液体传热更慢。因此，需根据物料的黏度和流体中含颗粒大小来选择适合的热处理方式或设备，以提高物料热处理过程中的热效率，满足超高温瞬时杀菌的技术要求。

4.3.5.4 罐头杀菌新技术

（1）含气调理杀菌加工技术

该技术是由日本小野食品机械公司针对目前普遍使用的真空包装、高温高压灭菌等常规加工方法存在的不足而开发的一种适合于加工各种方便菜肴食品、休闲食品或半成品的新技术。食品原料预处理后，装在高阻氧的透明软包装袋中，抽出空气后注入不活泼气体并密封，然后在多阶段升温、两阶段冷却的调理杀菌锅内进行温和式杀菌，用最少的热量达到杀菌目的，较好地保持了食品原有的色、香、味和营养成分，并可在常温下保藏和流通长达 6~12 个月。此项技术可广泛应用于传统食品的工业化生产，应用前景十分广阔。

新含气调理杀菌锅由杀菌罐、热水储罐、冷却水罐、热交换器、循环泵、电磁控制阀、连接管道及高性能智能操作平台等部分组成。

与传统的高温高压杀菌相比，新含气调理杀菌的主要特点如下：

① 波浪状热水喷射方式　从设置于杀菌锅两侧的众多喷嘴向被杀菌物直接喷射扇状、带状、波浪状的热水，热扩散快，热传递均匀，如图 4-23 所示。

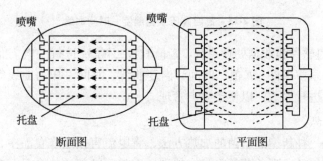

图 4-23　杀菌锅的断面图及平面图

② 多阶段升温、两阶段冷却方式　采用多阶段升温的方式，以缩短食品表面与中心之间的温度差。从图 4-24 中可以看出，第三阶段的高温域较窄，从而改善了高温高压灭菌因一次性升温及高温高压时间过长（图 4-25）而对食品造成的热损伤及出现蒸煮异味和糊味的弊端。一旦杀菌结束，冷却系统迅速启动，经 5~10min 的两阶段冷却，被杀菌物的温度急速下降到 40℃ 以下，从而使被杀菌物尽快脱离高温状态。

③ 模拟温度压力调节系统　整个杀菌过程的温度、压力、时间全由电脑控制。模拟温度控制系统控温准确，升降温迅速。根据不同食品对灭菌条件的要求，随时设定升温和冷却程序，使每一种食品均可在最佳的状态下进行调理灭菌。压力调理装置自动调整压力，并对易变形的成型包装容器通过反压校正，防止容器的变形和破裂。

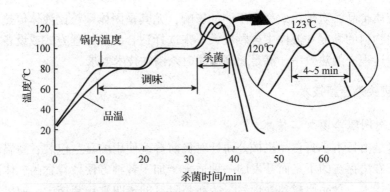

图 4-24 新含气调理杀菌温度-时间曲线

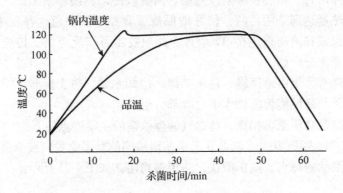

图 4-25 高温高压杀菌温度-时间曲线

④ 配置 F 值软件和数据处理系统　F 值软件每隔 3s 进行一次 F 值计算。所有的杀菌数据，包括杀菌条件、F 值、时间-温度曲线、时间-压力曲线等均可通过数据处理软件处理后进行保藏，以便于生产管理。

(2) 欧姆加热

欧姆杀菌是一种新型热杀菌的加热方法，将电流直接通入食品中，利用食品本身的介电性质产生热量达到杀菌的目的，特别适合带颗粒的流体食品。对于带颗粒的流体食品如使用常规的杀菌方法，要使颗粒内部达到杀菌温度，其周围液体必须过热，从而影响产品的品质，但采用欧姆杀菌，由于流体食品中的颗粒加热速度几乎与流体的加热速度相近，因此可以避免过热对食品品质的破坏。这种技术首先由英国 APV 公司开发成功，目前一些国家已将该技术应用到食品的加工中。

(3) 超高压杀菌

超高压杀菌指将食品密封在容器内放入液体介质中或直接将液体食品泵入处理槽中，然后进行 100~1 000MPa 的加压处理，从而达到杀灭微生物的目的。自 1986 年日本京都大学教授林力丸提出高压在食品中的应用研究报告后，从而在食品界掀起了高压处理食品研究的热潮。高压杀菌机理通常认为是在高压下蛋白质的立体结构崩溃而发生变性使微生物致死，杀死一般微生物的营养细胞只需在室温 450MPa 以下的压力，而杀死耐压性的芽孢则需要更高的压力或结合其他处理形式。每增加 100MPa 压力，料温升高 2~4℃，温度升高与压力增加成比例，故也有认为对微生物的致死效果是压缩热和高压的联合作用。1991 年第一批高压食品果酱在日本诞生，随后又推出了高压处理果汁。

经高压处理后，蛋白质、淀粉等大分子物料会产生压力变性而被压缩，生物物质的高分子立体结构中非共价键结合部分（氢键、离子键和疏水键等相互作用）发生变化，其结果是食品中的蛋白质呈凝固状变性、淀粉呈胶凝状糊化、酶失活、微生物死亡，或使之产生一些新物料改性和改变物料某些理化反应速度。故食品可长期保存而不变质，起到了对食品烹煮和杀菌的作用。

① 高压处理对微生物的影响　细胞壁和细胞膜是保持微生物细胞形态和生命的最重要因素，而高压会引起细胞形态、细胞膜和细胞壁的结构、功能发生变化，细胞膜磷脂分子横切面减少，双层结构的体积压缩，细胞膜的通透性因而不可避免地发生改变。据报道，在 200MPa 压力下，细胞壁遭到破坏，细胞的亚显微结构也发生变化，线粒体的嵴受到不同程度的损伤，核膜孔张开并被破坏。大肠杆菌在 40.5MPa 下细胞的长度从 1~2μm 延长到 10~100μm，细胞壁同细胞膜分离。此外，在高压下菌体的酶系活性也受到抑制，核酸的复制也难以进行。20~80MPa 的压力下大部分微生物运动停止，分裂和增殖被阻。

高压对微生物代谢方面也有很大影响。Landan 的研究证明了大肠菌的蛋白质合成诱导在 27MPa 下完全被阻，在 68MPa 下翻译停止。100MPa 下 DNA 和 RNA 的合成停止，细胞膜中对渗透压和离子浓度调节有重要作用的（Na^+，K^+）-ATP 酶（三磷酸腺苷酶）活性开始发生变化。也有报道在高压下酵母停止发酵。

上述微生物在数十兆帕压力下发生的变化许多是可逆的，一回到常压就恢复原状。压力一旦到达数百兆帕，这种变化就是不可逆的，将导致微生物死亡。Larson 报告中指出，用 300MPa 高压处理，细菌的革兰染色性会由阳性转变为阴性，此结果表明高压对细菌的细胞壁结构有一定的影响，与膜系和细胞壁的破坏有关，各种离子和氨基酸或核酸从菌体里漏出，使细胞构造受到不可逆的破坏及细胞成分的丢失，特别是因高压处理使各种酶失活或活性变化而引起代谢的紊乱等。

超高压技术尽管对微生物有杀灭作用，使酶失活，但对 pH 值高的食品来说，芽孢菌的残存成为一个问题，特别是低酸性食品中的肉毒杆菌。一些产芽孢的细菌，需在 70℃ 以上加压到 600MPa 或加压到 1 000MPa 以上才能杀死。

② 超高压处理装置　按加压方式分为直接加压式和间接加压式两类，图 4-26 为两种加压方式的装置构成示意图。直接加压方式的超高压杀菌装置中，加压容器与加压装置分离，用增压机产生超高压液体，然后通过超高压配管运至超高压容器。间接加压式超高压杀菌装置的超高压容器与加压液压缸呈上下配置，在加压液压缸向上的冲程运动中，活塞将容器内的压力介质压缩产生超高压。超高压杀菌装置按超高压容器的放置位置分为立式和卧式两种，立式装置的占地面积相对小，但物料的装卸需专门装置；卧式装置的物料进出较为方便，但占地面积较大。

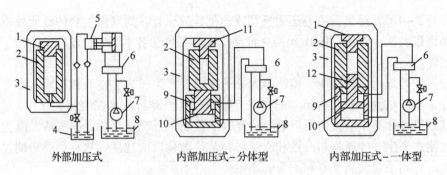

图 4-26　高压装置的两种加压方式简图
1-顶盖　2-高压容器　3-承压框架　4-压媒槽　5-高压泵(增压泵)　6-换向阀　7-油压泵
8-油槽　9-油压缸　10-低压活塞　11-活塞顶盖　12-高压活塞

间歇式高压加工（batch high pressure processing，BHPP），与间歇式杀菌器类似，首先将食品装入包装容器，然后放入高压处理室中。Sizer 等设计的高压设备，整个高压加工过程需要 5min，装料 1min，升压 1min，压力处理 2min，卸压卸料 1min。

连续式高压加工（continuous high pressure processing，CHPP），是将产品直接泵入压力容器中，由一隔离挡板将压力介质和流体食品分开，压力通过挡板由介质传递给产品，处理完后卸压，产品泵入无菌罐。为防止污染，压力介质采用无菌水。其优点是能实现高压处理系统与无菌包装系统整合一体化，进行连续化加工。

超高压杀菌设备主要由超高压杀菌处理容器、加压装置及其辅助装置构成（图 4-27）。通常压力容器为圆筒形，材料为高强度不锈钢。为了达到必需的耐压强度，容器的器壁很厚，这使设备相当笨重。改进型超高压容器在容器外部加装线圈强化结构，与单层容器相比，线圈强化结构不但安全可靠，而且使装置轻量化。装置的超高压由油压装置产生，直接加压装置需超高压配管，间接加压装置还需加压液压缸。辅助装置主要包括以下几个部分：

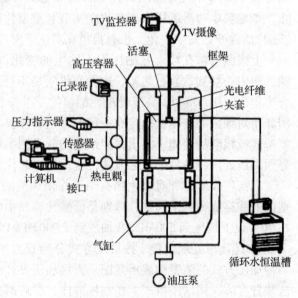

图 4-27　高压处理装置示意

● 恒温装置：为了提高超高压杀菌的作用，可以采用温度和压力共同作用的方式。为了保持一定温度，要求在超高压处理容器外带有一个夹套结构。并通以一定温度的循环水。另外，压力介质也需保持一定温度，因为超高压处理时，压力介质的温度也会因升压或减压而变化，控制温度对食品品质的保持是必要的。

● 测量仪器：包括热电偶测温计、压力传感器及记录仪，压力和温度等数据可输入计算机进行自动控制。还可设置电视摄像系统，以便直接观察加工过程中食品物料的组织状态及颜色变化情况。

- 物料的输入输出装置：由输送带、机械手、提升机等构成。

③ 超高压技术处理食品的特点　高压处理只有物理变化，没有化学变化，不会产生副作用，对食品中的某些蛋白质、高分子物质、纤维素、风味物质、维生素和色素等没有影响，营养价值不受或很少受影响而损失，属于冷杀菌技术，其效果比食品烹煮和热力杀菌更好。超高压技术处理食品的特点主要表现在：

- 对营养成分破坏少：超高压处理只对生物高分子物质立体结构中非共价键结合产生影响，因此对食品中维生素等营养成分和风味物质没有任何影响，最大程度地保持了其原有的营养成分，并容易被人体消化吸收。Muelenaere 和 Harper 曾经报导，在一般的加热处理或热力杀菌后，食品中维生素 C 的保留率不到 40%，即使挤压加工过程也只有大约 70% 的维生素 C 被保留，而超高压食品加工是在常温或较低温度下进行的，对维生素 C 的保留可高达 96% 以上，从而将营养成分的损失程度降到了最低。

- 产生新的组织结构，不会产生异味：超高压食品能更好地保持食品的自然风味，感官特性有了较大的改善，可以改变食品物质性状，改善食品高分子物质的构象，获得新型物性的食品，如作用于肉类和水产品，提高肉制品的嫩度和风味；作用于原料乳，有利于干酪的成熟和干酪的最终风味，还可使干酪的产量增加。

- 经过超高压处理的食品无"回生"现象：食品中的淀粉糊化后在保存期内会慢慢失水，发生 α-淀粉 β 化，即淀粉回生或称淀粉老化。超高压处理后食品中的淀粉属于压致糊化，不存在热致糊化后的回生现象。

虽然超高压技术研究已取得相当大进展，但仍有相当多的问题，比如：① 芽孢类微生物的残存问题。② 超高压属于冷处理，产品仍保持原有的新鲜风味和色泽，该食品的风味和色泽在贮藏过程中要受光、氧气和温度等条件的影响，而且比新鲜状态更易变化。③ 超高压设备价格较高，且属于间歇式加工，工作容量也比较小，所以在应用范围和规模上受到一定限制。因反复加减压，高压密封体易损坏，加压容器易发生损伤，故实用的超高压装置目前压力在 500MPa 左右。④ 由于超高压是基于对食品主成分水的压缩效果，因此对于干燥食品、粉状或粒状食品和类似香肠的两端扎结的食品，不能采用超高压处理技术。采用超高压技术对果汁进行杀菌，果汁浓度越高，加压杀菌的效果越差，所以对浓缩果汁加压杀菌效果不够理想。

(4) 脉冲电场技术

将食品置于一个带有两个电极的处理室中，然后给予高压电脉冲，形成脉冲电场，作用于处理室中的食品，从而将微生物杀灭，使食品得以长期贮藏。脉冲电场技术中的电场强度一般为 $15\sim80\text{kV}\cdot\text{cm}^{-1}$，杀菌时间非常短，不足 1s，通常几十微秒便可以完成。其杀菌机理的解释有电崩解(electric breakdown)和电穿孔(electroporation)。电穿孔认为在外加电场的作用下细胞膜压缩并形成小孔，通透性增加，小分子(如水)透过细胞膜进入细胞内，致使细胞的体积膨胀，最后导致细胞膜的破裂，细胞的内容物外漏而引起细胞死亡。电崩解认为微生物的细胞膜可以看作是一个注满电解质的电容器，在正常情况下膜电位差 V_m' 很小，由于在外加电场的作用下细胞膜上的电荷分离形成跨膜电位差 V，这个电位差 V 与外加电场强度和细胞直径成比例，由于外加电场强度的进一步增加，膜电位差的增大，导致细胞膜的厚度减少，当细胞膜上的电位差达到临界崩解电位差 V_c 时，细胞膜就开始崩解，导致细胞膜上孔（充满电解质）的形成，进而在膜上产生瞬间放电，使膜分解。当细胞膜上孔的面积占细胞膜的总面积很少时，细胞膜的崩解是可逆的。如果细胞膜长时间地处于高于临界电场强度的作用处理会致使细胞膜大面积的崩解，由可逆变成不可逆，最后导致微生物死亡。

(5) 微波杀菌

微波是指频率为 300MHz～300GHz 的电磁波，可产生高频电磁场。介质材料由极性分子和非极性分子组成，在电磁场作用下，极性分子从原来的随机分布状态，转向依照电场的极性排列取向，在高频电磁场作用下，造成分子的运动和相互摩擦从而产生能量，使得介质温度不断提高。因为电磁场的频率极高，极性分子振动的频率很大，所以产生的热量很高。

微波杀菌就是将食品经微波处理后，使食品中的微生物丧失活力或死亡，从而达到延长保存期的目的。一方面，当微波进入食品内部时，食品中的极性分子，如水分子等不断改变极性方向，导致食品的温度急剧升高而达到杀菌的效果。另一方面，微波能的非热效应在杀菌中起到了常规物理杀菌所没有的特殊作用，细菌细胞在一定强度微波场作用下，改变了它们的生物性、排列组合状态及运动规律，同时吸收微波能升温，使体内蛋白质同时受到无极性热运动和极性转动两方面的作用，使其空间结构发生变化或破坏，导致蛋白质变性，最终失去生物活性。因此，微波杀菌主要是在微波热效应和非热效应的作用下，使微生物体内的蛋白质和生理活性物质发生变异和破坏，从而导致细胞的死亡。微波杀菌具有以下优点：加热时间短，杀菌速度快，对食品的营养成分和风味保持效果好，且节能高效，安全无害。

(6) 辐照杀菌技术

食品辐照技术（food irradiation techniques）是人类利用核技术对食品进行加工处理，在构成食品的物质中产生离子，通过离子而作用于食品，从而起到灭菌、杀虫、抑制鲜活食品生命活动、延缓成熟、促进物质转化和防止霉变的作用，达到防菌、防腐、保鲜延长食品保藏时间和提高产品质量为目的的一项新型技术。目前用于食用的辐照源主要有 3 种：γ 射线、X 射线和电子束射线。γ 射线主要由放射性较高、半衰期长的放射性同位素获得，常用的放射性元素有 ^{60}Co 和 ^{137}Ce；X 射线是 X 射线发生器工作在 5Mev 的最大能量时产生的电子束；电子射线由电子加速器获得。它们共同特点是波长很短，一般在 (10~12)m 范围内，具有足够的破坏共价键的能量而对生物体造成影响，并且将高能量转移到靶物时，有明显的升温现象，可保持原有食品的特性，具有较强的穿透力。三种射线穿透力比较，γ 射线穿透力最强，能穿透较大较厚食品，且辐照剂量各部位均匀，适用于完整食品及各种包装食品的内部处理；X 射线与电子射线穿透力较弱，可用于食品表面处理及片状食品的处理，对内部不宜辐照的食品更加适宜。产生的电离辐射以电磁波的形式透过物体，物体中的微生物被辐照时，射线中的能量便转移到微生物的水和其他分子里，这种能量产生瞬间反应物质会破坏微生物 DNA，引起基因序列方面的缺陷。除非微生物可以修复这种破坏，否则其在生长和复制时会死亡。

由于食品辐照具有节能、效率高、不升温、安全可靠和保持食品良好感官品质等优点，得到越来越多国家的广泛关注和应用，正在形成一门新兴的辐照加工产业。

为了保证食品经过辐照后既没有放射源的污染和残留，也不能产生感生放射性，FAO/IAEA/WHO 联合专家委员会于 1980 年 10 月 27 日至 11 月 3 日在日内瓦召开了关于辐照食品卫生会议。依据以前各界专家委员会的建议和这些机构组织的其他技术或法律专家会议所作出的结论，允许食品辐照的最大能量水平是：电子射线为 10MeV；γ 射线和 X 射线为 5MeV。1995 年 9 月 25 日 FAO/IAEA/WHO 公布的世界各国已批准的辐照食品中，法国批准家禽肉最大剂量为 5kGy，巴西、以色列家禽肉 7kGy，俄罗斯家禽肉 10kGy，中国熟肉制品、香肠剂量分别为 6kGy 和 8kGy，古巴肉制品 4kGy，韩国肉干 7kGy，墨西哥牛肉干、鸡肉干均为 10kGy，俄罗斯香肠 10kGy，叙利亚、泰国、英国 7kGy，乌克兰 8kGy，南斯拉夫 10kGy。我国"熟畜禽肉类辐照杀菌工艺（GB/T 18526.5—2001）"中规定熟畜禽肉类食品辐照最低有效剂量为 4kGy，最高耐受剂量为 8kGy。

食品经过电离辐照后将发生部分化学变化，剂量越高则变化程度越明显。

① 蛋白质分子经辐照会发生变性现象。有些蛋白质中的部分氨基酸可能发生分解或氧化，部分蛋白质还会发生交联或裂解作用；实验证明，经 50kGy 以下辐照的食品蛋白质营养成分无明显变化，氨基酸组成稳定。

② 脂肪分子经辐照后会发生氧化、脱羟、氢化、脱氢等作用，产生典型的氧化产物、过氧化物和还原产物，这种作用取决于脂肪的种类、不饱和程度、辐照剂量、氧存在与否等。饱和脂肪一般较稳定，不饱和脂肪易氧化，氧化程度与辐照剂量成正比。研究表明，经 40~50kGy 的辐照后，脂肪的同化作用和热能价值未发生改变，营养价值也无变化。

③ 大剂量的辐照能引起碳水化合物的氧化和分解，辐解产物有：H_2、CO、CO_2、H_2O、CH_4、甲醛、乙醛、丙酮、丙醛等。一般情况下，碳水化合物对辐照是稳定的，20~50 kGy 的剂量不会使糖类的品质发生变化。

④ 维生素对辐照较为敏感，不同种类的维生素受辐照的影响程度不一样，水溶性维生素对辐照的敏感性从大到小排列如下：硫胺素 > 抗坏血酸 > 吡哆醇 > 核黄素 > 叶酸 > 钴胺素 > 烟酸；脂溶性维生素对辐照的敏感性从大到小排列如下：维生素 E > 胡萝卜素 > 维生素 A > 维生素 K > 维生素 D。维生素与食品中的其他成分复合存在会降低对辐射的敏感程度。研究表明，20~25kGy 剂量的辐照对维生素的破坏程度与加热相同。

4.3.6 冷却

罐头食品杀菌完毕后，应迅速冷却。冷却也是罐头生产工艺中不可缺少的工艺环节。冷却可以缩短物料的受热时间，减少物料中热敏物质的损失，抑制嗜热微生物在高温下的大量繁殖。因此，罐头食品杀菌后冷却越快越好，但对玻璃罐的冷却速度不宜太快，常采用分段冷却的方法，即 80℃、60℃、40℃ 三段，以免玻璃罐爆裂。

冷却方式按冷却位置的不同，可分为锅外冷却和锅内冷却，常压杀菌常采用锅外冷却，卧式杀菌锅加压杀菌常采用锅内冷却。按冷却介质的不同可分为空气冷却和水冷却，以水冷却效果为好。水冷却时为加快冷却速度，一般采用流水浸冷法。由于在冷却时可能会有极少量的冷却水被罐头吸入，因此冷却用水必须清洁，符合饮用水标准。

此外，对于高压杀菌还有一种反压冷却法。它的操作过程如下：杀菌结束后，关闭所有的进气阀和泄气阀，然后一边迅速打开压缩空气阀，使杀菌锅内保持规定的反压，一边打开冷却水阀进冷却水。由于锅内压力将随罐头的冷却而下降，因此应不断补充压缩空气以维持锅内反压。在冷却结束后，打开排气阀放掉压缩空气使锅内压力降低至大气压，罐头继续冷却至终点。

罐头冷却的最终温度一般控制在 38~40℃，温度过高会影响罐内食品质量，过低则不能利用罐头余热将罐外水分蒸发，造成罐外生锈。冷却后的罐头应放在冷凉通风处，未经冷凉不宜入库装箱。

4.3.7　罐头的检验、包装和贮藏

4.3.7.1　罐头的检验

罐头食品的检验是罐头质量保证的最后一个工序，主要包括内容物的检查和容器外观检查。

(1) 罐头食品检验指标及标准

罐头杀菌冷却后，须经保温、外观检查、敲音检查、真空度检查、开罐检查、化学检验和微生物学检验等，评判其各项指标是否符合标准。罐头食品的指标有感官指标、理化指标和微生物指标。

① 感官检验　变质或败坏的罐头，在内容物的组织形态、色泽、风味上都与正常的不同，通过感官检验可初步确定罐头的好坏。感官检验的内容包括组织与形态、色泽和风味等。各种指标必须符合国家规定标准。

② 物理检验　包括容器外观、重量和容器内壁的检验。罐头首先观察外观的商标及罐盖码印是否符合规定，底盖有无膨胀现象，再观察接缝及卷边是否正常，焊锡是否完整均匀，封罐是否严密等。再用卡尺测量罐径与罐高是否符合规定。用真空计测定真空度，一般应达 26.67kPa 以上。进行重量检验，包括净重（除去空罐后的内容物重量）和固形物重（除去空罐和汤液后的重量）。最后应检查内壁是否有腐蚀和露铁情况，涂料是否脱落，有无铁锈或硫化斑，有无内流胶现象等。

③ 化学检验　包括气体成分、pH 值、干燥物、可溶性固形物、糖水浓度、总糖量、可滴定酸含量、食品添加剂和重金属含量（铅、锡、铜、锌、汞等）等分析项目。

④ 微生物检验　对 5 种常见的可使人发生食物中毒的致病菌，必须进行检验。它们是溶血性链球菌、致病性葡萄球菌、肉毒梭状芽孢杆菌、沙门氏菌和志贺氏菌。

一般检测方法可按有关国家标准，GB/T 10786—2006《罐头食品的检验方法》、GB 4789.26—2013《食品安全国家标准　食品微生物学检验　商业无菌检验》、GB 7098—2015《食品安全国家标准　罐头食品》等进行。具体可参见每一类产品的

标准。

(2)罐头食品的保温与商业无菌检验

罐头入库后出厂前要进行保温处理,它是检验罐头杀菌是否完全的一种方法。将罐头放在保温库内维持一定的温度37℃±2℃和时间5~7d,给微生物创造适宜生长的条件,若杀菌不完全,残存的微生物遇到适宜的温度就会生长繁殖,产气会使罐头膨胀,从而把不合格的罐头剔出。糖(盐)水水果蔬菜类要求在不低于20℃的温度下处理7d,若温度高于25℃可缩短为5d。含糖量高于50%的浓缩果汁、果酱、糖浆水果和干制水果不需保温。保温检验会造成罐头色泽和风味的损失。因此,目前许多工厂已不采用,代之以商业无菌检验法。此法首先要基于全面质量管理,主要包括以下几个步骤:① 审查生产操作记录,如空罐记录、杀菌记录等。② 抽样,每杀菌锅抽2罐或0.1%。③ 称重。④ 保温,低酸性食品在36℃±2℃下保温10d,酸性食品在30℃±1℃下保温10d,预定销往40℃以上热带地区的低酸性食品在55℃±1℃下保温5~7d。⑤ 开罐检查,开罐后留样,测pH值、感官检查、涂片。如果pH值、感官质量有问题,即进行革兰染色和镜检,确定是否有微生物明显增殖现象。⑥ 接种培养。⑦ 结果判定。如该批罐头经审查生产操作记录,属于正常;抽样经保温试验未胖听或泄漏;保温后开罐,经感官检查、pH值测定或涂片镜检,或接种培养,确证无微生物增殖现象,则为商业无菌。如该批罐头经审查生产操作记录,未发现问题;抽样经保温试验有1罐或1罐以上发现胖听或微生物增殖现象,则为非商业无菌。

4.3.7.2 罐头的包装

罐头食品的包装主要是贴标签、装箱和涂防锈油等。涂防锈油的目的是隔离水与氧气,防止铁皮生锈。防锈油主要的种类有羊毛脂防锈油、磺酸钙防锈油和硝基防锈油。防止罐头生锈除了涂防锈油外,还应注意控制仓库温度与湿度的变化,避免罐头"出汗"。装罐的纸箱要干燥,瓦楞纸的适宜pH值为8.0~9.5。标签纸黏合剂要无吸湿性和腐蚀性。

4.3.7.3 罐头食品贮藏

罐头贮藏的形式有两种:一种是散装堆放,罐头经杀菌冷却后,直接运至仓库贮存,到出厂之前才贴商标装箱运出;另一种是装箱贮放,罐头贴好商标或不贴商标进行装箱,送进仓库堆存。

散装堆放费时费工,运输不便,且堆放高度不宜过高,否则容易倒塌造成损失。一般架花堆成长方形,堆与堆之间、堆与墙之间应留出0.33m以上的距离以便于检查。装箱贮藏,对于大量罐头的贮藏有很多好处,运输及堆放迅速方便,堆高放置较为稳固,操作简便,不费工时;又因为外面有木箱或纸箱保护,罐头不直接受外界条件的影响,易于保持清洁,不易"出汗",但是它的缺点是不容易检查。

作为堆放罐头的仓库,要求环境清洁,通风良好,光线明亮,地面应铺有地板或水泥,并安装有可以调节仓库温度和湿度的装置。在正常的贮藏温度下,罐头的质量很少变化。但温度过高或过低都会引起内容物品质变化。例如,贮藏温度过高,罐头残留的好热性细菌芽孢就很容易繁殖发育。对于水果罐头来讲，温度高容易使罐头产生"氢胀"，也容易使食品中的维生素受到损失，甚至使食品败坏。但是贮藏温度太低也不利，特别是对于果蔬类罐头，贮藏温度过低，会引起罐头内容物冰冻，严重者能胀坏罐头，或者因冰冻后又解冻而影响罐内食品的组织结构，致使失去食品的原来风味。罐头食品在仓库中因温度所引起的理化变化是非常复杂的，但基本的一点，就是温度上升，就会促进食品成分变化的速度。温度平均每升高10℃，化学变化的速度就会增加1倍。这种变化速度的增加会影响罐头食品的风味、色泽及营养成分。例如，柑橘汁在5.5℃与21℃的不同温度下贮藏同样时间，它的变化的差别不大。但在21℃以上时，即有显著的变化，其中尤以维生素C及B最为明显。又如氢胀的发生，在30℃时比在10℃时增加4倍。贮藏时空气的湿度也不能过高。相对湿度过高，能引起罐头生锈，缩短贮藏期限。

大多数罐头的适宜保管条件见表4-3。

表4-3 罐头贮藏保管条件

罐头种类	气温/℃	相对湿度/%
肉禽类罐头	0~15	70~75
鱼类罐头	0~15	70~75
果蔬罐头	10~15	70~75
果酱罐头	10~20	70~75
果汁罐头	0~12	70~75

以上所列条件，对罐头成品贮藏、保证品质是比较好的。为了达到比较长期贮藏的罐头，罐头厂应努力做到。在雨季，尤其南方春季多雨季节，更应做好罐头的防潮、防锈和防霉工作。

4.3.8 罐头常见的败坏征象及其原因

罐头在生产过程中由于原料处理不当或加工不够合理，或操作不谨慎，或成品贮藏条件不适宜等，往往能使罐头发生败坏。罐头的败坏有两种类型：一是失去食用价值，罐头内容物因腐败微生物的作用腐败，不能食用；二是失去商品价值，罐头外形失去正常状态，食品色泽改变，罐头内容物质量变化不大，还能食用，但不能被消费者接受，只能作为次品罐头来处理。

罐头败坏的原因可归纳为理化性的败坏和微生物的败坏两类。

4.3.8.1 理化性败坏

由物理或化学因素引起罐头或内容物的败坏，包括内容物的变色、变味、混浊沉淀、罐头的腐蚀等。

(1) 变色

由于内容物的化学成分之间或与罐内残留的氧气、包装的金属容器等的作用而造成的变色现象，致使品质下降。例如，桃子、杨梅等果实中的花色素与马口铁作用而呈紫色，甚至可使杨梅褪色；荔枝、白桃、梨等的无色花青素变色（变红）；绿色蔬菜的叶绿素变色；桃罐头的多酚类物质氧化为醌类而显红色；苹果中的单宁物质变黑以及果蔬罐头中普遍存在的非酶褐变引起的变色等。这些情况都会影响产品的质量指标，虽然一般无毒，但直接影响到外观色泽，故应尽量加以防止。

(2) 变味

变味情况较多。微生物可以引起变味从而不能食用，如罐头内平酸菌（如嗜热性芽孢杆菌）的残存，会使食品变质后呈酸味；加工中的热处理过度常会使内容物产生煮过味，罐壁的腐蚀又会产生金属味（铁腥味）；原料品种的不合适会带来异味，如杨梅的松脂味、柑橘制品中由于橘络及种子的存在而带有苦味。对于这一类的变味应分别从各种原因上有针对性地采取措施加以防止，如严格卫生制度，掌握热处理的条件，选择合适的罐藏原料和适当的预处理，避免内容物与铜等材料的接触等。

(3) 罐内汁液的混浊和沉淀

此类现象产生的原因有多种，如加工用水中钙、镁等金属离子含量过高（水的硬度大）；原料成熟度过高，热处理过度，罐头内容物软烂；制品在运销中震荡过剧，而使果肉碎屑散落；罐头贮藏过程中内容物由于物理的或化学的影响而发生沉淀。如一些果汁和蔬菜汁的絮状沉淀或分层等。这些情况如不严重影响产品外观品质，则允许存在。应针对上述原因采取相应的措施。

(4) 罐头容器腐蚀

罐头容器腐蚀主要是指马口铁罐，可分为罐头外壁的锈蚀和罐头内壁的腐蚀两种情况。罐头外壁的锈蚀主要是由于贮藏环境中湿度过高而引起马口铁与空气中的水汽、氧气作用，形成黄色锈斑，严重时不但影响商品外观，还会促进罐壁腐蚀穿孔而导致食品的变质和腐败。罐头内壁的腐蚀情况较为复杂，引起腐蚀的因素较多，如食品原料中含硫蛋白，食品中的盐、酸、金属离子等。一般，樱桃、酸黄瓜、菠萝、柚子、杨梅、葡萄等具有较强的腐蚀性，而桃、梨、竹笋等腐蚀性就较弱些。又如，在罐头中添加盐水、酱油、醋和各种香辛料等调味料，会使罐内壁的腐蚀进一步复杂化。另外，罐内硝酸根离子、亚硝酸根离子或铜离子含量较高时，易促进罐内壁的腐蚀。现分述如下：

① 均匀腐蚀　马口铁罐内壁在酸性食品的腐蚀下，常会全面地、均匀地出现溶锡现象，致使罐壁内锡层晶粒体全面外露，在表面呈现出鱼鳞斑纹或羽毛状斑纹，这种现象就是均匀腐蚀的表现。随着时间的延长，腐蚀继续发展，会造成罐内壁锡层大片剥落，罐内溶锡量增加的现象，食品出现明显的金属味。同时，铁皮表面腐蚀时，会形成大量氢气造成氢膨胀。

② 集中腐蚀　在罐头内壁上出现有限面积内金属（锡或铁）的溶解现象，称为集中腐蚀。表现出麻点、蚀孔、蚀斑，严重时能导致罐壁穿孔。常在酸性食品或空气含量较高的水果罐头中出现。溶铁常是集中腐蚀的主要现象，因而食品中的含锡量不会像均匀腐蚀时那样高，但其腐蚀速度快，造成的损失常比均匀腐蚀大得多。涂料擦伤和氧化膜分布不匀的马口铁罐极易出现集中腐蚀现象。

③ 硫化腐蚀　原因是硫化氢与马口铁作用所致的容器内壁腐蚀。因此，含蛋白质

较多的食品，原料用亚硫酸保藏或使用二氧化硫漂白的白砂糖及马口铁擦伤的容器均易造成此种现象。硫化腐蚀现象有硫化铁、硫化铜腐蚀。硫化铁腐蚀在罐头内壁易于擦落的点状或线状的黑色斑点，硫化铁虽无损于人体健康，但少量即可污染内容物，所以，不允许存在。硫化铜腐蚀呈绿黑色，原因是食品受铜制设备的污染，进而与硫化氢作用所致，有毒，不允许存在。

(5) 氧化圈

罐头内壁液面处发生的暗灰色腐蚀圈。原因是罐内顶隙中残存的氧气与罐壁发生氧化所形成。允许微量存在，但应尽量防止。

(6) 涂料脱落

涂料脱落发生在采用涂料罐的产品中。罐内马口铁上的涂料成片状脱落或涂料已与马口铁分离，但尚未脱落，允许轻度发生。原因是涂料有擦伤。从提高空罐制造机械的光洁度来解决。

(7) 内流胶

内流胶为罐内罐边缘上的胶圈落入内容物或已游离开罐边的现象，或胶圈离开罐边不明显，但面积较宽。原因是生产不慎。不允许存在。

4.3.8.2 微生物败坏

微生物败坏主要引起罐头食品细菌性胀罐、平罐酸败、黑变、臭变等败坏现象发生。所谓细菌性胀罐是由于细菌的存在和活动，产生气体，使罐内压力增大造成的。此类胀罐，食品已经变质，不能食用。在低酸性食品中容易引起胀罐的微生物有嗜热解糖梭状芽孢杆菌、肉毒杆菌、生芽孢梭状芽孢杆菌、双酶梭状芽孢杆菌等；酸性食品中则是专性厌氧嗜温芽孢杆菌，如巴氏固氮梭状芽孢杆菌、酪酸梭状芽孢杆菌等解糖菌等；高酸性食品中小球菌、乳杆菌、明串珠等非芽孢杆菌引起胀罐。

有的罐头食品中的腐败微生物并不产气，因此，罐头外观正常，不变形，需开罐或经细菌分离培养后才能确定，消费者不易辨。由于细菌生长繁殖过程中产酸，使食品酸度增加，呈轻微或严重酸味，pH值可降至$0.1 \sim 0.3$，因此，这种腐败成为平罐酸败。在低酸性食品中的嗜热脂肪芽孢菌和它的近似菌，耐热性很强，能在$49 \sim 55℃$温度中生长，最高生长温度为$55℃$。在酸性食品中的嗜热嗜酸芽孢杆菌，它能在pH值为4.0或略低的介质中生长，适宜生长温度为$45℃$或$55℃$，低于$25℃$生长缓慢，它是番茄制品中常见腐败菌。

在食品中的致黑梭状芽孢杆菌(*Clostridium nigrificans*)，容易引起罐头食品的黑变，该细菌的适宜生长温度为$55℃$，在$35 \sim 70℃$温度范围内都能生长。

罐头食品微生物的败坏，造成的原因主要有：

① 杀菌上的缺陷　杀菌不足是造成罐头食品微生物败坏的主要原因，杀菌条件不足，没有将嗜热性腐败菌(如嗜热脂肪芽孢杆菌、凝结芽孢杆菌等)杀死所致，使某些耐热性微生物得以幸存，在适宜的条件下活动。若微生物活动产生气体而形成胀罐，这种情况易被发现。但对于平罐酸败微生物则在罐头保温检测中不易被发现。不产气酸败常在蔬菜罐头中出现。有的虽然严格执行了杀菌操作，但由于原料过度微生物污

染而杀菌达不到要求；还有的是由于杀菌锅操作失误造成的。

② 密封方面的缺陷　由于封罐机调节不当或没有及时检查调整，致使罐头密封不严，卷边松弛泄漏，造成微生物的再污染而引起的败坏。这类败坏常造成漏罐或胀罐。

③ 杀菌前的败坏　主要是原料在运输和加工过程中的拖延时间过长，造成微生物的大量繁殖，有的甚至产生毒素，若拿这种原料加工，势必使罐头败坏。生产上要求原料要新鲜，原料处理要及时，避免加工中时间拖延。

④ 冷却污染　冷却时由于冷却时间过短或水温过高，由于嗜热性微生物的存在而引起罐头败坏。因此，杀菌后的罐头应迅速冷却至40℃左右，而玻璃罐头应分段冷却。

4.3.8.3 罐藏容器的外观改变

这类损坏现象常造成罐形的异常，一般用肉眼就能鉴别。

(1) 胀罐

胀罐俗称"胖听"。所谓胀罐是指罐头的一端或两端（底和盖）向外凸出的现象。根据凸的程度，可将其分为弹胀（springer）、软胀（soft swell）和硬胀（hard swell）几种：弹胀是罐头一端稍外突，用手撤压可使其恢复正常，但一松手又恢复原来突出的状态；软胀是罐头两端突出，如施加压力可以使其正常，但一除去压力立即恢复外突状态；硬胀即使施加压力也不能使其正常。胀罐的主要原因是微生物生长繁殖所致，尤其是产气微生物的生长，产生大量的气体而使罐头内部压力超过外界气压之故。这种胀罐除产生气体外，还常伴有恶臭味和毒素，已完全失去食用价值，应予废弃。也有可能是罐头内容物装量太多，排气不完全或贮藏温度过高造成的物理性胀罐，这种胀罐的内容物并未坏，可以食用。

(2) 氢胀罐

罐头内容物与金属包装容器作用引起金属罐内壁腐蚀而产生氢气，外形上也为一种胖罐。因其不是腐败菌引起，轻度时亦无异味，尚可食用；严重时能使制品产生金属味，且重金属含量超标。高酸性果蔬罐头常易出现此类败坏。

(3) 瘪罐

瘪罐指罐头外形明显瘪陷。这是由于罐内真空度过高，或过分的外力（如碰撞、摔跌、冷却时反压过大等）所造成。一般排气过度，装量不足，大形罐头容易产生凹陷。此类损坏不影响内部品质，但已不能作为正常产品，应做次品处理。轻微的瘪陷若外贴商标后不影响外观者可不做瘪罐论。

(4) 漏罐

漏罐指罐头缝线或孔眼渗漏出部分内容物。这是由于密封时缝线有缺陷；铁皮腐蚀后生锈穿孔，或者由于腐败微生物产气引起内压过大，损坏缝线的密封，机械损伤有时也会造成这种泄漏。

(5) 变形罐

罐头底盖不规则突出成峰脊状，这是由于冷却技术不当，消除蒸汽过快之故，稍加外压即可恢复正常。

4.4 典型罐头加工工艺

4.4.1 肉禽类罐头

家禽、家畜含有大量的全价蛋白质、脂肪、浸出物、矿物质及维生素等营养素，是人们日常生活必不可少的主要食品，也是罐头食品的主要原料之一。牛肉、羊肉、猪肉和家禽肉以及屠宰副产品等都可以用于制造肉类罐头。肉类罐头按加工及调味方法可分为清蒸类、调味类、腌制烟熏类、香肠类等类型的罐头。

4.4.1.1 清蒸类肉罐头

清蒸类罐头，即原料经过初加工，不经烹调而直接装罐制成的罐头。这类产品制作时，将处理后的原料直接装罐，再加入食盐、胡椒、洋葱、月桂叶、猪皮胶或碎猪皮等配料，经排气、密封、杀菌后制成，成品最大限度地保持了原料的特有风味，色泽正常，肉块完整。例如，清蒸猪肉、原汁猪肉、白烧鸡和去骨鸡等罐头。

以清蒸去骨鸡肉罐头生产工艺为例。

(1) 工艺流程

原料验收→解冻→处理→预煮→拆骨切块→装罐→排气密封→杀菌冷却→擦罐入库→成品

(2) 工艺要点

① 原料　用于罐藏的鸡肉应是表层呈淡黄色的新鲜鸡或冷冻鸡，表皮不正常或出现青皮、黄骨或严重烫伤者不得使用。投料时公鸡、母鸡各 1/2 或 4∶6 比例。

② 处理　在 25℃ 以下解冻，经解冻后的鸡，逐只拔净所有的毛，包括血管毛。如遇隐毛密集时可局部去皮，但面积不允许超过 $2cm^2$。绒毛可用火焰烧除，烧时注意不要烧焦表皮。用刀割去头部、颈、尾尖，沿膝关节切下鸡爪。剖腹取除内脏、血管、气管、食管等，用清水洗净并逐只检查。

③ 预煮　按公鸡与母鸡，老鸡与嫩鸡分开，分别进行预煮。预煮时间加水量以淹没鸡只为度，并加入适量洋葱。预煮时间嫩鸡一般不超过 30min，老鸡一般不超过 60min，以达到易去骨为准。若采用生拆骨工艺，先将处理后的生鸡拆除骨头，并切成 4~6cm 或 6~8cm 的小块。在进行预煮时，预煮时间分别为公鸡 6~8min、母鸡 8~9min、碎鸡肉 2~3min，沸水下料。每锅预煮汤汁浓度达到 2%~4%（折光计）时，将汤汁取出过滤，以备装罐用。

④ 拆骨切块　预煮后的鸡趁热拆骨，拆骨时应注意保持肉块的完整并不破皮，去骨净。去骨后的鸡块切成 4~6cm（采用 747 号罐型装）或 6~8cm（采用 962 号罐型装）的小块，块形力求整齐，皮肉连接在一起，并再次检查碎骨、黑皮、血管等杂质。

⑤ 装罐　采用抗硫涂料罐，在罐内定量装入精盐、胡椒粉以及称重时已搭配在盘内的鸡块。装罐时鸡皮向底盖，添称的小块等夹在中间。装罐量如表 4-4 所示。

表 4-4　去骨鸡罐头的装罐量　　　　　　　　　　　　　　　　　　g

罐型	净重	鸡肉重	精盐	白胡椒粉	鸡汤
747	142	120	1.5	0.15	30
962	383	210	4.0	0.2	180

装罐时可根据鸡只的肥瘦情况适当添加一些鸡油,但不宜过多,也不可使用贮存过久的鸡油,否则会由于鸡油的氧化,产生油哈味。

⑥ 排气密封　真空密封排气,真空度控制在 53.3kPa;加热排气,罐中心温度 55℃以上(净重 142g),净重 383g 的中心温度不低于 65℃。

⑦ 杀菌冷却　杀菌条件 142g 装热排气, $\dfrac{10min - 60min - 10min}{118℃}$;383g 装热排气, $\dfrac{10min - 60min - 10min}{121℃}$;真空密封排气,升温杀菌延长 5min。杀菌后立即冷却到 40℃左右。

(3) 常见质量问题

① 熔化油　是在杀菌过程中从肉中分离出来的脂肪,在罐头中所占的比例一般应为 10%~25%。生产中应控制熔化油的含量,肉类罐头装罐时应合理搭配使用各部分肉,禽类罐头可根据原料肥瘦程度添加适量的禽油。

② 平盖酸败　清蒸肉类罐头容易发生平盖酸败现象,平酸菌的生长繁殖会造成罐内肉质的红变及内容物的酸败,应加强原辅材料的卫生管理,严格遵守操作工艺要求,并采用合理杀菌工艺条件。

③ 罐内血蛋白的凝聚　血蛋白的凝聚会严重影响产品外观,根据产生血蛋白的原因,生产中应注意原料必须经过冷却排酸,不得使用未排酸的肉,冻肉应新鲜良好,冷藏期不超过半年,严格各工序操作。

④ 禽类罐头的凸角、爆节及瘪罐现象　这是带骨禽类罐头易出现的问题,由于排气不充分,造成罐内气体含量过高,容器底盖易发生不可逆变形,若空气含量过高,冷却操作不良,罐身接缝处将会产生爆节现象,而凸角现象是由于禽骨抵顶容器而造成的。所以,为了防止这类事故的发生,带骨禽类罐头应采取加热排气的方法,这样,可以尽可能地排除骨内气体,装罐时应防止禽骨接触容器,杀菌时采用反压冷却。

⑤ 容器的硫化腐蚀　肉禽类罐头易出现硫化腐蚀的问题,造成容器内壁的蓝紫色斑纹,黑色的硫化铁则会污染食品。所以,为防止硫化腐蚀,容器应采用抗硫涂料罐,装罐时应尽量使肥膘部分接触罐壁,防止禽骨损伤容器内壁。

4.4.1.2　腌制、烟熏类肉罐头

腌制可赋予制品鲜艳的红色和较高的持水性,使制品组织紧密,富有弹性。腌制可抑制微生物的生长繁殖,使肉类达到防腐保藏之目的。腌制类罐头是将处理后的原料,经食盐、亚硝酸钠、砂糖等按一定配比组成的混合料腌制后,再加工制成的罐头,如午餐肉、咸牛肉、咸羊肉和猪肉火腿等罐头。烟熏类罐头是将处理后的原料经

腌制、烟熏后制成的罐头,如火腿肉、烟熏肋条肉等罐头。

以午餐肉罐头生产为例介绍腌制类肉罐头。

(1) 工艺流程

原料验收→解冻→处理(分段、剔骨、去皮、修整)→分级切块→腌制→绞肉→斩拌→真空搅拌→装罐→真空密封→杀菌冷却→擦罐入库→成品

(2) 工艺要点

① 原料及辅料　午餐肉生产用原料应采用健康良好,宰前宰后经兽医检查合格,经冷却成熟的1~2级肉或冻藏不超过6个月的肉。不得使用冷冻两次或冷冻贮存不善、质量不好的肉。午餐肉生产中的辅料主要有淀粉、盐、大豆蛋白、香辛料、糖、亚硝酸钠等。淀粉应洁白细腻、无杂质,含水量不超过20%,pH值在6.0~8.0之间。盐应采用洁白干燥,含氯化钠98.5%以上的精盐。香辛料使用干燥无粗粒的粉末,无夹杂物,有浓郁香味,无霉变虫蛀。亚硝酸钠为干燥、白色结晶状细粒,纯度在90%以上。砂糖应洁白干燥,纯度在99%以上。猪油采用健康猪的板油或肥膘熬成,洁白无杂质,酸价不超过2.5,水分不超过0.3%。为改善制品质量,可添加三聚磷酸盐或焦磷酸盐等。

② 解冻　冻猪肉应先进行解冻,解冻完毕的肉温以肋条肉不超过7℃,腿肉不超过4℃为宜。

③ 预处理　解冻后的肉及时进行预处理。先去除肉表面的污物、修净残毛,在分段机上将肉片分成前腿、中腿和后腿3部分,再剔骨去皮,然后进行整理,修净碎骨、软骨、淋巴结、血管、筋膜、瘀血肉等;再次检查表面污物、猪毛、杂质等。将前、后腿刮去肥膘作为净瘦肉,严格控制肥膘在10%以下。肋条部分取出奶膘,背部肥膘留0.5~1cm,多余的肥膘去除,作为肥瘦肉。肥瘦肉中含肥肉量不得超过60%,过肥易造成脂肪析出。净瘦肉与肥瘦肉的比例为5:3。处理好的肉逐块检查,直至无骨无毛、无杂质等方可将肉块送往切条机(或手工切)切成3~5cm条块送去腌制。在整个加工处理过程中原料不得积压,操作要迅速,肉温应保持在15℃以下,生产车间的温度不宜过高,应控制在25℃以下。

④ 腌制　处理好的肉立即拌上混合盐腌制。混合盐配比为精盐98%,砂糖1.5%,亚硝酸钠0.5%。净瘦肉和肥瘦肉分开腌制,每100kg肉添加混合盐2.25kg,用拌和机或人工拌匀后定量装入不锈钢桶中,在0~4℃冷藏库中腌制48~72h。腌制好的肉色泽应是鲜艳的亮红色,气味正常,肉块捏在手中有滑黏而坚实的感觉。要注意标注腌制时间,先腌先用。注意腌制桶、腌制库地面等的清洁卫生,腌制桶及时刷洗,运输推车要保持干净。

⑤ 斩拌　腌制后的肉进行绞碎和斩拌。将肥瘦肉在7~12mm孔径绞板的绞肉机上绞碎得到粗绞肉;将瘦肉在斩拌机上斩成肉糜状,同时加入其他调味料。瘦肉斩拌的操作过程为:先开动斩拌机,将净瘦肉均匀地放入斩拌机的圆盘中,然后放入冰屑、淀粉、香辛料,斩拌3~5min,斩拌后的肉糜要有弹性,涂抹时无肉粒。

⑥ 真空搅拌　将斩拌后的肉糜倒入真空搅拌机,再加入粗绞肥瘦肉在真空度为67.7~80kPa的条件下搅拌2~4min,使粗绞肉和细斩肉糜充分拌和均匀,同时抽除半

成品肉糜中的空气,防止成品产生气泡和氧化作用,防止产生物理性胀罐。

⑦ 装罐　真空搅拌后肉糜取出后立即送往装罐机进行装罐。装午餐肉的空罐最好使用脱模涂料罐。若采用抗硫涂料罐,在空罐清洗、消毒后沥干水,然后用猪油在罐内壁涂抹,使罐内壁形成一层油膜,以防止粘罐现象的产生。装罐时肉糜温度不超过13℃。要注意装罐紧密,称量准确,重量复合标准。装罐称重后表面抹平,中心略凹。非脱模涂料罐再涂一薄层猪油,随即送往封口。

⑧ 密封及杀菌冷却　午餐肉罐头采用真空密封,真空度为60~67kPa。密封后的罐头逐个检查封口质量,合格者经温水清洗后再装篮杀菌。杀菌温度为121℃,杀菌时间按罐型不同。杀菌条件见表4-5。

表4-5　几种罐型的午餐肉罐头杀菌条件

罐型	净质量/g	杀菌公式
306	198	15min–50min/121℃,反压冷却
304	340	15min–55min/121℃,反压冷却
962	397	15min–70min/121℃,反压冷却
10189	1 588	15min–130min/121℃,反压冷却

反压冷却时前3种罐型采用0.15MPa的反压力,1 588g装者为0.11MPa的反压力。冷却后的罐头及时擦罐,入库保温。

4.4.1.3　调味类肉罐头

调味类肉罐头是将经过整理、预煮或烹调好的肉块装罐后,加入调味液杀菌后制成的罐头,是肉类罐头中品种、数量最多的一类。这类产品按调制方法不同又可分为红烧、五香、浓汁、油炸、豉汁、茄汁、咖喱等种类,如红烧猪肉、五香酱鸭、五香风味鱼、茄汁鱼等罐头。以红烧扣肉罐头为例说明调味类罐头的加工。

(1)工艺流程

猪肉解冻→去杂→预煮→皮上色→油炸→切小块→小块复炸→装罐→加调味液→排气密封→杀菌冷却→清洗、烘干→保温检验→成品

(2)工艺要点

① 原料预处理　剔骨后的肋条肉割去奶脯,靠近脊背部肥膘厚度控制在2~3cm,靠近腰部的五花肉总厚度要在2.5cm以上,防止过肥影响质量或过薄影响块形。将肉块表皮污物刮净,剔除肋条肉上残留的碎骨、碎肉、淋巴、瘀血,拔净猪毛,清洗干净。

② 预煮　将整理后的猪肉放在沸水中预煮。预煮时每100kg肉加葱及生姜各200g(葱、姜用布袋包好)。预煮时间为30min左右,加水量与肉量之比为2∶1,煮至肉皮发软,有黏性时取出。肉皮不易煮软者,可移入80℃的肉汤中保温至皮软后取出,然后进行油炸,以减少油脂析出。预煮得率约90%,预煮是形成红烧扣肉表皮皱纹的重要工序,必须严格控制。

③ 皮上色　将肉皮表面水揩干,然后涂一层着色液,晾干后,再抹一次,以使着

色均匀。上色液配比：黄酒6kg、饴糖4kg、酱油1kg。上色时注意不要涂到瘦肉的切面上，以免炸焦。

④ 油炸　当油温加热至200~220℃时，将涂色肉块投入油锅中油炸45~60s。炸至肉皮呈均匀的酱红色、发脆，瘦肉呈黄色即可出锅。出锅后立即投入冷水中冷却。

⑤ 切块、复炸　962罐型397g装，扣肉切成长8~10cm，宽1.2~1.5cm的肉块；854罐型227g装，扣肉切成长6~8cm，宽1.2~1.5cm的肉块。切块时要求厚薄均匀、块形整齐、皮肉不分离，并修去焦烟边缘。边角碎料修成长2~4cm，宽1cm的小块肉作添称用。切块得率为96%。切好的肉块投入200~220℃的油锅中炸30s左右。复炸时要小心翻动。炸好再浸一下冷水（约1min），以免肉块黏结。冲去焦屑，沥干水分，送去装罐。

⑥ 加调味料　装罐前配制好调味液，调味液中骨汤要先准备好。

熬骨头汤：每锅水300kg，放肉骨头150kg、猪皮30kg进行焖火熬煮。时间不少于4h，取出过滤后备用。骨头汤要求澄清不混浊。

调味液：3%肉汤100kg、酱油20.6kg、生姜（切碎）0.45kg、黄酒4.5kg、葱（切碎）0.4kg、精盐2.1kg、砂糖6kg、味精0.15kg。配料投入夹层锅中（香辛料用纱布包好）加热煮沸5min，黄酒和味精在出锅前加入搅匀后过滤备用。

⑦ 装罐　装罐时肉块大小、色泽大致均匀，肉块皮面向上，排列整齐，添称肉可放在底部。例如，罐号962罐头要求净重397g，其中肉重280~285g（每罐装肉块7~9块），汤汁112~117g。854罐型每罐装肉块6~8块，每罐可添加带皮或不带皮小块肉1~2块，添称肉可衬在底部。

⑧ 排气及密封　加热排气，罐头中心温度应达到65℃以上；真空密封，真空度为47~53kPa。

⑨ 杀菌及冷却　净重397g罐杀菌公式为：$\frac{10min - 65min}{121℃}$，反压冷却，反压力0.12MPa。杀菌后立即冷却到40℃以下。

4.4.2　水果罐头

水果类罐头是指以果实（包括水果和干果）为原料，经过预处理后装入罐藏容器或软包装，经排气、密封、杀菌、冷却等工艺加工而成的可以长期贮存的罐头制品。水果类罐头可分为：

① 糖水类水果罐头　把经预处理好的水果原料装罐，加入不同浓度的糖水而制成的罐头产品称为糖水罐头，如糖水橘子、糖水菠萝、糖水荔枝等罐头。

② 糖浆类水果罐头　处理好的原料经糖浆熬煮至可溶性固形物达60%~65%后装罐，加入高浓度糖浆而制成的罐头产品称为糖浆类水果罐头。此类罐头又称为液态蜜饯罐头，如糖浆金橘等罐头。

③ 果酱类水果罐头　按配料及产品要求的不同可分为果冻和果酱。

果冻：处理过的水果加水或不加水煮沸，经压榨、取汁、过滤、澄清后加入砂糖、柠檬酸（或苹果酸）、果胶等配料，浓缩至可溶性固形物达65%~70%后装罐而制成的罐头产品称为果冻。

果酱：果酱分为块状和泥状两种产品，其为去皮（或不去皮）、核（心）的水果软化，磨碎或切块（草莓不切）、加入砂糖（含酸或果胶量低的水果需加适量酸和果胶）熬制成可溶性固形物达65%~70%，再装罐而制成的罐头产品，如草莓酱、桃子酱等罐头。

④ 果汁类罐头　果汁类罐头是将符合要求的果实经破碎、榨汁、筛滤等处理后装入罐头容器中的罐头产品。

4.4.2.1　糖水桃罐头

(1) 工艺流程

原料选择→分级→切分→去核→去皮→预煮→冷却→修整→装罐注糖水→加热排气→封罐杀菌→冷却→成品

(2) 工艺要点

① 原料选择与分级　选择新鲜、无成熟过度又无过生的桃子，剔除有外伤、腐烂和表面青白色的果实。然后进行分级，果实横径要求在50mm以上。

② 切分去皮核　洗净泥沙和桃毛，用切半机沿着缝合线切分，然后用圆形挖核圈挖桃核（去核后的桃块应立即放入稀盐水中护色），最后将桃瓣反扣，淋碱去皮。氢氧化钠溶液浓度为13%~16%，温度为80~85℃，时间为50~80s。淋碱后迅速搓去果皮，再以流水冲洗，除去果表面残留的碱液。

③ 预煮与冷却　将桃块放在95~100℃的热水中煮4~8min，煮透为度。预煮前先在水中加入0.1%柠檬酸，待水煮沸后再倒入桃块。煮后迅速冷却，以冷透为止。

④ 修整　对经水煮、冷却的桃块进行修整，去除表面斑点及部分残桃皮，使切口无边毛，桃凹光滑。果块呈半圆形。

⑤ 装罐、注糖水　修整好的桃用折光计测定可溶性固形物，并调制糖水。装罐时要注意桃块核窝朝下。称量要准确，装罐后将罐倒放片刻，沥去果片带入的水分，保证糖水浓度。桃块装330g，注入28%的糖水180mL，以接近装满为止。

⑥ 加热排气　在排气箱中放置12min，使罐中心温度达75℃即可。

⑦ 封罐、杀菌　趁热封罐，封罐后在热水中煮10~20min杀菌。

⑧ 冷却　玻璃罐用60℃和40℃温水逐级冷却，擦干后在30~32℃库中放3~5d后检查。

4.4.2.2　草莓酱罐头

(1) 工艺流程

原料验收→清洗→去蒂把萼叶→配料浓缩→装罐密封→杀菌冷却→成品

(2) 工艺要点

① 原料验收　应选用新鲜良好、八至九成熟、风味正常、果面呈红色或浅红色的鸡心或鸭嘴草莓。

② 原料处理　在流动水中浸泡 3~5min 后，分装于孔筐中在流动水或在通入压缩空气的水槽中淘洗，去净泥沙等杂质。逐个去除蒂把、萼叶及不合格果。

③ 配料浓缩　配比：草莓 300kg、75%糖液 412kg、柠檬酸 700g、山梨酸 240g。

真空浓缩：糖液与草莓抽入锅内在真空度 46.6~53.3kPa 下加热 5~10min，提高真空度到 80kPa 以上，加热浓缩至酱体可溶性固形物含量达 60%~63%时，依次加入山梨酸溶液和柠檬酸溶液，继续浓缩至可溶性固形物含量达 63%以上。关闭真空泵，破除真空，蒸汽压提高 0.245MPa 时进行加热。酱体达到 98~102℃后边搅拌边出锅。

④ 装罐、密封　采用净重 454g 的玻璃瓶装草莓酱 454g，趁热灌装、密封，酱体温度不低于 85℃。

⑤ 杀菌冷却　杀菌条件 $\dfrac{5\min - 20\min}{100℃}$，分段冷却。

4.4.2.3　水果罐头的变色问题

水果原料和制品的变色是一个常见的质量问题，引起变色的原因和防治变色的措施可归纳如下。

(1) 变色原因

① 物料自身化学成分引起变色，果品中单宁物质引起的变色、果品中色素物质引起的变色、果品中含氮物质与糖类发生美拉德反应引起的变色。② 外加抗坏血酸由于使用不当发生氧化反应引起罐头食品的非酶褐变。③ 加工操作不当，如碱液停留时间过长、果肉过度受热等也会引起变色。④ 成品贮藏温度过高、受热时间过长引起变色。

(2) 防治变色的措施

针对变色的原因可采取以下措施防止或减轻变色现象：① 在原料选择上应注意控制原料的品种和成熟度，选用花色素及单宁等变色成分含量少的原料。② 在整个加工及成品贮藏过程中严格遵守工艺操作规程，尽量缩短加工流程，并尽量控制罐头的仓库贮藏温度。③ 合理地使用食品添加剂或酶类来防止或减轻变色现象。

4.4.3　蔬菜罐头

清渍类蔬菜罐头：选用新鲜或冷藏良好的蔬菜原料，经加工处理、预煮漂洗（或不预煮）、分选装罐后加入稀盐水或糖盐混合液（或沸水、或蔬菜汁）而制成的罐头产品称为清渍类蔬菜罐头，如青刀豆、清水笋、蘑菇等罐头。

醋渍类蔬菜罐头：选用鲜嫩或盐腌蔬菜原料，经加工修整、切块装罐，再加入香辛配料及醋酸、食盐混合液而制成的罐头称为醋渍类蔬菜罐头，如酸黄瓜、甜酸荞头等罐头。

调味类蔬菜罐头：选用新鲜蔬菜及其他小料，经切片（块）、加工烹调（油炸或不油炸）后装罐而制成的罐头产品称为调味类蔬菜罐头，如油焖笋、八宝斋等罐头。

盐渍（酱渍）类蔬菜罐头：选用新鲜蔬菜，经切块（片）（或腌制）后装罐，再加入砂糖、食盐、味精等汤汁（或酱）而制成的罐头产品称为盐渍类蔬菜罐头，如雪菜、香菜心等罐头。

4.4.3.1 青豆罐头

(1) 工艺流程

原料验收→剥壳→分级、盐水浮选→预煮→漂洗→挑选、洗涤、分选→装罐密封→杀菌冷却→成品

(2) 工艺要点

① 剥壳　剥壳机剥壳。

② 分级机　按豆粒直径大小在分级机中分为4种，见表4-6。

表4-6　青豆分级规格

号数	1	2	3	4
豆粒直径/mm	7	8	9	10

③ 盐水浮选　早期1号豆用2~3°Bé盐水浮选，生产后期3~4号豆用15°Bé盐水浮选，上浮豆粒供生产用，下沉豆粒作为其他为产品配料用。

④ 预煮　用预煮机或夹层锅预煮，各号豆分开预煮，温度100℃，时间3~5min，煮后及时冷透。

⑤ 漂洗　漂洗时间按豆粒老嫩而异，初期豆漂洗30min，中后期豆漂洗60~90min。

⑥ 挑选　选除黄色豆、红花豆、斑点、虫蛀、破裂等不合格豆，并剔除杂质。

⑦ 洗涤　清水淘洗一次。

⑧ 分选　不同大小粒和不同号数的豆分开装罐；豆粒色泽青绿或绿黄分开装罐，同罐中色泽均匀。选除过老豆，要求豆粒完好无破裂软烂，无夹杂物。

⑨ 汤水配比　2.3%沸盐水，注入罐内时温度不低于80℃。

装罐量见表4-7。

表4-7　青豆装罐量

罐号	净重/g	青豆/g	汤汁/g
6101	284	145~160	124~139
7103	397	210~235	162~187
7114	425	235~255	170~190
9116或9121	822	450~470	352~372

注：以上各罐号装罐量按品种老嫩调整。

⑩ 排气密封　中心温度不低于65℃，抽气密封0.04MPa。

⑪ 杀菌冷却　净重284g、397g、425g杀菌式：$\dfrac{10\text{min} - 35\text{min} - 10\text{min}}{118℃}$，冷却。净重822g杀菌式：$\dfrac{10\text{min} - 45\text{min}}{118℃}$。

4.4.3.2 蘑菇罐头

(1)工艺流程

原料验收→护色→预煮→冷却→分级→挑选、修整→分选→装罐密封→杀菌冷却→成品

(2)工艺要点

① 护色 蘑菇采收后,切除带泥根柄,立即浸于清水或 0.6% 的盐水中。若需长途运输,产地用 0.03% 焦亚硫酸钠液(护色液)洗一次,再以 0.03% 护色液浸 2~3min,捞出以清水浸没运输进厂;或直接以 0.005% 护色液浸没运回厂;也可在产地用护色液浸泡 4~5min 后,捞起装入塑料袋装箱湿菇干运进厂。预煮前必须适当漂洗脱硫。

② 预煮和冷却 预煮机连续预煮,以 0.07%~0.1% 柠檬酸液沸煮 5~8min(煮透为准),或用夹层锅以 0.1% 柠檬酸液沸煮 6~10min,蘑菇与液之比为 1:1.5,急速冷却透。

③ 大小分级 用分级机按蘑菇直径大小分为 18~20mm、20~22mm、22~24mm、24~27mm、27mm 以上及 18mm 以下六级。

④ 挑选和修整 分整菇及片装两种。泥根、菇柄过长或起毛、病虫害、斑点菇等应进行修整。修整后不见菌褶的可做整菇或片菇。凡开伞(色不发黑)脱柄、脱盖、盖不完整及有少量斑点者做碎菇用。生产片菇宜用直径 19~45mm 的大号菇,用定向切片机,纵切成 3.5~5.0mm 厚的片状。装罐前淘洗一次。

⑤ 分选 整只装要求菌盖形态完整,修削良好,色淡黄,具弹性。不同级别分开装罐,同罐中色泽、大小、菇柄长短大致均匀。片装时要求同一罐内片的厚薄较均匀,片厚 3.5~5mm。

⑥ 汤水配比 2.3%~2.5% 的沸盐水加入 0.05% 柠檬酸,过滤备用。盐液温度 80℃ 以上(2840g 罐型盐水浓度 3.5%~3.7%,柠檬酸 0.13%~0.15%),装罐量见表4-8。

表4-8 蘑菇装罐量

罐号	净重/g	蘑菇/g	汤汁/g
761	198	120~130	68~78
6101	284	155~175	109~129
7116 或 7114	425	235~250	165~180
668	184	112~115	69~72
9124	850	475~495	355~375
15178	3 000	2 050~2 150(碎菇装)	加满
15173	2 840	1 850~1 930(整菇装)	加满

⑦ 排气密封 中心温度 70~80℃。抽气密封 0.047~0.053MPa。

⑧ 杀菌冷却 净重 198g、284g、425g、184g 杀菌式:$\dfrac{10\text{min} - (17\sim 20)\text{min}}{121℃}$,反

压冷却。净重850g杀菌式：$\dfrac{15\min-(27\sim30)\min}{121℃}$，反压冷却。净重3 000g、2 840g、2 977g杀菌式：$\dfrac{15\min-(30\sim40)\min}{121℃}$，反压冷却。

4.4.3.3 番茄酱罐头

(1) 工艺流程

原料验收→选料清洗→修整→破碎脱籽→预热→打浆→真空浓缩→加热→装罐→密封→杀菌冷却→成品

(2) 工艺要点

① 选料　注意原料的品种，一般要求型大、整齐、表面光洁、单产高、色大红、干物质含量高、皮薄肉厚、籽少的品种。严格剔除霉烂及成熟度不足的果。番茄均匀投入进料水槽预洗。拣去杂质，再经鼓泡式洗涤机将番茄表面彻底洗干净。

② 修整　洗涤后专人将青果、烂果剔除，并将病虫害、裂果部分修割干净。

③ 破碎和脱籽、预热　番茄进入破碎脱籽机脱籽(网眼孔径1.2mm)，脱籽后通过管式加热器预热到75～80℃。

④ 打浆　预热后通过3道打浆机打浆。打浆机筛板孔径为：第一道为1.0mm，第二道为0.5mm，第三道为0.4mm，要求进料均匀，浆渣畅通。打出的浆流入带搅拌器的贮罐。

⑤ 浓缩　采用双效真空浓缩技术。当酱体浓度达到28.5%～29.5%时，当酱加热至90～95℃消毒(也可采用抽气密封)后，立即装罐。酱温80～85℃，洗涤罐外。

⑥ 装罐密封　罐号539型，净重70g，番茄酱70g；罐号668或5104型，净重198g，番茄酱198g；罐号10114型，净重1 000g，番茄酱1 000g；罐号15173型，净重3 000g，番茄酱3 000g；罐号15267型，净重5 000g，番茄酱5 000g。趁热装罐，提高顶隙部分的真空度，减少顶隙度，防止变色及维生素C的氧化，空罐一般选用抗酸涂料铁罐(三涂二烘或补涂)。

⑦ 杀菌冷却　净重70g杀菌公式：$\dfrac{5\min-15\min}{100℃}$(水)；净重198g杀菌公式：$\dfrac{5\min-20\min}{100℃}$(水)；净重1 000g杀菌公式：$\dfrac{5\min-40\min}{100℃}$(水)；净重3 000g杀菌公式：$\dfrac{5\min-30\min}{100℃}$(水)；净重5 000g杀菌公式：$\dfrac{5\min-35\min}{100℃}$(水)或$\dfrac{7\min-25\min-7\min}{104℃}$。常压杀菌可采用常压连续杀菌机，严格控制加热时间和温度，以防番茄红素因长时间加热而氧化变色。

4.4.4　无菌灌装蛋白饮料

植物蛋白饮料是指用蛋白质含量较高的植物果实、种子、核果类或坚果类的果仁等为原料，与水按一定比例磨碎、去渣后，加入配料制得的乳浊状液体制品。其成品蛋白质含量不低于0.5%。

以豆乳生产为例介绍无菌灌装蛋白饮料生产工艺。

(1) 工艺流程

大豆→清理→去皮→浸泡→磨浆→过滤→调配→高温瞬时灭菌→脱臭→均质→杀菌→无菌包装→检验→成品

(2) 工艺要点

① 原料的选择　制作豆乳的原料有全大豆、去皮大豆、全脂大豆粉、脱脂大豆粉（豆粕）、大豆蛋白等。以新鲜的全大豆为原料制得的豆乳质量最好；去皮大豆和全脂大豆粉不耐贮藏，易发生油脂氧化，需及时加工；脱脂大豆粉（豆粉）极易发生油脂氧化，并且蛋白质部分变性，加工的豆乳质量较差；大豆蛋白（如分离蛋白，浓缩蛋白等）也可以加工豆乳，但原料成本偏高，产品缺乏香味，可能是缺少脂溶性香气的缘故。

② 浸泡　浸泡的目的是为了软化大豆组织，以利于蛋白质有效成分的提取。通常是将大豆浸泡于3倍的水中，浸泡好的大豆吸水量约为1.1~1.2倍，当豆皮平滑而胀紧，种皮易脱离，沿子叶横切面易于断开，中心部分与边缘色泽基本一致时，表明浸泡适度。浸泡温度和时间是决定大豆浸泡速度的关键因素。温度越高，浸泡时间越短。一般水温70℃时，浸泡时间为0.5h；水温30℃左右时，浸泡时间为4~6h；水温20℃左右，浸泡时间为6~10h；水温10℃左右时，浸泡时间长达14~18h。为了钝化酶的活性，减轻豆腥味，生产中常在浸泡前将大豆用95~100℃水热烫处理1~2min。在浸泡液中加入0.3%左右浓度的$NaHCO_3$，可以减少豆腥味的产生，并有软化大豆组织的效果。

③ 脱皮　大豆脱皮可以减轻豆腥味，提高产品白度，从而提高豆乳品质。大豆脱皮通常在浸泡之前进行，称为干法脱皮。也有采用湿法脱皮者，即大豆浸泡后才去皮。干法脱皮时，大豆含水量应在12%以下，否则严重影响脱皮效果。当大豆水分偏大时，可以在热风干燥机中干燥处理，热风温度为105~110℃。大豆脱皮常用凿纹磨，间隙调节至可使多数大豆裂成2~4瓣，再经重力分选器或吸气机除去豆皮。由于脱皮后大豆原料的脂肪易发生酶促氧化，产生豆腥味，所以脱皮大豆需及时加工。

④ 磨浆与分离　大豆经浸泡去皮后，加入适量的水直接磨成浆体，浆体经过滤得到浆液。目前常用的大豆磨浆设备为砂轮磨浆机。一般要求浆体的细度应有90%以上的固形物通过150目滤网。因此，采用粗、细两次磨浆可以达到要求。浆体通常采用离心操作进行浆渣分离。大豆经磨浆破碎后，脂肪氧化酶在一定温度、含水量和氧气存在下起作用，迅速产生豆腥味。因此，在磨浆前应采取抑酶措施。

⑤ 调配　豆乳通过调配，可以调制成各种风味的豆乳产品，有助于改善豆乳稳定性和质量。

添加稳定剂：豆乳是以水为分散介质，蛋白、脂肪等为分散相的宏观体系，呈乳状液，具热力学不稳定性。生产上可通过添加乳化剂使水和油溶性物质乳化，提高稳定性。常用的乳化剂有蔗糖酯、单甘酯和卵磷脂，其添加量一般为油脂量的12%左右。豆乳的稳定性还与黏度有关，常用增稠剂，如CMC-Na、海藻酸钠、黄原胶等来提高产品稠度,用量为 0.05%~0.1%。由于不同增稠剂以及不同乳化剂间常具有增效作用,所以通常由多种乳化剂、增稠剂配合使用。

添加赋香剂:生产中常用香味物质调制各种风味的豆乳,还有利于掩盖豆乳本身的豆腥味。常用香味物质有奶粉、鲜奶、可可、咖啡、椰浆、香兰素以及奶油香精等。

添加营养强化剂:豆乳中虽然含有丰富的营养物质,但也有其不足之处,如含硫氨基酸、维生素 A、维生素 D 等都有必要进行强化。豆乳生产上最常补充的是钙,以碳酸钙最好,由于碳酸钙溶解度低,宜均质处理前添加,避免碳酸钙沉淀。

⑥ 高温瞬时灭菌与脱臭 调配好的豆乳应进行高温瞬时灭菌(UHT),灭菌的条件为 110~120℃、10~15s。其目的主要是破坏抗营养因子,钝化残存酶的活性,杀灭部分微生物,同时可提高豆乳温度,有助于脱臭。灭菌后的豆乳应及时入真空脱臭器进行脱臭处理,真空度控制在 0.03~0.04MPa 为佳,不宜过高,以防气泡冲出。

⑦ 均质 均质处理可以提高豆乳的口感和稳定性,增加产品的乳白度。豆乳在高压下从均质阀的狭缝中压出,油滴、蛋白质等粒子在剪切力、冲击力与空穴效应的共同作用下进行微细化,形成稳定性良好的乳状液。均质压力越大,均质效果越好,但均质压力受到设备性能的限制,生产中常用 20~25MPa 的均质压力。均质时物料的温度也影响均质效果,温度越高,往往效果越好,一般控制物料的温度以 80~90℃为宜。均质次数越多,均质效果也越好,从经济和生产效率的角度出发,生产中一般选用两次均质。均质工序可以放在杀菌之前,也可以放在杀菌之后。豆乳在高温杀菌时,会引起部分蛋白质变性,产品杀菌后会有少量沉淀现象存在。均质放在杀菌之后,豆乳的稳定性高,但生产线需采用无菌包装系统,以防杀菌后的二次污染。

⑧ 杀菌 豆乳由于蛋白质含量高,pH 值接近中性,产品如需长期保存,杀菌应以肉毒梭状芽孢杆菌为杀菌对象。加压高温杀菌是豆乳加工厂最常用的方法,采用高温杀菌公式:$\frac{15\min - 30\min - 15\min}{121℃}$。超高温瞬时灭菌是将豆乳加热至 130~138℃,经过十几至数十秒灭菌,然后迅速冷却和无菌包装。该方法可以显著提高豆乳的稳定性和口感,是近年来豆奶生产中日渐广泛采用的方法。

⑨ 包装 豆乳的包装形式多样,有蒸煮袋、玻璃瓶、金属罐等。无菌包装是近年来发展迅速的包装方式,它的优点是豆乳产品贮期长,包装材料轻巧,无需回收,饮用方便,其缺点是设备投资大,操作要求较高。

4.4.5 水产罐头制品

水产罐头的种类繁多,根据加工方法的不同,可分为清蒸、油浸、鲜炸、茄汁和熏鱼等类型。现就各类产品中具有代表性的品种,其风味特点及部分产品的工艺过程分别给予介绍。

4.4.5.1 清蒸类罐头

清蒸罐头也称原汁罐头,其特点是以保持原料特有的风味色泽为主;以鲜度良好的水产品为原料，经过初步加工，以生鲜状态或经预热处理后装罐，调味品只加少量盐、糖、解腥辅料等，然后加热杀菌而制成。脂肪多、水分少、新鲜肥满、肉质坚密的鱼类，如海鳗、鲐鱼、鲳鱼、马鲛鱼和金枪鱼等，都可作为清蒸鱼罐头的原料。除鱼类外，头足类的墨鱼、贝类中的蛤蜊、牡蛎以及虾、蟹等都可加工成清蒸类罐头。清蒸水产罐头的生产中，要求特别注意原料的鲜度以及采取适当的杀菌温度与时间，尽量保持水产品原料特有的风味和色泽。主要产品有清蒸鲑鱼、原汁鲱鱼、盐水金枪鱼、清蒸墨鱼、清蒸对虾、清蒸蟹肉、原汁鲍鱼和原汁文蛤等。

清蒸鱼罐头的质量要求：具有新鲜鱼的光泽，略带淡黄色，具有清蒸鱼罐头正常的滋味和气味，无异味；肉质柔嫩，鱼体从罐内小心倒出来时，不碎散，鱼块竖装，块形大小均匀，不允许有杂质存在。下面以清蒸鲭鱼罐头为例介绍清蒸鱼罐头生产工艺过程。

(1) 工艺流程

原料验收→原料预处理(清理→切块→盐渍)→装罐→脱水→复磅→排气→密封→杀菌→冷却→成品

(2) 工艺要点

① 原料清理　鲜鱼冲洗，冻鱼解冻至半冻状态，去头尾、内脏，修整腹肉，用流动水洗净腹腔黑膜、血污，剔除鲜度差、有机械伤及不合格的原料。

② 切块　按罐头尺寸决定，切装鱼段切成5~5.5cm，尾部直径大于2cm。

③ 盐渍　将配制好的饱和盐水稀释至鱼块盐渍所规定的浓度，冻鱼块与盐水之比为1:1，其中鲜鲭鱼，盐渍时间可增加2~3min。盐渍过程要求鱼块全部浸没在盐水中。

④ 装罐　空罐用80℃热水清洗消毒，装罐量按每罐净含量区分：589号156g罐装140~150g，763号200g罐装180~195g，7116号425g罐装385~400g；以上为冻鱼装罐量，若为鲜鱼则增加5~10g。

⑤ 脱水　采用98~100℃蒸汽蒸煮脱水，脱水时间：156g罐为7~14min，200g罐为7~14min，425g罐为16~22min。以鱼体基本蒸熟、骨肉分离为准。将罐头取出后倒置控尽水。

⑥ 复磅、加香料盐汤　净含量156g者复磅要求鱼块125g，加盐汤35g；净含量200g者复磅鱼块160g，加盐汤45g；净含量425g者复磅鱼块355g，加盐汤75g。

⑦ 排气密封　真空抽气的真空度，589号罐为0.051~0.055MPa，763号罐为0.04~0.046MPa，7116号罐为0.027~0.033MPa。

⑧ 杀菌冷却　589号、763号罐：$\dfrac{10min-50min-10min}{118℃}$；7116号罐：$\dfrac{10min-55min-10min}{118℃}$。杀菌后及时冷却至40℃左右，取出擦罐入库。

4.4.5.2　茄汁类罐头

以鱼类等水产品为原料，处理后经盐渍脱水生装后加注茄汁，或生装经蒸煮脱水后加注茄汁，或经预煮脱水后装罐加茄汁，或经油炸后装罐加茄汁，然后经排气、密封、杀菌等过程而制成的一类罐头。它兼具鱼肉及茄汁的风味，并宜经过贮藏成熟，待色、香、味调和后食用。我国的茄汁配制，主要用料为番茄酱、砂糖、精盐、精制植物油、味精等。因销售地区、原料种类、罐型、固形物含量不同，配方有所变化。茄汁水产罐头为国际流行的产品。日本的主要品种是茄汁沙丁鱼。英、美和北欧，一般采用体型小、脂肪含量低的鱼类。

茄汁鱼类罐头的一般质量要求：肉色正常，茄汁为橙红色、鱼皮呈自然色泽。茄汁风味浓郁，咸淡适中，无异味。组织紧密适度，块形完整不碎散，大小均匀，鱼块应紧装排列整齐。以茄汁鲢鱼罐头为例介绍这种鱼罐头生产工艺。

(1) 工艺流程

原料验收→原料处理→盐渍→油炸→茄汁配料→装罐→排气→密封→杀菌→冷却→成品

(2) 工艺要点

① 原料处理　用新鲜或冷冻的鲢(或鲤)鱼做原料。将新鲜鱼用清水洗净，冷冻鱼用低于20℃的水解冻洗净。将洗净的鱼去鳞、去头尾、去鳍、剖腹去内脏，洗净腹腔内的黑膜及血污，切成长5~6cm的鱼块。

② 盐渍　将鱼块浸没于3~5°Bé盐水中，去头鱼与盐水之比为1:1，盐渍时间约5~8min，按鱼块大小而定。盐渍后用清水漂洗一次，沥干。

③ 油炸　油炸的油温为170~180℃，时间为2~4min，表面呈金黄色即可。

④ 茄汁的配制　番茄酱(20%)35kg，砂糖6.5kg，精盐3.5kg，味精0.015kg，精制植物油16.5kg，红甜椒粉0.021kg，黄酒3.2kg，冰醋酸0.1~0.4kg，香料水或清水3.5kg，油炸洋葱31.5kg，胡椒粉0.1kg，蒜泥0.35kg，配成总量100kg。

⑤ 装罐　采用860号抗硫涂料罐，净重256g。将空罐清洗消毒后，先在罐底放月桂叶0.5~1片，胡椒2粒，装鱼块(4~5块)170~185g，鲢鱼每罐不超过4块，鲤鱼每罐不超过5块，竖装，大小搭配均匀，排列整齐。加茄汁71~86g。茄汁温度保持在75℃以上。

⑥ 排气密封　将罐预封后热排气时，罐头中心温度75℃以上。趁热密封。真空封罐的真空度为0.047~0.053MPa。

⑦ 杀菌冷却　热排气杀菌公式：$\frac{10min - 70min}{118℃}$，反压冷却；真空抽气杀菌公式：$\frac{15min - 70min}{118℃}$，反压冷却。杀菌后冷却至40℃左右，取出擦罐入库。

4.4.5.3　调味水产罐头

调味水产罐头是以鱼类等水产品为原料，在生鲜状态或经蒸煮脱水后装罐，加调味液后密封杀菌而制成的一类水产罐头。其特点是注重调味液的配方及烹饪技术，使产品各具独特风味，可满足消费者的不同口味。调味罐头有红烧、五香、烟熏、葱烤、鲜炸、糖醋、豆豉等多种品种，体现了我国烹饪技术的传统特色。日本调味罐头的调味液是以酱油、豆瓣酱、砂糖为主体的。产品中产量最多的是金枪鱼片调味罐头。以生产梭鱼调味软罐头的加工工艺为例。

(1) 工艺流程

梭鱼→预处理→切片→漂洗→清洗、沥水→油炸→调味→称量包装→杀菌→冷却→擦袋→成品

(2) 工艺要点

① 预处理　去鳞、头、尾及内脏,并将鱼体内壁清洗干净。去内脏时注意胆必须完整取出,以防止产生苦味。然后从头部切开处进刀,沿脊椎骨将鱼剖成两片,剔除脊椎骨备用。

② 切片　要求鱼块长 3~4cm、宽 1~2cm,尽量均匀。

③ 漂洗　用清水漂洗,除去鱼肉和鱼排表面血污,减少腥味成分。

④ 脱腥　用 1% NaCl 溶液去腥,将鱼块在去腥液中室温浸渍 1h。

⑤ 油炸　将油温预先加热到 180℃,把处理后的鱼块在其中油炸 2~3min 后捞出。

⑥ 调味　五香料配制:将茴香 20g、桂皮 20g、丁香 20g、花椒 5g 放入锅内,加清水 1kg 煮沸,熬至五香液约 700g,过滤备用。用 15% 的五香料,2% 的盐,3% 的糖,0.6% 的味精和少量料酒配制成溶液。将油炸好的鱼块趁热浸入调味液中浸泡入味 1h。

⑦ 称量包装　把加工好的鱼块 50g 放入蒸煮袋中,用真空包装机进行抽真空包装。使用 12μm PET/9μm AL/7.5μm 改性 PP 复合袋结构,采用真空包装机,真空度 0.09MPa,热封温度 150℃。

⑧ 杀菌　将用蒸煮袋包装好的鱼块放入反压杀菌锅中,杀菌公式为 $\frac{15min - 30min - 10min}{115℃}$。杀菌后冷却到 40℃ 左右,取出擦净。

4.4.5.4　油浸类罐头

以鱼类等水产品为原料,采用油浸调味方法制成的一类罐头食品。精制植物油的注入,有鱼块生装后直接加注;有生装经蒸煮脱水后加注;有先预煮再装罐后加注;也有经油炸装罐后加注,与茄汁罐头的加注茄汁的情况类似。注入精制油后经排气、密封、杀菌等过程制成。产品具有独特香味与风味。存放成熟待色香味匀和之后食用,风味尤佳。油浸罐头也属世界性产品,日本的油浸罐头以油浸金枪鱼罐头产量最大。油浸沙丁鱼罐头是世界畅销的产品,其生产工艺介绍如下。

(1) 工艺流程

原料处理→预蒸煮→冷却→去骨、皮、血和暗色肉→装罐→加油→排气→密封→杀菌→冷却→成品

(2) 工艺要点

① 原料处理　原料选用鲜度良好,肥满度大,脂肪含量高,鱼体未经损伤的鱼。要求鱼的条重视鱼种而有差别,如黄鳍金枪鱼,30~40kg,鲣鱼为 3~4kg。

② 预蒸煮　将鱼去头、内脏、洗净后预蒸煮,要求鱼体中心温度达到 70℃ 左右,

蒸煮时间按鱼体大小而定，如20kg的金枪鱼需4h，3kg左右的鲣鱼需1~2h。

③ 冷却　蒸煮后，一般大小的金枪鱼放冷12h，大型金枪鱼放冷24h。然后清除皮、骨、暗色肉等，得到精肉。

④ 装罐　用人工或机械将鱼肉切块后装罐（抗硫涂料罐），然后加入少量食盐和精制植物油，真空抽气密封，加热杀菌。加热杀菌条件，可参考表4-9列出日本油浸金枪鱼、鲣鱼罐头的杀菌条件。

表4-9　日本油浸金枪鱼、鲣鱼（片）罐头的杀菌条件

品　名	罐型	内容物的pH值	加热初温/℃	升温时间/min	杀菌温度/℃	杀菌时间/min
油浸金枪鱼、鲣鱼	金枪鱼1号	5.8~6.2	15.0~28.0	5~20	111.3~113.3	70~90
油浸金枪鱼、鲣鱼	金枪鱼2号	5.8~6.2	15.0~26.0	7~25	111.3~112.6	70~80
油浸金枪鱼、鲣鱼	金枪鱼3号	5.8~6.2	15.0~28.0	5~30	111.3~112.6	60~90
油浸金枪鱼、鲣鱼	金枪鱼2kg	5.8~6.2	15.0~28.0	12~40	111.3~113.3	180
油浸金枪鱼、鲣鱼片	金枪鱼1号	5.8~6.2	21.0	15	112.0	95
油浸金枪鱼、鲣鱼片	金枪鱼2号	5.8~6.2	21.0	15	112.6	90
油浸金枪鱼、鲣鱼片	金枪鱼2kg	5.8~6.2	21.0	30	112.6	180

4.4.5.5　水产罐头常见质量问题

水产类罐头易出现的质量问题主要有内容物的黑变；罐内玻璃样结晶（磷酸铵镁）的析出；可溶性蛋白质受热凝固凝结现象；贮藏一段时间后内容物变软而失去其自身的弹性；鱼皮黏附在容器的器壁上；油浸水产类罐头罐内油的红变；硫化污染；茄汁鱼类罐头出现茄汁变暗褐的现象。这些问题严重影响了内容物的感官品质，而使其商品价值降低。生产中应采取相应措施加以防止，如选择新鲜良好的原料；加工过程应迅速，以防止半成品的积压；严格操作工艺流程，保证杀菌及时充分；针对不同问题选用抗硫或防粘涂料罐。

本章小结

通过本章学习，明确罐头食品与微生物、酶的关系，了解排气、密封对罐头食品保藏性的影响，掌握罐藏食品加工原理，掌握基本的肉、海产、蔬菜、水果、蛋白饮料罐头加工工艺与技术。了解基本的罐藏包装容器，掌握罐藏工艺流程关键技术要点。熟悉罐藏食品的贮藏方法以及掌握罐藏食品发生败坏的征象、原因以及防止措施。

思考题

1. 什么叫食品罐藏？它有哪些优点？
2. 罐头食品按其酸性大小分为哪几类？
3. 为什么 pH<4.5 的罐头食品可以用 80~100℃ 的温度杀菌，而 pH>4.5 的罐头食品则必须用高于 100℃ 的温度杀菌？
4. 为什么大部分原料装罐时需保留一定的顶隙？原料装罐时应注意哪些事项？为什么有些罐头要加汁液？
5. 罐头常见的传热方式有哪几类？哪些因素会影响传热效果？
6. 如何计算罐头的合理杀菌时间？
7. 原料预处理的各个步骤与产品的质量与安全有什么关系？
8. 在罐头的杀菌、冷却中，如何保证产品的质量与安全？
9. 各类罐头常出现的质量问题分别有哪些？如何防止？

推荐阅读书目

食品科学．5 版．[美]Norman N, Potter Joseph H, Hotchkiss. 王璋，等译．中国轻工业出版社，2001.

食品技术原理．赵晋府．中国轻工业出版社，2012.

食品工艺学．3 版．陈野，刘会平．中国轻工业出版社，2014.

第 5 章
食品腌制与烟熏加工

5.1 概述
5.2 食品腌制保藏的基本原理
5.3 食品腌制常用方法
5.4 腌制食品的食用品质
5.5 食品腌制工艺
5.6 烟熏食品

腌制食品(pickled food)也称腌渍食品,是指将食盐、糖等加入肉类、果蔬以及禽蛋等原料,通过一定工艺技术加工制作的食品。烟熏食品(smoked food)主要是指将肉类、鱼类经过木屑等材料不完全燃烧产生的烟,熏制后具有独特烟熏风味的食品。腌制和烟熏食品在我国有着悠久的历史,是人们日常生活、外出旅游以及野餐时的常备食品,拥有广泛的消费市场和消费人群。目前,腌制和烟熏食品已由原始传统的作坊加工模式转变为现代化、大规模的工业化生产,产品也向着营养化、健康化、方便化、品牌化的趋势发展。同时形成了一系列的加工技术以及卫生检验标准,以确保腌制和烟熏食品的安全性。

5.1 概述

腌制是让食盐或食糖渗入食品组织内,提高其渗透压,降低水分活度,有选择性地控制微生物的活动,促进有益微生物的生长,抑制腐败菌生长,从而防止食品的腐败变质,获得更好的食用品质,并延长保质期。腌制是一种主要的食品保藏方法,现在也是一种重要的食品加工方法,腌制的应用范围广泛,常用于肉类、蔬菜和水果的加工保藏,常见的有各种腌菜、腊肉等,不同类型的腌制食品,可以满足不同人群的需要。

烟熏是利用木屑等各种材料燃烧时所产生的烟气来熏制食品,使熏烟中的有机成分附着在食品表面,抑制微生物的生长,从而达到延长食品保质期的目的。烟熏仅适用于鱼类、肉类,并常与腌制结合使用。烟熏不仅能提高食品的防腐能力,而且还能使食品产生诱人的烟熏风味。在实际生产中腌制和烟熏常常是相继进行的,如腌肉一般要烟熏,熏肉必须要先腌制。

腌制的主要食品原料为肉类、果蔬和禽蛋。根据腌制剂的种类及腌制方式的不同,腌制食品可分为不同的类别,常用的食品腌制剂以食盐、糖为主,一般以食盐为主要腌制剂时称为盐腌,盐腌制品有腌菜、腌肉、腌鱼、腌禽蛋等。另外,有不少水果用食盐腌制,但并非直接供消费者食用,而是作为制蜜饯和果脯的原料,这类腌制品称为盐胚,属半成品。以食糖为主要腌制剂时称为糖渍,糖渍制品有果脯蜜饯、凉果和果酱。以食用有机酸为主要腌制剂时称为酸渍,酸渍制品主要有糖蒜、泡菜等。

按照性质,腌制可以分为非发酵型腌制和发酵型腌制。非发酵性腌制品的特点是腌制时食盐用量较高,使乳酸发酵完全受到抑制或只能轻微地发生,如咸肉腌制,用盐量10%以上,各种咸菜用盐量10%~13%。发酵性腌制是指腌制时用较低浓度的腌料,让有益微生物(乳酸菌)大量繁殖(产生乳酸),延长食品贮藏期,并改善风味的方法,如腊肉、火腿、泡菜等。

5.2 食品腌制保藏的基本原理

微生物在食品中大量繁殖是造成食品腐败变质的主要原因。腌制品能够有效抑制有害微生物的生长,防止或延缓食品腐败变质,主要是在腌制过程中腌制剂通过渗透和扩散作用进入食品组织内部,从而降低食品的水分活度,提高渗透压,进而抑制微生物和酶的活动,达到防腐的目的。

食品腌制多用腌制液进行(湿腌),即使采用干腌,也因渗出液对腌制剂的溶解形成一定浓度的溶液。腌制液配制一般是将腌制剂溶于水中(包括外加的水和食品组织内的水),腌制剂包括咸味料、甜味料、酸味剂、发色剂、发色助剂、品质改良剂、防腐剂、抗氧化剂等。然后,腌制液通过食品原料的细胞间隙扩散进入食品原料内部,进而选择性地通过渗透作用进入细胞内部,最终达到各处浓度平衡。

5.2.1 食品腌制剂的渗透与扩散机理

5.2.1.1 渗透

渗透是指溶剂从低浓度经过半透膜向高浓度溶液扩散的过程。半透膜是只允许溶剂通过而不允许溶质通过的膜。细胞膜、羊皮膜等是半渗透膜。

溶剂只从蒸汽压高的区域向蒸汽压低的区域转移。由于半渗透膜孔眼非常小,即使加压,液体在表面张力的影响下也难以通过,所以溶剂分子只能以蒸汽状态迅速地从低浓度溶液经半渗透膜孔眼向高浓度溶液内转移。

构成食物的细胞都有半渗透性的细胞膜,腌制剂腌制时,或者细胞内液体的浓度低于细胞外腌制剂浓度时,膜内的水分就会不断向外渗出,食物的体积缩小且组织变软,同时食物的水分活度降低,保藏性提高。在渗透压差的影响下,电解质也能渗透,但和水相比,它们通过细胞膜的速度较缓慢。活细胞具有较高的电阻,离子不容易进出细胞。死亡细胞中电解质比较容易出入。腌制过程相当于将细胞浸入腌制剂溶液中,细胞内胶状溶液的蛋白质不会溶出,半渗透膜不允许大分子的物质外渗。腌制时电解质不仅会向已死亡的动植物组织细胞内渗透,同时也向微生物细胞内渗透,因而腌制不仅能阻止微生物利用食品营养物质,而且电解质渗透也会造成微生物细胞的脱水,从而抑制微生物的正常生理活动。

溶剂的渗透作用是在渗透压的作用下进行的。溶液的渗透压,可由下面的公式计算出:

$$p = \frac{\rho RTc}{100M}$$

式中 p——渗透压,Pa 或 kPa;

ρ——溶剂的密度,kg·m^{-3} 或 g·L^{-1};

R——气体常数;

T——绝对温度,K,

c——溶液质量浓度,mol·L^{-1};

M——溶质的分子质量,g 或 kg。

由公式可知,渗透压与温度及浓度成正比,而与溶液的数量无关。在腌制食品时,腌制速度取决于渗透压的大小,因此为了提高食品腌制速度,多采取提高腌制温度和腌制剂的浓度来增大原料细胞内外的渗透压。但在实际生产中,很多食品原料若在高温下腌制,则在腌制过程中会出现腐败变质等问题。因此,在腌制时应根据食品种类的不同,采用不同的温度,质地柔软的果蔬类产品可在室温下进行腌制,鱼、肉类食品则需在10℃以下(大多数情况下要求在2~4℃)进行腌制。

通过提高腌制剂的浓度可以加快腌制剂的渗透速度,但是同时也加快了原料细胞内水分向外渗透的速度,腌制剂溶液浓度过高,将会使原料细胞在腌制剂溶液渗入之前发生皱缩等现象。因此,在腌制时可采用分次添加腌制剂等方法来提高腌制液浓度。组织细胞死亡后,细胞膜的通透性会增强,可以通过一些措施(预煮、硫处理等)改变细胞膜的通透性,进而加快腌制速度。

5.2.1.2 扩散

扩散是指分子从高浓度区域向低浓度区域转移,直到均匀分布的现象。扩散一般发生在溶液含量不平衡的情况下,扩散的推动力主要是渗透压,也可由温度差和湍流运动等发生扩散现象。扩散总是从高浓度向低浓度转移,使各个部位的浓度达到平衡为止。

在扩散过程中,通过单位面积(A)的物质扩散量(dQ)与浓度梯度(即单位距离浓度的变化比$\frac{dc}{dx}$成正比。

$$dQ = -DA\frac{dc}{dx}d\tau$$

式中　Q——物质扩散量;

　　　$\frac{dc}{dx}$——浓度梯度(c为浓度、x为间距);

　　　A——面积;

　　　τ——扩散时间;

　　　D——扩散系数(随溶质及溶剂的种类而异)。

式中负号表示距离x增加时,浓度c减少。

如果将上式用$d\tau$除,则可得到扩散速度的计算公式:

$$\frac{dQ}{d\tau} = -DA\frac{dc}{dx}$$

爱因斯坦假设扩散物质的粒子为球形时,扩散系数D的表达式可以写成:

$$D = \frac{RT}{N\pi 6r\eta}$$

式中　D——扩散系数,单位浓度梯度下单位时间内通过单位面积的溶质量;

　　　R——摩尔气体常数,8.314 J·K^{-1}·mol^{-1};

　　　N——阿伏伽德罗常数,6.02×10^{23};

　　　T——热力学温度,K;

　　　η——介质黏度,Pa·s;

　　　r——溶质微粒(球形)直径(应比溶剂分子大,只适用于球形分子)。

在食品腌制过程中,腌制剂的扩散速度与扩散系数成正比,扩散系数本身还与腌制剂的种类和腌制液的温度有关。一般来说，溶质分子越大，扩散系数越小。由此可见，不同种类的腌制剂在腌制过程中的扩散速度是各不相同的，如不同糖类在糖液中的扩散速度由大到小的顺序是：葡萄糖＞蔗糖＞饴糖中的糊精。

腌制剂的扩散速度与温度及浓度差有关。扩散系数随温度的升高而增加，温度每增加1℃，各种物质在水溶液中的扩散系数平均增加2.6%（2%~3.5%）。物质的扩散总是从高浓度向低浓度扩散，浓度差越大，扩散速度随之增加，但溶液浓度增加时，其黏度也会增加，扩散系数随黏度的增加会降低。因此，浓度对扩散速度的影响还与溶液的黏度有关。

为了达到理想的腌制效果，在腌制时一般使用饱和盐溶液。但随着温度的升高（或降低），大多数的固体和液体的溶解度增大（或减少）。因此，高温时处于饱和状态的溶液冷却后就会有多余的溶质从溶液中晶析出来。

5.2.1.3　扩散和渗透平衡

食品腌制过程实际上是扩散和渗透相结合的过程。这是一个动态平衡过程，其根本动力是由于浓度差的存在。当浓度差逐渐降低直至消失时，扩散和渗透过程也达到了平衡。

食品在腌制时，食品外部溶液和食品组织细胞内部溶液之间，借助溶剂的渗透过程及溶质的扩散过程，浓度会逐渐趋向平衡，其结果是食品组织细胞失去大部分自由水分，溶液浓度升高，水分活性下降，渗透压得以升高，从而抑制微生物造成的腐败变质，延长了食品的保质期。

5.2.2　食品腌制剂的种类及其作用

5.2.2.1　食盐

食品腌制的主要腌制剂是食盐，食盐除具有调味作用外，另一个重要的作用就是防腐，食盐的防腐作用主要是通过抑制微生物的生长繁殖来实现。

（1）食盐的防腐作用

大多数腌制食品都是用食盐制成的，最初在食品贮藏时使用食盐主要是为了防腐。食盐对微生物的抑制作用，是通过多途径实现的，主要有以下几个方面：

① 脱水作用　根据微生物细胞所处的溶液环境的不同，环境溶液分为等渗溶液（isotonic）、低渗溶液（hypotonic）和高渗溶液（hypertonic）。等渗溶液就是微生物细胞所处溶液的渗透压与微生物细胞液的渗透压相等。在等渗溶液中，微生物细胞保持原形，在条件适宜的情况下，微生物就能迅速生长繁殖。低渗溶液指的是微生物所处溶液的渗透压低于微生物细胞的渗透压。在低渗溶液中，外界溶液的水分会通过微生物的细胞壁进入细胞膜向细胞内渗透，渗透会使微生物细胞呈膨胀状态，如果内压过大，就会导致原生质胀裂（plasmoptysis），微生物无法生长繁殖。高渗溶液就是外界溶液的渗透压大于微生物细胞的渗透压。处于高渗溶液的微生物细胞内的水分会透过原生质膜向外界溶液渗透，其结果是细胞的原生质脱水而与细胞壁分离，这种现象称为质壁分离（plasmolysis）。质壁分离的结果使细胞变形，微生物的生长活动受到抑制，

脱水严重时还会造成微生物死亡。腌制就是利用这种原理来达到保藏食品的目的。

食盐在溶液中可以完全解离为钠离子和氯离子，食盐溶液具有很高的渗透压。例如，1%食盐溶液就可以产生约61.7kPa的渗透压，通常大多数微生物细胞能耐受的渗透压只有30.7~61.6kPa，因此食盐溶液会对微生物细胞产生强烈的脱水作用，导致质壁分离，使微生物的生理代谢活动呈抑制状态，造成微生物停止生长或者死亡，从而达到防腐的目的。各种微生物都有一个最适宜的渗透压，一般非海洋、非盐湖的微生物细胞置于0.85%~0.9%的食盐溶液中，这种含量的盐水溶液对微生物细胞而言是等渗溶液，其渗透压与微生物细胞内的渗透压是一致的，微生物等渗溶液的渗透压越高，其所能忍耐的盐液含量就越大，反之就越小。

各种微生物都具有耐受不同盐含量的能力。一般来说，盐液含量在1%以下时微生物的生理活动不会受到影响，当含量为1%~3%时，大多数微生物就会被暂时性抑制。不过有些微生物能在2%甚至以上的盐含量中生长，这一类微生物称为耐盐微生物。当含盐量达到6%~8%时，大肠杆菌、沙门氏菌和肉毒杆菌停止生长。当含量超过10%时，大多数杆菌不能生长。球菌在盐含量达到15%时被抑制。

蔬菜腌制过程中，各种微生物对不同含量的食盐溶液的反应不同，几种微生物所能耐受的最高食盐溶液的浓度见表5-1。

表5-1 几种微生物所能耐受的最高食盐溶液的浓度

微生物种类	食盐质量分数/%
甘蓝酸化菌(*Bact. brassicae fermentati*)	12~13
植物乳杆菌(*Lactobacillus plantarum*)	13
短乳杆菌(*Lact. brevies*)	8
大肠杆菌(*Escherichia coli*)	6
变形杆菌(*Bact. proteus vulgare*)	10
肉毒杆菌(*Clostridium botulinus*)	6
青霉菌(*Penicillium*)	20
酵母菌(*Yeasts*)	25

一些酵母、霉菌只有在含20%~30%的食盐溶液中才会被抑制，因此腌制食品最易受到酵母和霉菌的污染。

② 离子生理毒害作用 腌制溶液中的一些离子，如钠离子、镁离子、钾离子和氯离子等，在高浓度时能对微生物产生毒害作用。少量钠离子对微生物有刺激生长的作用，当达到足够高的含量时，就会产生抑制作用，主要是由于钠离子能和原生质中的阴离子结合产生毒害作用。这种作用随着溶液pH值的下降而加强。一般情况下，酵母菌在20%的食盐溶液中才会受到抑制，但在酸性条件下，14%的食盐溶液就能抑制其生长。氯化钠对微生物的毒害作用也可能来自氯离子，因为氯离子也会与细胞原生质结合，从而促使细胞死亡。

③ 降低水分活度 盐溶于水后会离解为钠离子和氯离子，钠离子和氯离子与极性水分子通过静电引力的作用形成水合离子。食盐的浓度越高，钠离子和氯离子的数目

就越多，所吸引的水分子也就越多，这些被离子吸引的水就变成了结合水状态，导致自由水的减少，水分活度下降。溶液的水分活度随食盐浓度的增大而下降，在饱和食盐溶液（食盐质量分数为26.5%）中，由于水分全部被离子吸引，没有自由水，因此所有微生物都不能生长。

④ 氧的浓度下降　食品腌制时使用的盐水或渗入食品组织内形成的盐溶液浓度很大，氧气难以溶解在其中，从而造成缺氧环境，在这种环境中需氧细菌难以生长，从而抑制好氧微生物的生长繁殖。

⑤ 抑制酶活性　微生物难以直接吸收食品中的大分子营养物质，必须先在微生物分泌的酶的催化作用下降解成小分子物质之后才能被吸收利用。一些不溶于水的物质需要先经微生物酶的催化分解作用，转变为可溶性的小分子物质。但是微生物分泌出来的酶的活性常在低含量的盐溶液中就遭到破坏，这是由于Na^+和Cl^-可分别与酶蛋白分子中的肽键—NH_3^+相结合，从而使酶失去催化活力。

(2) 腌制过程的发酵作用

食品在适宜的腌制条件下，来自于空气、食物、水及容器的微生物会产生发酵作用，正常的发酵能抑制有害微生物起到防腐作用，同时带给制品酸味和香味，这类发酵以乳酸发酵为主，此外有轻度的乙醇发酵及微弱的醋酸发酵。发酵作用主要发生在蔬菜腌制中，腊肉、中式火腿的加工中也会有发酵作用。在腌制条件控制不当时，也会出现有害的发酵及腐败作用，如丁酸发酵、发霉、腐败等。

① 乳酸发酵　是乳酸杆菌在缺氧的条件下，分解食物中的糖类而产生乳酸的过程。乳酸发酵在发酵性腌制中是有益的，但在咸菜、酱菜等非发酵性腌制中应适当控制。

② 乙醇发酵　蔬菜腌制中，在乳酸发酵的同时也会有一定程度的乙醇发酵，是酵母菌在缺氧的条件下，分解糖产生乙醇和二氧化碳的过程。适当乙醇发酵是有益的，会使制品带有醇香味。

③ 醋酸发酵　是醋酸菌在有氧条件下，将乙醇氧化成醋酸所致。适量的醋酸对制品风味有良好的作用，因醋酸的刺激味，含量多时有损制品的风味。蔬菜中如果醋酸含量大于0.5%，就会使制品变酸，降低品质。在腌制品的贮藏过程中，应采用密封隔氧的方法防止其过多的醋酸产生。

④ 丁酸发酵　当原料清洗不干净，腌制条件控制不当，有益微生物不能充分发挥作用时会发生。丁酸菌是厌氧菌，可将糖、乳酸分解生成丁酸、二氧化碳和氢气，使制品产生强烈的不愉快气味。

食品腌制过程中，如果表面盐度降低，水分活性增大，各种好气性霉菌就会生长繁殖，制品就会生霉。这类霉菌耐盐能力强，能分解糖、乳酸，使产品品质下降，同时会分泌果胶酶，使产品组织变软，直至发软腐烂。另外，腌制条件控制不当时，腐败菌会生长繁殖，分解食物中的蛋白质，产生吲哚、甲基吲哚、硫化氢等带有恶臭味的有害物质，使腌制品失去食用价值。

(3) 改善风味的作用

在现代肉制品腌制中，食盐的调味作用比防腐作用更重要。一定量的食盐可使肉的香味充分体现，肉制品中食盐添加量一般为2.5%~3%，过高会太咸甚至发苦，过低香味不能体现。

在果蔬类腌制食品中，如咸菜、泡菜、酱菜、咸梅等，食盐的调味作用也非常重要。不同制品的用盐量有较大的差异，如泡菜、酸菜等湿态发酵的腌制品，在发酵过程中要产生较多的乳酸，因此，用量盐要少，一般不超过5%；榨菜、冬菜、萝卜等半干态发酵腌制品，通常贮存较长时间，并进行缓慢地发酵，因此，用盐量可以稍多一些，掌握在8%~10%的范围内。对非发酵的咸菜，由于在腌制过程中不需要发酵，也不产生具有防腐作用的酸类，用盐量可达15%左右；夏季的咸菜，用盐量还应增加，以20%左右为宜。

(4) 提高肉的黏着性和保水性

一定浓度的食盐溶液，可将肌肉的结构蛋白——肌球蛋白溶出，被称为盐溶性蛋白质，这些蛋白质被浸提并附着在肉块表面，加热时使肉块相互凝固黏接，提高肉的黏着性，同时它们还具有一定的乳化、保水作用，可改善肉制品质量。

肌球蛋白通常是以肌动球蛋白形式存在的，肌动球蛋白在大于 $0.4 mol \cdot L^{-1}$ 的盐浓度下可溶解，肌球蛋白在大于 $0.1 mol \cdot L^{-1}$ 浓度时溶解，而肉制品通常的盐浓度约在 $1.0 mol \cdot L^{-1}$，所以，用盐腌肉可将肌球蛋白提取出来，聚磷酸盐可促使肌动球蛋白的分解。

食盐因其来源不同分为海盐、湖盐、井盐和矿盐。食盐的质量好坏直接影响腌制品的质量，因此在腌制食品时应选择色泽洁白、氯化钠含量高、水分及其杂质含量少、卫生状况符合国家食盐卫生标准（GB 2721—2015）的粒状精制食盐。

5.2.2.2 食糖

(1) 食糖的种类

腌渍食品所使用的甜味料主要是食糖，食糖的种类很多，有白糖、冰糖、红糖、饴糖等。

① 白糖 是由甘蔗和甜菜榨出的糖蜜制成的精糖，白糖色白、干净，有白砂糖、绵白糖、方糖之分，以蔗糖为主要成分，含蔗糖99%，甜度较大，味道纯正，在腌渍食品中使用最为广泛。其添加量因口味习惯而异，我国北方人口味偏咸，南方人偏甜，一般肉制品中糖添加量在0.7%~8%，一些传统果蔬类制品中最高可达60%。

② 红糖 又名黄糖，一般是指甘蔗经榨汁，通过简易处理，经浓缩形成的带蜜糖。红糖按结晶颗粒不同，分为赤砂糖、红糖粉、碗糖等，因没有经过高度精练，它们几乎保留了蔗汁中的全部成分，除了具备糖的功能外，还含有维生素和微量元素，如铁、锌、锰、铬等，营养成分比白砂糖高很多。以色浅黄红而鲜明、味甜浓厚者为佳。红糖含蔗糖约84%，含游离果糖、葡萄糖较多，水分2%~7%，由于未脱色精制，杂质较多，容易结块、吸潮。除用于增加腌渍食品的甜味外，还可增加色泽，多用在红烧、酱、卤等肉制品和酱腌菜的加工中。

③ 饴糖 又称糖稀、糖肴或水饴，是以高粱、米、大麦、粟、玉米等淀粉质的粮食为原料，经发酵糖化制成的食品。饴糖主要含麦芽糖，并含蛋白质、脂肪、维生素

B_2、维生素 C、烟酸和铁等。有软、硬之分,软者为黄褐色黏稠液体,硬者是软饴糖经搅拌,混入空气后凝固而成,为多孔黄白色糖块状。以颜色鲜明、汁稠味浓、洁净不酸者为上品,能增加酱腌菜的甜味及黏稠性,用于糖醋大蒜等,具有增色、护色的作用。

（2）食糖在食品保藏中的作用

食糖在水果类腌制品（如果脯、蜜饯）的腌渍中使用量较大,而在其他食品中用量较小,主要起调味的作用。糖溶液的作用以及糖的种类和性质对加工工艺、产品质量和保藏都有很大的影响。糖本身对微生物并无抑制作用,含糖量低还可以促进微生物的生长。糖腌制品要有较长的保藏时期,必须使制品的含糖量达到一定的水平,通过渗透和降低水分活度等达到目的。蔗糖是糖渍食品的主要腌制剂,食糖对食品的保藏作用表现在以下几个方面：

① 食糖溶液的防腐作用及机理

• 产生高渗透压：蔗糖在水中的溶解度很大,其饱和溶液达到很高的渗透压,远远超过微生物的渗透压。在食品腌制过程中,微生物处于高含量的糖液中,其细胞里的水分就会通过细胞膜向外流出,形成反渗透现象,微生物则会因为缺水出现质壁分离现象,从而抑制微生物的生长繁殖,这是蔗糖溶液能够防腐的主要原因。

• 降低水分活度：蔗糖是一种亲水性化合物,蔗糖分子中含有许多羟基和氧桥,它们都可以和水分子形成氢键,从而降低了溶液中自由水的量,水分活度也因此降低。例如,含量为 67.5% 的饱和蔗糖溶液水分活度可降到 0.85 以下,这样在糖渍食品时,水分活度降低,可使入侵微生物的正常生理活动受到抑制。不同糖液浓度与水分活度关系见表 5-2。

表 5-2　不同糖含量与水分活度（25℃）的关系

A_w 值	0.995	0.990	0.980	0.940	0.900	0.850
食糖质量分数/%	8.5	15.4	26.1	48.2	58.4	67.2

• 降低溶液中氧气含量：与盐溶液类似,氧气同样难溶于糖溶液中,其溶解度小于在水中的溶解度。蔗糖溶液中氧的浓度大为下降,糖液浓度较大时,对氧有阻隔作用。这不仅可防止维生素 C 的氧化,还可抑制有害的好气性微生物的活动,有利于制品色泽和风味的保存,对腌制品的防腐有一定的辅助作用。

不同微生物对糖溶液的耐受力：糖的种类和含量决定其对微生物的生长是抑制还是促进。含量为 1%~10% 的蔗糖溶液会促进某些微生物的生长,含量达到 50% 时,则对大多数细菌的生长产生抑制,而要抑制酵母和霉菌的生长,糖含量需达到 65%~85%,含量越高,抑制作用越强。所以,一般为了更好地保藏食品,糖液的含量至少要达到 65%~75%。

在同百分含量的前提下,葡萄糖、果糖溶液的抑菌效果要比乳糖、蔗糖好,这是因为葡萄糖和果糖是单糖,相对分子质量为 180,蔗糖和乳糖是双糖,相对分子质量为 342。所以,在同样的百分含量时,葡萄糖和果糖溶液的摩尔含量就要比蔗糖和乳糖的高,其渗透压也高,对细菌的抑制作用也相应增强。

② 改善风味 在食品腌制中常使用的糖主要是白糖、红糖、冰糖,此外还会用到饴糖、葡萄糖等,这些糖都会给食品提供不同程度的甜味,与其他风味共同作用,使风味独特。同时,糖可以缓和咸味,这一点对盐腌制品非常重要。另外,糖作为碳源有利于乳酸发酵,使制品具有特殊酸味。

③ 改善制品组织状态 单用食盐腌制食品时,因食盐的脱水作用使制品质地较硬,加入一定量的糖可使制品具一定柔韧性。这是因为糖有一定的吸湿性,可防止果蔬制品(糖制品)返砂,也可使肉制品有一定的柔韧性,不致过分硬化。

④ 抗氧化作用 糖溶液的氧溶解性低,因此含氧量少,可防止或延缓制品氧化。分子中含有游离醛基或酮基的单糖和含有游离潜醛基的双糖都具有还原性。葡萄糖分子中含有游离醛基、果糖分子中含有游离酮基,乳糖和麦芽糖分子中含有游离的潜醛基,故它们都是还原糖,也具有抗氧化作用。在肉制品腌制中,还原糖(葡萄糖、果糖、麦芽糖等)能吸收氧而防止肉制品脱色。肉制品在腌制过程中,在糖和亚硝酸盐共存的条件下,当 pH 5.4~7.2 时,盐水可在微生物的作用下形成氢氧化铵。它可能钝化微生物体内过氧化氢酶,停止和阻抑对腌制有害的微生物(如梭菌属)的发育,对产品的质量有良好的作用。

在快速腌制时最好选用葡萄糖,长时间腌制时用蔗糖。蔗糖为二糖,可在微生物和酶的作用下水解成葡萄糖和果糖。在肉制品长时间腌制时,加入糖对微生物的生长有影响。糖与盐呈相反的滋味,在一定的程度上可缓冲腌肉的咸味,提高盐液的渗透压,使氢离子浓度发生改变。腌制过程中在微生物酶和组织酶作用下,糖转化成酸,使盐水的 pH 值降低,使胶原蛋白膨胀和松软,从而使肉的组织状态变得更柔嫩。

5.2.2.3 酸味料

腌渍食品所使用的酸味料主要是食醋。食醋分为酿造醋和人工合成醋两种,酿造醋又分为米醋、熏醋、糖醋和人工合成粗醋 4 种。

(1) 米醋

米醋又名麸醋,是以大米、小麦、高粱等含淀粉的粮食为主料,以麸皮、谷糠、盐等为辅料,用醋曲发酵,使淀粉水解为糖,糖发酵成乙醇,乙醇氧化为醋酸的制品。米醋是众多种类醋中营养价值较高的一种,含有丰富的碱性氨基酸、糖类物质、有机酸、维生素 B_1、维生素 B_2、维生素 C、无机盐、矿物质等。

米醋具有祛脂降压、降低胆固醇、解毒、解酒、消食、减肥、安神除烦、保护心血管的作用。

(2) 熏醋

熏醋又名黑醋,原料与米醋基本相同,发酵后略加花椒、桂皮等熏制而成,色泽红棕发亮,浓度适当,醋香浓郁,醋香醇正,并含有多种有机酸、氨基酸、还原糖、醇类、酯类等。

(3) 糖醋

糖醋是用饴糖、醋曲、水等为原料搅拌均匀,封缸发酵而成。色较浅,糖醋最易长白膜,由于醋味单调,缺乏香气,不如米醋、熏醋味美。

(4) 人工合成醋

人工合成醋是用醋酸与水按一定比例合成的，称为醋酸醋或白醋，酸味大、刺激性强烈。色泽为透明，无香味，有一定的腐蚀作用，品质不如酿造醋，多用于西菜。

食醋的主要成分是乙酸，它是一种有机一元酸，具有抑菌作用。当乙酸浓度为0.2%时，就可以发挥抑菌的效果，当保藏液中乙酸的浓度达0.4%时，就对各种霉菌以及酵母菌发挥抑菌防腐作用。

食醋除含乙酸外还含有多种氨基酸、醇类及芳香物质，这些物质对微生物也有一定的抑制作用。自古以来人类就利用食醋来保藏食品，如各种醋渍的瓜菜类和鱼虾类食品。由于食醋富于营养，酸、香、鲜兼备，不仅具有保藏的意义，还具有去腥解腻、增进食欲、提高钙磷吸收、防止维生素C破坏等功效，近些年来更是利用食醋制作各种加工食品。

5.2.2.4 肉类发色剂

在肉类腌制过程中最常使用发色剂（又称护色剂、呈色剂）为硝酸盐和亚硝酸盐。我国使用硝酸钾腌制肉类具有悠久历史，对肉制品生产的发展起了一定作用。

(1) 硝酸钠

分子式为$NaNO_3$，为无色透明或白微带黄色菱形晶体。其味苦咸，易溶于水和液氨，微溶于甘油和乙醇中，易潮解，有毒，其毒性作用是它在胃肠道内被还原成亚硝酸盐所致。

(2) 硝酸钾

硝酸钾又名土硝、盐硝或火硝，分子式KNO_3，白色颗粒或结晶性粉末，味辛辣而有凉感，微潮解，潮解性比硝酸钠微小。易溶于水，不溶于无水乙醇、乙醚。在肉制品中由于细菌作用被还原成亚硝酸钾而起护色和抑菌作用。

(3) 亚硝酸盐

亚硝酸盐在肉制品中对抑制微生物的繁殖有一定的作用，其效果受pH值的影响。尤其是对肉毒梭状芽孢杆菌有抑制作用，此外，亚硝酸盐对提高腌肉的风味也有一定的作用。但亚硝酸与蛋白质代谢的中间产物（仲胺）反应生成亚硝胺，如HNO_2与二甲基（仲）胺反应生成二甲基亚硝胺。动物试验证明亚硝胺致癌性较强，虽然还没有直接的论据证实由于食品中存在硝酸盐、亚硝酸盐及仲胺而引起人类致癌，但是从食品卫生的角度出发，应予以高度重视，在加工肉制品时应严格控制亚硝酸盐及硝酸盐的使用量。

肉类发色剂是食品添加剂中毒性较强的物质，摄取多量的亚硝酸盐进入血液后，可使血液中的低铁血红蛋白氧化成高铁血红蛋白，失去运输氧的能力而引起组织缺氧性损害。成人摄入0.2~0.5g即可引起中毒，3g即可致死。肉类发色剂多与食盐等配成腌制混合盐使用，由于外观、口味与食盐相似，应防止误用引起中毒。我国《食品添加剂使用卫生标准》（GB 2760—2014）规定：可用于腌制畜禽肉类罐头、肉制品和腌制盐水火腿，最大使用量$0.15g \cdot kg^{-1}$。残留量以亚硝酸钠计，肉类罐头不得超过

$0.05g \cdot kg^{-1}$，肉制品不得超过$0.03g \cdot kg^{-1}$，盐水火腿不得超过$0.07g \cdot kg^{-1}$。

5.2.2.5 肉类发色助剂

在肉类腌制品中做发色助剂使用的主要是L-抗坏血酸及其钠盐、异抗坏血酸及其钠盐以及烟酰胺等。

（1）抗坏血酸或异抗坏血酸

抗坏血酸和异抗坏血酸通常用来加速生产并稳定腌肉的颜色。抗坏血酸有4个主要作用：一是抗坏血酸盐可以同亚硝酸发生化学反应，增加一氧化氮的形成，使发色过程加速，如在法兰克福香肠加工中，使用抗坏血酸盐可使腌制时间减少1/3；二是抗坏血酸盐有利于高铁肌红蛋白还原为亚铁肌红蛋白，因而加快了腌制的速度；三是抗坏血酸盐能起到抗氧化剂的作用，因而稳定腌肉的颜色和风味；四是在一定条件下抗坏血酸盐具有减少亚硝胺形成的作用。

在肉品加工过程中，L-抗坏血酸及其钠盐或异抗坏血酸及其钠盐在作为发色助剂使用时，一般在腌制或斩拌时添加，使用量一般为原料肉的0.02%~0.05%，也可把原料肉浸渍在0.02%~0.1%的水溶液中。

（2）烟酰胺

烟酰胺可与肉制品中的肌红蛋白结合生成稳定的烟酰胺肌红蛋白，使之不被氧化成高铁肌红蛋白而经常作为肉制品发色助剂使用，添加量为0.01%~0.02%。葡萄糖因具有较强的还原性，它可有效防止因肉类发色产物一氧化氮肌红蛋白的氧化而使产品过早退色，因此也常常作为肉制品的发色助剂。其用量通常为原料肉的0.3%~0.4%。

5.2.2.6 品质改良剂

品质改良剂通常是指能改善或稳定制品的物理性质或组织状态，如增加产品的弹性、柔软性、黏着性、保水性和保油性等的一类食品添加剂，一般属于水分保持剂、增稠剂和乳化剂等范畴。

在食品加工过程经常使用的品质改良剂是磷酸盐，主要有正磷酸盐、焦磷酸盐和偏磷酸盐等，通常几种磷酸盐复配使用时其保水效果较好。对于磷酸盐的作用机制目前尚无定论，一般有如下解释。

（1）提高pH值

当肉的pH值在5.5左右时，接近于蛋白质的等电点，此时肉的持水性最差。磷酸盐呈碱性反应，如1%的焦磷酸钠水溶液pH值为10~10.2，2.1%的三聚磷酸钠水溶液pH值约为9.5。加入磷酸盐可提高肉的pH值使其高于蛋白质的等电点，可以提高肉的持水性。

（2）增加离子强度

多聚磷酸盐是多价阴离子化合物，即使在较低的浓度下也具有较强的离子强度，使处于凝胶状态的球蛋白的溶解度显著增加而成为溶胶状态，从而提高肉的持水性。

（3）螯合金属离子

多聚磷酸盐对多种金属离子有较强的螯合作用，对pH值也有一定的缓冲能力，能结合肌肉结构蛋白质中的钙镁离子,使蛋白质的羧基(—COOH)解离出来,由于羧基之间同性电荷的相斥作用,使蛋白质结构松弛,提高肉的保水性。

(4) 解离肌动球蛋白

焦磷酸盐和三聚磷酸盐有解离肌肉蛋白质中肌动球蛋白的功能,可将肌动球蛋白解离成肌球蛋白和肌动(肌凝)蛋白。肌球蛋白的增加可使肉的持水性提高。

(5) 抑制肌球蛋白的热变性

肌球蛋白是决定肉的持水性的重要成分,但肌球蛋白对热不稳定,其凝固温度为 42~51℃,在盐溶液中 30℃ 就开始变性。肌球蛋白过早变性会使其持水能力降低。焦磷酸盐对肌球蛋白变性有一定的抑制作用,可以使肌肉蛋白质的持水性提高。

在腌制时添加三聚磷酸盐和焦磷酸盐效果最好,而三聚磷酸盐只有水解形成焦磷酸盐时,才起到有益作用。在酶的作用下焦磷酸盐可分解失去其效用。因此,在斩拌时加入焦磷酸盐效果最好。加入磷酸盐后,由于 pH 值升高,对发色有一定的影响,过量使用时有损风味,使呈色效果不佳。故磷酸盐用量要慎重,应控制在 0.1%~0.4% 范围内。

除磷酸盐外,为改善或稳定腌制品的物理性质或组织状态,使制品黏滑适口,通常还添加果胶、阿拉伯胶、黄原胶、海藻胶、明胶、羧甲基纤维素钠等增稠剂以及脂肪酸单甘油酯、蔗糖酯、山梨醇酐脂肪酸酯、丙二醇脂肪酸酯和大豆磷脂等乳化剂。

5.3 食品腌制常用方法

5.3.1 食盐腌制方法

以盐或盐溶液作为腌制剂对食品原料进行处理,称为盐腌(又称为腌制)。食品盐腌除了能提高其耐藏性外,还具有改善食品风味、稳定颜色和改善结构的作用。动物性食品原料(如肉类、禽类、鱼类)及植物性食品原料(如蔬菜、某些水果等)常采用盐腌的方法。

盐腌的方法有很多种,按照用盐方式的不同,大致可归纳为干腌法、湿腌法、肌肉或动脉注射腌制法、滚揉腌制法、高温腌制法和混合腌制法等,其中干腌法和湿腌法是两类基本方法,而肌肉或动脉注射腌制法仅适用于肉类。不论采用哪种方法,盐腌的目的都是使腌制剂渗透到食品内部并均匀分布。腌制的时间主要取决于腌制剂在食品内部均匀分布所需的时间。

5.3.1.1 干腌法

干腌法是利用食盐或混合盐涂擦在食品表面,而后层堆在腌制架或腌制容器内,在外加压力或不加压条件下,利用食盐的高渗透压和吸湿作用使食品组织渗出水分,依靠外渗液形成的盐液(称之为卤水)进行腌制的方法。由于在开始腌制时加入的是食盐或混合盐,而不加盐水,因此称为干腌法。腌制剂在盐水中通过扩散作用向食品内部渗透,均匀地分布于食品中。由于盐水形成较为缓慢,盐分向食品内部渗透较慢,因此该方法腌制时间较长，但腌制品的风味较好。干腌法常用于火腿、咸肉、咸鱼以及各种蔬菜腌制品的腌制。

干腌法因所用腌制容器而有差别，一般腌制常在水泥池、陶瓷罐或坛内进行。食品外渗汁液和食盐形成卤水聚积于容器的底部，为此腌制时有时加用假底，以免出现上下层腌制不均匀现象，且在腌制过程中常需定期地将上下层食品依次翻装，又称翻缸。翻缸同时要加盐复腌，每次复腌时的用盐量为开始腌制时用盐量的一部分，一般需覆盐处理2~4次。蔬菜腌制过程中有时要对原料加压，以保证原料被浸没在盐水之中。干腌也可以层堆在腌制架上进行，堆在架上的腌制品不和卤水相接触，我国特产火腿就是在腌制架上腌制，腌制过程中需经过多次覆盐才能达到要求。腌制架一般可用硬木制造，但不能渗水，其主要优点是清洁卫生。

干腌法用盐量因食品原料和季节而异。腌肉的食盐用量一般为鲜肉重的6%~8%，冬季用盐量可适当减少。腌制火腿的食盐用量一般为鲜腿重的9%~10%，气温升高时用盐量可适当增加，若腌房平均气温在15~18℃时，用盐量可增加到12%以上。生产西式火腿、香肠及午餐肉时，多采用混合盐，混合盐一般由98%的食盐、0.5%的亚硝酸盐和1.5%的食糖组成。腌制蔬菜时，食盐用量一般为菜重的7%~10%，夏季为菜重的14%~15%。腌制酸菜时，为了利于乳酸菌繁殖，食盐用量不宜太高，一般控制在原料量的4%以内，腌制前将蔬菜用干盐揉搓，然后装坛、捣实并压以重物，让渗出的卤水淹过菜面，以防止好氧型微生物的繁殖而造成产品劣变。酸菜腌制过程中一般不需要翻缸，除非腌制2~3d后无卤水时必须翻缸。

干腌法的优点是所用设备简单，操作简便，用盐量较少，腌制品水分含量低，易于贮存，同时蛋白质和浸出物等营养成分流失少（肉腌制时蛋白质流失量为0.3%~0.5%）。其缺点是腌制不均匀，味太咸，色泽较差，失重大，特别是肉类原料脂肪含量少的部位，含水量大，重量损失也大（肉10%~20%，副产物35%~40%）。而且当卤水不能完全浸没原料时，肉类原料暴露在空气中的部分容易发生氧化变质，蔬菜易发生霉变。

5.3.1.2 湿腌法

湿腌法又称为盐水腌制法，是将食品原料浸没在盛有一定浓度食盐溶液的容器中，利用溶液的渗透作用使腌制剂均匀地渗入原料组织内部，当原料组织内外溶液浓度达到动态平衡时，即完成腌制过程。腌制品中盐分含量取决于腌制液中的盐浓度。湿腌法常用于分割肉、鱼类和蔬菜的腌制。此外，果品中的橄榄、李子、梅子等加工凉果所采用的胚料也多采用湿腌法。

湿腌法的操作因食品原料及对口味的要求不同而异。肉类多采用混合盐液腌制，盐液中食盐含量与砂糖量的比值（盐糖比值）对腌制品的风味影响较大。咸味腌制品的盐糖比值较高，在25~42之间，甜味腌制品的盐糖比值较低，在2.8~7.5之间。腌制肉类时，咸味和甜味腌制品盐的用量分别为17.2%~19.6%和12.9%~15.6%，腌制鱼类时常用饱和食盐溶液，腌制蔬菜时盐的用量一般为5%~15%，但以10%~15%为适宜。腌制盐胚时，由于食盐是唯一的防腐剂，为了抑制微生物生长，盐的质量分数必须高达15%~29%,但高浓度的盐溶液导致食品具有过咸的味道,因此在进一步加工时盐胚需先经脱盐处理。

肉在湿腌时,首先是食盐向肉内渗入而水分向外扩散,扩散速度决定于盐液的温度和浓度,高浓度热盐液的扩散率大于低浓度冷盐液。硝酸盐也将向肉内扩散,但速度比食盐缓慢。瘦肉内可溶性物质则逐渐向盐液扩散,如蛋白质、肌肽、肌酸、磷酸盐和乳酸盐等。盐类和简单有机化合物的扩散比大分子的蛋白质迅速,肉因吸收食盐而增重,但因水分和可溶性物质的流失而减重。蛋白质等可溶性物质的流失意味着营养成分和风味的损失,因此一般采用在老卤水中添加腌制剂的方法以减少损耗。湿腌法腌肉一般在低温(2~3℃)条件下进行,将处理好的肉块堆积在腌渍池中,注入肉块质量1/2左右的混合盐液,盐腌温度2~3℃,最上层压以重物避免腌肉上浮。肉块较大时腌制过程还需要翻倒,以保证腌制均匀。

鱼类在湿腌时,腌制中常因鱼内水分渗出使盐水浓度变稀,故需经常搅拌以加快盐液的渗入速度,或采用高浓度盐液以加快腌制速度。鱼类还可以采用干腌与湿腌的混合腌制法。例如,先经湿腌后,再进行干腌;或加压干腌后,再进行湿腌;或以盐酸调节鱼肉pH值至3.0~4.0时,再湿腌。采用减压湿腌法及盐腌液注射法均能加速腌制过程和获得质优的腌制品。

果蔬湿腌的方法有多种:

① 浮腌法 即将果蔬和盐水按比例放入腌渍容器中,使果蔬悬浮在盐水中,定时搅动并伴随着水分蒸发使菜卤浓度增高,最终腌制成深褐色产品,而且菜卤越老品质越佳。

② 泡腌法 即利用盐水循环浇淋腌池中的果蔬,能将果蔬迅速腌成。

③ 低盐发酵腌制 即利用低浓度的食盐水(食盐浓度低于10%)腌制果蔬,使腌制过程伴随明显的乳酸发酵,腌制品酸咸可口。

湿腌法的优点是食品原料完全浸没在浓度一致的盐溶液中,能够保证原料组织中的盐分分布均匀,而且盐水可以重复利用,也避免了原料直接接触空气而发生的氧化变质现象。缺点是用盐量大,腌制品色泽和风味不及干腌制品,营养成分流失量大,蛋白质损失达0.8%~0.9%,腌制品含水量高,不易于贮存,所需容器设备多且工厂占地面积大。

5.3.1.3 动脉或肌肉注射腌制法

注射腌制法是进一步改善湿腌法的一种措施,为了加速腌制过程中食盐向食品内部的渗透速度、缩短腌制的时间,可在腌制过程中先用盐水注射,然后再放入盐水中腌制。注射腌制法最先采用动脉注射腌制法,随后发展为肌肉注射腌制法,注射的方法也由单针头注射发展为多针头注射。目前,注射腌制法广泛用于生产西式火腿和腌制分割肉。

(1)动脉注射腌制法

动脉注射法是利用泵和注射针头将腌制液经动脉系统送入分割肉或腿肉内部的腌制方法。此方法的确切名称应该为脉管注射腌制法,因为腌制液是同时通过动脉和静脉向肌肉内部各处分布的。但是，由于分割肉的方法一般不考虑动脉系统的完整性，因此该方法仅限于腌制完整的前、后腿肉，特别是后腿肉。

该方法在腌制肉时，先将注射用的单一针头插入前后腿的股动脉切口内，然后用注射泵将盐水或腌制液压入腿内各部位上，使其增重10%~20%。为了控制肉中的含盐量，一般根据腿重和盐水浓度，预先确定腿内应增加的盐水量，这样获得的产品规格统一。在肉较厚的部位可再补充注射，以避免这些部位由于腌制不足而导致的腐败变质。有时还将已注射的肉再浸入腌制液中进行腌制，这样可以显著缩短腌制时间，并且达到腌制剂均匀分布的目的。

动脉注射腌制法所采用的腌料与干腌法基本一致，一般由水、食盐、食糖、硝酸盐和亚硝酸盐组成（后两者可同时使用）。还可以增用磷酸盐，以提高肉的持水力和产量。若腌制后不久即进行烟熏，硝酸盐完全可以改用亚硝酸盐，因为后者发色迅速。

动脉注射腌制法的优点是腌制速度快，不破坏肌肉组织的完整性，产品得率高。若用碱性磷酸盐，得率可进一步提高。缺点是应用范围小，只适用于腌制前后腿肉，并且胴体分割时还要保证动脉系统的完整性，产品容易腐败变质，需要冷藏运输。

(2) 肌肉注射腌制法

肌肉注射腌制法是采用注射针头把腌制液直接注入肉内，分为单针头和多针头注射腌制法。单针头注射腌制法可用于各种分割肉，多针头注射腌制法更适用于形状整齐而不带骨的肉，特别是腹部肉和肋条肉，也可用于带骨或去骨的腿肉。目前，多针头注射腌制法使用较广，主要用于生产西式火腿和腌制分割肉。近几十年来，国外采用注射腌制法迅猛增加，我国已开始采用此法。

肌肉注射腌制法与动脉注射腌制法基本相同，主要区别在于，肌肉注射腌制法采用盐水注射机（图5-1）直接将腌制液或盐水注入肉内，与动脉无关。用肌肉注射腌液时所得的半成品的湿含量比用动脉注射时所得的湿含量要高，因而需要仔细操作才能获得品质良好的产品。这是因为注射时盐液经常会过多地聚集在注射部位的四周，短时间内难以散开，因而肌肉注射时就需要更长的注射时间以获得充分扩散盐液的时间，不至于局部聚积过多，或者在注射后采用嫩化机、滚揉机等对肌肉组织进行一定程度的破坏，以加快盐水的扩散和渗透。

注射腌制法的优点是可以缩短操作时间并提高生产率，用盐液注射法腌制时可提

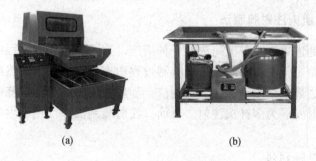

图5-1 盐水注射机

(a) 全自动盐水注射机　(b) 手动盐水注射机

高得率，降低生产成本。缺点是成品质量尤其是风味不及干腌制品，煮熟时收缩的程度也比较大。

5.3.1.4 滚揉腌制法

滚揉腌制法是一种肉类快速腌制的方法，肉在滚揉机(图5-2)中进行翻转、跌落和碰撞等机械运动，肉与肉之间产生强烈的摩擦力、冲击力和挤压力，起到促进腌制液或盐水的渗透和盐溶蛋白的提取以及肉块表面组织破坏的作用，从而缩短腌制周期，提高保水性和黏结性。

滚揉腌制法常与注射腌制法和湿腌法结合使用。腌制时，将预先适当腌制(如3～5℃腌制12～15h)后的肉类放入滚揉机中连续或间歇地滚揉，也可将肉与腌制剂直接混合后在滚揉机中连续或间歇地滚揉，控制滚揉时间在5～24h，温度2～5℃，转速 $3.5 r \cdot min^{-1}$。

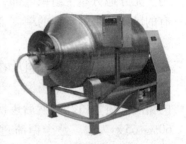

图5-2 真空滚揉机

5.3.1.5 高温腌制法

高温腌制法是使腌制液在腌制罐和贮液罐内循环，通过对贮液罐进行加热，使腌制液的温度升高并保持在50℃左右进行腌制的方法。该方法主要用于肉类原料的腌制，优点在于高温可加快盐分的扩散速度从而缩短腌制时间，还可以使腌制肉料变嫩而且保持良好的风味，缺点在于腌制时容易引起微生物污染而造成肉料的腐败变质。

5.3.1.6 混合腌制法

混合腌制法是指由两种或两种以上的腌制方法结合的腌制技术。此法常用于肉类的腌制，可先用食盐或混合盐涂擦原料表面进行干腌，然后再堆放于容器中用盐水进行湿腌。或者用注射腌制法腌制肉时，常常与干腌法、湿腌法以及滚揉腌制法相结合。另外，果蔬中的非发酵腌制品也采用混合腌制法，一般先经过低盐腌制，然后脱盐或不脱盐，放入按比例配制的食用有机酸溶液中进行酸渍。

混合腌制法优点是制品色泽好，营养成分流失较少(蛋白质流失量0.4%～0.6%)，咸味适中。对于果蔬制品来说，制品风味独特，酸甜咸味俱全，相比于干腌法大大降低了产品表面的脱水程度。该方法的缺点是腌制工艺复杂，生产周期长。

5.3.2 食品糖渍方法

糖渍(又称糖制)是果脯蜜饯类产品加工生产的关键工序。糖渍是通过食糖渗入组织内部，降低水分活度，提高渗透压，从而抑制微生物生长而达到保藏目的。糖渍食品按其加工方法和状态分为两大类，即果脯蜜饯类和果酱类。果脯蜜饯类属于高糖食品，保持果实原形，制品含糖量60%～70%。果酱类属高糖高酸食品，不保持原来形状，制品含糖量多在40%～65%，含酸量约在1%以上。

5.3.2.1 果脯蜜饯类糖渍法

果脯蜜饯类制品是将果品原料预处理后糖制而成。产品形态完整饱满,糖分均匀、充分地分布于组织内部,透明或半透明,本色或染色,质地柔软,具有本品应具有的风味。果脯蜜饯的糖制工艺主要分为蜜制和煮制。

(1) 蜜制法

蜜制就是将果品原料放在糖液中腌渍的操作方法。蜜制法适用于果肉质地柔软、不耐煮制的果品,如杨梅、青梅、樱桃、枇杷等。蜜制过程一般是果品原料先以30%的糖液浸渍8~12h,然后逐次将糖含量提高10%,分3~4次糖渍,直至糖含量达到60%~65%为止。整个糖渍过程不进行加热,从而能较好地保存产品的色、香、味、营养价值和组织状态。为了加快糖分渗透速度,缩短糖渍时间,可对糖液进行预热处理。

果脯蜜饯类产品在进行蜜制时一般会对果品原料进行硬化和着色处理。硬化处理是将原料放在石灰、明矾、氯化钙、亚硫酸氢钙或亚硫酸氢钠等稀溶液中浸渍适当时间。钙离子等与果实中的果胶质生成不溶性的盐类,使组织坚硬。明矾有媒染作用,使食用色素易于着色。亚硫酸氢钙有着色和硬化的双重作用。为了制成色泽明亮的制品,常在糖制前进行硫化处理,抑制氧化变色。例如我国北方蜜枣,在糖渍前熏硫或浸于含0.1%~0.2%二氧化硫(SO_2)的亚硫酸溶液中数小时,可制成色淡而透明的制品。经过硬化和硫处理的果品原料在糖制前要漂洗1~2d,换水数次,以除去残留的硬化剂和亚硫酸溶液。需要添加色素的蜜饯,常添加对人体无害的姜黄、栀子黄、胡萝卜素等天然色素以及苋红素、胭脂红、柠檬黄、靛蓝等人工合成食用色素,人工合成色素用量不得超过万分之一。

蜜制法的优点是能保持果品原有的色、香、味以及完整或应有的形状,产品中维生素C等营养成分损失少。缺点是糖渍时间较长,产品含水量高,贮存性较差。

(2) 煮制法

煮制是将原料用热糖液煮制和浸渍的操作方法。煮制有利于加快糖分的扩散渗透,缩短生产周期。该法适用于肉质致密、耐煮制的果品原料。按照原料不同的糖煮过程,煮制可分为常压煮制和减压煮制,其中常压煮制可再分为一次煮制法和多次煮制法。

一次煮制法是将经过预处理的原料加糖后一次性煮制而成。该方法适用于我国南方地区的蜜桃片、蜜李片及我国北方地区的蜜枣、苹果脯、沙果脯等产品。煮制时先配好40%的糖液加入蒸汽蒸煮锅(图5-3),倒入处理好的果品原料,迅速加热使糖液沸腾,随着糖分向原料组织渗入,原料内的水分开始外渗,使糖液浓度渐稀,然后分次加糖使糖含量逐渐增高至60%~65%时停止加热,将产品捞出,沥去糖液即为成品。一次煮制法的优点是生产周期短,应用范围广。缺点是加热时间长,原料易被煮烂,产品的色、香、味变化大,维生素C损失多,如果原料中的糖液渗透不均匀,还会造成产品收缩。

多次煮制法是将果品原料经糖液煮制和浸渍多次交替进行的煮制方法。该方法适

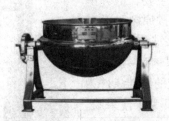 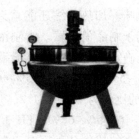

图 5-3 蒸汽蒸煮锅

用于肉质细腻柔软以及含水量高的果品，如杏脯、桃脯、梨脯等。煮制时先用30%~40%的糖液将原料煮至稍软，然后放冷浸渍24h，之后每次煮制将糖含量提高10%，煮沸2~3min，直至糖含量达到60%~65%时停止加热，将产品捞出，沥去糖液即为成品。多次煮制法的优点是糖分渗透均匀，产品质量好。缺点是加工时间长，难以实现连续化生产。

减压煮制法又称真空煮制法，是将果品原料在真空和较低温度下煮沸，因组织中不存在大量空气，糖分能迅速渗入到组织内部而达到平衡。煮制时将预处理好的原料先投入到盛有25%糖液的真空蒸煮锅（图5-4）中，在真空度为83.545kPa，温度为55~70℃下热处理4~6min，恢复常压糖渍一段时间，然后提高糖含量至40%，再在真空条件下煮制4~6min，再恢复常压糖渍。重复3~4次，每次提高糖含量10%~15%，使产品最终糖含量在60%以上时停止。减压煮制法的优点是煮制温度低，时间短，制品色、香、味等都比常压煮制好。缺点是煮制设备复杂，成本较高。

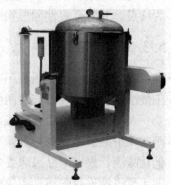

图 5-4 真空蒸煮锅

5.3.2.2 凉果类糖渍法

凉果又称香料果或香果，代表性的产品有话梅、话李、陈皮梅、橄榄制品等。加工时是以橄榄、梅、李等为原料，先盐腌成果胚半成品贮存，然后将果胚脱盐，再添加多种辅助原料，如甘草、糖精、精盐、食用有机酸及天然香料（如丁香、肉桂、豆蔻、茴香、陈皮、蜜桂花和蜜玫瑰花等），采用拌砂糖或用糖液蜜制，经干制而成的甘草类制品。凉果类制品兼有咸、甜、酸、香多种风味，属于低糖蜜饯。

5.3.2.3 果酱类糖渍法

果酱类糖渍即加糖煮制浓缩。果酱类产品包括果酱、果泥、果冻等，果酱是用果肉加糖煮制而成的黏稠状制品，果泥是果肉经打碎筛滤取其果酱，再加糖煮制而成的半固态制品，果冻是用果汁加糖浓缩而成的凝胶状制品。

加糖煮制浓缩是果酱类制品加工的关键工序。其目的在于通过加热，排除果肉中大部分水分，使砂糖、酸、果胶等配料与果肉煮至渗透均匀，提高浓度，改善酱体的组织形态及风味。加热浓缩还能杀灭有害微生物,破坏酶的活性,有利于制品的保藏。煮制浓缩前要按原料种类和产品质量标准确定配方,一般要求果肉(果浆或果汁)占总配料量的 40%~55%,砂糖占 45%~60%,果肉(果浆或果汁)与加糖量的比例为 1:1~1:1.2,形成凝胶的最佳条件为果胶 1% 左右、糖 65%~68%、pH 3.0~3.2。为了使果胶、糖、酸形成恰当的比例从而有利于凝胶的形成,煮制浓缩时根据原料、果胶、果酸的含量多少,添加适量的柠檬酸、果胶或琼脂。

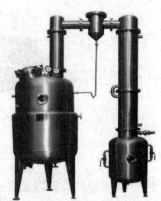

图 5-5　真空浓缩罐

煮制浓缩的方法主要有常压浓缩和真空浓缩两种。而为了达到缩短浓缩时间、减少能耗等目的,多采用真空浓缩罐进行煮制浓缩(图 5-5)。浓缩终点的判断可用折光仪实测可溶性固形物含量或采用测定沸点温度法加以确定。例如果冻浓缩时,当糖液沸点温度达到 104~105℃ 时即为终点,此时可溶性固形物含量已超过 65%,具备了冷却胶凝为果冻的条件。

5.3.3　食品酸渍方法

食品酸渍法是利用食用有机酸腌渍食品的方法。按照有机酸来源的不同可分为人工酸渍和微生物发酵酸渍两类方法。

人工酸渍法是以食醋或冰醋酸及其他辅料配制成腌渍液浸渍食品的方法,主要用于蔬菜中酸黄瓜、糖醋大蒜、甜菜等产品的酸渍。在酸渍前,一般先对蔬菜原料进行低盐腌渍,根据产品风味要求再进行脱盐或不脱盐,之后再按照不同产品的用料配比加入腌渍液进行酸渍。由于产品种类和腌渍液配比不同,酸渍产品的风味也各异。

微生物发酵酸渍法是利用乳酸发酵所产生的乳酸对食品原料进行腌制的方法,如酸菜、泡菜等的腌制。乳酸发酵是乳酸菌在缺氧条件下进行的发酵,因此在发酵过程中要使食品原料浸没在腌制液中完全与空气隔绝,盖上坛盖后要在坛沿加水进行水封,并注意坛沿水的卫生,同时做好用具和容器的卫生消毒,这是保证酸渍食品质量的技术关键。

5.3.4　食品腌制过程中关键因素的控制

腌制食品的目的是防止腐败变质,在保持食品原有独特风味的基础上改善其食用品质。但是,腌制过程受到很多因素的影响,为了达到上述目的,就必须对腌制的过程进行合理的控制。食品腌制过程中控制的主要因素有食盐的纯度、食盐的用量及盐水含量、原料的性质、温度和空气。

5.3.4.1　食盐的纯度

食盐的主要成分是 NaCl,除此之外还存在 $CaCl_2$、$MgCl_2$、Na_2SO_4、$MgSO_4$、砂石以及一些有机物等杂质。这些杂质会在研制过程中影响 NaCl 向食品内部的扩散渗透速度。$CaCl_2$ 和 $MgCl_2$ 的溶解度远远大于 NaCl,而且随着温度的升高,溶解度的差异越大，因此食盐中含有这两种杂质时，NaCl 的溶解度会降低，从而影响食盐在腌制过程中向食品内部扩散渗透的速度。例如在腌制鳘鱼时，采用纯的 NaCl 腌制时达到渗透平衡需要 5.5d 的时间，若含有 1% $CaCl_2$ 时需要 7d，含有 4.7% $MgCl_2$ 时就需要 23d 之久。腌制时间越长就意味着食品越容易发生腐败变质。此外，食盐中 $CaCl_2$、$MgCl_2$、Na_2SO_4、$MgSO_4$ 等杂质过多还会使食品具有苦味，食盐中微量的铜、铁、铬的存在会导致腌肉制品中脂肪氧化酸败，铁还会影响蔬菜腌制品的色泽。因此，食品腌制过程中应选用纯度较高的食盐，以防食品的腐败变质以及品质的下降。

5.3.4.2 食盐的用量及盐水含量

根据渗透和扩散原理，干腌时用盐量越多或湿腌时盐水含量越高，则食品中食盐的内渗量越大，含量上升越快。腌制时盐水含量和食品内盐分含量的关系可以预先用计算方法进行粗略推算，以便较好地控制食品内盐分，其式如下：

$$B = \frac{S}{W + S} \times 100\%$$

式中　　B——盐水含量，%；
　　　　W——食品水分含量，%；
　　　　S——腌制后食品内盐分含量，%。

盐水中盐分含量常根据波美计来测定，但是腌肉时用常用混合盐，其中含有糖分、磷酸盐、硝酸盐和亚硝酸盐等，对波美计读数有影响。糖分对波美计读数影响较大，盐水中加糖后提高的波美计读数相当于加等量食盐时的 50%。而硝酸盐等由于其添加量不足以对计算盐水含量造成明显影响，因此可以忽略不计。

实际生产中食盐用量决定于腌制目的、环境温度、食品原料种类以及消费者口味。腌制品能够完全防腐，食品中含盐量至少为 17%，所用盐水的含量则至少要达到 25%。腌制时环境温度的高低也是影响用盐量和盐水含量的重要因素，腌制时气温高则食品容易腐败变质，故用盐量应该高些，气温低时用盐量则可以降低些。例如，腌制火腿的食盐用量一般为鲜腿重的 9%~10%，气温升高时（如环境平均气温在 15~18℃时），用盐量可增加到 12% 以上。干腌蔬菜时，用盐量一般为菜重的 7%~10%，夏季为菜重的 14%~15%。腌制酸菜时，为了利于乳酸菌繁殖，食盐用量不宜太高，一般控制在原料重的 3%~4%。泡菜加工时，盐水的含量虽然在 6%~8%，但是加入蔬菜原料后经过平衡一般维持在 2%~3%。

从消费者可以接受的腌制品咸度来看，其盐分以 2%~3% 为宜。腌制火腿时用盐量占鲜腿重的 3% 以下，并分次覆盐，每次间隔时间 5d，共覆盐 2~3 次。现在国外的腌制品趋向于采用低含量盐水腌制，但是低盐制品必须考虑采用添加防腐剂、合理包装等措施来防止制品的腐败变质。

5.3.4.3 食品原料的特性

食品原料中的水分含量与腌制品的品质有密切关系，尤其是果蔬原料，要适当减少其水分含量。生产实际中，榨菜含水量在 70%~74% 范围内时，榨菜中的鲜、香味最为突出，由于氨基酸的转化与含水量密切相关，如果榨菜的含水量在80%以上，则可溶性氮含量相对较少，氨基酸呈亲水性，向碳基方向转化，则香味较差，若含水量在70%以下，则可溶性氮含量相对较高，氨基酸呈疏水性，在水解中形成甲基、乙基、苯环等香气物质较多，香味较好。此外，食品原料中的水分含量直接影响腌制品的贮存期，如同一含盐量的榨菜，含水量在75%以下时较耐保存，而含水量在80%以上时，产品易酸化，贮存期缩短。

果蔬原料中氮和果胶含量对腌制品的食用品质有较大影响，氮和果胶含量高，腌制品色、香、味较好，但随着贮存时间的延长，蛋白质彻底水解，虽然使腌制品具有理想的色、香、味，但其脆性会有所降低。

5.3.4.4 温度

由扩散渗透理论可知，温度越高，腌制剂的扩散渗透速度就越快。例如在盐水腌制小沙丁鱼时，从腌制到原料含盐分11.5%时，0℃条件下所需腌制时间是15℃的1.94倍，是30℃的3倍，温度每升高1℃，腌制时间可缩短13min左右。虽然温度越高，腌制剂向食品内部扩散渗透的速度越快，但是食品腐败变质的风险也随之升高，因为温度越高，微生物生长繁殖也就越迅速。因此，腌制食品时应谨慎选择腌制温度，特别是对于体积较大的食品原料（如肉类），腌制应该在低温(2~3℃)条件下进行。

对于蔬菜腌制品，温度对其蛋白质的分解有显著的影响。温度升高可以加速生化过程，温度在30~50℃范围内时可明显提高蛋白酶的活性，加速蛋白质的分解，有利于改善腌制品风味。因此，腌制冬菜等咸菜时要经过夏季暴晒，使其蛋白质充分转化，从而有利于色、香、味等优良品质的形成。

对于发酵蔬菜腌制品，由于需要乳酸发酵，适宜于乳酸菌活动的温度为25~30℃，在这个温度范围内，发酵快，时间短，而低于或高于该温度范围时，腌制时间变长。例如包心菜低盐发酵腌制时，25℃时仅需6~8d，而在15℃时，就需要10d以上。此外，食品微生物发酵酸渍时，酸的积累量也和温度有关。

对于果品蔬菜糖渍制品，温度的选择主要考虑原料的质地和耐煮性。对于柔软多汁的原料来说，一般是在常温下进行蜜制。质地较硬、耐煮制的原料则选择煮制的方法。因此，食品腌制过程中温度应根据实际情况和需要进行控制。

5.3.4.5 空气

空气对腌制品的影响主要是氧气的影响。果蔬糖制过程中，氧气的存在将导致制品的酶促褐变和维生素C等还原性物质的氧化损失，采用减压蜜制或减压煮制可以减轻氧化导致的产品品质的下降。

对于肉类腌制品，如果没有还原物质存在，暴露于空气中的肉表面的色素就会氧化，并出现褪色现象。因此，保持缺氧环境将有利于稳定肉制品的色泽。

对于低盐发酵蔬菜腌制品，乳酸菌属于厌氧或兼性厌氧的微生物，因此在无氧条件下生长良好。为此，蔬菜腌制时必须装满容器、压紧，湿腌时还需装满盐水，将蔬菜浸没，不让其露出液面。而且装满后必须将容器密封，这样不但减少了容器内的空气量，而且避免和空气接触。此外，发酵时产生的二氧化碳也能将物料内的空气排除掉，形成缺氧环境。

5.4 腌制食品的食用品质

腌制食品独特的色泽和风味都是通过腌制形成的。随着腌制剂的吸附、扩散与渗透，食品组织内发生一系列的生物化学反应，甚至伴随着复杂的微生物发酵过程，这些都有助于改善和提高腌制食品的食用品质。腌制食品的食用品质主要包括色泽和风味。

5.4.1 腌制食品色泽的形成

色泽是评价食用品质的重要指标之一。虽然色泽本身并不影响食品的营养价值和风味，但它是食品化学、生物化学、微生物变化的外在表现，色泽可以使消费者对食品产生好或坏的感觉，从而影响他们对食品的选择。在食品的腌制过程中，色泽的变化和形成主要依靠褐变、吸附以及发色剂的辅助作用完成。

5.4.1.1 褐变反应形成的色泽

按照褐变反应的发生机制可将食品的褐变作用分为酶促褐变和非酶褐变两种类型。水果、蔬菜中含有大量的多酚、多酚氧化酶、过氧化物酶、羰基化合物以及氨基化合物等物质，腌制过程中氧气的存在容易导致多酚氧化形成醌类，醌类物质进一步聚合会形成褐色物质，聚合程度越高，颜色越深，最后变成黑褐色物质，这一反应即为酶促褐变。酶促褐变在蔬菜腌制中较为普遍，产生的色泽是某些腌制食品良好品质的表现，其褐变机理为蔬菜中的蛋白质分解产生的酪氨酸在酪氨酸酶的作用下，在有氧供给时发生酶促褐变，逐渐变成黄褐色或黑褐色的黑色素，使腌制食品呈现较深的色泽。对于颜色较深的制品（如酱菜、干腌菜和醋渍品）来说，常常需要褐变所产生的颜色。如果在腌制过程中褐变受到抑制，则会使产品颜色变浅，从而影响成品的色泽。因此，腌制时要创造有利于褐变的条件，使产品具有良好的色泽。

食品腌制过程中的非酶褐变主要是美拉德反应，它是由原料中的蛋白质分解产生的氨基酸与原料中的还原糖反应生成褐色至黑色的物质。褐变的程度与温度及反应时间的长短有关，温度越高、时间越长则色泽越深，如四川南充冬菜，其腌制成品有光泽且色泽乌黑，这与其腌制后熟时间长息息相关。蔬菜原料中的叶绿素在酸性条件下会脱镁生成脱镁叶绿素，失去其鲜绿的色泽，变成黄色或褐色。蔬菜腌制过程中的乳酸发酵和醋酸发酵会加快这一反应的进行，所以，发酵型的蔬菜腌制品（如酸菜、泡菜），腌制后蔬菜原来的绿色会消失，进而表现出蔬菜中叶黄素等色素的颜色。

对于果蔬糖制品以及腌白菜、鲜绿和鲜红的腌菜来说，褐变反应往往会降低产品的质量。所以在腌制这些产品时需要采取措施来抑制褐变的发生以保证产品质量。在实际生产中，通过钝化酶和隔氧等措施可以抑制酶促褐变，通过降低反应物的浓度和

5.4.1.2 吸附作用形成的色泽

腌制食品使用的腌制剂中有些含有色素，如红糖、酱油、食醋等有色调味料。食品原料经腌制后，腌制剂中的色素被吸附在腌制食品表面，并向原料组织内扩散，结果使产品具有类似所用腌制剂的颜色。通过吸附形成的颜色与腌制剂有密切关系，通过提高扩散速度和加大腌制剂的浓度可以提高食品原料对色素的吸附量。

5.4.1.3 发色剂形成的色泽

肉制品在腌制过程中形成的色泽主要是加入的发色剂与肉中的色素物质共同作用的结果。肉的颜色是由肌红蛋白(myoglobin, Mb)和血红蛋白(hemoglobin, Hb)产生的。肌红蛋白为肉自身的色素蛋白，肉色的深浅与其含量多少有关。血红蛋白存在于血液中，对肉色的影响要视放血的好坏而定。放血良好的肌肉中肌红蛋白色素占80%~90%，比血红蛋白丰富得多。

肉类腌制时常需使用发色剂，如果不用发色剂，腌制剂中的食盐会使肉的颜色变暗，影响产品的可接受性。肉制品中使用的发色剂主要是硝酸盐和亚硝酸盐，发色剂不仅能防止腌肉色素的裂解，而且在腌制过程中分解为一氧化氮，并与肉中的色素发生反应，形成具有腌肉特色的稳定性色素。这些色素使大多数肉类加工品具有受消费者欢迎的鲜红色或粉红色。

亚硝基肌红蛋白是构成腌肉色泽的主要成分，它是由一氧化氮和色素物质肌红蛋白发生反应的结果。一氧化氮是由硝酸盐或亚硝酸盐在腌制过程中经过复杂的变化而形成的。

硝酸盐本身并没有防腐发色作用，但它在酸性环境和还原性细菌的共同作用下会生成亚硝酸盐。亚硝酸盐在微酸性条件下形成亚硝酸。

$$NaNO_3 \xrightarrow[+2H]{\text{细菌还原作用}} NaNO_2 + H_2O$$

$$NaNO_2 \xrightarrow{H^+} HNO_2$$

肉中的酸性环境主要是由乳酸造成的，当肌肉由于血液循环停止，供氧不足。缺氧条件下肌肉中的糖原通过酵解作用分解产生乳酸，随着乳酸的积累，肌肉组织中的pH值可以从原来的正常范围(7.2~7.4)逐渐降低到5.5~6.5之间，这样的条件有利于亚硝酸盐生成亚硝酸，亚硝酸是一个非常不稳定的化合物，腌制过程中在还原性物质作用下形成一氧化氮。

$$3HNO_2 \xrightarrow{\text{还原性物质}} HNO_3 + 2NO + H_2O$$

上述反应是一个歧化反应，亚硝酸既被氧化又被还原。一氧化氮的形成速度与介质的酸度、温度以及还原性物质的存在有关。所以形成亚硝基肌红蛋白需要一定的时间。直接使用亚硝酸盐比使用硝酸盐的发色速度要快。

生成一氧化氮后，一氧化氮与肌肉纤维细胞中的肌红蛋白结合而生成一氧化氮-肌红蛋白，大致经历以下3个阶段，才形成腌肉的色泽。

NO + Met – Mb(高铁肌红蛋白) ⟶ NO – Met – Mb(一氧化氮高铁肌红蛋白)

NO – Met – Mb ⟶ NO – Mb(一氧化氮肌红蛋白)

NO – Mb $\xrightarrow{热, 烟熏}$ NO – 血色原(Fe^{2+})(一氧化氮亚铁血色原,稳定粉红色)

此外,为了在腌肉时能加快氧化型高铁肌红蛋白还原,并能使亚硝酸生成一氧化氮的速度更快,常在腌制剂添加抗坏血酸盐和异抗坏血酸盐。

腌肉制品的颜色受很多因素的影响,如腌制的方法、腌制剂的用量、原料肉的质量等。在实际生产中,为了获得理想的色泽,需要严格控制腌制条件。肉制品的色泽与亚硝酸盐的使用量有关,用量不足时颜色淡而不均,在空气中氧的作用下会迅速变色,造成贮藏后色泽的恶劣变化。为了保证肉呈红色,亚硝酸钠的最低用量为 $0.05g \cdot kg^{-1}$。用量过大时,过量亚硝酸根的存在会使血红素物质中卟啉环的 α – 甲炔键硝基化,生成绿色的衍生物。为了确保安全,我国规定肉制品中亚硝酸盐最大使用量为 $0.15g \cdot kg^{-1}$,在这个范围内根据肉类原料中色素蛋白的数量及气温情况来决定。一般夏天气温高,呈色作用快,可适当少放些,冬天气温低,可适当多放些。肉的 pH 值对亚硝酸盐的发色作用也有一定的影响。亚硝酸钠只有在酸性介质中才能还原成一氧化氮,故 pH 值接近 7.0 时,肉色就淡,特别是为了提高肉制品的持水性,常加入碱性磷酸盐,加入后常向中性偏移,往往使呈色效果不好,所以其用量必须注意。在过低的 pH 值环境中,亚硝酸盐的消耗量增大,而且在酸性的腌制品中,如使用亚硝酸盐过量,又更容易使产品变绿,一般发色的最适宜 pH 值范围为 5.6~6.0。此外,温度对色泽的形成也具有重要影响。生肉呈色的过程比较缓慢,经过烘烤加热后反应速度加快,如果配好料后不及时处理,生肉就会褪色,特别是灌肠机中的回料,由于氧化会很快褪色,这就要求迅速操作,及时加热。其他因素,如添加抗坏血酸,当其用量高于亚硝酸盐时,在腌制时可起助发色作用,在贮藏时可起护色作用,蔗糖和葡萄糖由于其还原作用,可影响肉色强度和稳定性。加烟酸或烟酰胺也可形成比较稳定的红色,但这些物质没有防腐作用,所以暂时还不能代替亚硝酸钠,另一方面有些香辛料,如丁香对亚硝酸盐还有消色作用。

肉制品的色泽受各种因素的影响,在贮藏过程中常常发生一些变化。如脂肪含量高的腌制食品往往会褪色发黄,受微生物污染的灌肠肉馅松散,外面灰黄不鲜。即使是正常腌制的肉,切开置于空气中切面也会褪色发黄。这都与亚硝基肌红蛋白在微生物的作用下引起的卟啉环的变化有关。此外,亚硝基肌红蛋白在光的作用下会失去一氧化氮,再氧化成高铁肌红蛋白,高铁肌红蛋白在微生物等的作用下,使得血色素中的卟啉环发生变化,生成绿色、黄色、无色的衍生物。这种变色现象经常在脂肪酸败或过氧化物存在的情况下加速产生。有时,制品在避光的条件下贮藏也会褪色,这是由于亚硝基肌红蛋白单纯氧化造成的。如灌肠制品由于灌得不紧,空气混入馅中,气孔周围的色泽变成暗褐色,就是单纯氧化所致。肉制品的褪色与温度也有关,在 2~8℃ 条件下褪色比在 15~20℃ 以上的温度条件下慢得多。

综上所述,为了使肉制品获得鲜艳的色泽,除了要保证新鲜的原料外,还必须根据腌制时间长短,选择合适的发色剂、发色助剂,掌握适当的用量,在适当的 pH 值条件下严格操作。而为了保持肉制品的色泽,应该注意采用低温、避光、隔氧等措施，如添加抗氧化剂、真空或充氮包装、添加脱氧剂等避免氧化导致的褪色。

5.4.2 腌制食品风味的形成

腌制食品的风味包括香味和滋味，是评定其质量的重要指标。每种腌制食品都有其独特的风味，都是多种风味物质综合作用的结果。这些风味物质有些是食品原料本身特有的，有些是食品原料在加工过程中经过物理、化学、生物化学变化以及微生物的发酵作用形成的，还有一些是腌制剂具有的。腌制食品中的风味物质虽然含量很少，但其组成和结构却十分复杂。

5.4.2.1 原料成分以及加工过程中形成的风味

腌制食品产生的风味有些直接来源于原料本身含有的风味物质，原料在加工过程中所含的化学物质经过一系列生化反应也可以产生一些风味物质。腌制过程中，食品中的蛋白质在水解酶的作用下分解成一些带甜味、苦味、酸味和鲜味的氨基酸。腌肉制品的特殊风味就是由蛋白质的水解产物组氨酸、谷氨酸、丙氨酸、丝氨酸、蛋氨酸等氨基酸以及亚硝基肌红蛋白等形成的。蔬菜腌制过程中蛋白质分解产生的氨基酸可以与醇发生酯化反应生成具有芳香气味的酯类物质，与戊糖的还原产物4-羟基戊烯醛作用生成含有氨基的烯醛类芳香物质，与还原糖发生美拉德反应生成具有香气的褐色物质。

脂肪在腌制过程中的变化对腌制品的风味也有很大的影响。脂肪在弱碱性条件下会缓慢分解为甘油和脂肪酸，少量的甘油可使腌制品稍带甜味。脂肪酸与碱类化合物发生的皂化反应可减弱肉制品的油腻感。因此，适量的脂肪有利于增强腌肉制品的风味。

5.4.2.2 发酵作用产生的风味

发酵型蔬菜腌制过程中正常的发酵作用以乳酸发酵为主，辅之轻度的乙醇发酵和微弱的醋酸发酵。乳酸发酵分为正型乳酸发酵和异型乳酸发酵。乳酸发酵初期主要是异型乳酸发酵，异型乳酸发酵的产物除了乳酸外，还有乙醇、乙酸、琥珀酸、甘露醇以及二氧化碳和氢气等气体，异型乳酸发酵产酸量低，中后期进行的正型乳酸发酵的产物只有乳酸，并且产酸量高，乳酸可以使腌制品具有爽口的酸味。

乙醇发酵是在酵母菌的作用下进行的，其产物主要是乙醇，除此之外还有异丁醇和戊醇等高级醇。乙醇发酵以及异型乳酸发酵生成的乙醇和高级醇对于腌制品后期芳香物质的形成起重要作用。

醋酸发酵只在有氧的条件下进行，因此主要发生在腌制品的表面。正常情况下，醋酸积累量在0.2%~0.4%可以增进腌制品的风味。

由于腌制品的风味与微生物的发酵有密切关系，为了保证腌制品具有独特的风味，需要控制好腌制的条件，使之有利于微生物的正常发酵作用。

5.4.2.3 吸附作用产生的风味

在腌制过程中，通常要加入各种调味料和香辛料等腌制剂，通过吸附作用可使其获得一定的风味物质。不同的腌制品添加的调味料和香辛料不一样，因此它们表现出的风味也大不一样。在常用的腌制辅料中，非发酵型的调味料风味比较单纯，而发酵型调味料的风味成分就十分复杂。如酱油中的芳香成分就包括醇类、酸类、酚类、酯类以及羰基化合物等多种风味物质，酱油中还含有与其风味密切相关的甲基硫的成分。

腌制食品通过吸附作用产生的风味与调味料、香辛料本身的风味以及吸附的量有直接关系。在实际生产中可通过控制调味料和香辛料的种类、用量以及腌制条件来保证产品的质量。

5.5 食品腌制工艺

5.5.1 果脯加工工艺

果脯，又称为蜜饯，是用新鲜水果经过去皮、去核、糖水煮制、浸泡、烘干和整理包装等工序制成的食品，加工过程中要用高浓度的糖液，属于糖腌制品。最早的制品是利用蜂蜜熬煮果品而制成各种产品，被冠以"蜜"字，称为蜜饯。果脯是我国传统名特食品中流传广泛、历史悠久的一类产品，其质地柔软、光亮晶透、耐贮易藏、味佳形美，享誉国内外。一般习惯上将表面比较湿润的制品称为蜜饯，表面比较干燥的称为果脯。另外，还有一种糖衣果脯，是在制品干燥后，外面再包一层糖粉或透明的精制薄膜，如糖冬瓜条、糖核桃仁、糖橘饼等。

果脯种类很多，按加工工艺可分为：

① 果脯　又称干式蜜饯，是将果蔬原料经糖制、干燥后，制成表面比较干燥、不黏手的制品。主要产地在北方，也称作"北蜜"。

② 糖衣果脯　又称糖衣蜜饯，主要工序与果脯基本相同，与果脯最大的区别是表面包裹了一层细小的砂糖糖衣，也称作"南蜜"。

③ 普通蜜饯　又称湿式蜜饯，其表面附着一薄层似蜜的浓糖汁，成半干性状态。只进行适当干燥或不经干燥。

④ 带汁蜜饯　又称糖浆果实，制品经糖煮后，不经干燥工序，直接与浓糖液一起装瓶出售。

按地域特色可分为：

① 京式蜜饯　其制品特点是制品表面干燥，不黏手，呈半透明状，含糖量高，柔软而有韧性，口味浓甜，有原果风味；代表制品有苹果脯、梨脯、桃脯、杏脯、金丝蜜枣等。

② 广式蜜饯　主要以凉果和糖衣类制品为主。凉果是以果坯为原料，甘草等为辅料，经盐腌、脱盐、晒干、调料蜜制、再干制而成，制品含糖量不超过35%，属低糖制品，外观保持原果形，表面干燥、皱缩，有的品种表面有盐霜，味甘美，酸甜，略咸，有原果风味，如陈皮梅、话梅、橄榄制品等。糖蜜蜜饯表面干燥，有一层白色糖霜，入口甜糯，原果风味浓，代表制品有冬瓜糖、糖藕片、糖橘饼等。

③ 苏式蜜饯　主要以糖渍和返砂类制品为主，其选料考究、工艺精细、色泽鲜

艳、风味清雅。糖渍类制品，表面微有糖液，色鲜肉脆，清甜爽口，原果风味浓郁，代表制品主要是梅系列制品。返砂类制品表面干燥，微有糖霜，色泽清新，入口酥松，代表制品有枣系列及苏橘饼、金丝金橘和苏式话梅、九制陈皮、糖杨梅、糖樱桃等。

④ 闽式蜜饯　主要是以橄榄为原料制成的蜜饯，制品表面干燥或半干燥，含糖量低，微有光泽感，肉质细腻而致密，添加香味突出，爽口而有回味。其代表制品有大福果、丁香榄、化皮榄、良友榄、玫瑰杨梅、青津果等。

按制品含糖量高低可分为：高糖果脯蜜饯和低糖果脯蜜饯两大类。高糖果脯蜜饯含糖量在55%以上，是蜜饯中生产量最大的一类制品，其形状完整、饱满、色泽鲜明、呈半透明状、柔韧浓甜，代表制品主要有各种果脯，如苹果脯、杏脯、梨脯、冬瓜条等；各种湿态蜜饯，如糖樱桃、糖杨梅、糖佛手、糖青梅等。低糖果脯蜜饯的含糖量低于55%，主要以甘草制品和凉果为代表，制品以甜、咸、酸及浓郁的添加香味为一体。入口时各种滋味依次释放。制品形态完整，表面明显皱缩，色泽各异。

不同果脯蜜饯制品加工制作的方法各有特点，但主要工艺流程是相似的，即：

原料选择→整理→(腌渍)硬化→漂洗→预煮→糖制→装罐→湿蜜饯

干蜜饯←包装←干燥(包糖衣)←沥干

5.5.1.1　主要工艺及要求

(1) 原料选择

果脯加工主要是利用高浓度糖液产生较高的渗透压，使果实中多余的水分析出，由果实表面和内部吸收适当的糖分，形成较高的渗透压，抑制有害微生物的生存，以实现保藏目的，因此，原料选择非常重要。

果蔬种类、品种、成熟度、新鲜程度等均与制品品质密切相关，加工果脯制品应选择肉质肥厚、果胶丰富、甜酸适度、风味芳香、耐煮制的品种。同时，果品成熟度要适中，组织坚硬，充分成熟或过熟的果实，在煮制时易煮烂；蔬菜收获期要适时，采摘过早，营养物质积累不够，干物质少，采摘过晚，组织疏松，粗纤维增多，影响制品品质。加工用原料越新鲜完整，成品的品质也越好，因此，从采收到加工，应尽可能保持新鲜完整，原料运到后，应尽快进行处理，暂时不加工，要在适宜的条件下贮存，以保证新鲜完整，减少腐烂损失。

(2) 原料清洗

原料清洗的目的在于洗去原料表面附着的灰尘、泥沙和大量的微生物以及部分残留的化学农药，保证产品的清洁卫生。加工果脯类制品的原料可直接用常温自来水清洗，清洗前先用水短时间浸泡，可提高净洁程度。

现代工厂化生产中，常见的清洗设备有清洗槽、震动清洗机、滚筒式清洗机、气泡清洗机、喷淋式清洗机及压气式清洗机，其中喷淋式清洗机和压气式清洗机对原料损伤少、效果好。

(3) 原料预处理

许多果品蔬菜的表皮、果核都比较粗糙、坚硬，具有不良风味。所以，加工时应去皮、去核，以提高制品品质。苹果、梨、桃、李、杏等外皮富含纤维素、原果胶及角质，用它们加工果脯时，一般都要去皮，也有一些原料不需去皮。去皮的方法与罐头食品原料去皮方法相似，也可采用机械法、化学法、热力法和手工法。

(4) 配制糖液

正常果脯成品的含水量为17%～19%、总糖含量为68%～72%、还原糖含量为43%、占总糖含量的60%以上时，不会产生"返砂"（成品表面或内部产生蔗糖结晶）和"返糖"（成品发生葡萄糖结晶）现象，这时制品质量最佳。当还原糖含量为30%，占总糖含量的50%以下时，干制后成品会出现返砂现象。返砂的果脯，失去正常制品的光泽，容易破损，严重影响成品的外观和质量；还原糖含量在30%～40%之间，成品制成后虽暂时不返砂，但经贮藏仍有可能产生轻微返砂现象，其返砂程度将随还原糖含量的增多而减少；当还原糖含量过高时，在高温潮湿环境中易发生返糖现象。由此可见，果脯成品中蔗糖与还原糖比例决定着成品的质量，而成品中糖的主要来源是糖液，所以糖液的配制是果脯生产的关键，必须予以高度重视。煮制果脯的糖液，特别是苹果等含有机酸少的果品，在煮制过程中应加入一定量的有机酸，调整其pH值，这样可以控制糖液中还原糖的比例。当糖液pH值调至2.5时，经90min煮制，其中的蔗糖大部分可以得到转化，制品质量可以得到保证。

(5) 煮制与浸渍

煮制与浸渍是果脯加工的重要工序，其实质即是糖腌处理。其作用是使糖分很好地渗透到果实内，使果肉"吃饱糖"。煮制时间的长短、加糖的浓度和次数依原料的种类、品种的不同而异。煮制方法是否得当，煮制技术的好坏直接影响到产品的品质和产量。煮制分常压煮制和减压煮制两种。常压煮制又分一次煮制、多次煮制和快速煮制3种，减压煮制分减压煮制和扩散煮制两种，具体方法见5.3.2.1相关内容。

(6) 脱水干燥

脱水干燥是果脯生产的最后一道工序，其目的是将果实中多余的水分脱除，使制品表面形成一层"糖衣"，抑制微生物生存，达到长时间保藏的目的。由于果脯成品不同，干燥程度和时间也各不相同。

5.5.1.2 几种果脯的加工方法

(1) 苹果脯

① 主要原料（以生产100kg成品计） 苹果160～180kg，砂糖70kg。

② 选料及预加工处理 生产苹果脯一般以"国光""倭锦""红玉"等为原料。制作时选择完整无伤、无病虫害的果实，去皮后磕开、去核，用清水洗净。

③ 去皮、切分、去核 按果实大小分级后，人工去皮或化学药剂去皮。沿中轴对半切开或纵切4瓣，去果心及梗蒂，修除斑疤及残留果皮，用水洗净。

④ 煮制与浸渍 取清水30kg、砂糖45kg、柠檬酸1kg放在锅内煮制糖液，然后

投入110kg经上述处理过的苹果，加热前煮沸10min左右，取样检查，果实变软时浇入50%的糖液5kg，待糖液沸腾后再按上述法加入两次糖液。沸腾后，分3次相隔10min左右加入干砂糖3~5kg、浓糖液1~2kg。最后根据煮制情况再加入2~3次砂糖，每次10~20kg。最后一次加糖后煮制20min左右，糖液浓度达65%以上时，倒入缸内浸渍。

⑤烘干脱水　经浸渍后的苹果捞出放在竹屉上沥干糖液，送入60~70℃烘干室烘烤或日晒干燥。待果实表面不黏手，含水量为20%时取出修整，剔除不合格制品即为成品。

(2) 杏脯

①主要原料（以生产100kg成品计）　杏350~360kg，砂糖60~65kg。

②选料及预处理　生产杏脯所用的果实颜色应呈金黄色，果实易离核、肉质细腻、富有韧性，成熟后无绵软现象、无病虫害、完整无伤。生产中一般选用"铁叭达""山黄杏"。果实采摘后沿合线磕开、去核洗净。但生产青梅的青杏应用15%的食盐水浸渍3d后、使果肉与核分离，用板将果核压出，用清水漂去盐分待用。

③熏硫处理　经上述处理后的果实要进行熏硫处理，具体方法同苹果熏硫处理。

④煮制与浸渍　经上述处理后的果实要进行煮制与浸渍。因为杏中含水量较高，细胞组织比较致密，因此应采取多次煮制与浸渍。杏脯煮制最好用铜锅，也可以用不锈钢锅。

第一次煮制用35%~40%的糖液（连续生产时也可以使用第二次煮制时剩余的糖液）。由于杏中含有较多的有机酸，因此，不必加入柠檬酸，煮制时间约10min，但煮制过程中应不断轻轻翻动，以确保受热均匀。待果实表面稍呈膨胀并出现小气泡时倒入缸内浸渍，浸渍时间一般为12~24h，糖液应浸没果实。

第二次煮制的糖液含糖量应为50%（可加糖调制或用第三次煮制剩余的糖液）。煮制时间一般为2~3min。煮后捞出，沥干糖液放在竹屉上晾晒。晾晒过程中应使果实凹面向上，水分蒸发量约为原重的1/3。

第三次煮制的糖液浓度为56%，煮制时间15~20min。在煮制过程中随水分不断蒸发糖液浓度不断提高。当糖含量达70%以上时将果实捞出，沥干糖液，均匀放在竹屉上晾晒。待干燥至不黏手、果实尚存韧性时即为成品。

(3) 蜜枣

制蜜枣的原料应选择果实体大、果核细小、果皮较薄、果肉细胞组织疏松、含水量较少、含糖量较高的品种。常选用的品种有"大糖枣""箔枣"等。制蜜枣应尽量使用由青转白的原料，过生或过熟的果实都不适宜加工。蜜枣加工过程中，因其容易吸收糖液，故一般采用一次煮法。

蜜枣煮制前应在其表皮划制多条细纹，划破深度以透过皮层为宜，然后按苹果脯的方法煮制、烘干。每100kg蜜枣用鲜枣120~150kg，砂糖60kg。

(4) 桃脯

桃脯的原料一般采用白肉品种，如"决红姚""大叶白"等。采用人工削皮或化学去皮(4%~6%的氢氧化钠溶液煮沸后，将鲜桃放在液内浸烫10min左右，然后在清水中搅动，相互摩擦中去掉表皮），然后对半切开、去核、熏硫、煮制。煮制和浸渍可参照杏脯制做法，但煮制时间分别为，第一次10min，第二次4~5min，第三次15~20min。

桃脯制作过程中，因其果实含酸较少，制取糖液时应参照苹果的糖液制作方法，适当加入柠檬酸。每100kg桃脯用鲜桃400kg，砂糖65kg。

（5）梨脯

梨脯的选料、糖液配制及预处理可参照苹果的处理步骤进行，但由于梨含水量较高，故煮制与浸渍分3次进行，第一次煮制5~7min，第二次煮制10~15min，第三次煮制20~30min。每100kg梨脯用梨450~500kg，砂糖60~65kg。

（6）橘饼

① 原料选择及处理　主要为成熟期采收的小红橘。鲜橘刨去油胞层，依制品规格而定。原料先用划缝器划缝压扁，挤出种子，用2.2%的石灰乳浸泡数小时，进行硬化，再用清水漂洗后预煮5min左右。

② 糖制　橘饼的糖制一般采用蜜制与糖煮相结合的办法。如四川橘饼的糖制，按橘胚50kg，用糖25kg配料。先取糖9kg入锅加水溶解（水量以淹没橘胚为度），将糖液倒入橘胚中令其吸收，待糖分渗入后再加入剩余的糖，并加热煮制，至橘果全部透明，沸点温度达108~110℃时离火，沥去糖液。冷却压扁，晾干，果面撒少许干燥糖粉。

（7）话李

话李含有盐、糖酸、甘草及各种香料，是一种有助于消化和解暑的旅行食品。各地加工方法大致相同。

① 原料和配料　应选择果大、肉厚、核小的品种，宜在成熟时采收。也可用未熟坚硬的落果做原料，食糖用砂糖或红砂糖，配料有甘草、柠檬酸、香精、食用色素等。

② 加工方法　首先用水洗净原料，然后按100kg果子用盐10~15kg腌制15~20d，盐腌在木桶或池子中进行。先放一层果子（约2寸厚），撒一层盐（约0.2寸厚），依次一层果一层盐装满，最后在上面撒盐，待5~7d果子往上浮时，用木板盖，上加重物压沉。一层15~20d取出晒。晒干即成干胚。在用盐腌时，为了增加脆度，100kg果实加入明矾200g或生石灰300g。

退盐：将干胚放入流水容器（底部装有进水管）或池中（每天换水两次）浸泡1~2d，除去80%~90%盐分，取出晒至半干。

浸糖：先进行甘草糖液煮制，将甘草3kg、肉桂0.2kg，加水60kg，煮沸浓缩至50kg。澄清过滤，取其一半加糖20kg，糖精100g，深解成甘草糖液。第二步浸糖，将100kg李胚，趁甘草糖液还热，一次倒下，浸12h捞出，进行暴晒。晒至半干后回收到容器中，再将剩余的甘草汁加到未被完全吸收的糖液中，另加糖3~5kg、糖精10g，以及少量的柠檬酸（约100g），调匀，煮制后倒入盛有李胚的容器。再浸8~12h，待饱和后取出暴晒。晒后再拌甘草粉3kg，少许香精和色素即成成品。制品表面灰褐色，附着少许甘草粉。话梅加工方法与话李相同，不同之处在于不加或使用少量的柠檬酸。

(8) 陈皮梅类

陈皮梅也是凉果类的糖制品,因其具有独特风味,加之包装美观,在国内外市场上深受欢迎。这类加工品,有各种不同的名称。以果酱不同而命名的,如陈皮李、陈皮梅、陈皮芒等;以香淡季不同的则在果名上加上料名,如五香李、六合李、八珍李、会锦李等。陈皮梅的加工方法如下:

① 制酱 采用贮藏一年以上的柑橘皮,加水煮沸 15~20min,随后用清水漂洗直到无苦味为止。沥干后,入打浆机打浆,然后按一分浆二分糖的比例煮成陈皮浆(浓度以倒出不流动为宜)。

② 梅胚糖液浸泡(同话梅的加工方法),晒干。

③ 按胚多酱少或酱多胚少比例,趁酱热时混合,使胚穿上"外皮"陈皮酱即成。成品用缸装或仿水果糖包装,以增进美观。

(9) 果酱

将水果洗净、去皮、切分、挖心去核、切成小块、软化,加入果肉 1/10~1/5 的水,打浆,加糖煮沸浓缩 10~30min。浓缩至 105~106℃,固形物达 68% 以上,即可出锅。冷却至 70℃ 装罐,杀菌(20min–25min/100℃),冷却。

(10) 果丹皮

果丹皮的制作多采用酸、果胶含量较高的原料。将果实经过预煮,打浆,过筛后,加入 10%(占果酱量的百分比)的糖,加热浓缩后取出均匀摊于烘盘上,厚度约 0.5cm。送入烘房,干燥至具有韧性的皮状产生即可。以上成品可以直接销售,也可在成品上撒一层砂糖,卷成小卷,再切成小段或小片,用透明玻璃纸或塑料小袋包装出售。

5.5.1.3 果脯加工的常见问题

在果脯生产过程中,由于原料种类和质量不同,操作方法也有所差异,但即使如此,由于经验不足或其他原因也往往会发生不合规格的现象,生产中常出现的问题主要有:

(1) "返砂"和"流汤"现象

"返砂"和"流汤"现象出现在果脯生产中,由于糖液中还原糖占总糖比率不适,往往引起"返砂""流汤"或"返糖"缺陷,解决方法详见"糖液的配制"。

(2) 煮烂和干缩现象

在果脯的加工制作过程中,由于果类品种选择不当、加热温度和时间不准,预处理方法不正确以及浸糖数量不足都会引起煮烂和干缩现象,这些问题的解决方法应在小批量生产基础上不断改进。

煮烂问题,制作苹果果脯的过程中,煮烂现象是常见的问题,解决这类问题的措施为:选择理想的果类品种;苹果的成熟度要适宜;煮制前用 1% 食盐水热烫。

避免蜜枣煮烂的方法:选择适合的品种;选择成熟度恰当的果实;划纹不可

太深。

干缩问题，干缩现象产生主要是因为果实成熟度不足引起吸糖量不足；煮制浸渍过程中糖液浓度不够而引起的吸糖不足。可酌情调整糖液浓度和浸渍时间。

(3) 褐变现象

在果脯生产过程中，褐变现象也是影响产品质量的一个问题。这一问题产生的原因主要有：单宁氧化；非酶性褐变；烘烤条件不正确。避免和解决措施有：① 熏硫处理或用亚硫酸氢钠溶液烫处理。② 热烫处理。③ 糖液与果实中的一些蛋白质相互作用会产生一种红褐色的黑蛋白素。这种蛋白素与煮制时间、温度、糖液中含酸量及转化糖含量有直接关系。因此，在达到热烫和煮制目的的前提下，应尽可能缩短时间。④ 烘烤而引起的褐变可以改进烘烤温度，改善通风条件，这样褐变问题可相应得到解决。

(4) 霉烂问题

果脯成品由于吸糖量不足往往会发生霉菌污染，即发生霉变。解决办法很简单，一般情况下，成品中总糖含量达68%以上时，任何微生物都难于生存。

5.5.2 腌制蔬菜加工工艺

蔬菜腌制在我国历史悠久，品种繁多，由于饮食习惯不同，原料品种及部位不同，我国各民族、各地区都有自己独特的代表性产品，制品咸、酸、甜、辣皆有，具有增进食欲、帮助消化的功能，是男女老少皆宜的佐餐食品。许多产品畅销国内外，深受广大消费者的喜爱。蔬菜腌制是利用食盐等腌制剂产生的渗透压，在其渗入到蔬菜组织内的同时，起到脱水作用，并降低水分活度，使有益微生物生长繁殖和发酵，抑制腐败菌的生长，从而防止蔬菜变质，保持其食用品质的一种方法。

5.5.2.1 腌制蔬菜种类

腌制蔬菜种类繁多，从不同角度可分为不同类型，按工艺特点、产品性质、风味等可将腌制蔬菜分为发酵性腌制蔬菜和非发酵腌制蔬菜两大类，每一大类又根据制品的存在状态及加工方法分为不同类型。

(1) 发酵性腌制蔬菜

这类制品的特点是食盐用量少，腌制过程中有明显的乳酸发酵作用，伴有微弱的乙醇发酵和醋酸发酵，由于乳酸的产生积累使pH值降低，以及食盐等腌制剂的作用，使蔬菜得以保藏，并具有独特的酸醇风味。

① 湿态发酵制品　是原料在盐卤水中腌制发酵后，一直保存在腌制液中或带汁包装销售，如四川泡菜、东北的酸白菜等。

② 半干态发酵制品　是发酵前先将蔬菜中的水分适当脱除，如用食盐脱水、热风或晾晒等方式，再加入腌制剂密封腌制，如萝卜干、大头菜、榨菜等。

③ 干态盐渍菜　这类腌菜发酵前，要将原料中大部分水脱除，再加食盐等腌制剂腌制，也可腌制后脱水，如梅干菜。

(2) 非发酵性腌制蔬菜

这类制品的特点是腌制时食盐用量多，利用食盐和其他腌制剂达到蔬菜保藏目的，并提供风味。这类制品加工过程中，也会产生一定程度的发酵作用，但不是主要作用。

① 咸菜 也叫盐渍菜，以咸味为主，如咸萝卜、雪里蕻等。

② 酱菜 又称酱渍菜，是将原料经盐渍脱水成咸坯，再浸渍在酱油或酱中制成的制品，具有浓郁的酱香味，如酱黄瓜、北京八宝菜等。

③ 糖醋菜类 蔬菜经脱水或不脱水，浸渍在以糖、醋为主的腌制液中制成的制品，如糖醋黄瓜、糖醋大蒜、糖醋萝卜等。

5.5.2.2　腌制蔬菜质量控制要点

(1) 选择优质原料

腌制蔬菜的原料必须符合两个基本条件：一是新鲜，无杂菌感染，符合卫生要求，最好选用六、七成熟的新鲜蔬菜；二是品种必须适合腌制。有些蔬菜含水较多，易腐烂不宜腌制；有些蔬菜含有大量纤维质，如韭菜，一经腌制榨出水分，只剩下粗纤维，无多少营养，口感不佳，不适合干腌；有些蔬菜吃法单一，如生菜，适于生食或做汤菜、炒食、炖食不佳，也不宜腌制。因此，腌制蔬菜要选择耐贮藏，不怕挤压，肉质坚实的品种，如白菜、萝卜、芥蓝、大头菜等。

原料采摘后应尽快腌制，如果放置一段时间，蔬菜就会随着水分的消失而消耗一定的养分，发生老化现象。腌菜时不论整棵、整个或加工切丝、条、块、片，都要形状整齐，大小、薄厚基本一致，使制品色、味、香、形俱佳。

(2) 使用微碱水浸泡蔬菜护色

腌制前先用微碱水将蔬菜浸泡一下，并勤换水，排出菜汁后，再用盐腌制，可以保持蔬菜的绿色。碱水保持绿色的作用，主要由于是通过碱的作用使蔬菜中的酸被中和，去除了植物黑素的形成因素；另外，石灰乳、碳酸钠、碳酸镁都是碱性物质，都有保持绿色的作用。但这类物质如果用量较大，会使蔬菜组织发疲，石灰乳过量时也会使蔬菜组织发韧；使用碳酸镁则较为安全。

(3) 掌握适宜的食盐用量

食盐是腌制蔬菜的基本辅助原料。食盐用量是否合适，是能否按标准腌成各种口味制品的关键。如咸菜腌制时，食盐用量最高不能超过蔬菜的25%，最低用盐量不能低于蔬菜量的10%，腌制果菜、根茎菜，用盐量一般高于腌制叶菜的用量。

(4) 按时倒缸

倒缸是在蔬菜腌制过程中，定期将腌渍品从腌制容器转移到另一容器中，使原料上下换位，以使蔬菜不断散热，并可保持其原有的色泽。倒缸是腌制咸菜过程中必不可少的工序。蔬菜采收之后仍然进行着生命活动，既继续进行呼吸作用，蔬菜呼吸作用的快慢、强弱与不同品种、成熟时期、组织结构有密切关系。叶菜类的呼吸作用强度最高，果菜类次之，根菜类和茎菜类最低。腌制过程中蔬菜的呼吸作用加强，散发出大量水分和热量，如不及时排除热量，就会使蔬菜的叶绿素变为植物黑质而失去其绿色。

(5) 把握好腌制温度和时间

蔬菜腌制的温度，除了短期腌制的(如泡菜)，其余一般不超过20℃，否则，蔬菜容易腐烂变质、变味。在冬季要保持一定的温度，一般不低于-5℃，最好在2~3℃为宜。温度过低，蔬菜会受冻变质、变味。

一般蔬菜中都含有硝酸盐，不新鲜的蔬菜硝酸盐的含量更高。亚硝酸盐对人体有害。如亚硝酸盐长期进入血液中，人就会四肢无力。刚腌制不久的蔬菜，亚硝酸盐含量上升，经过一段时间，因为微生物的分解又会下降至原来水平。腌菜时，盐含量越低，气温越高，亚硝酸盐升高越快，一般腌制5~10d，硝酸盐和亚硝酸盐上升达到高峰，15d后逐渐下降，21d后对人体基本无害。所以，腌制蔬菜一般应在21d后食用。

(6) 蔬菜保脆的方法

为使制品口感清脆，可采取以下措施：① 把蔬菜在钙盐的水溶液内进行短期浸泡，或在腌渍液内直接加入钙盐。② 我国民间常用石灰和明矾作为保脆物质，石灰中的钙和明矾中的铝都与果胶物质结合成凝胶可防止细胞解体。因明矾中的铝对人体有危害，现在食品加工中不提倡使用明矾。

(7) 蔬菜腌制容器的选择

腌制蔬菜要注意选用合适的容器，它关系到腌菜的质量。最好使用缸腌菜，腌制半干制品，如香辣萝卜干、大头菜等，一般选用坛子腌制，因坛子肚大口小，便于密封；腌制数量不多、时间短时，也可用陶瓷器皿腌制，切忌使用金属制品，因为一些金属离子会与蔬菜中的酚类等物质结合，使蔬菜变色变质。

(8) 腌制品和器具的卫生要求

必须注意和保持咸菜的清洁卫生。① 腌制前的蔬菜要处理干净。蔬菜本身有一些对人体有害的细菌和有毒的化学农药。所以，腌制前一定要把蔬菜彻底清洗干净，有些蔬菜洗净后还需要晾晒，利用紫外线杀死蔬菜的各种有害菌。② 严格掌握食品添加剂的用量，食品添加剂是食品生产、加工、保藏等过程中所加入的少量化学合成物质或天然物质，如色素、糖精、防腐剂和香料等，这些物质具有防止食品腐败变质，增强食品感官性状或提高食品质量的作用。但有些食品添加剂具有微量毒素，必须按照标准严格掌握用量。苋菜红、胭脂红使用量不得超过$0.05g \cdot kg^{-1}$；柠檬黄、靛蓝不得超过$0.5g \cdot kg^{-1}$；防腐剂在酱菜中的使用量不得超过$0.5g \cdot kg^{-1}$；糖精使用量不得超过$0.15g \cdot kg^{-1}$。③ 腌菜的器具要干净。使用时一定要清洗干净，除掉灰尘和油污，洗过的器具最好放在阳光下晒半天，以防止细菌的繁殖，影响腌品的质量。

(9) 腌菜的贮藏

蔬菜腌制完成后，应尽快包装销售，也可继续在腌制容器中存放，贮存腌菜的场所要阴凉通风，以利于散热。腌菜发生腐烂、变质，多数是由于腌菜贮藏的环境不合要求，温度过高，空气不流通，蔬菜呼吸产生的热量不能及时散发造成的。

5.5.2.3 几种腌制蔬菜的加工方法

(1)四川泡菜

①腌制容器 带水槽能封口的泡菜坛子，腌制时要在旁边托盘槽内装满水密封，防止空气进入，使泡菜在缺氧的情况下快速发酵，产生大量乳酸。

②原料 选用瓜类或者质地坚硬的根、茎、叶、果等，清洗后按最终制品要求切形，如片、条、块等。

③制卤水 将清水烧开，加食盐(1kg 水 50~60g 盐)，完全溶解后，放入适量其他配料，如花椒、辣椒等，倒入泡菜坛中，卤水量占坛子容量的3/5为宜。

④入坛腌制 待卤水冷却后，将处理好的原料加入，并完全浸没在卤水中。坛口水槽要保持清洁，常注满水。不同蔬菜种类、不同季节腌制时间不同，如在夏季莴笋、萝卜类的蔬菜只需要泡制 8~12h，而在春秋季节则需 24h 以上。泡菜口感生脆，咸酸爽口，是佐餐佳品。

(2)酸白菜

①腌制容器 大缸，最好是釉较厚、均匀的，清洗干净。

②原料 白菜 100kg，食盐 12kg，辣椒粉 1.2~1.5kg，鲜姜末 0.5~1kg，大蒜末 1kg，水 6kg。

③腌制方法 将大白菜根部切除，剥去表层帮叶，冲洗干净，沥干表面水分，从根部分切成 4 瓣，叶部相连不切断；一棵棵摆放入缸，层层撒盐和辅料；水烧开晾凉后加入，菜顶部加压加盖，前 3~4d 每天倒缸 1 次，后面每 3~4d 倒缸 1 次，腌 20d 后即可食用。注意在阴凉通风处保存。

(3)五香萝卜干

①原辅料 鲜萝卜 100kg，食盐 10~12kg，五香料 0.3kg。

②清洗分切 将萝卜在清水池中浸泡 1h 左右，洗去泥沙，捞起沥干表面水分，削去根须，按制品要求分切成小块。

③脱水 将分切好的萝卜块平铺在不锈钢网筛或竹席上，置于晾晒架上，在通风处晾晒，也可利用低温干燥设备烘干，待萝卜块边缘卷缩，重量缩小 50%，手感发柔即可，期间要多次翻动。

④腌制 将脱水后的萝卜块一层层装入腌制容器，一层萝卜撒一层盐，要保证每片萝卜片上均要撒盐，以保证产品的脆性，每 100kg 脱水萝卜，用盐 10kg。用力压实，减少空隙，装满后上面加盖加压。第二天进行日晒或热烘，期间要翻动几次，日落前收入缸内并压紧，以增加香气，并将浸出的盐水烧开浓缩至 12°Bé 左右，晾凉后取上清液洒在萝卜干上面。4~5d 后重复一次，再过 7d 左右即可开封启用，进行调味。此时出品率按鲜萝卜计为 25%。

⑤调味 每 100kg 上述萝卜干加五香料 1kg(五香料的配比为五香粉 5kg，八角粉 1kg，甘草粉 150~200g，精盐 27kg)，白砂糖 30kg，混匀使用。方法是一层萝卜干撒一层调味料，拌匀入坛，表面封口压实，一周后即可包装销售和食用。

(4)腌咸菜

咸菜也是每年冬天餐桌上必不可少的一项美食。

① 选菜　腌菜要选择新鲜的蔬菜(如萝卜、雪里蕻、芥菜头、包心菜、芹菜等),去掉烂叶、黄叶、虫叶,洗净晾干后再进行腌制。

② 用盐　腌菜都要用盐,食盐除了能调味以外,还能帮助蔬菜控出水分,使其内部组织紧密,抑制微生物活动,杀死有害细菌,起到防腐的作用,所以腌菜用盐量一定要足。一般50kg菜加盐5~7.5kg为宜。

③ 时间　腌菜时间一般为20~30d。腌菜存放的时间不能太久,到次年春季较好。存放时间太长,随着温度的变化、细菌的作用,会产生大量亚硝酸盐,人们食用有损于健康。

④ 倒缸　为了使腌菜不坏,应在腌制过程中倒缸、淋汤、散热,然后用石块压实、盖严,与空气隔绝。缸置阴凉处,封缸贮存,这样就不会使"好气性"的霉菌、酵母菌等微生物在空气中生长,不至于使腌的菜生霉。

5.5.3　肉类腌制品

5.5.3.1　中式火腿的加工

中式火腿是用整条带皮的猪腿为原料经腌制、干燥、长时间发酵制成的,是我国具有独特风味的传统肉制品,有着悠久的历史。我国优质火腿品种很多,最知名的有金华火腿、宣威火腿、如皋火腿等。

我国最早出现的是浙江金华火腿,北宋时期就有生产,享誉国内外。其特点是皮薄骨细,肥少瘦多,红白分明,香而不腻,能长期保存(优质的可存3年),一般呈琵琶形。下面以金华火腿为例介绍火腿的加工工艺。

(1)工艺流程

新鲜猪后腿→修整→腌制→洗晒整形→晾挂、发酵→修整→再发酵→成品。

(2)操作要点

① 腿坯的选择　选择屠宰加工完好无损的鲜猪后腿。要求皮薄(2mm左右)、骨细、肥肉少瘦肉多、最厚处皮下脂肪3cm左右、腿中心部饱满,每个腿坯重5.5~6.0kg。

② 腿坯的截取　从倒数第2~3腰椎间横断椎骨,然后把刀锋稍向前倾,垂直切断腰部。用绳栓小腿挂起,利用重力校正腿形,使腿骨伸直。

③ 修整腿坯　用削骨刀削平突出表面的大骨(主要是耻骨、股关节和脊椎骨);然后把腿坯皮面向下放在案上,将大腿内侧的肉皮修割成半月形,把过多的脂肪和附着在肌肉上的油膜除去,使腿面平整,把血管中残血挤出;最后修割腿坯边缘使其呈竹叶形(椭圆形),如图5-6所示。

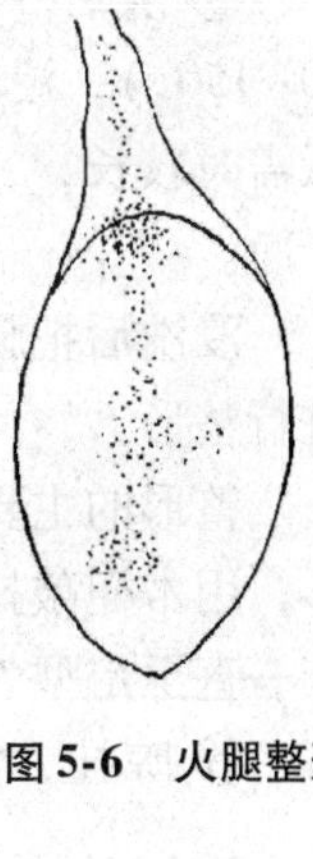

④ 腌制　按100kg腿坯用食盐6~10kg、硝酸盐0.1~0.3kg配

图5-6　火腿整形

料,把腌料混匀后分为3份。

第1天取其中1份盐,先用手抓盐搓腿坯皮面,直至发红渗水;然后把其他部位全部抹擦一遍,把剩余的盐撒在肉面上,三签头部位多撒盐。

三签头部位是指火腿上3个肉较厚的部位,常用竹签插入拨出嗅其味,用于检查火腿质量,故称签头部位,按腿坯吊挂方位分别称为上中下三签头部位:上签头部位在膝关节后1cm处,中签头部位在髋关节髋臼前1cm处,下签头部位在荐椎与髂骨交叉点后1cm处,如图5-7中1、2、3所示位置。

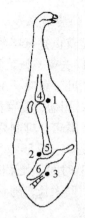

图5-7 火腿三签头部位

腌制时在腌制容器或场地,将腿坯皮面向下整齐堆叠每层间用小木条或竹条支起,使其通风。堆垛的方式多用倒插法和交叉法(图5-8),堆垛的高低依温度而定,温度在15℃以下时,可堆十几层,温度越高,堆垛越低(主要防止发热)。

第2天再用其中的1份盐进行补盐,因为盐的渗透作用使肉中水分渗出,将肉表面的腌料溶化冲掉,因此要补盐。主要补足肉面缺盐部位,同时将腿坯上下倒层。

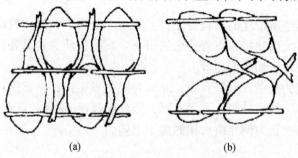

图5-8 火腿堆垛方式

以后每隔3~4d倒层1次,并用剩余的1份盐添补露出的肉面部位。20d后逐渐把盐收到三签头部位,直到腌制完成。腌制温度在5~15℃为宜,不能低于0℃或过高,在此条件下腌制时间按每千克腿坯6d计算。

⑤ 洗晒整形 先把腿坯表面的余盐、污物抖落,再皮面向下浸泡在清水中(水温10~15℃),浸泡2~4h,把过多的盐分除掉,如盐过重,中间换水,则需6~14h;冬天需时较长,一般泡至肉皮边缘发软即可;然后洗净腿坯表面油污,刮净残毛,清洗干净。

浸洗后把腿坯用绳拴起挂在晾晒架上进行日晒,晒至腿坯表面发硬,内部尚软时进行整形。

整形的主要操作是用手用力从腿坯两侧往腿心部(中央)挤压,使中心饱满呈橄榄形;用木槌敲打小腿部位,使其伸直;将蹄部向内弯曲;在晒制过程中,要反复操作,直至定型为止。

⑥ 晾挂、发酵 当腿坯晒到肉呈紫红色,表面油润,内外坚硬时送入17~25℃、

湿度80%左右的发酵室吊挂发酵，注意腿坯之间要有5~7cm间距。在此过程中，腿内残留水分逐渐蒸发，肉面会产生大量的霉菌生长。开始白色，后变为绿色，说明干燥和盐量适中。如果变为黄色，说明晒腿不足、水分较高、盐量较低，需返工。

⑦ 再修整、发酵　发酵过程中，由于腿身干缩，使骨头外露，必须下架修整。修整时，先刷掉霉菌，再削去露出的骨头及边缘长出的皮肉，把腿形整直对称，呈柳叶形。然后再上架继续发酵。发酵时间因气候条件不同而长短不一，一般3~6个月，出品率65%~70%。

5.5.3.2　咸肉的加工

咸肉(腌肉)是以鲜肉为原料，用食盐腌制而成的肉制品。其既是一种肉制品生产方法，又是一种贮藏方法。其特点是用盐较多，一般夏季在10%~15%，冬季7%~8%，制品味咸，故取名为咸肉。较著名的产品有：浙江咸肉、江苏如皋咸肉、四川小块咸肉等。

加工方法多采用干腌，部分用湿腌(含水量高，不易贮藏)。

(1) 工艺流程

原料的选择和整理→配料→腌制→包装→成品

(2) 操作要点

① 原料的选择和整理　选用健康无病的新鲜原料肉，如用猪肉最好是腹部五花肉(其他部位也可，但易变形)，剔骨后切成2~3kg的肉条，洗净沥水。

② 腌制　在3~4℃下进行，有两种方法：

干腌法：按配方要求将腌料混合均匀，抹擦在肉表面，肉厚处多抹盐；然后皮面向下分层装在腌制容器中，每层上再撒一些盐，最上一层皮面向上，多撒盐，上用木板、重物压实；每隔7d上下倒层1次，20d即成，出品率80%~90%。

湿腌法：先用开水配制22%~35%的食盐溶液，再加入0.7%的硝酸盐，一定量的食糖等其他腌料；把肉坯在容器中装好后，将配好的腌液倒入，浸没肉表面，最后用木板、重物压实，每5d倒层1次，15~20d即成，出品率110%以上。

5.6　烟熏食品

与腌制品相似，对食物进行烟熏处理也是出现较早的食品保藏方法，是利用木材在缓慢燃烧或不完全氧化时产生的蒸汽、气体、液体和微粒固体的混合物——烟来熏制食物，所得的制品即为烟熏食品。通过烟熏不仅能提高食物的防腐能力，而且还能使食物带有特殊的烟熏味，因长期食用烟熏食品而逐渐养成了食用的嗜好。烟熏主要用于鱼类、肉类等动物性食物，常与腌制、煮制、烤制结合使用，如我国的熏肉、熏鱼、熏肚、熏鸡，国外的培根、熏肠等都属这类制品。

5.6.1　熏制的目的

食品熏制的目的最初是提高制品的保藏性，随着冷藏、包装等现代贮藏技术的产生和发展,现在人们不再过多考虑食品贮藏问题,更多的是注重制品的色、香、味、形,熏制的目的也逐渐从贮藏性能变为增加制品风味和外观方面。因此,目前食品熏制的目的主要是:① 增添烟熏风味。通过烟熏后使制品带有特殊的烟熏风味,刺激人的食欲。② 提高防腐性能,延长保质期。烟中的多种成分能够抑制微生物生长繁殖和抗氧化作用,如醛类物质、酚类物质等。③ 赋予制品烟熏色泽。主要是由烟的羰基与肉中氨基发生羰氨反应形成的。

5.6.2 熏烟中成分与作用

5.6.2.1 熏烟中主要成分

用于产烟的材料主要是不含树脂的阔叶硬木,如山毛榉、赤杨、白杨、白桦等。木材中含有纤维素、半纤维素和木质素3种主要物质,经燃烧产生多种化合物,这并不意味着烟熏肉中存在着所有这些化合物。烟中的成分常因燃烧温度、燃烧室的条件、形成化合物的氧化变化以及其他许多因素的变化而有差异。一般温度在100~400℃,会产生200种以上的成分,并能从木材的全部熏烟中分离出来;燃烧温度在340~400℃以及氧化温度在200~250℃间所产生的熏烟质量最高;400℃的燃烧温度适宜于形成最高量的酚,然而它也同时有利于苯并芘及其他环烃的形成;要将致癌物质形成量降低到最低程度,实际燃烧温度控制在343℃左右最为适宜。

一般认为熏烟中最重要的成分为酚、酸,醇、羰基化合物和烃等。表5-3列举了烟中几类主要化合物。

表5-3 烟成分中发现的化合物

分类	化学成分名称
酚类	邻甲氧基苯酚,愈疮木酚,4-甲基愈疮木酚,4-乙基愈疮木酚,邻位甲酚,间位甲酚,对位甲酚,4-丙基愈疮木酚,2,6-双甲氧基-4-甲基木酚,2,6-双甲氧基-4-丙基酚
醇类	甲醇,乙醇,丙醇,烯丙醇,异丁基醇,异戊基醇,甲基甲醇
有机酸	甲酸,乙酸,丙酸,丁酸,异丁酸,戊酸,己酸,庚酸,辛酸,壬烷酸,癸酸,巴豆酸,甲基巴豆酸,戊烯酸,呋喃羧酸,软脂酸,松香酸
酮类	丙酮,丁酮,甲丁酮,戊酮,甲戊酮,乙酮,丁烯,1,3-二甲基丁酮,丁二酮
醛类	甲醛,乙醛,丁醛,异丁醛,戊醛,异戊醛,甲基戊醛,丙烯醛,巴豆(丁烯)醛,异丁烯醛,丙醛,丙酮,酮,糠醛,甲基糠醛
碳氢化合物	苯,甲苯,二甲苯,异丙基苯,麝香草酚,马并苯,苯并蒽,二苯并芘

纤维素和半纤维素分解产生醛和酮类物质,木质素分解产生较多的酚醛,此外,产生的醇类、酸类、羰基化合物和烃类等都起着重要作用。实验证明,烟中的酚醛类主要是多聚酚醛,具有抗氧化作用;醛类主要是甲醛,具有防腐作用;醛类、酮类等羰基化合物和酚基在烟成分中对制品熏制起到重要作用;制品所产生的最基本的熏香和风味都是由这些成分提供的。从烟中鉴定出的酚类有20多种,主要有苯酚、邻苯酚、对苯酚、苯三酚等,这些酚类具有强的抗氧化作用,对防止肉制品中的脂肪氧化有显著效果,挥发性酚类使产品具有特殊的风味,它们具有较强的杀菌作用,如葡萄

球菌在烟熏中3h就全部死亡,从而增强了耐藏性;烟中的醇类有甲醇、戊醇、异戊醇、苯丁醇等,它们均具有挥发性,是烟熏风味的主要物质;乙醇也有防腐作用。但是烟中的乙醇杀菌能力比较弱,不能杀死细菌,其主要作用是成为挥发性物质的载体。烟中的有机酸有甲酸、乙酸、丙酸、己酸,这些酸类均有凝固蛋白质的作用,低级酸均具有挥发性,因而又是形成特殊风味的物质;烟中的烃类有防腐作用和增加风味效应的作用,但有些具有毒性,其中3,4-苯并芘又名苯并芘、二苯蒽等,属致癌物质,从而引起人们的关注。因为烟熏制品独特的色泽、风味,仍有许多消费者喜欢食用这类产品,所以目前烟熏工序仍在许多肉制品加工中使用,但是生产企业采取了多种措施,尽量降低烟中有害物质的含量,以降低它的危害。

5.6.2.2 烟熏的作用

(1) 提供烟熏风味

研究表明,烟熏制品的风味是未反应的烟雾成分和已反应的烟雾成分及蛋白质相互组合的结果。烟熏对肉制品风味的贡献主要是有机酸(甲酸和乙酸)、醛、乙醇、酯、酚类等,特别是酚类中的愈创木酚和4-甲基愈创木酚是最重要的风味物质;另外,烟中的羰基与肉中氨基发生羰氨反应的产物,是肉烧烤风味的重要来源,主要是美拉德反应的后续阶段中形成的杂环化合物(如吡嗪和噻唑)提供的。

(2) 防腐及抗氧化作用

使肉具有防腐性的主要是木材中的有机酸、醛和酚类三类物质。① 有机酸可以与肉中的氨、胺等碱性物质中和,由于本身的酸性而使肉向酸性方向发展。而腐败菌在酸性条件下一般不易繁殖,而在碱性条件下易于生长。② 醛类一般具有防腐性,特别是甲醛的作用更重要。甲醛不仅本身有防腐性,而且还与蛋白质或氨基酸等含有的游离氨基结合,使碱性减弱、酸性增强,从而增加肉的防腐作用。③ 酚类虽然也有防腐性,但其防腐作用比较弱,而具有良好的抗氧化作用,因而经过烟熏后的制品抗氧化性增强。

在烟熏过程中,烟中的酚类和羰基化合物等会渗透、蓄积在肉中,有些物质有杀菌作用,其杀菌效果因烟熏方法、微生物的种类、状态及存在的环境不同而不同,如伴有加热作用的烟熏比无加热作用的烟熏杀菌效果更为明显;无芽孢细菌,经过数小时的烟熏几乎都会被杀死,但具有芽孢的细菌,杀死它们就不容易,而且芽孢的菌龄越大,抵抗力越强,1~7d的芽孢1h的烟熏死亡率大约为45%,而菌龄为22周的芽孢,只能被杀死20%左右,菌龄为7个月的芽孢,经过7h的烟熏,死亡率仅为30%左右。

(3) 提供烟熏色泽

烟熏制品特有的棕褐色,与烟熏有很大的关系,随着烟熏时间的延长颜色越来越浓重,而且烟熏温度越高,呈色越快。

烟熏制品表面上形成的棕褐色是美拉德反应的结果,即蛋白质或其他含氮化合物中的游离氨基与糖或熏烟中的羰基化合物反应产生棕褐色物质。

在烟熏开始阶段,由于温度的升高,制品中的细菌开始发育,促进硝酸盐还原为亚硝酸盐，从而促进制品颜色的变化。

烟熏和加热往往同时进行，在加热的作用下有利于形成稳定的色泽，且色泽的形成常因燃料种类、熏烟浓度、树脂成分含量、加热温度及被熏食品水分含量不同而有所差异。以山毛榉做熏材，肉呈金黄色，用赤杨、栎树做熏材，肉呈深黄色或棕色；食品表面干燥时色淡，潮湿时色深；温度较低时呈淡褐色，温度较高时则呈深褐色。同时，烟熏因受热使脂肪外渗产生润色作用，并使肉色带有光泽。

(4) 使制品成分发生变化

① 水分含量降低　烟熏过程也是一种干燥过程，因而食品的水分在烟熏过程中会逐渐减少烟熏制品的水分蒸发是在制品表面进行的，同时制品内部的水分也向表面移动。

制品重量减少的速度是由表面水分蒸发的速度决定的。制品内部的水分向表面移动的速度比表面蒸发速度小时，制品就失去表面水分，变得干燥、硬化，如果表面蒸发速度过大，则表面的硬化急剧，制品几乎不收缩，只在表面形成一个坚硬的壁。如将其进一步干燥，内部的水分就会慢慢向表面扩散、蒸发，中心部组织则向形成的壁收缩，发生空洞现象，如干香肠中可以看到的蜂窝状就是这样形成的。

② 蛋白质的变化　畜肉蛋白质的组成见表5-4。

表 5-4　畜肉蛋白质的组成

蛋白质种类	组成/%	变性温度/℃	蛋白质种类	组成/%	变性温度/℃
肌球蛋白	50	42~51	肌浆蛋白	30	55~65
基质蛋白	20	60~65			

由表5-4可知，肌球蛋白在42~51℃，肌浆蛋白在55~65℃时发生变性、凝固。所以肉制品在烟熏加热时，在不同温度阶段时，制品蛋白质的变性程度显著不同。例如，把肉汁加热，50℃时总蛋白质的55%凝固沉淀。60℃时96%凝固沉淀。因此，随着加热肉汁的蛋白质含量减少，其黏度等物理性质也发生变化，对于肉制品，这种影响则表现在硬度上。香肠的原料原是很柔软的，经水煮烟熏后，蛋白质发生凝固而变硬。

蛋白质是由氨基酸组成的，有学者研究了猪肉香肠在烟熏中氨基酸含量的变化，结果显示（表5-5），烟熏后氨态氮与组氨酸氮会增加。

表 5-5　烟熏肉的氨基酸量的变化

测定项目	对照肉/%	熏肉/%	测定项目	对照肉/%	熏肉/%
总氮	16.080	15.78	组氨酸	0.754	0.839
氨态氮	0.870	0.96	胱氨酸	0.167	0.154
精氨酸	2.219	2.124	赖氨酸	1.616	1.471

③ 油脂的变化　由于烟中有机酸在肉中的沉积，肉制品的酸价明显增大，游离脂肪酸含量也增加，碘值升高。另外，由于烟中含有的酚类及其衍生物，使油脂的性质更稳定。

研究证明，熏烟可抑制油脂氧化。熏烟中的抗氧化物质，主要为木焦油、酚类及其衍生物等。其中，木焦油在 100~120℃ 蒸馏出的部分具有显著的防止氧化作用。表 5-6 所列的是鲱鱼在低温冷熏时，鱼体中油脂指标的变化情况，随着烟熏时间的延长，酸价、皂化价、碘价及游离脂肪酸值都有大幅度的增加，其中酸价上升尤为明显，酸价上升可认为是熏烟中的有机酸转移到肉中的缘故。

表 5-6 烟熏过程中鱼体油脂指标的变化

项目	生鲱	烟熏 5d	烟熏 10d	烟熏 15d
酸价	1.29	4.22	6.84	11.15
皂化价	154.01	156.7	157.4	164.0
碘价	97.73	98.06	102.43	103.18
游离脂肪酸	0.522	1.987	3.297	4.341

5.6.3 烟熏方法与设备

5.6.3.1 烟熏方法

烟熏方法根据供烟方式可分为直接烟熏法、间接烟熏法和液体熏制法；根据熏制温度可分为冷熏法、温熏法、热熏法、焙熏法；根据熏制速度可分为快速熏制法、慢速熏制法等。

(1) 直接烟熏法

让木材在烟熏室内产烟，直接对制品进行烟熏的方法。根据熏房所保持的温度，又可分为以下几种：

① 冷熏法　在 30℃ 以下进行烟熏的方法（15~30℃），此法一般用于制作不进行加热工序的制品，如带骨火腿、培根、生干香肠等的烟熏。这种烟熏方法的缺点是烟熏时间长（1~3 周）、重量损失大，但是由于干燥程度高、失重大，提高了保存性，增加了风味。在温暖的地区，由于气温的关系，这种方法较难实施。

② 温熏法　在 30~50℃ 条件下进行烟熏的方法，该温度超过了脂肪熔点，所以脂肪容易流出，而且部分蛋白质开始凝固，因此肉质变得稍硬。这种方法用于熏制脱骨火腿等，烟熏后再进行蒸煮，由于这种烟熏法的温度条件有利于微生物生长，如果烟熏时间过长，有时会引起制品腐败。通常烟熏时间限制在 5~6h，最长不超过 2~3d。

③ 热熏法　在 50~80℃ 范围内进行烟熏的方法，一般在实际操作中烟熏温度大多在 60℃ 左右，在此温度范围内，蛋白质几乎全部凝固，因此，熏后的制品，表面硬度高，而内部仍含有较多水分，富有弹性，可用于急速干燥、附着烟味，但接近一定限度，就很难进行干燥，烟味也很难附着，因此，烟熏时间不必太长，最长不超过 5~6h。因为在短时间内就可取得较好的烟熏效果，故可以提高工作效率，但这种烟熏方法难以产生浓郁的烟熏香味。

④ 焙熏法　是温度超过 80℃ 的烟熏方法，有时温度可升至 140℃，可同时完成熟制过程，用此法熏制的制品不必再进行加热加工就可以直接食用，烟熏时间不必

太长。

(2) 间接烟熏法

间接烟熏是一种不在烟熏室内发烟，而是用烟雾发生器产烟后将烟送入烟熏室，对制品进行熏制的方法。其特点是熏房温度、湿度容易控制，产烟量易掌握，可减少3,4-苯并芘的产生和作用。按烟的发生方法和烟熏室内的温度条件可分为以下几种：

① 燃烧法　将木屑倒在电热燃烧器上使其燃烧，再通过风机送烟的方法，是将发烟和熏制分在两处进行的方法，烟的生成温度与直接法相同，所产生的烟是通过风机与空气一起送入烟熏室内，所以烟熏室内的温度基本上由烟的温度和混入的空气温度决定。这种方法一般依靠空气流动将烟灰附着在制品上。

② 湿热分解法　是将水蒸气和空气适当混合，加热到300~400℃后，使热气通过木屑进行热分解而产烟。因为烟和蒸汽是同时流动的，因此变成潮湿的高温烟。一般送入烟熏室内的烟温度约80℃。故在烟熏室内熏烟之前制品要进行冷却，冷却可使烟凝缩，附着在制品上，因此也叫凝缩法。

③ 流动加热法　这种方法是用压缩空气使木屑飞入反应室内，在反应室300~400℃的过热空气作用下，使浮游于反应室内的木屑热分解，产生的烟随气流进入烟熏室。由于气流速度较快，灰化后的木屑残渣很容易混于其中，需通过分离器将两者分离。

④ 二步法　其理论依据是熏烟成分受烟中的碳酸和有机酸所控制，其量取决于热分解时的温度和以后的氧化条件，这个方法是将产烟分为两步，第一步是将氮气或二氧化碳等气体加热至300~400℃，使木屑产生热分解，第二步是将200℃的烟与加热的氧或空气混合，送入烟熏室，这样，在300~400℃的高温中，产生的烟就可以完全不氧化，以后在200℃左右的温度下，使其氧化、缩合，从而得到碳酸及有机酸含量较高的安全烟。

⑤ 炭化法　将木屑装入管子，用调整为300~400℃的电热炭化装置使其炭化，产生出烟，由于空气被排除了，因此产生的烟状态与低氧下的干馏一样。这种烟是干燥浓密状态下得到的。

(3) 快速熏制法

根据使用的物质和设备特征，快速熏制法还可以分为液熏法和电熏法。

① 液熏法　是将燃烧木材产生的烟收集起来，使其通过水，烟不断产生并反复循环被水吸收，使有毒的3,4-苯并芘等有害物质通过水排出，有用物质留于水中，进行浓缩后制成烟熏液，再加以利用的方法。这种烟熏液中主要含有熏烟中的主要成分，包括酚、有机酸、醇和羰基化合物，烟熏液中有毒物质少，成分比较稳定，使用简便，污染度低，很受生产企业欢迎。

烟熏液进一步处理，可得不同用途的产品，如以植物油为原料萃取上述烟熏液，可以提取出酚类，这种产品不具备形成颜色的性质，该产品已经被广泛应用于肉的加工；另外，也可采用在表面活性剂溶液萃取烟熏液，得到能水溶的烟熏香味料，在美国培根肉就用这种产品作为添加剂。

烟熏液使用时可通过蒸散吸附、浸渍、喷淋、添加等多种方式达到目的，蒸散吸附是将烟熏液加热，使其蒸发，吸附于制品上；浸渍喷淋法是将制品浸于烟熏液中一定时间，再将表面干燥而达到目的的一种方法；喷淋法是将烟熏液按比例喷淋于食品表面，风干或烘干即可；添加法是将烟熏液直接按一定比例添加到制品中达到目的的一种方法。

② 电熏法　是应用静电进行烟熏的一种方法，这类烟熏的操作方法很多，如将制品以 5cm 间隔排开，相互连上正负电极，一边送烟，一边施加 15~30kV 的电压使制品本身作为电极进行电晕放电，这样，烟的粒子就会急速吸附于制品表面，烟的吸附大大加快，烟熏时间仅需要传统方法的 1/20。

5.6.3.2 烟熏设备

食品烟熏特别是肉类制品的烟熏，一般都使用专门的烟熏炉进行。目前，生产企业使用较多的有两种形式。

(1) 直接烟熏装置

直接烟熏采用的是一种较简单的烟熏炉，这种设备只有烟熏一种功能，一般容量不大，只在小型加工企业使用，如图 5-9 所示。

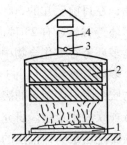

图 5-9　直接烟熏装置
1-产烟装置　2-食物吊架或小车
3-调节阀门　4-烟囱

直接烟熏装置是在烟熏室内燃烧木材，使其产生烟雾，利用风扇或空气自然对流的方法，把烟分散到室内各处。常见的有单层烟熏炉、小车烟熏室等。一般都是从烟熏室底部产烟，对上层制品进行烟熏。如果是依靠空气自然对流的方式，烟在烟熏室内流动和分散，存在温度差、烟流不均、原料利用率低、操作方法复杂等缺陷。

(2) 多功能烟熏装置

目前使用较多的是集蒸煮、烟熏、烘烤于一体的三用设备（图 5-10），设备主体是一个可容纳载物车的大容器，内部通有与外部相关设备相连的蒸汽管道、供烟管道以及电加热管，根据不同用途调整使用。设备型号可按容量区分，常用的有单门单车型、单门二车、二门四车等，设备的类型所含烟熏车的数量可以根据生产需要实际定制到六车、八车甚至十二车，一般随着烟熏车数量增加，设备的自动化程度也更高、造价相应也高。目前，在国内主要以二车型、四车型为最多。

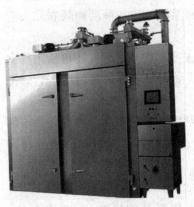

图 5-10　多功能烟熏装置

这种设备不在烟熏室内发烟，是将烟雾发生器产生的烟通过管道，在鼓风机作用下强制送入烟熏室内，对制品进行烟熏，一般用于加工全熟或半熟产品。该设备既能控制烟熏过程，还能控制熟制温度以及制品的含水量。在鼓风机作用下，烟熏房烟及空气能均匀流动，还能调节相对湿度。

5.6.4 烟熏食品的安全性与质量控制

5.6.4.1 烟熏食品的安全性

烟熏制品是味道好、保存性也好的食品,但从熏烟成分的分析结果看,人们对它的安全性较为关注。

熏烟中含有许多种成分,如果被大量摄取对健康无益,如甲醇和甲醛等有害物质。此外,酚类、酮类、醛类等作为杀菌剂、保鲜剂等,如大量添加到食品中,对人体健康无益。尤其是烟中3,4-苯并芘等多环芳香族化合物的致癌作用,引起人们对熏制食品致癌性的关注。

(1) 多环芳香族烃

多环芳香族烃是指两个以上苯环连在一起的化合物,是发现最早且数量最多的致癌物,在目前已知的500多种主要致癌物中,多环芳香类化合物占200多种。在熏烟中多环芳香族烃有25种以上,其中的苯并芘和二苯蒽是广为人知的致癌物质。苯并芘是多环芳香类化合物中毒性最大的一种,也是所占比例较大的一种。

多环芳香族烃是由于木材的不完全燃烧产生的。在熏制过程中,熏烟中的苯并芘等物质会附着在制品的表面,如烟熏制品表面黑色的焦油中就含有大量的苯并芘等多环芳香族烃化合物。研究表明,苯并芘不仅是一种强致癌物,可诱发皮肤、肺和消化道癌症,还是一种很强的致畸、致突变和内分泌干扰物,并具有一定的神经毒性。

为降低多环芳香族烃类化合物的危害,可采取适当的措施来减少制品中它们的含量:

① 改变产烟方式 如用机械的方法把高热的水蒸气和空气混合物强行通过木屑,使木屑产生烟雾,并把它引进熏室,同样能产生烟熏风味,来达到熏制目的,而又不会产生苯并芘污染制品。

② 隔离保护法 由于苯并芘分子比烟中其他物质的分子大得多,而且大部分附着在固体微粒上,所以可采用过滤的方法,选择只让小分子物质穿过而不让苯并芘穿过的材料,这样即能达到熏制的目的,又能减少苯并芘的污染。如各种动物肠衣和人造纤维肠衣对苯并芘均有不同程度的阻隔作用。

③ 外室生烟法 为了把熏烟中的苯并芘尽可能除去或减少其含量,还可采用熏室和生烟室分开的办法,在把熏烟引入熏室前,用棉花或淋雨等方法进行过滤,然后把熏烟通过管道送入熏室,这样可以大大降低苯并芘含量。

④ 液熏法 现代大型企业采用人工配制的烟熏制剂涂于制品表面,再渗透到内部来达到烟熏风味的目的,这种人工配制的烟熏液,经过特殊加工提炼,除去了有害物质。

(2) 其他有害成分

熏烟中的甲醛及甲醇也对人体具有一定的危害性。甲醛是易溶于水的无色气体,具有强烈的刺激性气味,具有杀菌、防腐作用,是熏制品保存性好的原因之一。微量甲醛的慢性毒性虽不明显,但其0.3%水溶液对消化酶的功能有破坏作用,市售熏液

的甲醛含量为 $0.6 \sim 450 mg \cdot kg^{-1}$。甲醛已被发现对人的眼睛及上呼吸道具有毒性,目前已有充足的人体和动物试验证明甲醛也具有致癌性。

甲醇是引起工业酒精中毒的主要原因,甲醇的中毒量因人而异,一般为 $5 \sim 10g$,甲醇在醇类中毒性较强的原因是由于它在体内的存留时间稍长就会变成毒性很强的甲酸,市售熏液中的甲醇含量为 $0.007\% \sim 1.6\%$。

5.6.4.2 烟熏食品的质量控制

熏制时,熏烟条件对制品有很大影响。由于受烟熏条件的影响,制品的品质有所不同,要生产优质的产品,就要充分考虑各种因素和生产条件。

影响烟熏制品质量好坏的因素很多,归纳见表 5-7。

表 5-7 影响烟熏食品质量的因素

原料	鲜度、大小、厚度、成分、脂肪含量、有无皮
前处理	盐渍条件:盐渍温度、时间、盐渍液的组成 脱盐程度:温度、时间、流速 风干
烟熏条件	烟熏温度、时间 烟熏量和加热程度 熏材:种类、含水量、燃烧温度 熏室:大小、形状、排气量等
后处理	加热、冷却、卫生状况等

此外,还有许多因素与制品质量有关,如加热温度和制品水分的关系,加热温度和制品重量的关系,加热空气流动的方向和制品重量的关系,加热程度和制品 pH 值的关系等。

5.6.5 典型烟熏制品

烟熏食品的范围极广,畜禽类有熏肉及火腿、香肠等;水产品中有各种鱼类、贝类;乳制品主要有奶酪;还有鸡蛋的烟熏制品。

5.6.5.1 熏肉

熏肉的加工方法与培根相似,在我国农村加工较为普遍,其中有许多名特产品,如湖北恩施熏肉、北京熏肉、济南熏肉,以湖北恩施熏肉为例介绍。

湖北恩施熏肉的特点是:色泽棕黄,肉质鲜嫩结实,风味独特,具有浓郁的熏制香味。

(1) 工艺流程

原料的选择整理→腌制→熏制→包装→成品

(2) 操作要点

① 原料的选择整理 选择新鲜健康猪肉,修平骨骼,切成 $1.5 \sim 2.5 kg$ 的肉块。

② 腌制 用占肉重 $5\% \sim 7\%$ 的食盐分 3 次上盐,第 1 次用 $1\% \sim 2\%$ 上出水盐,在肉坯四周抹擦,然后层层堆放(同火腿);第 3 天上大盐(数量多),用 $2\% \sim 3\%$ 的盐,

同时倒层,在骨大肉多处多上盐;第7~8天将剩余盐全部用完;再腌3~4d即成,共腌制10~12d。

③ 熏制 把腌好的肉吊挂在熏房内,距地面1~2m,产烟进行熏制。传统方法是把木材分成几堆,分布于熏房各处,使温度均匀。先用文火,逐渐加大,最后在明火上加一层柏树枝再盖上谷壳让其产烟,进行熏制,或按所需香味再添加其他燃料。常用的有核桃壳、花生壳、油菜籽等。温度保持在40℃左右,保持6~7d即成。

④ 贮藏方法 除真空包装外,可在库房中堆垛贮藏或放在木架上贮存(参考火腿)。要求库房温度要低,同时要避开阳光、通风、防潮。在贮藏过程中,制品会有发酵作用,产生良好风味。

⑤ 食用方法 熏肉食用时蒸、煮、炖均可。食用前先把表面烟尘抖落,然后温水浸泡30min,刮洗干净烟尘、油污等。然后切成100~150g的块蒸熟再切片食用,或切成150~250g块煮熟后切片食用,也可炖汤。

5.6.5.2 熏香肠

我国市场销售的熏香肠大多是引入国外技术生产的,属灌肠类制品,这类制品的特点是适于工业化生产,有较规范的生产工艺,成套设备和流水线作业;风味偏于清淡、鲜嫩,香料特殊;注重选料和营养;多添加质量改良剂,产品质量均一、稳定;多经烟熏、熟制过程;注重包装,携带方便。

(1) 工艺流程

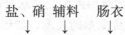

原料选择修整→腌制→斩拌→填充→干燥→蒸煮→烟熏→冷却→成品

(2) 操作要点

① 原料选择修整 选健康无病动物肉,单独或混合使用均可。肥肉均用猪皮下脂肪,把原料肉剔骨、去皮、去瘀血和粗大筋腱等,肥瘦分开,切成0.5~1kg的肉块,洗净备用。

② 配方 哈尔滨红肠是我国生产最早的灌肠,来源于立陶宛,又叫里道斯灌肠。

配方一:瘦肉75kg、猪肥膘25kg;淀粉6%(占肉重比例,下同),硝酸钠0.04%,精食盐3%,花椒粉0.075%,黑胡椒粉0.05%,大蒜末0.3%,味精0.08%。

配方二:猪瘦肉35kg,牛(马、兔)肉35kg,猪肥膘30kg,干淀粉10kg;食盐3%(占前几项合计重比例,下同),硝酸钠0.04%,大蒜0.3%,黑胡椒粉0.08%,味精0.1%。

③ 腌制 把食盐、硝酸盐混匀,或分别用水化开,与准备好的肉块拌匀,然后在0~4℃下腌制24~48h,肥瘦肉分开腌制。腌制时间由肉块大小和室温高低来决定,以切开瘦肉有80%成鲜红色、手感坚实、富有弹性、肥肉坚实、切面色泽均匀为止。

④ 制馅 把腌好的瘦肉用4~6mm孔径筛板的绞肉机绞碎,在此过程中机械会产热,使肉温升高,要加一些冰屑进行降温。腌好的肥肉切成0.6~1cm³的小丁。

为提高肉馅的保水性和黏着性，可将腌制好的瘦肉全部或部分进行斩拌，用斩拌机或拌馅机进行，斩拌过程也要加一些冰屑以降温，要求温度低于10℃，斩拌5~8min使肉成糜状。

最后用水把淀粉溶匀，先和瘦肉在拌馅机中拌匀，再把肥肉和其他配料加入拌匀。拌到肥肉分布均匀，无明显水样感，肉馅有弹性、坚实即可，肉温要控制在10℃以下。

⑤ 填充（灌肠） 根据产品需要选择好肠衣（一般用猪小肠衣），清洗干净后套在灌嘴上，把馅装在灌肠机中装入肠衣。

⑥ 干燥（烘烤） 目的是让肠体表面干燥、柔韧，肉馅色泽鲜艳，去除肠衣异味。烘烤时烘房温度要保持在65~85℃，烘30~40min，当肠表面干燥、肠衣半透明、有沙沙声、肉馅红色显出为止。

⑦ 熟制 目的是杀菌、熟制、组织状态稳定。有两种方法，水煮和汽蒸，多用水煮。当水温达85~90℃时下锅，并保持在78~80℃，当肠中心温度达72℃时即可。一般熟制时间根据肠衣直径大小而定，猪小肠20~30min，羊小肠15~20min，牛大肠35~40min。煮时不能让肠体相互靠拢，以使受热均匀。煮好后，要立即出锅冷却，沥干水分。此为非烟熏产品。

⑧ 烟熏 目的是让肠内水分减少，表面干燥有光泽，使肉红色透出，并产生特殊风味，增强防腐性。熏制时将熏房温度控制在50~80℃，采用直接烟熏、间接烟熏法或液熏法均可，熏制到肠体表面干爽，成均匀黄棕色即可。为增加烟熏风味，也可将烟熏液在制馅时适量添加，再进行其他方法烟熏。

⑨ 冷却包装 熏制后需将制品降温，可采用自然降温或冷却降温法，自然降温是将制品吊挂在晾肠架上，置于干净卫生的房间内进行降温，使制品温度降至与环境温度相同即可；冷却降温是将制品置于0~4℃冷却间冷却降温，使制品温度降至4℃左右即可。降温后按照产品最终规格要求进行包装，一般采取真空包装方式。

⑩ 贮藏 包装后的制品应在4℃左右条件下贮藏或销售；不包装的制品吊挂贮藏，在8℃以下，湿度75%~78%的条件下可吊挂贮藏72h左右。

5.6.5.3 熏鸡

以辽宁镇北的沟帮子熏鸡为例。

(1) 工艺流程

选料整理→造形→配料煮制→熏制→包装贮藏

(2) 操作要点

① 选料整理 选用健康无病鸡，宰杀放血后，烫毛，燎去小毛，肛门与腹部结合处横开一小口，取出全部内脏，宰杀后即胴体重量1~1.5kg为好。用水浸泡1~2h，去除残留的血液，待鸡胴体发白后将胴体清洗干净。

② 造形 从鸡胴体大腿根处把腿骨敲断，用剪刀将肋骨（软）从腹腔内剪断，然后把鸡腿盘入腹腔，头从侧面拉压到左翅下。

③ 配料 鸡胴体100kg；食盐2~2.5kg，花椒50g，八角50g，鲜姜100g，桂皮

50g，肉蔻 20g，砂仁 20g，丁香 50g，山奈 50g，白芷 50g，陈皮 50g，胡椒末 8g，味精 10g。

④ 煮制　若第一次煮制需将配料加倍使用，将香辛料装入小布袋，在水中熬煮 1~2h 制成卤汤；如果有用过的老汤，则取上清液使用。把鸡体放入卤汤中煮制，火力适中，即要煮熟，又不能把皮煮裂。小鸡煮制 1h，老鸡煮制 2h 左右，捞起沥干表面水分并降温。

⑤ 熏制　熏制前先在鸡体表面涂抹一层芝麻油，再涂糖水（糖水比 3:7），表面干燥后收入烟熏室进行烟熏，采用热熏法，熏制 10~20min，熏成红棕色即成。

⑥ 包装贮藏　制品冷却后按产品规格包装，一般采用真空包装。包装后的制品应在 4℃ 左右条件下贮藏或销售。

5.6.5.4　培根的加工

培根是英语 Bacon 的译音，意思是烟熏咸猪肋条肉，是世界著名肉制品之一，其基本特征是：表皮油润金黄，质地坚实；肌肉干硬，具有适口的咸味和浓厚的烟熏味。

培根按照取料部位不同分为大培根、排培根和奶培根 3 种。

(1) 工艺流程

原料选择整理→腌制→浸泡、清洗→剔骨整形→烟熏→成品

(2) 操作要点

① 原料选择整理

- 大培根：在猪的半胴体上截取第 3 根肋骨至最后 1 个腰椎中间的整块肉，割掉奶脯部分，要求肥膘最厚处在 3.5~4cm 为宜。每块肉重 5~10kg。
- 排培根和奶培根：取第 5 肋骨至最后 1 个荐椎之间的整块肉，沿背脊下 13~14cm 处水平切开，上半部分为排培根原料，下半部分割除奶脯为奶培根原料。排培根要求膘厚 2.5~3cm，奶培根 2.5cm。

原料选好后，用刀把四周修割整齐成直线，割去腰肌和横隔膜。

② 低温腌制　腌制时在 0~2℃ 下进行，先干腌再湿腌。

- 干腌：每块肉坯用食盐和亚硝酸盐混合物（100kg 肉用 3.5~4.0kg 食盐，5g 硝酸钠拌匀，奶培根减半），均匀抹擦在肉坯表面，腌制 24h。
- 湿腌：把干腌后的肉坯再用质量分数 16%~17% 的食盐溶液（每 100kg 溶液中加 70g 硝酸钠）浸泡，浸泡 2 周左右，中间翻 3~4 次缸。

③ 浸泡、清洗　把腌好的肉块在 25℃ 左右的清水中浸泡 3~4h，一是让肉表面油污溶解，便于清洗修割；二是把表面盐分洗掉，防止熏制后出现"盐花"；三是使组织变软，便于剔骨整形。

④ 剔骨、整形　要求用刀尖轻轻划开骨面上的骨膜，然后用手慢慢将骨骼扳出，不能把肌肉刺破，以免水浸入不便久藏。

整形是把残毛和油污刮尽，把四边整成直线。然后吊挂沥水 6~8h，待表面干爽便可进行烟熏。

⑤ 烟熏　先把熏房温度预热到60~70℃，然后把肉挂入，进行熏制，熏时温度先高后低，熏8h后便可取出，冷却后即为成品，出品率85%左右。

⑥ 贮藏　可分割包装后贮藏，也可吊挂、平放贮藏，0~4℃下可贮藏1~2个月。

本章小结

本章介绍了腌制与烟熏食品加工工艺。重点是食品腌制、烟熏保藏的基本原理，食品腌制和熏制的目的作用及常用方法；介绍了腌制食品的类型及特点，食品腌制剂的种类及其作用；列举了具有代表性的腌制、烟熏制品的加工制作方法。

思考题

1. 试述食品腌制的基本原理。
2. 食盐对微生物的影响表现在哪些方面？
3. 食品腌制的方法有哪些？食品腌制过程如何控制？
4. 食品腌制剂有哪几类？在食品生产中应注意哪些问题？
5. 硝酸盐/亚硝酸盐在腌肉制品中的发色机理是什么？
6. 简述食糖的保藏作用。食品的糖渍过程如何控制？
7. 烟熏的作用有哪些？简述常用食品烟熏的方法。
8. 试述熏烟的成分及其在食品生产中的作用。

推荐阅读书目

食品科学. 5版. [美]Norman N, Potter Joseph H, Hotchkiss. 王璋，等译. 中国轻工业出版社，2001.

食品工艺学导论. 马长伟，曾名勇. 中国农业大学出版社，2002.

第 6 章
发酵食品加工

6.1　发酵食品生产原理
6.2　发酵食品加工工艺

发酵食品是人类利用有益微生物作用加工制造的一类具有独特风味的食品。它是食品原料或农副产品经微生物作用所产生的一系列特定的酶所催化的生物化学反应和微生物细胞代谢活动的产物的总和。这些反应既包括生物合成作用，也包括原料的降解作用，以及推动生物合成过程所需要的各种化学反应。传统发酵食品的微生物来自于自然界，而现代发酵技术则融合现代科技控制发酵过程，大规模生产发酵产品。随着科技的进步和人们认识的提高，传统发酵食品越来越受到人们的青睐，酱油、干酪、酸奶等产品实现了工业化生产，未来的发酵食品更朝向功能化方向发展。

6.1 发酵食品生产原理

6.1.1 食品发酵类型

微生物发酵是一个复杂的生化反应过程，有一系列连续反应并随之产生许多中间产物，需要一系列酶的参与。现代发酵技术是利用微生物的代谢活动过程，经生物转化而大规模地制造各种工业发酵产品，已经形成了一个品种繁多、门类齐全的独立工业体系，在国民经济中占有重要地位。目前，工业发酵类型多种多样，按照发酵的某一方面，可将发酵类型分为以下几种类型：

- 按发酵过程中是否需氧分为：好氧发酵和厌氧发酵。
- 按微生物生长的基质状态分为：液体发酵和固态发酵。
- 按发酵是否在培养基的表面或深层进行分为：表面发酵和深层发酵。
- 按发酵工艺类型分为：分批发酵、补料分批发酵和连续发酵。
- 按菌种是否被固定在载体上分为：游离发酵和固定化发酵。
- 按菌种是单一还是混合的菌种分为：单一纯种发酵和混合发酵。

在微生物工业的实际生产中，大多数是采用各种发酵类型的结合进行。

6.1.1.1 固态发酵

固态发酵（solid state fermentation）是指微生物在没有或几乎没有游离水的固态培养基上的发酵过程。固态培养基中含水量一般控制在50%左右，但没有游离水流出。底物（基质）是不溶于水的聚合物，它不仅可以提供微生物所需碳源、氮源、无机盐、水及其他营养物，还是微生物生长的场所。固态发酵是人们利用微生物生产所需产品的悠久技术之一。1945年的青霉大规模工业化，开创了液体深层发酵技术及以纯种培养为首要条件的现代发酵工业，然而固态发酵作为发酵工业中比较古老工艺的代表，一直未能得到更好的发展和利用。但从20世纪70年代以来，随着世界性能源危机的出现和环境保护意识的增强，固体发酵的技术又重新受到重视。

(1) 固态发酵的优点

第一，发酵底物来源广泛，处理简单及价格低廉。大多数天然基质或工农业生产的下脚料均可以作为固态发酵的底物。通过微生物固态发酵，不仅可利用工农业废渣

（如蔗渣、豆壳、木薯渣）生产高附加值的发酵产品，同时使农副产品得到综合利用。

第二，能源消耗量低，供能设备简易。固体颗粒间隙中存在氧气，通风量小，微生物培养过程供养和温度可以直接采用空气间歇式强制通风来控制。

第三，培养基含水量少，产物浓度高，后处理较简单、方便。一方面，固态发酵后的物料可以直接作为产物；另一方面，若从固态发酵后的物料中提取目标发酵产物，所使用的提取溶剂较液态发酵要少得多，回收溶剂的费用也相应低得多。

第四，发酵过程一般不需要严格的无菌操作条件。固态发酵的含水量在50%左右，较液态发酵的含水量低，在如此低的含水量下固体培养基被细菌和酵母菌污染的程度大大降低。

（2）固态发酵的缺点

第一，菌种选择性少，菌种限于适合在低水分活度下生长的微生物，一般较适合于真菌。

第二，由于培养基中原料以不流动的固态形式存在，发酵过程不易搅拌均匀，微生物生长和代谢活动产生的产物主要集中在固态基质的表面，菌体的生长及其对营养成分的吸收、菌体代谢产物的分泌在各处分布不均匀。

第三，微生物生长和其他工艺参数（如pH值、培养基含水量）难以准确检测和控制，每批次发酵条件不易一致，再现性差。目前，仍然没有一种传感器能在固态基质中直接测量这些参数。

第四，固态发酵的自动化控制和在线检测非常困难，对影响固态发酵的因素了解不够，同时缺乏较为完善的数模模型来描述固态发酵过程。因此，在生产过程中大多数培养方法还是以经验指导为主，对操作员的要求相对高些。

第五，在较致密的环境下发酵，微生物活动和代谢所产生的热量使固体培养基的温度升高，热量难移除导致培养基的水分损失，这是固态发酵过程中难以控制的问题，限制其大规模的产能。

（3）固态发酵的主要控制因素和控制措施

固态发酵是一种接近自然状态的发酵，其中最显著的特征就是传质和传热过程的不均匀性，即发酵不均匀。发酵参数的在线检测比较困难，对发酵过程中的控制还是以经验为指导。目前，固态发酵可测或可调整的参数主要有：基质含水量、培养温度、环境湿度、基质pH值、基质内氧的传递、基质预处理与营养成分、菌体生长量等。

① 基质含水量　基质含水量过低，微生物的生长受到抑制，特别是在发酵后期由于发酵过程中产生的热量使水分蒸发造成物料较干，微生物更难以生长，从而影响固态发酵的产量。含水量过高，导致物料的基质孔隙率降低，不利于氧气的渗透和控制温度，同时增加杂菌污染的几率。因此，基质含水量需要控制在适宜的范围，一般物料的起始含水量30%~75%。在发酵过程中，由于微生物代谢产生的热量导致水分蒸发，应适当补充水分以维持菌体的生长和代谢。一般可向发酵器通入湿空气、增加发酵器内的空气湿度等方式解决。

② 培养温度　基质的温度也是影响微生物的生长和代谢产物的重要因素。微生物

在生长和发酵过程中放出大量的生物热,尤其在发酵前期,菌体生长旺盛,使得基质内部温度快速上升。这些热量如果不能及时排除,菌体的生长和繁殖受到严重影响,甚至因受热过度而大量死亡,最终影响发酵正常进行。特别是对于工业生产,实现高效散热显得尤为重要,因为固态物料的对流和传热效率低。研究表明,蒸发冷却虽是一种控制发酵温度的有效手段,但伴随着大量水分的损失,导致基质变干。因此,在设计蒸发方式控制温度的发酵设备时,必须同时考虑空气对流对水分蒸发的影响以及相应的空气湿度的控制。例如,运用蒸发冷却联合喷洒装置的发酵器能促进散热,同时能确保水分均匀地添加到基质中供菌体生长。

③ 环境湿度　固体发酵中所含水分包括两部分,即基质含水量与气相中含有的水。环境湿度就是指发酵器内环境空气的湿度。空气湿度太小,物料容易因水分蒸发而变干,影响菌体生长与繁殖;湿度太大,发酵器内空气中含氧量降低,特别不利于好氧性微生物的生长和代谢。因此,为了维持微生物正常的生长和代谢,空气的湿度应保持在85%~97%。固态发酵过程中水分的减少可以通过通入湿空气或加无菌水等方式来解决。

④ 基质pH值　pH值是影响微生物生长的环境条件之一。每一种微生物生长都有其最适的pH值,pH值过高或过低均会抑制菌体的生长与繁殖。由于在固态发酵过程中缺乏在线检测湿润物料pH值的办法,所以一般只调节初始pH值。另外,基质中某些物料具有较好的缓冲性能有助于在发酵过程中对pH值的控制。特别需要注意的是,以铵盐为主的氮源培养基对pH值的影响较大,所以可利用其他氮源(如尿素和有机氮源)来代替部分铵盐。

⑤ 基质内氧的传递　氧的供应对好氧型固态发酵特别重要。环境中氧的浓度对菌体的生理代谢有很大的影响。基质的含水量太高、物料粒度较细小及基质厚度较大均会降低发酵环境中氧含量及传递。此外,微生物在固体基质表面生长形成膜而结块,物料被降解为小分子物质而变黏,造成氧的渗透性变差而影响微生物生长。通常采用强制通风手段、发酵过程中的翻动来增大氧含量。实际上,通风是较为有效的办法。然而,通风量过大会使基质的水分和湿度随之排出。因此,通常采用通风与加湿器耦合以避免发酵基质中水分的过量损失。

此外,翻动或搅拌也能增大氧的传递,并且利于散热,但过分的翻动或搅拌影响菌体与基质的接触,并可能损伤菌丝体,进而可能影响其生长与代谢。为了增加空气的自由移动,增加氧传递的效果,有以下几种方式:使用多孔的、粗粉碎的或纤维状的基质以增加基质内间隙,提高氧传递;采用较薄的基质层;使用带孔的培养盘;使用表面为金屑网的发酵容器;使用旋转式发酵器。

⑥ 基质预处理与营养成分　固体基质,如油料种子、谷物、木质纤维素等加工副产品是以聚合物形式存在。这些具有大分子结构的原料不溶于水,其惰性组织将氮源和碳源物质紧紧包裹,不利于发酵。因此,原料的预处理尤为重要,主要通过物理、化学或者酶水解等方法降低被包裹程度或颗粒粒度,提高基质可利用率。基质粒度关系到微生物生长及传质传热效果,将直接影响单位体积颗粒所能提供的反应表面积的大小,也会影响菌体是否容易进入基质颗粒内部及氧的供给速率和代谢产物的移出速

率等。小粒径的颗粒具有较大表面积，利于微生物攻击其表面，提高固态发酵反应速率，这是理想的选择，但是在许多情况下太小的颗粒容易造成底物积团，颗粒之间的空隙率也随着减小，导致阻力增大，对传热、传质产生不利的影响，导致微生物生长不良；大颗粒由于存在较大的间隙有利于提高传质和传热效率，还可提供更好的呼吸及通气条件，但微生物攻击表面积较小。因此，固体物料的粒度要适中，既能提供较好的呼吸通气比，又不降低微生物附着生长的表面积及不影响氧在基质内的传递。除了提供给微生物生长所需的营养原料外，必要时还需要添加一些利于通风的填充材料以增加基质间的孔隙。

此外，在固体发酵中，基质中碳和氮的比例对微生物的生长和产物的形成也有很大的影响。氮源不足，菌体繁殖缓慢；氮源过多，菌体生长过于旺盛，不利于某些代谢产物的积累；碳源缺乏，菌体容易衰老和自溶。最适碳氮比可在 $1:(10\sim100)$ 的范围内变化。

⑦ 菌体生长量　菌体生长的好坏从不同侧面反映了固态发酵过程参数控制的结果，测定菌体生长量对了解发酵过程微生物的生长情况及发酵情况至关重要。在固态发酵中微生物的菌丝体深入培养基内部，紧密缠绕在一起，不易从底物中分离，所以很难直接测定固态发酵中菌体量。许多学者提出了固态发酵间接测定菌体生长量的种种方法，这些方法可以大致被分为3类：

- 测定菌体细胞的组分物质，如几丁质、麦角固醇、核酸、蛋白质等，其中凯氏定氮法测定蛋白质为经典的方法。
- 测定菌体的生物活性，如 ATP、酶活力、呼吸速率、免疫活力的测定。
- 测定菌体的营养消耗。

固态发酵中没有一种测定生物量的通用方法，选择何种参数来表示发酵过程中的菌体生长量，要根据菌种、培养基组成和培养条件而定，更重要的是，作为代表菌体生长量的任何参数，必须在微生物的整个生长周期内基本维持恒定，而且在不同的培养条件下基本保持相同。

(4) 固态发酵的设备

固态发酵反应器是影响固态发酵用于现代生物反应工程的一个重要因素。近几年来，随着固态发酵过程数学模型化的不断建立和完善，为固态发酵反应器的设计放大提供了理论基础。前面我们介绍了固态发酵的主要控制因素和控制措施，某因素的改变会影响另一因素的控制。因此，反应器需要考虑几个方面的问题：灭菌、接种、传质传热、取样、供气、参数的测量和控制等。迄今为止已有许多不同形式的固态发酵反应器问世，如浅盘式、圆柱式、倾斜接种式、转鼓式、传送带式、垂直培养式、木盒式、混合式等反应器类型。以基质的运动情况则可分为两种：静态固态反应器和动态固态反应器。

① 静态固态反应器　静态固态反应器内发酵基质在发酵过程中基本处于静止状态。其优点是结构简单，操作方便，工业化放大问题小；其明显的缺点是热量、氧气和其他营养物质的传递困难，从而导致基质内部温度、湿度、酸碱度和菌体生长状态的严重不均。静态固态反应器主要包括浅盘式和填充柱式反应器。

浅盘式发酵反应器(tray bioreactor)：是所有反应器类型中最简单的发酵设备，在工业上特别适合于酒曲的加工。常规的浅盘式发酵反应器是在一个培养箱内放置若干多层支架，浅盘分层叠放在架子上，浅盘之间有一定间隔，其结构示意如图6-1所示。其优点是操作简便，产率较高，产品均匀；缺点是占体积大，在大规模工业生产中存在耗费劳动力大和无法机械化操作的困难。

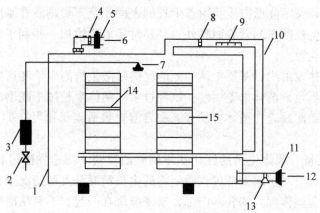

图 6-1 浅盘式发酵反应器

1-浅盘室　2-水阀门　3-紫外灯管　4，8，13-空气阀门　5，11-空气过滤器　6-排气口
7-加湿器　9-加热器　10-空气循环　12-进气口　14-浅盘　15-浅盘架

填充柱式发酵反应器(packed-bed bioreactor)：用玻璃或塑料加工而成，可以在底部或顶部通风，并可制成夹套式通入水以控制柱内温度或将柱子置于控温水浴室中，由湿空气控制柱内物质的湿度(图6-2)。填充柱式发酵反应器比浅盘式更容易控制发酵参数，国外已较广泛用于固态基质发酵的机理研究。其优点是容易控制发酵工艺参数，操作方便；缺点是物料厚度大，菌体生长不均匀，出料比较困难，劳动强度大。

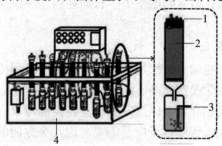

图 6-2 填充柱式固态发酵反应器

1-脱脂棉　2-基质(物料)　3-空气进口　4-水浴

② 动态固态反应器　动态固态反应器内基质处于间断或连续的运动状态，因此强化了传热和传质，设备结构紧凑，自动化程度相对较高；但由于机械部件多，结构复杂，灭菌消毒比较困难，固态基质的搅拌能耗过大，发酵物料的持续运动有可能会破坏菌丝体，从而影响菌体的生长与代谢。动态固态反应器主要包括转鼓式反应器、搅拌式反应器和流化床反应器。在工业上已得到实际应用的主要有转鼓式及搅拌式动态

固态发酵器。

转鼓式反应器(rotary bioreactor)：转鼓式反应器是水平轴圆筒体，其两端固定于转动系统的支架上，转鼓可向正反两个方向旋转(图6-3)。随着转鼓式容器的旋转，物料依靠自身的重力而下落，达到翻料的目的。此类反应器应用较广，从实验室到工业型的都有。转鼓式反应器的优点是微生物生长均匀，自动化程度高，强化传热，能较好地解决结块和粘壁的问题；缺点是当鼓的转动速率增大时，一些对剪切力较敏感的菌丝体的生长受到影响。

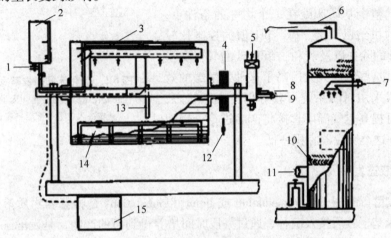

图6-3 转鼓式固态发酵反应器

1,7,9-水进口 2-水相 3-喷嘴 4-变速箱 5,11-空气进口 6-空气调节器 8-蒸汽进口
10-拉西环 12-电动机 13-温度传感器 14-不锈钢丝网盖 15-控制板

搅拌式反应器(mixed bioreactor)：搅拌式反应器内由电动机带动的轴上的叶片来混合物料，同时可满足充足的通风和温度控制(图6-4)。反应器内微生物生长较快并且均一，但是随着发酵器容积的增大而增加，物料运动导致在生长过程中菌丝伤害程度增加。此外，虽然热传递到反应器壁的效率提高了，但大规模生产时发酵体系温度控制较困难，热只能从器壁移除，使得大规模时的生产效率低。

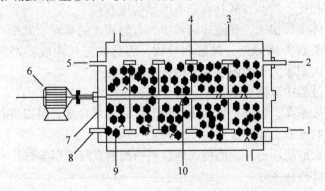

图6-4 水平浆混合反应器

1-空气进口 2,8-温度探针 3-水夹套 4-浆 5-空气出口 6-搅拌发动机
7-反应器 9-固体培养基 10-搅拌轴

流化床反应器(fluidized-bed bioreactor)：该反应器主要是在金属网或多孔板上铺置粉粒状基质，发酵罐中固态基质被上升气流所流化，两种不同形式的流化床结构如图6-5所示。反应器的主要参数是粒径大小和颗粒分布，粒径分布越狭窄，颗粒越容易保持流化状态。该反应器具有以下几个优势：提供给微生物生长的基质粉有效表面积增大；整个基质床处在一个均一的条件下；水、营养的供给以及酸、碱、pH值的控制比较简单；热量的除去以及氧和二氧化碳的气体交换也很容易，这些特性大大提高了这种发酵罐的效率；反应器采用封闭系统可较好保持无菌状态，发酵完成可提高空气温度直接将产品进行干燥回收。然而，这类反应器容积率低。

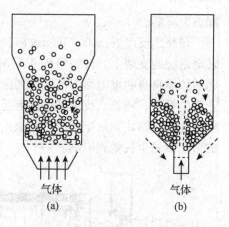

图6-5 流化床固态发酵反应器
(a)气固流化床反应器，整个床呈流化状态
(b)颗粒进入容器中部后呈流化状态

6.1.1.2 液态发酵

液态发酵(submerged fermentation 或 liquid fermentation)是将营养物质溶解在液体中作为培养基，然后接入菌种，通过一段时间培养得到目的产物，是发酵工程的主体内容之一。在液态发酵反应器中，采用液体培养基，通入无菌空气并加以搅拌，增加培养基中的溶氧含量，提供食用菌菌体呼吸代谢所需要的氧气，并控制适宜的外界条件，来获得大量的食用菌菌丝体或其代谢产物的过程。液体发酵培养技术之所以越来越受到重视，是由于该技术比固态培养技术有其明显的优越性。许多微生物产品都可以通过液态发酵来生产。液态发酵有两种类型：① 静置培养，适于厌氧菌发酵，如乙醇、丙酮、醇、乳酸等发酵。② 通气发酵，适于好氧菌发酵，如抗生素、氨基酸、核苷酸等发酵。

(1) 液态发酵的优点

与固态发酵相比，液态发酵具有以下明显的优点：

第一，菌丝体生长快速。在液体培养中，有游离水的流动，其中的营养成分分布均匀，有利于菌类营养体的充分接触和吸收，因此新陈代谢旺盛，菌丝生长分裂迅速，能在短时间内积累大量的菌丝体和相关代谢产物。

第二，生产过程中液体输送方便，易于机械化操作。

第三，生产效率高，易进行自动化控制，产品质量稳定，可以进行工业化连续生产，是当前微生物发酵工业的主要生产方式。

第四，液态发酵使用面广，能精确地检测和控制发酵过程参数。

(2) 液态发酵的缺点

第一，微生物均匀分布在培养体系中，发酵结束后，培养基的液体状态，产物浓度低。

第二，液态发酵中存在大量的水，微生物此环境下生长的同时易导致杂菌污染而造成损失较大。

第三，液态发酵的下游产物处理较复杂，需要除去大量有机废水，分离设备体积大、费用高。

第四，液态发酵设备复杂，操作烦琐。

第五，使用稀释的培养基和较大体积的反应器，生产效率低；当基质的浓度较大时，发酵液属于非牛顿流体，黏度大，不利于传氧，因此需要补料系统。

(3) 液态发酵的调控参数及控制措施

微生物发酵的生产水平取决于生产菌种的特性和发酵条件的控制。了解和研究与生产菌种相关的环境条件，如培养温度、基质浓度、发酵过程中补料、pH值、溶解氧浓度、泡沫等，可以为掌握菌种在发酵过程中的代谢变化规律，进行合理的生产工艺控制提供理论基础。

① 培养温度对发酵的影响及其控制　微生物的生长和产物的形成都是一系列酶促反应的结果，温度是保证酶活性的重要条件，同时温度升高会降低发酵液的黏度，氧传递快，氧的溶解度也降低，因此在发酵系统中必须保证稳定而合适的温度环境。每种微生物都有其最适生长和发育的温度范围，在不同生长阶段的微生物对温度的反应也有所不同。微生物生长繁殖可分为4个阶段：延滞期、对数生长期、稳定期和衰亡期。因此，控制发酵不同阶段的温度是非常有必要的。在培养初期，菌体处于适应期，菌数少，呼吸作用缓慢，产生热量较少，温度低，因此接种后适当提高培养温度，以利于孢子的萌发或加快微生物的生长和繁殖。待发酵液的温度表现为上升时，发酵液的温度应控制在微生物的最适生长温度。在培养中期：菌体繁殖迅速，呼吸作用激烈，菌体也较多，故产生的热量多，温度上升快，因此必须注意控制温度，温度的控制可比最适生长温度低些，即控制在微生物代谢产物合成的最适温度，利于产物的生成和积累。到发酵后期，菌体基本停止繁殖，主要靠菌体内的酶系进行代谢作用，产生热量不多，故温度变化不大且出现下降的趋势，直至发酵成熟即可放罐。

在发酵过程中，微生物若能承受高一些温度进行生长和繁殖，对生产是有利的，可以减少杂菌污染的几率和缩短生产周期。因此，培育耐高温的微生物菌种有一定的意义。在工业生产上，大多数发酵产热大于散热。为了使温度控制在一定范围内，常在发酵设备上装有热交换设备(如夹套、排管)，控制发酵温度在一定范围内。

② 基质浓度及发酵过程中补料控制　基质是产生菌代谢的物质基础，既涉及菌体的生长繁殖，又涉及代谢产物的形成。因此，基质的种类和浓度与发酵有着密切的关系，选择适当的基质和控制基质浓度，是提高代谢产物产量的重要方法。培养基的主要成分包括碳源、氮源和无机盐(包括微量元素)等。常用的碳源包括淀粉、葡萄糖、油脂和某些有机酸。常用的有机氮源主要有黄豆饼粉、花生饼粉、玉米浆、蛋白胨、酵母粉、鱼粉、蚕蛹粉和菌丝体等。无机盐主要有氨水、尿素、硫酸铵、硝酸铵、磷酸氢二铵等。微量元素主要有硫、磷、镁、铁、碘、锌、铜、钼、锰等。在此主要讨论碳源、氮源和磷酸盐对发酵过程的影响和控制。

碳源：碳源的种类对发酵的影响主要取决于其性质。可快速利用的碳源(如葡萄糖)能较快地参与微生物的代谢、合成菌体、产生能量，并产生分解产物(如丙酮酸等),对菌体生长有利,但有的分解代谢产物对产物的合成会产生阻遏作用。可缓慢利用的碳源多数为聚合物(如淀粉),不能被微生物直接吸收利用,需要微生物分泌胞外酶将聚合物分解成小分子物质,菌体利用缓慢,有利于延长代谢产物的合成时间。因此,选择合适的碳源对提高代谢产物的产量非常重要。在工业上,发酵培养基中常采用混合碳源,来控制菌体的生长和产物的合成,提高产率。据报道,在酵母转化木糖生产木糖醇时,以葡萄糖作为培养基的碳源,酵母细胞能很好地生长,得到的酵母细胞量最多,细胞产生的木糖还原酶活力较高,转化木糖能力强,木糖醇的产量最高。以木糖作为碳源,酵母细胞生长慢收集到的酵母细胞量不多,但是产生木糖还原酶的活力强且延续时间较长,因此延长了酵母细胞转化木糖的时间,影响木糖醇的生成速率,但是,这样可以得到较高的木糖转化率。酵母菌虽然可以很好地利用蔗糖、果糖、麦芽糖生长,都能获得较多的酵母细胞,但是产生的木糖还原酶活力较弱,木糖醇的产量及生成速率都很低,故选用葡萄糖和木糖作为细胞培养基的混合碳源。

  碳源的浓度对于菌体生长和产物的合成有着明显的影响。因为碳源过于丰富,容易引起菌体异常增殖,对菌体的代谢、产物的合成会受到明显的抑制。反之,碳源不足,仅仅供给维持量的碳源,菌体生长和产物合成都会停止。例如,培养基中碳源含量超5%,细菌的生长会因细胞脱水而开始下降。酵母或霉菌可耐受更高的葡萄糖浓度,达200g·L^{-1},这是由于它们对水的依赖性较低。碳源浓度的优化控制,通常采用经验法和发酵动力学法,即在发酵过程中采用中间补料的方法进行控制。例如,当木糖初始浓度为10%,每隔36h添加2次5%的木糖时,108h后木糖醇产量为104g·L^{-1};当木糖初始浓度减低为5%,每隔24h添加3次5%的木糖时,经过108h后酵母转化木糖生产木糖醇的产量为117g·L^{-1},木糖转化率提高了11%,这是由于后者流加方式在更大程度上降低了木糖对酵母细胞生物转化的抑制作用。在实际生产中,要根据不同的代谢类型来确定补碳源时间、补碳源量、补碳源方式等。

  氮源:根据氮的来源可分为无机氮和有机氮。发酵工业中常用的无机氮包括硝酸盐、铵盐、氨水等;有机氮包括豆饼粉、蛋白胨、花生饼粉与玉米浆混合物、酵母粉、酒糟、尿素等。和碳源一样,也可以把氮源分为可快速利用氮源和缓慢利用氮源。前者包括氨基(或铵)态氮的氨基酸(或硫酸铵等)和玉米浆等;后者包括黄豆饼粉、花生饼粉、棉籽饼粉等蛋白质。快速利用氮源容易被菌体所利用,有利于菌体生长,但对某些代谢产物的合成,特别是对某些抗生素的合成产生调节作用而影响产量。缓慢利用氮源对延长次级代谢产物的分泌期、提高产物的产量是有利的。无机氮源一般比有机氮源吸收利用快,但无机氮源的迅速利用常会引起pH值的变化。考虑到上述原因,发酵培养基一般选用含有快速和缓慢利用的混合氮源,如氨基酸发酵用铵盐(硫酸铵或醋酸铵)和麸皮水解液、玉米浆作为氮源。

  与碳源相似,氮源的浓度过高,会导致细胞脱水死亡,且影响传质;浓度过低,菌体营养不足,影响产物的合成。不同产物的发酵中,所需的氮浓度也不同。为了调节菌体生长和防止菌体衰老自溶,除了在基础培养基中控制氮源浓度外,在发酵过程中,往往还需要补加氮源来控制浓度,调节pH值。一般生产上补充氮源的方法有:补充无机氮源,即根据发酵情况,在发酵过程中添加某些无机氮源如氨水等,既可补充氮源，又可起到调节 pH 值的作用；补充有机氮源，即在某些发酵过程中补充酵母粉、玉米浆等有机氮源，可以有效提高发酵水平。例如，在谷氨酸发酵中，由于 pH 值逐渐下降，对菌体生长不利，必须定时添加尿素，以控制 pH 值在适宜的范围，保证生产正常进行。

磷酸盐：磷是构成蛋白质、核酸和三磷酸腺苷（ATP）的必要元素的元素，满足微生物生长繁殖所必需的成分，也是合成代谢产物所必需的营养物质。在发酵过程中，微生物从培养基中摄取的磷一般以磷酸盐的形式存在。因此，在发酵工业中，磷酸盐的浓度对菌体的生长和产物的合成有一定的影响。由于微生物生长所允许的和合成次级代谢物所允许的磷酸盐浓度相差悬殊（平均相差几十倍甚至上百倍），因此，要根据具体的发酵过程确定补加磷酸盐的时机和浓度。生产上常用的磷酸盐有磷酸二氢钾等。为避免中间补料对菌体发酵造成抑制或阻遏，每次补料的量应保持在出现毒性反应的量以下，以少量多次为好。

③ pH 值对发酵过程的影响及其控制　pH 值是影响发酵过程的一项综合生物化学指标。发酵液的 pH 值既是培养基理化性质的反映，又是微生物生长代谢的结果，反过来又会影响微生物的生长和发酵产物的合成。

pH 值对发酵过程的影响主要有：

- 影响酶的活性，当 pH 值抑制菌体中某些酶的活性时，会阻碍菌体的新陈代谢。
- 改变细胞膜的电荷状态，引起膜渗透性的变化，从而影响菌对营养成分的吸收和代谢产物的分泌。对某些生物合成途径有显著影响，pH 值往往引起菌体代谢过程的不同，使代谢产物的产量和比例发生改变。例如，酵母菌在 pH 4.5~5.0 时主要产乙醇，pH 8.0 时除乙醇外，还有醋酸和甘油产生。
- 影响培养基中某些营养成分和中间产物的离解，从而影响微生物对这些物质的利用。
- 菌体生长阶段和产物合成阶段各有其不同的最适 pH 值范围。

影响发酵过程 pH 值变化的因素：发酵过程中 pH 值的变化决定于微生物的种类、培养基组成和培养条件。发酵过程中，由于菌种在一定温度及通气条件下对培养基中碳、氮源等的利用，随着有些物质的积累，会使 pH 值发生一定的变化。一般地说，影响 pH 值的因素主要包括 3 个方面：基质代谢、产物和菌体自溶。基质代谢主要包括糖代谢、生理酸碱性物质（如铵盐、有机盐）的利用、氮代谢。某些产物本身呈酸性或碱性，使发酵液 pH 值变化。例如，有机酸类产生使 pH 值下降，红霉素、洁霉素、螺旋霉素等抗生素呈碱性，使 pH 值上升。菌体自溶时，蛋白质分解或产生其他碱性化合物，使 pH 值上升，故发酵后期，pH 值上升。在发酵过程中实际测得的 pH 值往往是各种反应的综合性结果。常见的引起发酵液 pH 值变化的因素见表 6-1。

发酵过程 pH 值的调节与控制：发酵是一个复杂过程，发酵过程的发酵液处于一个动态变化的过程。在整个发酵过程中，必须随时检测发酵液的 pH 值，监控其变化与微生物生长和代谢的关系，并采取相应措施调节和控制其 pH 值在适宜范围。pH 值调节和控制的方法主要有两种：通过在发酵培养基中加入一些缓冲物质（如碳酸钙、

表 6-1　常见引起发酵液 pH 值变化的因素

引起 pH 值上升的因素	引起 pH 值下降的因素
培养基中碳/氮(C/N)比例不当，N 源过多	培养基中 C/N 比例不当，C 源过多，或中间补糖过多加之溶解氧不足，致使有机酸大量积累
生理碱性物质的存在	生理酸性物质的存在
碱性物质的生成	酸性物质的生成
中间补料时氨水或尿素等碱性物质加入过多	消泡剂加得过多
菌体自溶	

磷酸盐等），使发酵过程的 pH 值保持相对稳定；通过中间补料的方式，加入生理酸性物质（硫酸铵）和碱性物质（氨水）来调节发酵过程的 pH 值变化控制。中间补料的方式不仅可以调节 pH 值，还可以补充氮源。当发酵的 pH 值和氨氮含量都低时，补加氨水，就可以达到调节 pH 值和补充氨氮的目的。反之，pH 值较高，氨氮含量又低时，就补加硫酸铵。目前，已比较成功地采用补料的方法来调节 pH 值，如氨基酸发酵采用流加尿素的方法，特别是次级代谢产物抗生素发酵，更常用此法。这种方法还能产生阻遏作用的物质。少量多次补加还可解除对产物合成的阻遏作用，提高产物产量。也就是说，采用补料的方法，可以同时实现补充营养、延长发酵周期、调节 pH 值和培养液的特性（如菌浓）等多个目的。

④ 溶解氧浓度对发酵的影响及控制　工业上使用的菌种多属于好氧菌，发酵过程一般都需要保证氧的供给。溶氧是好氧发酵控制的重要参数之一。需氧微生物只有氧分子存在情况下才能完成生物氧化作用。因此，供氧对需氧微生物是必不可少的，在发酵过程中必须供给适量无菌空气，才能使菌体生长繁殖积累所需的代谢产物。而需氧微生物的氧化酶系是存在于细胞内原生质中，因此，微生物只能利用溶解于液体中的氧。

溶解氧浓度对发酵过程的影响：尤其是在好氧深层培养中，氧气的供应往往是发酵能否成功的重要限制因素之一。过低的溶解氧，影响微生物的呼吸，造成代谢异常。过高的溶解氧对次级代谢物的合成未必有利，因为溶解氧不仅为代谢供给氧，同时也形成一定微生物的生理环境，它可以影响培养基的电位，有时会成为逆向动力。氧的利用过程分成两个阶段：空气中的氧首先溶解在液体中，称为"供氧"；微生物利用液体中溶解氧进行呼吸代谢活动，称为"耗氧"。在微生物的培养过程中，应保持供氧与耗氧的平衡，满足微生物对氧的利用。影响呼吸所允许的最低溶氧浓度，称为临界氧。对产物而言，是指不影响产物合成所允许的最低浓度。虽然氧在发酵液中的溶解度很低，不需要溶解氧的浓度达到或接近饱和值，但必须控制使其维持在临界氧浓度之上。因为如果溶解氧浓度低于临界值，细胞的比耗氧速率（指单位质量的干细胞在单位时间内消耗氧的量）就会大大下降，或者是微生物的呼吸速率随溶解氧浓度降低而显著下降，细胞处于半厌氧状态，代谢活动受到阻碍。

发酵过程中溶氧的变化：在正常发酵的情况下，溶氧的变化表现出一定的规律。一般地，在发酵初期，培养基的营养丰富，菌体生长快，耗氧量大，此时需氧量大于供氧量，溶氧浓度明显下降，同时菌体摄氧量出现高峰；发酵中期，菌体已经繁殖到一定程度，呼吸强度变化不大，溶氧稳定；发酵后期，由于菌体衰老，呼吸减弱，溶氧浓度也会逐步上升，一旦菌体自溶，溶氧就会明显地上升。生长过程从培养液中溶氧浓度的变化可以反映菌的生长生理状况。发酵过程中溶解氧浓度的变化受很多因素的影响，设备供氧能力的变化、菌龄的不同、加料（补水、补料、加消泡剂）及补水措施、改变通气量等，以及发酵过程中某些事故的发生都会使发酵液中的溶解氧浓度发生变化。发酵溶氧变化异常，可及时预告生产可能出现的问题，如中间补料是否得当，是否污染好气性杂菌，某些设备或工艺控制是否发生故障或事故等。

发酵过程中溶氧的调节与控制：发酵体系中溶氧浓度，需要从供氧和需氧两方面考虑。供氧方面的调节与控制主要有以下几点：第一，在低通气的情况下，增大通气量对提高溶氧有显著效果；但当空气流速已经十分大的情况下，再增加通气速率，作用则不明显，反而会产生某些副作用，如泡沫形成、水分蒸发、罐温升高以及染菌几率增加等。第二，采用搅拌装置，把通入的气体打散，强化湍流程度，使空气与发酵液充分混合，气、液、固三相更好地接触，增加了溶氧速率，使微生物悬浮混合均匀，促进代谢产物的传质速率。采用机械搅拌是提高溶氧系数的行之有效的方法，其效果要比改变通气速率明显。第三，改变气体组成中的氧分压，即通过深冷分离法、吸附分离法及膜分离法制得富氧空气，然后通入培养液。目前由于这三种分离方法的成本都较高，富氧通气还处于研究阶段。第四，增加罐压，但是需要注意的是增加罐压虽然提高了氧的分压，从而增加了氧的溶解度，但其他气体成分（如 CO_2）分压也相应增加，且由于 CO_2 的溶解度比氧大得多，因此不利于液相中 CO_2 的排出，从而影响了细胞的生长和产物的代谢，所以增加罐压是有一定限度的。

从需氧方面调节与控制溶氧主要有两种方式：通过控制补料速度控制发酵液的摄氧率；降低培养温度提高溶氧浓度。

⑤ 泡沫对发酵过程的影响及控制　在好氧发酵过程中，常常产生少量的泡沫。产生泡沫的原因主要有：存在有利于外力的作用，如通气与搅拌发酵使气体聚集形成的发酵泡沫；微生物代谢产生的 CO_2；培养基成分，如蛋白质原料和糊精，容易起泡。

泡沫对发酵过程的影响：过多的持久性泡沫会给发酵带来很多负面影响，主要有以下几点：泡沫过多会引起发酵液溢出而造成浪费和污染；泡沫上升到罐顶，可能从轴封渗漏，造成杂菌污染；泡沫过多就必须减少发酵罐的装填系数，降低设备利用率；泡沫影响氧传递，影响通气搅拌效果；当泡沫稳定且难以消除时，代谢产生的气体不能及时排出，影响菌体正常呼吸作用，甚至造成菌体自溶，反过来产生更多泡沫。

发酵过程泡沫的消除：过多的持久性的泡沫会给发酵带来很多负面影响，因此控制发酵过程中产生的泡沫对取得高产优质有着重要意义。发酵过程中泡沫的消除主要分为3种：物理法消泡、机械法消泡和化学法消泡。物理法消泡法，是调整培养基中的成分或改变物理化学参数或改变发酵工艺来控制的方法，这种方法在生产上比较少用。机械法消泡法，是依靠机械力引起强烈振动或压力变化，促使泡沫破裂的方法。这种方法的特点是不需引入外界物质，但不能从根本上消除引起泡沫的因素。化学法消泡法，是使用消泡剂进行消泡的方法。消泡剂是一种表面活性剂，具有较低的表面张力，当之与泡沫接触时造成气泡膜局部表面张力降低，力的平衡受到破坏，在力的作用下气泡破裂、合并，最后导致泡沫破裂。这是目前应用最广泛的消泡方法。发酵工业上常用的消泡剂主要有 4 类：天然油脂类（花生油、玉米油、菜籽油、鱼油、猪油等）、聚醚类（GPE、PPE、SPE 等）、醇类（聚二醇、十八醇等）和硅酮类（主要是聚二甲基硅氧烷及其衍生物）。

(4) 液态发酵的设备种类

对于好氧微生物，液态发酵罐通常采用通气和搅拌来增加氧的溶解，以满足其代谢需要。根据搅拌方式的不同，好氧发酵设备又可分为机械搅拌式发酵罐和通风搅拌式发酵罐。目前发酵工业应用最普遍的是机械搅拌式发酵罐。

① 机械搅拌式发酵罐　是利用机械搅拌器的作用，使空气和发酵液充分混合，促进氧的溶解，以保证供给微生物生长繁殖和代谢所需的溶解氧。比较典型的是通用式发酵罐和自吸式发酵罐。液体发酵的系统主要组成有：配料器、带有搅拌桨的发酵器、热交换器、带有慢速搅拌桨和水套的贮存箱、流量表、控制微机、泵和管道系统。

通用式发酵罐：它是指既具有机械搅拌又有压缩空气分布装置的发酵罐（图 6-6）。由于这种型式的罐是目前大多数发酵工厂最常用的，所以称为"通用式"。其容积小至 20L，大则 $200\sim500m^3$。它的缺点是机械搅拌产生的剪切力对剪切力较为敏感的菌体造成伤害，影响代谢产量；机械搅拌所需的驱动功率较高，对大型发酵罐来说是巨大的负担。

自吸式发酵罐：其结构大致上与通用式发酵罐相同（图 6-7），主要区别在搅拌器的形状和结构不同。自吸式发酵罐使用的是带中央吸气口的搅拌器。搅拌器由从罐底向上伸入的主轴带动，叶轮旋转时叶片不断排开周围的液体使其背侧形成真空，于是将罐外空气通过搅拌器中心的吸气管而吸入罐内，吸入的空气与发酵液充分混合后在叶轮末端排出，并立即通过导轮向罐壁分散，经挡板折流涌向液面，均匀分布。空气吸入管通常用一端面轴封与叶轮连接，确保不漏气。自吸式发酵罐的缺点是进罐空气处于负压，因而增加了染菌机会；其次是这类罐搅拌转速高，有可能使菌丝被搅拌器切断，影响菌的正常生长。所以，在抗生素发酵上较少采用，但在食醋发酵、酵母培养方面已有成功使用的实例。

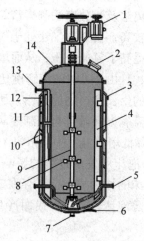

图 6-6　通用式发酵罐
1-电动机　2-手孔　3-接压力表　4-挡板
5-通风管　6-冷却水进口　7-放料口　8-搅拌器
9-轴　10-温度计接口　11-夹套　12-冷却水接口
13-取样口　14-窥镜

② 通风搅拌式发酵罐　在通风搅拌式发酵罐中，通风的目的不仅是供给微生物所需要的氧，同时还利用通入发酵罐的空气，代替搅拌器使发酵液均匀混合。常用的有循环式通风发酵罐和高位塔式发酵罐。

循环式通风发酵罐：它是利用空气的动力使液体在循环管中上升，并沿着一定路线进行循环，所以这种发酵罐也叫空气带升式发酵罐或简称带升式发酵罐（图6-8）。带升式发酵罐有内循环和外循环两种，循环管有单根的也有多根的。与通用式发酵罐相比，它具有以下优点：发酵罐内没有搅拌装置，结构简单，清洗方便，加工容易；由于取消了搅拌用的电机，而通风量与通用式发酵罐大致相等，所以动力消耗有很大降低。

高位塔式发酵罐：它是一种类似塔式反应器的发酵罐，其高径比约为7，罐内装有若干块筛板。压缩空气由罐底导入，经过筛板逐渐上升，气泡在上升过程中带动发酵液上升，上升后的发酵液又通过筛板上带有液封作用的降液管下降而形成循环。这种发酵罐的特点是省去了机械搅拌装置，如果培养基浓度适宜，而且操作得当的话，在不增加空气流量的情况下，基本上可达到通用式发酵罐的发酵水平。

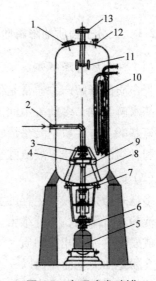

图6-7 自吸式发酵罐

1-入孔 2-通风管 3,7-轴封 4-转子
5-电机 6-联轴器 8-搅拌轴 9-定子
10-冷却蛇管 11-消泡器 12-排气管
13-消泡转轴

6.1.2 发酵过程中生化反应及食品色、香、味的形成

发酵过程是一个非常复杂的生化过程，有一系列连续反应并随之产生许多中间产物，其中多种化学反应，需要一系列酶的参加。食品的发酵历程是主要包括原料以及微生物复合体代谢的动态表现。发酵的一般过程可大致分为3个阶段：

第一阶段，在适宜的发酵条件下，微生物利用原料中各种营养组分迅速繁殖，经一段时间竞争后各种生理类群的微生物按一定比例定居下来。第二阶段，随着原料不断被分解，代谢产物开始积累，基质条件发生变化，原来定居的各类生理类群的微生物数量开始下降，代之而起的是一群具有高度特异性的微生物，如酿醋的醋酸菌和酿酒的酵母菌。第三阶段，各类生理群的微生物在持续发酵过程中反复较量，其中最适于这种环境中生活而代谢产物又能抑制其他类群微生物的微生物种类最终取得优势。

实际上，在食品的发酵过程中这3个阶段是交错进行的，主要通过发酵工艺来控制酶解和合成过程，从而决定发酵最终产物的趋向，最终形成发酵食品特有的风味与色泽品质。

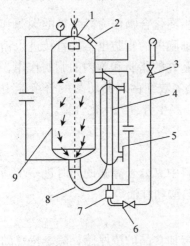

图6-8 带升式发酵罐

1-入口 2-视镜 3-空气管 4-上升管
5-冷却夹套 6-单向阀门 7-空气喷嘴 8-带升管 9-罐体

6.1.2.1 大分子物质的降解阶段

(1) 蛋白质的降解

蛋白质的降解产物通常是作为微生物生长的氮源物质之一。蛋白质的降解首先被蛋白酶水解为胨、多肽等中间产物，然后在肽酶的作用下进一步被分解为具有营养价值的氨基酸。有些氨基酸是成味的。例如，谷氨酸和天冬氨酸具有鲜味，丙氨酸、色氨酸和甘氨酸呈甜味，酪氨酸呈现苦味。

(2) 多糖的降解

多糖是微生物赖以生存的主要碳源物质与能源的重要来源，广泛存在的多糖主要包括淀粉、纤维素、半纤维素、果胶等。下面以淀粉为例介绍其在发酵过程中的转化及形成发酵食品的相关品质。

淀粉是由 D-葡萄糖以 α-糖苷键连接而成的一种大分子物质。淀粉有两种结构：直链淀粉和支链淀粉。直链淀粉是 D-葡萄糖残基以 α-1,4-糖苷键连接而成，而较大分子的支链淀粉除了以 α-1,4-糖苷键连接外，在直链与支链交接处以 α-1,6-糖苷键连接。在自然界中，淀粉中直链和支链淀粉分别占 15% 和 85% 左右。以淀粉为碳源和能源的微生物，它们能利用本身合成并分泌到胞外的淀粉酶将淀粉水解成双糖和单糖，这些水解物被微生物吸收，最后再被分解与利用。根据淀粉酶作用淀粉分子的位置不同，可将淀粉酶分为 α-淀粉酶、β-淀粉酶、葡糖苷酶、糖化酶和异淀粉酶。不同的淀粉酶作用淀粉后得到的水解终产物有所不同。例如，α-淀粉酶水解淀粉的终产物是麦芽糖；而在糖化酶的作用下，淀粉最终被水解为葡萄糖。淀粉经水解作用降解为中间产物和葡萄糖可以直接形成口味成分外，葡萄糖经由酶催化的糖酵解途径(EMP途径)最后生成乙醇。

(3) 脂类化合物的降解

脂类化合物主要包括脂肪、脂肪酸、磷脂等。脂类化合物作为微生物的碳源和能源，微生物对其利用较缓慢。脂肪不能进入细胞，细胞内的脂肪也不能直接进入糖酵解途径。微生物细胞产生的胞外酶和胞内酶分别对胞外的脂肪和胞内的脂肪作用，生成脂肪酸和甘油。生成的甘油进一步代谢。虽然大多数细菌对脂肪酸的分解能力很弱，但在有氧的情况下，脂肪酸则可进行 β-氧化，产生芳香气味化合物。

6.1.2.2 代谢产物形成阶段

在发酵过程中，微生物在适宜培养条件下将原料中大分子降解的同时进一步降解产物转化，降解的产物主要有乳酸、乙醇、酯类、乙酸和甘油等。

(1) 乳酸

乳酸是发酵食品中一种重要的有机酸。乳酸能增加食品的浓厚感，赋予特殊的滋味。从生化机制上可将乳酸发酵分为正型乳酸发酵和异型乳酸发酵。在正型乳酸发酵中，常见的干酪乳杆菌、德氏乳杆菌保加利亚亚种均能将葡萄糖几乎全部转化为乳酸(发酵产物中乳酸>80%)，很少有其他产物；在异型乳酸发酵中，常见的短乳酸菌、双歧杆菌、戊糖明串珠菌等能将葡萄糖分解为乳酸(发酵产物中乳酸占50%左右)、乙醇、乙酸和CO_2等。

(2) 乙酸

醋酸杆菌能氧化乙醇使之成为乙酸,因而是制造食醋的主要菌种。在醋酸杆菌的代谢中,可按照如下化学式进行:

$$CH_3CH_2OH + O_2 \rightarrow CH_3COOH + H_2O + 493.7kJ$$

此外,短乳杆菌的异型乳酸发酵和双歧杆菌在乳酸发酵降解葡萄糖过程中也产生乙酸。例如,在发酵乳中,除了乳酸,乙酸也是主要挥发性风味物质之一。微量的乙酸等有机酸和乳酸构成发酵乳的独特风味。

(3) 乙醇

乙醇发酵有多种类型,目前主要是酵母菌在中性或偏酸性、无氧条件下,利用葡萄糖经EMP途径产生乙醇的代谢。乙醇作为发酵食品的香气和风味成分的前体物质。

(4) 酯类

酯类化合物是一类重要的芳香风味物质,是白酒、果酒等发酵食品的重要香气成分之一。酯类化合物的组成及比例对发酵食品的风味香气品质有不同的影响。例如,乙酸乙酯具有香蕉、苹果香,味辣带涩;丁酸乙酯呈菠萝香,适量爽口,过量有脂肪臭;戊酸乙酯似菠萝香,味浓刺舌;己酸乙酯似菠萝香,味甜爽口,具有大曲酒香,有愉快的气味。酯类化合物(R_1COOR_2)的形成是由酰基辅酶A(R-COCoA)和醇类(R_2OH)缩合而成(即:$R_1CO \cdot SCoA + R_2OH \rightarrow R_1COOR_2 + CoA-SH$)。

(5) 甘油

甘油存在于葡萄酒等发酵食品中,具有甜味、黏性,可以使发酵食品有浓厚感。例如,葡萄酒酵母在乙醇发酵中生成含量较为丰富的副产物——甘油,甘油无挥发性、无气味,不影响葡萄酒香气,含量高时会改善葡萄酒的甜味、酒体与丰满度,浓度达到$25.8g \cdot L^{-1}$时会增加葡萄酒的黏度。因此,在乙醇发酵过程中多产甘油有利于提高葡萄酒的质量。

6.1.2.3 代谢产物的再平衡阶段

发酵产物形成后,通过各种横纵交错的途径相互作用使产物组成基本平衡,形成特有风味食品(体系)。从表面上理解,代谢产物的再平衡主要是指在后发酵阶段,其实不然,从原料的粉碎、浸泡等预处理直到餐桌上这一过程一直没有停止过。

6.2 发酵食品加工工艺

6.2.1 酱油

酱油是以植物蛋白(豆粕、豆饼等)及碳水化合物(麸皮、米糠、玉米、小麦、面粉等)为主要原料,在微生物酶的催化作用,发酵水解成多种氨基酸及各种糖类,并以这些物质为基础,再经过复杂的生物化学变化,形成具有特殊风味的调味汁液。酱油作为人们生活中不可缺少的调味品,起着色、香、味、体的调节作用。除此之外,酱油中含有丰富的营养成分(如蛋白质、脂肪、钙、磷、铁、B 族维生素)和许多生理活性物质(如大豆多肽、大豆异黄酮、大豆皂苷),所以酱油还具有营养保健作用。目前,已报道酱油中诸多活性成分具有许多生理功能,如具有抗氧化、抗肿瘤、降胆固醇、降血压、促进消化、杀菌作用。

6.2.1.1 酱油的分类

我国酱油种类多,可以从酱油的生产工艺、生产原料、产品特性与用途、物理状态进行分类。

(1) 按生产工艺分类

① 酿造酱油(fermented soy sauce) 《酿造酱油》(GB 18186—2000)将酿造酱油定义为以大豆和/或脱脂大豆、小麦和/或麸皮为原料,经生物发酵制成的具有特殊色、香、味的液体调味品。按发酵工艺将酿造酱油又分为高盐稀态发酵酱油和低盐固态发酵酱油两种。

高盐稀态发酵酱油:高盐稀态发酵酱油是指以大豆和/或脱脂大豆、小麦和/或小麦粉为原料,经蒸煮、曲霉菌制曲后与盐水混合成稀醪,再经发酵制成的酱油。采用该工艺制得的酱油色泽呈红褐色,光亮清澈,香气浓郁,风味好,但该工艺需要压榨设备、投资大,发酵周期较长(4~6 个月),因此产量只占全国总产量的 10% 左右。

低盐固态发酵酱油:低盐固态发酵酱油是指以脱脂大豆及麦麸为原料,经蒸煮、曲霉菌制曲后与盐水混合成固态酱醅,再经发酵制成酱油,该工艺控制酱醅中含盐量在 7% 左右,对酶的抑制作用不大,该方法的发酵周期短,操作简便,技术简单,成本低,产量大,占全国总产量的 90%。目前,全国有 80% 的企业采用低盐固态的酿造工艺生产酱油,但该工艺生产出的酱油以中、低档产品居多,色泽较深,风味和品质较差,香气不如高盐稀态发酵的酱油。

② 配制酱油 《配制酱油》(SB 10336—2000)中规定:配制酱油以酿造酱油为主体,与酸水解植物蛋白调味液、食品添加剂等配制而成的液体调味品。配制酱油中酿造酱油的比例(以全氮计)不能少于 50%,并且其中不得添加味精废液、胱氨酸废液、用非食品原料生产的氨基酸液。

(2) 按生产原料分类

该分类主要是依据世界各地的饮食习惯和资源分布特点进行。我国和日本主要以大豆和脱脂大豆为主要原料酿造酱油,中国南方也用其他原料(如花生饼、葵花籽饼、棉籽饼)代替大豆来酿制酱油。东南亚国家和我国广东、福建等地还以小鱼、小虾为原料生产鱼酱油。欧美一些国家倾向以食用蛋白质酸解水解液为主的酱油。

(3) 按产品特性与用途分类

① 本色酱油 又称生抽类酱油。其特点是:色淡,色泽为发酵过程中自然生成的红褐色,不添加焦糖色,香气浓郁、鲜咸适口。本色酱油主要用于炒菜、烹调、拌饭、做汤、凉拌、蘸食等,用途广泛,是烹调、佐餐兼用型的酱油。

② 浓色酱油 又称老抽类酱油,是在生抽酱油中添加了焦糖色制成的浓色酱油。

其主要特点是：颜色深、浓，主要适用于烹调一些色深的菜肴，如烧烤类菜肴、红烧类菜肴等，不适于凉拌、蘸食、佐餐食用。

③ 花色酱油　添加了各种风味调料的酿造酱油或配制酱油，如海鲜酱油、香菇酱油、鲜虾生抽、草菇老抽等，品种很多，主要适用于烹调及佐餐。

(4) 按酱油产品的物理状态分类

按物理状态酱油分为液体酱油、半固态酱油和固态酱油。其中，半固态酱油呈膏状，是用酿造酱油或配制酱油为原料浓缩而成；而固态酱油有酱油粉和酱油晶，是以酿造酱油或配置酱油为原料经干燥得到的易溶制品。

6.2.1.2　酱油酿造的原料

原料是保证产品品质和多样性的基础，以不同的原料或原料配比进行酿造会使产品具有不同的风味。酿造酱油的原料主要包括蛋白质原料、淀粉原料、水、食盐及一些辅料(如香辛料、增色剂、防腐剂、助鲜剂等)。

(1) 蛋白质原料

蛋白质原料对酱油色、香、味、体的形成非常重要。一方面，在酿造过程中，蛋白质被微生物的酶作用分解为多肽、多种呈味氨基酸，这些产物是酱油的营养成分及鲜味、甜味的来源；另一方面，部分氨基酸进一步与其他化合物(如羰基化合物)反应，与酱油的色、香有着直接的关系。我国酱油生产企业主要采用大豆或脱脂大豆作为蛋白质原料，其他蛋白质含量高的原料有花生饼、菜籽饼、葵花籽饼、棉籽饼。根据各地的习惯，豌豆、蚕豆、绿豆等也用作为酱油酿造的蛋白质原料。表6-2 为各种蛋白质原料的一般成分。

表 6-2　各种蛋白质的一般成分　　　　　　　　%

蛋白质原料	粗蛋白质	碳水化合物	粗脂肪	粗纤维	水分	灰分
大豆	35~45	21~31	15~25	4.3~5.2	8~12	4.4~5.4
豆粕	47~51	19~22	0.5~1.5	5.0	7~10	5.2
热榨豆饼	45~48	18~21	4~5	—	8~10	5.5~6.5
冷榨豆饼	44~47	18~21	6~7	—	10~12	5~6
花生饼	40~45	20~30	5~7	4~6	9~10	6~7
菜籽饼	36.91	30.21	3.45	—	8.81	7.12
棉籽饼	40~45	20~30	7~9	5~10	8~12	5~7

① 大豆　是黄豆、黑豆和青豆的统称。我国酱油的传统生产以大豆为主，大豆蛋白质的氨基酸种类较全面，谷氨酸含量最高，可用于酿造酱油产生浓厚的鲜味。但是大豆中油脂含量较高(15%~25%)，在酿制酱油过程中，油脂没有得到充分利用。

② 脱脂大豆　以脱脂大豆为蛋白质原料，节约了大豆中大量的脂肪，降低成本。根据脱脂方法不同分为豆粕和豆饼。豆粕是大豆经过有机溶剂提取油脂后的产物。豆粕中脂肪含量极少(0.5%~1.5%)，蛋白质含量高，水分也少，容易破碎和蒸煮，脂肪含量少，保存期间不易发生氧化变质，是酿制酱油的理想原料。豆饼是采用压榨法

提取大豆脂肪后的产物。根据大豆压榨时处理的方式不同将豆饼又分为冷榨豆饼和热榨豆饼。热榨豆饼中蛋白质组织受破坏较多，质地较松，微生物酶容易作用，水分和脂肪均较少，更适合用于酿造酱油。

③ 其他饼粕　花生饼、菜籽饼、棉籽饼等的蛋白质含量也较高，也用作酿造酱油的代用蛋白质原料，但要保证这些饼粕的原料安全性。例如，花生饼容易污染黄曲霉，极易产生黄曲霉毒素，因此采用花生饼作为酱油原料时，必须选择新鲜、干燥无霉变变质者，在贮藏过程中注意花生饼的贮藏条件，生产前需根据情况检查是否含有黄曲霉毒素，检验合格后方可使用。菜籽饼中含有特殊气味和菜油酚，必须经过脱毒并检验合格后获当地卫生部门批准后方可销售和使用；菜油酚一般可用 0.2%~0.5% 的稀酸和稀碱除去。棉籽饼中含有有毒物质棉酚，其含量在 0.15%~1.6%，作为酱油原料时，必须先去除该物质，并经过当地卫生部门批准后，方可投料酿制酱油。

④ 其他蛋白质原料　蛋白质含量高且不含有毒物质的物质，如蚕豆、豌豆、绿豆也可以作为酿造酱油的蛋白质原料，但其蛋白质含量相比于大豆和豆饼低，使用时一般只能替代部分蛋白质原料。

(2) 淀粉原料

淀粉在发酵过程中被酶分解成糖，除了为发酵中的微生物生长提供所需的碳源外，葡萄糖经酵母发酵的产物（乙醇、甘油和丁二醇等）是形成酱油香气的前体物质和酱油的甜味形成；葡萄糖还可以被某些细菌利用进一步形成酯类物质，增加酱油香味；发酵中未被利用的葡萄糖和糊精可以增加甜味和黏稠感，关系到酱油良好体态的形成。因此，淀粉也是酱油酿造的重要原料。传统上，以小麦和面粉为主要淀粉原料，目前大部分改用麸皮为主要淀粉原料。

① 小麦　小麦中除主要含有约 70% 淀粉外，还含有 10%~14% 的蛋白质，2% 的脂肪，10%~14.5% 的水分、1.6%~2.3% 的粗纤维。其中，蛋白质中的氨基酸以谷氨酸最多，是酱油呈鲜味的主要成分之一，对酱油的品质提高有着较大的贡献。

② 麸皮　麸皮是小麦制粉时的副产品，因小麦品种和产地不同，其成分有所差异，大致成分为：淀粉含量约为 20%，粗蛋白质 10%~17%，粗脂肪 2%~6%，粗纤维 6%~10%，水分 9.5%~15%，灰分 5%~7.5%。此外，麸皮含有钙、铁、钾等无机盐及多种维生素，促进米曲霉的生长。麸皮质地疏松，表面积大，可以增强微生物分泌产酶，利于制曲和淋油。更具有优势的是，麸皮资源丰富，价格低廉。但是，由于麸皮中淀粉含量较低，影响乙醇发酵，从而降低了酱油的香气和和甜味的生成量，因此在酱油生产中可以适当补充含淀粉较多的小麦或其他原料以保证酱油品质。

③ 其他淀粉原料　淀粉含量高、无毒、无异味的物质（如玉米、大麦、碎米和高粱米）也可以作为酱油酿制的淀粉原料。这些原料的粗淀粉含量约为 70%。

(3) 食盐

食盐也是酱油酿造的重要原料之一。一方面，食盐使酱油具有适当的咸味，并与氨基酸共同作用赋予酱油鲜味；另一方面，食盐具有杀菌防腐作用，在发酵过程中抑制污染杂菌的生长，在成品贮藏过程中防止腐败变质。此外，食盐溶液有助于大豆蛋白质的溶解，使成品中氮含量增加，提高了大豆原料的利用率。酱醪发酵阶段中食盐的浓度及纯度的高低对发酵有着较大的影响，因此酿造用食盐的选择应注意以下几点：水分和杂质少；颜色洁白；氯化钠含量高（优级盐中氯化钠含量 >93% 或者一级盐中氯化钠含量 >90%）；卤汁（氯化镁、氯化钾、硫酸钠、硫酸镁等混合物）过多会使酱油带有苦味，因此要求卤汁少。

（4）水

无论制曲阶段还是酱醪发酵阶段，水都是酱油生产中不可或缺的酿造重要原料之一。在酱油酿造中水的用量较大，一般每生产 1t 酱油需要 6~7t 的水。通常自来水、深井水、清洁河水、江水、湖水均可使用。但是，酿造水必须具备以下条件：符合饮用水卫生标准，无色、无异味、中性或微偏碱性；铁、锰含量宜 $<0.02\ mg\cdot kg^{-1}$，否则会影响酱油的香气和风味。

6.2.1.3 酱油酿造主要微生物

酿造酱油是利用特定微生物及其酶的作用分解蛋白质、碳水化合物所得到的酿造产品。酿造过程中起主要作用的微生物包括霉菌、酵母菌和乳酸菌。参与发酵的微生物对发酵过程和产品品质至关重要，因此筛选和培育优质菌种是酱油酿造的重要环节。

（1）霉菌类

① 米曲霉（*Aspergillus oryzae*）　是酱油发酵的主发酵菌。在制曲过程中，米曲霉会产生多种酶类，主要有蛋白酶，有较强的蛋白质分解能力；谷氨酰胺酶，将谷氨酰胺直接分解为谷氨酸，增强酱油的鲜味；淀粉酶，将淀粉分解为糊精和葡萄糖。这 3 种酶对相应成分的分解作用决定了原料的利用率、酱醪发酵成熟的时间和产品的风味与色泽。

② 酱油曲霉（*Aspergillus sojae*）　在 20 世纪 30 年代，日本学者阪口从酱油中分离出来酱油曲霉，并用于酱油生产。与米曲霉相比，酱油曲霉的多聚半乳糖酸酶活性较高，碱性蛋白酶活力较强。日本制曲使用混合曲霉（米曲霉 79%，酱油曲霉 21%）。我国有部分酿造酱油企业使用混合曲霉，通常使用纯米曲霉制曲。

（2）酵母菌

① 鲁氏酵母（*Saccharomyces roouxii*）　是酱油酿造中主要的酵母菌，能在含糖量、盐量很高的原料中生长，最适宜的生长条件为含盐量 5%~8%，含食盐量 18% 时生长仍较快，食盐量增大到 24% 时其生长缓慢，甚至在饱和食盐的条件下仍不能完全抑制它的生长。鲁氏酵母能发酵葡萄糖和麦芽糖，不能发酵半乳糖、乳糖及蔗糖。发酵生成的乙醇、甘油等再进一步生成酯、糖醇等风味物质。鲁氏酵母属于发酵型酵母，主要出现在主发酵期，进入发酵后期，随着发酵温度的升高，它开始自溶。

② 易变球拟酵母（*Torulopsis versatilis*）和埃切球拟酵母（*Torulopsis etchellsii*）　这两种酵母也属于耐高浓度食盐的酵母菌，在酱油和酱的发酵中产生香气的重要菌种。与鲁氏酵母不同的是，它们属于酯香型酵母，在发酵后期作用，参与了酱醪的成熟，主要产生 4-乙基愈创木酚、苯乙醇等香气成分。

(3) 乳酸菌

乳酸菌与酱油风味的形成有很大关系，代表性乳酸菌有：嗜盐片球菌(*Pediococcus halaphilus*)、酱油片球菌(*Pediococcus soyae*)、酱油四联球菌(*Tetracoccus soyae*)及植物乳杆菌(*Lactobacillus plantanum*)。它们都能在高浓度酱醪中生长并发酵糖生成乳酸，但耐乳酸能力不太强，因此不会产生过量乳酸使酱醪 pH 值过低而造成酸味变重。一般酱油中乳酸的含量在 $15g \cdot L^{-1}$。适量的乳酸，使酱油口感柔和，是构成酱油风味的重要呈味物质之一。此外，乳酸菌发酵过程中产乳酸使得酱醪 pH 值降低至 5.5 以下，合适鲁氏酵母繁殖和发酵。当嗜盐片球菌与酵母菌以 10:1 的比例混合使用时，这两种菌共同作用生成的糠醇赋予酱油更好的独特香气。

6.2.1.4 酿造酱油的生产工艺

按照发酵方法，我国酿造酱油生产工艺主要采用低盐固态发酵法和高盐稀态发酵法。

(1) 低盐固态发酵工艺

低盐固态发酵工艺是控制酱醪中盐含量在 7% 左右，对酶的抑制作用不大，是基于无盐固态发酵发展起来的。其特点是：原料成本较廉价，发酵周期较短，发酵温度较高，营养物质含量少；特别是低盐固态经过高温发酵，酶失活快，不利于氨基酸生产及产香产酯物质的产生。由于发酵周期较短，没有后熟期，代谢产物不多，口味、香味与传统发酵产品相比差距较大。但因其工艺简单，设备投入少，生产成本低，故国内大多数中小企业仍采用低盐固态发酵法。

① 工艺流程

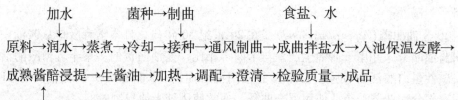

② 操作要点

• 原料处理：酱油的原料处理包括原料配比与粉碎、润水、蒸煮。

原料配比与粉碎：低盐固态发酵通常采用的原料配比是豆饼:麸皮 = 6:4、7:3 或 8:2。豆饼要先进行粉碎，以利于增大豆饼的表面积，为吸收水分和蒸煮创造条件，提高原料的利用率。可采用锤击式粉碎机进行豆饼粉碎，然后通过筛子(2~3mm 孔径)得到粒度均一的小碎片。

原料润水：向原料中加入所需要的水量后，设法使其均匀而完全吸收，加水后需要维持一定的吸收时间，称为润水。其目的是主要有：使蛋白质含有适量的水分，以便其在蒸煮时迅速达到蛋白质适度的变性(蒸熟)；使原料中淀粉吸水、充分膨胀、易糊化，利于发酵菌种利用营养物质；为菌种的生长繁殖提供适量水分。

润水量因制曲的原料配比而不同，一般以蒸熟后曲料按水分达到 47%~50% 为宜。

假设原料为豆饼和麸皮,总料加水量由如下公式(未考虑蒸煮时的水分吸收)计算:

$$w = \frac{m + m_1 w_1 + m_2 w_2}{m + m_1 + m_2} \times 100\%$$

式中 w——要求熟料水分含量,%;
m——加水量,kg;
m_1 和 w_1——豆饼的质量,kg 和豆饼的水分,%;
m_2 和 w_2——麸皮的质量,kg 和豆饼的水分,%。

蒸煮:目的是使原料中蛋白质适度变性、淀粉蒸熟糊化,杀灭附着在原料上的微生物,为菌种生长繁殖提供合适的养料和创造有利的条件。原料蒸煮的程度对原料的利用率和酱油质量有着明显的影响。因此,蒸煮时间、温度和蒸汽压力等条件的控制要求非常严格。蒸煮设备有常压蒸料锅和加压蒸料锅。由于采用常压蒸料锅曲料蒸熟不均匀,且进、出料劳动强度大,该种设备一般在一些小型酱油厂中使用。对于大型酱油厂,一般采用加压蒸料锅。目前普遍使用的加压蒸料锅是旋转式蒸煮锅,蒸煮条件一般为:压力 0.08~0.14MPa,维持 15~30min。蒸煮的熟料要求达到如下质量标准:感官方面,具有熟料固有的色泽和香味,无糊味和其他不良气味,有弹性,手感松散,不黏,无夹心;理化方面,水分为 46%~50%,蛋白质消化率>80%。

- 接种种曲:种曲用量为制曲投料量的 0.3%,接种温度控制在 40℃。种曲的制作为:

一级种→二级种→三级种
↓
原料→加水混合→蒸料→过筛→冷却→接种→装匾→曲室培养→种曲

- 厚层通风制曲:接种种曲后的曲料移入曲室池内,厚度约为 30cm。米曲霉最适的发芽温度在 30~32℃。当通风制曲开始时,米曲霉得到适当的温度和水分,品温维持在 32℃左右为宜。在最初静止培养 4~5h 是米曲霉的孢子萌芽期,孢子萌芽后,接着生长菌丝,当静止培养 8h,由于菌丝生长旺盛使品温上升,此时应通风,以维持品温在 35℃。培养至 12h 左右,当肉眼稍见曲料发白时可进行第一次翻料;当曲料全部发白,曲料结块面层有裂缝迹象及品温相应上升时,应进行第二次翻曲。继续培养到 18h 左右,开始着生孢子,24h 左右孢子逐渐成熟,外观由淡黄色变为嫩黄绿色,品温逐渐下降,即可出曲。

- 食盐水的配制:食盐的浓度一般控制在 7%左右,既不严重抑制蛋白酶的活力,又能适度抑制其他污染菌的生长。因食盐的质量及温度不同,用盐量需要相应增减。通常用波美度表示食盐水浓度,以 20℃为标准温度,拌曲盐浓度一般在 12~13°Bé。

- 成曲拌盐水:拌曲盐水的温度,一般根据入醅池后对发酵温度的要求来掌握。入醅池后酱醅品温应控制在 42~45℃,因此夏季盐水温度可控制在 45~45℃,冬季则需盐水温度为 50~55℃。拌曲盐水温度不宜过高,否则使成曲酶活性钝化而失去活性。当成曲质量较差时,可以适当提到拌曲盐水温度,并适当加入些食用纯碱将 pH 值调至 9~10(拌曲后酱醅 pH 值控制在 7 左右),这样有利于中性、碱性蛋白酶的作用，对提高原料的利用率有一定的效果。拌曲盐水量的确定一般使得酱醅含水量不低于50%，52%~53%较为理想。拌曲时应注意盐水和成曲拌和的均匀性，通常在低层的酱醅中少拌入一些盐水，拌盐水量随着酱醅层上移而适量加大，使得酱醅层在拌曲结束后盐水量趋于一致。

- 保温发酵：发酵是酱油酿造中一个重要的工艺环节，直接影响到原料利用率和酱油的质量。它是利用微生物分泌的多种酶，其中最重要的是蛋白酶和淀粉酶，在一定条件下作用，将酱醅（醪）中原料分解、转化，最后形成酱油的色、香、味、体成分。因此，对发酵工艺条件（温度和时间等）的掌握尤为重要。因各厂根据设备情况及要求不同，发酵工艺条件的控制有所差异。在发酵前期，主要淀粉和蛋白质的酶解阶段，一般要求温度控制在42~46℃，在该温度下维持10d左右，水解基本结束。进入发酵后期，主要是以耐盐乳酸菌和酵母菌为主导的发酵作用，应补充适量浓食盐水使之浓度达到15%左右，酱醅温度下降到30~35℃，一般可以通过浇淋来实现对食盐浓度和酱醅温度的调整与控制。到达要求的发酵条件后，可将乳酸菌和酵母菌培养液浇淋在酱醅上，也可以利用自然繁殖的野生乳酸菌和酵母菌进行发酵，直到酱醅成熟。整个发酵阶段一般需维持14~20d。上述的发酵过程是采用温度"先中后低"型的发酵。为了缩短发酵周期，有些酱油生产单位采用温度"先中后高"型发酵，即在第一周内酱醅温度维持在42~45℃，然后逐渐升高至51~52℃，整个发酵阶段需15d左右。此"先中后高"型发酵的酱油出品率虽然有所增加，但是由于发酵后期的温度高不利于酵母菌和乳酸菌的作用，而使得酱油的风味较差。

- 酱油的提取：酱醅在成熟后，用浸提液将固体酱醅中有效成分分离出来，溶入液相作为成品。浸出工艺主要包括3个过程，即浸泡、过滤、洗涤（图6-9）。先将上批酱油提取工艺得到的二油加热至70~85℃。浸提液加热的目的是加速酱醅中有效成分向浸提液的扩散作用，促进酱油成分从固体发酵颗粒中溶出，同时还可以起到抑制杂菌繁殖，防止酱醅变质的作用。受热后的浸提液（二油）通过泵注入成熟酱醅中，同时应采取加席（竹帘）措施以防醅面被冲散而影响滤油，二油用量需根据各种等级酱油的要求、蛋白质总量及出品率等来确定，一般为豆饼原料用量的5倍左右。浸泡过程中需盖紧发酵容器，酱醅温度保持在55~65℃，一般需浸泡20h左右。第一次浸提液从发酵容器底部放出的液体称为头油。头油（二油亦同）不能放得太多，避免醅层堆积密度增加使酱渣紧缩而影响第二次抽滤。在头油即将放完，酱醅面有薄层水时即可加入三油。第二次浸泡时间一般控制在8~12h，滤出二油。第三次浸泡时用水作为浸提液，浸泡2h左右，滤出的称为三油。此外，每次的放油速度对酱油质量和生产效率有关。具体放油速度根据具体情况来定，但一般而言，头油不得少于2h，二油不得少于1h，三油可以快些。头油、二油和三油分别用于配制酱油成品、下批次的成熟酱醅第一次浸泡液及第二次浸泡液。由于二油和三油用于下一批次浸泡，放置时间较长容易受杂菌污染而发生变质，应及时加热灭菌或加入适量盐进行贮存。

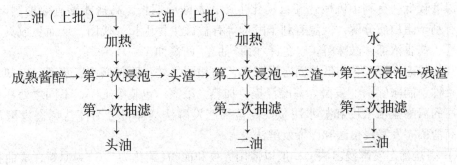

图 6-9 浸出工艺流程

- 加热及成品配制：从成熟酱醅中浸提出的头油称为生酱油，经过加热和配制等工序后才得到符合等级要求的酱油成品。其加热和成品配制的工艺流程为：

```
                甜味剂、助鲜剂防腐剂等
                        ↓
生酱油→加热→配制→澄清→质量鉴定→成品酱油
```

加热的主要目的是为了杀灭酱油中残留的微生物和酶，防止酱油质量降低和延长保质期；加热使部分凝固性蛋白质发生絮状沉淀，同时带动酱油中悬浮物与杂质一起下沉，使产品澄清；加热后产品的色泽得到适当加深，香气变得醇厚，但部分挥发性香气成分因加热而损失。加热的温度因酱油品种和质量而异。质量的生酱油具有浓厚风味，固形物含量高，宜用较低的加热温度，避免高温使其中的某些香气成分损失，甚至出现糊味而影响质量。对于质量差的酱油，加热温度可以适当提高。加热的方法主要有间接蒸汽法，方式有夹层锅加热、盘管加热、列管式热交换器加热等。前两种加热方式装置属于间歇式加热设备，酱油温度一般在 65～70℃，维持 30min。列管式热交换器加热设备可以连续化操作，是目前酱油厂使用较多的设备，因为它的结构简单，操作方便，成品质量好，生产效率高。从管内流出的酱油温度达到 80℃，可以通过调节管内酱油流速和管外蒸汽压力来实现。为了保持酱油的良好风味和质量，可采用高温瞬时灭菌法，在 115～135℃下仅受热 3～5s。

酱油经过加热后，将头油、二油和添加剂按照酱油的等级和规定的质量标准进行配兑的操作称为配制。其目的是保证每一批次酱油产品一致，达到感官、理化和卫生标准；根据各地风俗习惯和口味进行调味，增加产品种类及消费者的选择。

生酱油经加热后，其中的一些物质，如高分子蛋白质、菌体、其他悬浮物等常常发生聚结，使酱油成品浑浊。常用静置法或过滤法除去沉淀。静止法可以采用不锈钢和内涂环氧树脂的底部呈漏斗状钢质澄清器，澄清时间一般需要 5～7d。目前较先进的过滤是采用膜过滤对生酱油进行除菌和澄清处理，可以最大限度保留酱油的原有风味，在常温下有效地去除细菌、酶等物质以及其他悬浮物。日本在 20 世纪 80 年代已将超滤应用于酱油生产，并且取得了很好的研究成果。但是，由于设备及运行成本高，膜的过滤能力和使用寿命有待提高，在国内仍然没有普及。

(2) 高盐稀态发酵工艺

高盐稀态发酵工艺是目前世界上最先进的发酵工艺。其特点是：含盐高，稀醪，发酵温度较低，有利于机械化和自动化生产，发酵周期长。高盐能够有效抑制杂菌，稀醪有利于蛋白质分解，低温有利于酵母等有益微生物生长、代谢，从而生成具有口感醇厚、酱香浓郁、滋味鲜美、色泽浅而"油亮"的酱油。

高盐稀态发酵工艺与低盐固态发酵工艺的相同之处：原料润水、蒸煮、冷却、制曲、接种、制醅（醪）、发酵、酱醅浸提、加热、澄清、包装等工序；不同之处在于制醅工序的酱醪盐水浓度和盐水用量。高盐稀态发酵法具体可分为高盐稀态发酵压滤法、高盐稀态发酵浸出法和固稀发酵法。

① 高盐稀态发酵浸出法　一般以酱用大豆和面粉（配比为7∶3）为原料，成曲拌入盐水的浓度为18~20°Bé，盐水用量为总原料的2~2.5倍，酱醪的含盐量为15%~16%，酱醪为流动的稀态，日晒夜露的稀态发酵过程中，不加入人工培养的酵母菌和乳酸菌，发酵期为3~6个月。这种工艺在年平均气温高的南方广泛应用，如广东的生抽王、老抽等酱油多是采用这种工艺生产的。

② 高盐稀态发酵压滤法　高盐稀态发酵压滤法与高盐稀态发酵浸出法的工艺差别很大。高盐稀态发酵压滤法使用的原料是脱脂大豆及小麦，稀发酵的前期采用低温发酵，且需要加入人工培养的乳酸菌及酵母菌，成熟酱醪经压榨机压滤提取酱油，因此两种工艺的产品风味也存在着明显的差异。成曲拌盐水的浓度为18~20°Bé，加入盐水的温度根据季节的变化做适当调整，使得稀醪发酵前期（20~30d）品温为15℃为宜，在低温发酵阶段（30~40d）结束后加入耐盐酵母菌。发酵期间，品温从15℃开始到30℃，定期搅拌，发酵周期约为6个月，成熟酱醪送入压滤机压滤，滤出的生酱油经加热、配制、澄清后即为酱油成品。

③ 固稀发酵法　以脱脂大豆、小麦为主要原料，小麦经焙炒、破碎后与蒸熟的脱脂大豆混合制曲，再经过前期固态发酵，后期稀发酵两个阶段的酿造，再经压滤法提取酱油。前期固态发酵加入盐水浓度和温度分别为12~14°Bé和40~50℃，盐水与成曲原料的比例为1∶1，不需加入人工培养的酵母菌和乳酸菌，在40~42℃保温发酵14~15d后，加入二次盐水（浓度18~20°Bé，用量是成曲原料的1.5倍）。常温稀态发酵期间需定期搅拌，会有大量的野生酵母菌和乳酸菌参与发酵。这种发酵工艺是传统的高盐稀态发酵工艺的改进。

6.2.2　豆豉

豆豉（lobster sauce）与酱油、豆酱和腐乳并称我国四大传统发酵豆制品。豆豉是以大豆为主要原料，利用微生物发酵，使大豆蛋白质发生一定程度的降解，然后通过加盐、加酒、干燥等方法，抑制酶的活力，延缓发酵过程制成的一种具有特殊风味的发酵调味食品。

古代称豆豉为"幽菽"，也叫"嗜"。最早的记载见于汉代刘熙《释名·释饮食》一书中，誉豆豉为"五味调和，需之而成"。公元2~5世纪的《食经》一书中还有"做豉法"的记载。古人不但把豆豉用于调味，而且用于入药。《汉书》《史记》《齐民要术》《本草纲目》等都有此记载，其制作历史可以追溯到先秦时期。据记载，豆豉的生产，最早是由江西泰和县流传开来的，后经不断发展和提高，使豆豉成为独具特色，成为人们所喜爱的调味佳品,而且传到海外。我国台湾称豆豉为"荫豉",日本称豆豉为"纳豉",东南亚各国也普遍食用豆豉。目前,我国较为著名的豆豉有:重庆永川豆豉、广西黄姚豆豉、湖南浏阳豆豉、山东八宝豆豉、广东阳江豆豉、四川潼川豆豉等。

豆豉具有独特风味,主要用于烹调之中,在多种菜谱中作为调料。豆豉含有丰富的质蛋白质、还原性糖、脂肪、维生素 A 及维生素 E 等营养成分,因豆豉所采用的原料不同,其中营养成分有所差异。例如,黑豆经过发酵成豆豉后,其中的蛋白质含量、多肽、还原性糖和脂肪的含量分别约为 30%、2.4%、2.0% 和 12%。此外,豆豉还有豆豉溶栓酶、异黄酮、低聚糖、多肽、褐色色素、皂苷许多生理活性成分,具有溶栓、抗氧化、调理肠胃、降低血清胆固醇、降血压等保健功效。

6.2.2.1 豆豉分类

(1) 按制曲时参与发酵的主要微生物分类

① 毛霉型豆豉 在全国同类产品中产量最大,主要代表性品种为重庆永川豆豉、四川潼川豆豉和三台豆豉。毛霉型豆豉由于仅限于四川、重庆生产,有严格的区域限制,且对自然条件要求严格,一般在较低气温下的季节采用自然制曲生产。

② 曲霉型豆豉 分布最广,国内以广东阳江豆豉和湖南浏阳豆豉为代表产品。在自然发酵曲霉型豆豉中主要的微生物为巢状亚属巢状组埃及曲霉(*Aspergillus egyptiacus* Moub. & Moust.)、烟色亚属烟色组烟曲霉原变种(*Aspergillus fumigatus*)、环绕亚属黄绿组米曲霉原变种(*Aspergillus oryzae*)和环绕亚属黄绿组寄生青霉群(*Aspergillus parasiticus*)。

③ 根霉型豆豉 代表性产品有印度尼西亚的丹贝(Tempe)和上海、江苏等地生产的豆豉。参与制曲发酵获得主要微生物为少孢根霉(*Rhizopus oligosporus*)、米根霉(*Rhizopus oryze*)和毛霉(*Mucor indicus*)。

④ 细菌型豆豉 代表性的细菌豆豉有日本纳豆(Natto)和我国云南、山东、贵州等地的家常豆豉。参与发酵的主要微生物有豆豉芽孢杆菌(*Bacillus douchi*)、微球菌(*Micrococcus*)和枯草芽孢杆菌(*Bacillus subtilis*)等,其中芽孢杆菌在豆豉中数量突出,能大量形成与豆豉风味相关的酶类物质(蛋白酶和淀粉酶),因此芽孢杆菌在豆豉的发酵过程中发挥着非常重要的作用。

(2) 根据口味分类

① 咸豆豉 是煮熟的大豆,先经制曲,再添加食盐、辣椒、生姜、白酒等香辛料,入缸发酵晒制而成,含盐量一般高于 8%。

② 酒豆豉 将咸豆豉浸于黄酒中数日,取出晒干,即制得酒豆豉。

③ 淡豆豉 淡豆豉有食用和药用之分,食用淡豆豉是将煮熟的黑豆或黄豆经自然发酵而成的,含盐量一般低于 8%。

(3) 按成品含水量的多少分类

可分为干豆豉、湿豆豉和水豆豉。随着豆豉中水分含量的增大,豆豉的盐含量也增大。因此,又可以将这 3 种分类称为淡干豆豉(水分 <20%)、咸湿豆豉(45% 左右)

和咸水豆豉(含水65%以上)。

(4) 按豆豉加工原料分类

可分为黑豆豆豉和黄豆豆豉。采用优质黑豆为生产原料发酵而成的豆豉，有浏阳豆豉和江西豆豉等。以黄豆为原料生产豆豉的有广东阳江豆豉、江苏和上海一带的豆豉等。

(5) 其他分类

根据酿造豆豉时是否加调味辅料，可分为素豆豉及调味豆豉。根据辅料的不同，有酒豉、椒豉、酱豉、姜豉等。按照豆豉的用途不同，豆豉还可分为食用、药用及烹饪调味等。

6.2.2.2 豆豉形成的生化机制

虽然豆豉的种类很多，生产工艺有所差异，但豆豉生产主要为大豆前处理、制曲、后发酵和成熟阶段，每一个阶段都涉及一系列复杂的物理和生物化学反应。

(1) 大豆前处理阶段

该阶段主要包括浸泡和蒸煮，目的是让大豆吸收适量水分，使大豆蛋白质适当变性，从而改善微生物对营养物质的吸收，影响代谢过程中酶的活性。

(2) 制曲阶段

该阶段依靠微生物分泌大量的酶，如蛋白酶、脂肪酶、淀粉酶、β-葡萄糖苷酶等，分解大分子营养物质。例如，蛋白酶将大豆原料中蛋白质降解为多肽和氨基酸，脂肪酶将脂肪分解成脂肪酸，淀粉酶将淀粉水解成葡萄糖等单糖物质。

(3) 后发酵和成熟阶段

在发酵过程中发酵条件(温度、湿度、发酵时间)对微生物的繁殖和分泌酶有着直接的影响。后发酵阶段主要是通过乳酸菌及酵母菌的作用而产生风味物质。乳酸发酵产生的乳酸等有机酸与酵母菌发酵产生的醇类物质作用生成酯，形成了豆豉浓郁的酱酯香。游离氨基酸主要是在后发酵阶段形成，豆豉中氨基酸的主要成分为谷氨酸和天冬氨酸，并与经淀粉酶水解碳水化合物生成的还原糖(葡萄糖、果糖、麦芽糖等)发生美拉德反应，形成了豆豉诱人的黑褐色。

6.2.2.3 豆豉生产工艺

豆豉酿造工艺因产品品种和发酵中参与主要微生物制曲的不同有所区别。目前，我国豆豉的生产基本上是靠经验制作的自然发酵。它们的生产工艺基本相同，主要差异在于发酵菌种和发酵的参数有所不同(表6-3)。下面以毛霉型豆豉的生产工艺为例，详细介绍其工艺流程和操作要点。

(1) 毛霉型豆豉生产工艺流程

```
                           水              种曲    水、酒、盐
                           ↓               ↓         ↓
大豆→筛选→浸泡→沥水→蒸煮→冷却→接种制曲→洗曲、配料→装坛→晒曲
                                                              ↓
                                  成品←杀菌←检验、包装
```

表 6-3 几种豆豉自然发酵生产工艺的比较

项目	毛霉型豆豉	曲霉型豆豉	细菌型豆豉	根霉型豆豉
优势菌种	总状毛霉	巢状亚属巢状组埃及曲霉、烟色亚属烟色组烟曲霉原变种、环绕亚属黄绿组米曲霉原变种和环绕亚属黄绿组寄生青霉群	豆豉芽孢杆菌、枯草芽孢杆菌、乳酸菌、微球菌	米根霉、少孢根霉、毛霉
发酵参数	15~20℃制曲10~20d→拌入盐和香料→5~12℃后发酵6个月以上	28~32℃制曲5~7d→拌入盐和香料→30~35℃后发酵40d	高温(40℃)及相对湿度95%制曲2d→拌入盐和香料→30~32℃后发酵5~7d	37℃制曲1~2d成熟

(2) 操作要点

① 筛选 采用黄豆或黑豆，要求必须符合《大豆》(GB 1352—2009)中的规定，即颗粒硕大、饱满、肉多、粒径大小基本一致、表皮无皱，充分成熟、有光泽。

② 浸泡 水温控制在20~25℃，浸泡时间根据季节、温度及大豆品种而定。冬季5~6h，秋季3h，夏季2h。浸泡程度以豆膨胀无破皮，手感有劲，豆皮不易脱离为宜，浸泡大豆含水量达到45%左右。浸泡目的是使原料吸收一定水分，蒸煮时蛋白质迅速达到适度变性，淀粉易于糊化，以利于微生物分泌的酶作用，因为原料的含氮利用率和氨基酸的生成率随水分的增加而逐渐提高。如果大豆含水量过低(<40%)，不利于微生物生长繁殖，制曲过程延长，发酵后的豆豉产品坚硬，豆肉不松软；含水量过高(>50%)，曲料过湿，发酵温度难以控制，杂菌趁机浸入，发酵后的豆豉味苦，且容易发生霉烂变质。

③ 蒸煮 蒸煮目的是使大豆组织软化、蛋白质适度变性、淀粉达到糊化程度，以利于酶的分解作用；杀死附着于豆上的杂菌，提高制曲的安全性。通常采用常压蒸煮锅，121℃煮2h左右，若采用蒸汽加压蒸煮，一般以0.15MPa的压力保持30min。蒸煮程度为豆粒熟而不烂，内无生心，颗粒完整，有豆香味，无豆腥味，用手指压豆粒即烂，豆肉呈粉状。如果蒸煮不足或过度，蛋白质未变性或变性过度，那么大豆在发酵过程中可能会发生异常发酵。此外，蒸煮不足缺乏酯香味，而蒸煮过度酯香则易挥发。

④ 接种制曲 这个环节是整个生产过程中的一个重要环节，成曲的质量将直接影响到发酵的好坏，以及成品的质量优劣，所以一定要加强管理制曲过程，为微生物生长创造良好的生长环境。目前大规模生产常用的制曲方法主要有两种。

簸箕或晒席制曲：曲室是由多层架子构成，每个架子上放置有簸箕或晒席。将蒸煮好的大豆入室摊在簸箕或晒席上冷却，摊料时要做到四周厚、中间薄，料层随气温升高而变薄。然后接入毛霉菌种(一般是总状毛霉，兼有纤维酶活力高的其他霉菌和少量细菌)，种曲先用无菌水冷却到20℃左右，按1%的比例混合均匀，再接种于大豆，料不宜太厚2~3cm，此高度有利于豆曲分开，使得菌丝能够深入到豆下部生长，否则成品发酵后不疏松，影响质量。制曲周期因气温不同而异，一般为10~20d，入房温度为2~6℃，品温为5~12℃，入室3~5d豆粒可见白色霉点，8~12d菌丝生长整齐，且有少量褐色孢子生成，16~20d 毛霉转老，菌丝由白色转为灰色即可下架。若出曲过早，曲料水分大，辅料不易渗入，会使成品颜色较差；若出曲过晚，成品则会带苦味，影响质量。

通风制曲：生产量大可以用通风制曲。曲室是一个矩形的池子，能够方便地控制温度和湿度，一般的工厂是利用风机来控制温度，湿度是由人工来控制。将蒸煮好的大豆冷却到30℃以下，然后装入曲池中，装料厚度一般为18~20cm，开动风机控制温度，保持室温为8~10℃，品温为10~12℃，约18h后温度上升到15~20℃，要用风机降温到12~15℃，维持2d，因为温度、湿度控制合适，菌丝生长旺盛，温度上升也较快，要防止温度急剧上升烧坏曲料，所以要进行翻曲，隔1d进行第2次翻曲，一般要翻曲3次。翻曲可以使曲豆分散开来，以免粘连造成菌丝难以深入豆内生长，使得发酵后的成品硬实不疏松，影响质量。当然，翻曲有利于通风和降低温度的作用。翻曲时要保证曲料疏松，翻曲后菌丝处于繁殖高峰期，更要注意温度的控制。

⑤ 洗曲、配料　洗曲去毛的目的是尽量去掉豆豉成曲表面附着的孢子和菌丝，避免或减轻豆豉产品的颜色不纯及有强烈的苦涩味和霉味。将成曲放入冷水中，反复用清水冲直到没有黄水。用手抓不成团，然后沥干。洗曲时应注意避免大豆脱皮，豆曲表面没有孢子和菌丝。当豆曲水分沥干至50%时，按大豆原料质量的13%~18%添加食盐，然后加入白酒、桂皮、大茴等调味料，然后拌匀。拌胚时，应保持设备工具及操作环境的清洁卫生，手工或机械拌均匀即可。

⑥ 装坛或下窖发酵　将去毛、拌料后的大豆装入坛子中，且必须装满，以免有空气存留在坛中不利用毛霉（厌氧微生物）生长。但又不能压得太紧，以免晒露的时候破裂。装好后用塑料膜覆盖，用绳子系紧坛口，再盖上盖子。如果下窖，则需要在窖底先铺上一层谷糠，有利于保温。再将成曲装入窖中，在其表面用塑料薄膜封住，然后在薄膜上铺上一层食盐，这样可以防止空气进入，为微生物生长提供良好的条件，使得发酵效果良好。豆豉在发酵过程中，由于毛霉菌提供的蛋白酶对蛋白质的分解、淀粉酶对淀粉的分解，再经过酵母菌和细菌的联合作用，将各种成分合成豆豉特有的色、香、味等。

⑦ 晒曲　将封好的坛子放在屋外，让其日晒夜露，利用昼夜温差使生化反应加快，2~3个月转入室内，然后再继续发酵6~8个月，豆豉变为棕褐色而有光泽。

⑧ 质量检验　成品质量检验，要求豆豉无溃烂及脱皮，无硬粒、硬心及泥沙杂质；色正，香气浓郁，鲜咸适度，无异味。同时，为确保贮存，应做好包装的密封工作，销售过程中，要尽量使豆豉少与空气接触，以免杂菌污染，影响质量成品应低温存放。

6.2.2.4　发展趋势

国外对纳豆（Natto，日本细菌性豆豉）和丹贝（Tempeh）的研究已取得显著进展，其发展现状和影响力远高于我国豆豉。例如，日本纳豆年产量达20万t左右，已畅销日本全国，而且随着对其生理功能研究的深入，使其发展势头更加强劲；丹贝也已经跻身世界高档食品市场，并已具有成为全球化食品的趋势。相比之下，我国豆豉尽管历史悠久，但发展较为缓慢，与纳豆、丹贝等仍存在较大差距。国内豆豉的工业发酵基本上都是沿用传统的自然发酵方法，还没有真正实现纯种发酵。传统自然发酵过程中的微生物主要来自于空气中和器具上的微生物，发酵过程极其复杂，导致豆豉产品的质量不稳定，部分工序凭经验操作而无具体控制指标，对发酵过程中物质的动态变化和风味变化研究不透彻，产品的运输和保藏也受到限制；此外，自然发酵有可能因腐败菌和病原菌带来卫生和安全的隐患。这些对豆豉工业的大规模生产、稳定产品质量等都是不利的。为了控制发酵实现生产的工业化，在保存自然发酵豆豉风味的基础上，必须用纯种发酵代替自然发酵。无论是我国的酱油，还是日本的纳豆、豆酱和印度尼西亚的丹贝，都是在纯种发酵的前提下实现工业化的。

国内传统豆豉的微生物学研究还远远不够，没有筛选出合适的生产菌株，不能实现生产的工业化、标准化。豆豉后发酵优势有益菌株及其生物学特性，多菌株协同作用机理，微生物与豆豉功能性成分形成关系以及优良发酵剂的开发等研究还有待进一步加强，并在此基础上利用现代生物技术及现代生产管理技术，将有益微生物的作用更好地发挥出来，真正实现纯种发酵豆豉的工业化生产。

在豆豉的保健功能研究方面，日本现已利用纳豆进行深加工为胶囊，开发出纳豆保健品。国内对豆豉的功能性方面的基础研究还有待加强，应进一步对各种功能性成分在发酵过程中的变化进行研究；运用食品研究的新技术、新方法，对豆豉特殊功能成分进行分离、提取及保健功能研究，揭示药食兼用的豆豉生理活性物质及其作用机理等，从而进一步挖掘我国丰富的食疗宝库。

总之，我们要利用现代科学技术和手段，强化豆豉产业的基础研究，保持传统发酵豆豉的精华，将营养、美味、健康、安全等多重有机结合，为产业发展奠定良好的理论基础，为产业提升提供有力的技术支撑。

6.2.3 发酵乳制品

根据国际乳品联合会（IDF）1992年颁布的标准，发酵乳制品（fermented milk）是指以乳或乳制品在特征菌的作用下发酵而成的酸性凝乳状产品。在保质期内，该类产品中特征菌必须大量存在，并能继续存活和具有活性。发酵乳制品是一类制品的综合名称，种类很多。发酵乳制品具有营养丰富、易消化、适口性好和便于保藏等优点，深受广大消费者喜爱。目前国内外重要的发酵乳有：酸乳（又称酸奶）、开菲尔（Kefir）、欧默（Ymer）、发酵酪乳、酸乳油、斯堪的纳维亚酸乳、乳酒（以马奶为主）等。根据发酵乳制品的物理特征和其他特性，其产品种类主要有酸乳、干酪、乳酸菌制剂和酸乳粉四大类，其中以酸乳和干酪生产量最大。

大量的研究表明，发酵乳制品具有诸多的保健功能，如调节肠内菌群平衡、促进消化吸收、缓解乳糖不适症、抗菌作用、防止便秘、降低胆固醇、合成维生素、改善肝功能、提高免疫力、抗癌作用等。现代科技的发展及人们对发酵乳制品的口味、健康、安全等方面的追求拉动了发酵乳制品在菌种工艺、设备、包装和质量控制方面的发展。

6.2.3.1 发酵乳的主要微生物

用于发酵乳生产的菌种难以计数,这是因为世界上几乎各地都有自己独特的发酵乳制品,其发酵的菌种千差万别。发酵乳生产常见的微生物分为两大类:嗜温菌和嗜热菌。发酵乳发酵剂是指用于制造酸乳、开菲尔等发酵酸乳制品的特定微生物培养物。常见用于发酵乳的主要微生物见表6-4。

表6-4 发酵乳用的主要微生物

	发酵剂用微生物	主要发酵型	适用的乳制品
(嗜温性)乳酸球菌	乳酸链球菌(Streptococcus lactis)	乳酸发酵、分解蛋白质	酸乳、干酪、酸性奶油、牛乳酒
	嗜热链球菌(Str. thermophilus)	乳酸发酵	酸乳、干酪
	乳脂链球菌(Str. cremoris)	乳酸发酵	干酪
	戊糖明串株菌(Leuc. dextranicum)	丁二酮、生成气体	奶油、酪乳
	丁二酮乳酸链球菌(Str. butanedione)	发酵柠檬酸、发酵乳糖、丁二酮	干酪、酸奶油、牛乳酒
(嗜热性)乳酸杆菌	德氏乳杆菌保加利亚亚种(Lactobacillus bulgaricus)	乳酸、丁二酮、生产气体	酸乳、马乳酒、保加利亚乳、干酪
	嗜酸乳杆菌(Lact. acidophilus)	乳酸发酵	嗜酸乳杆菌乳
	双歧杆菌(Bifidobacterium)	乳酸发酵	酸乳
酵母	脆壁酵母(Sacchar fragilis)	生成气体、乙醇发酵	牛乳酒、马乳酒
	乳酸酵母(Sacchar lacti)	生成气体、乙醇发酵	牛乳酒、马乳酒

6.2.3.2 酸乳及其加工

(1)定义

联合国粮农组织(FAO)、世界卫生组织(WHO)与国际乳品联合会(IDF)于1977年对酸乳(yoghurt)的定义:酸乳是在德氏乳杆菌保加利亚亚种和嗜热链球菌的作用下,使用添加(或不添加)乳粉的乳进行乳酸发酵而得到的凝乳状产品,最终产品中须含有大量的、相应的活性微生物。我国在《发酵乳》(GB 19302—2010)中对酸乳的定义为:以生牛(羊)乳或乳粉为原料,经杀菌、接种嗜热链球菌和德氏乳杆菌保加利亚亚种发酵制成的产品。

(2)分类

依据其制作工艺、发酵微生物的特性及产品特征、原料组成等,分类方式和产品标准也不相同,大体上可以分为以下几类。

① 根据脂肪含量分类 酸乳可分为:全脂酸乳,脂肪含量>3.0%;半脱脂酸乳,脂肪含量介于1.5%~3.0%;脱脂酸乳,脂肪含量<0.5%。

② 根据产品组织状态与发酵后加工工艺分类 酸乳可分为凝固型酸乳、搅拌型酸乳、饮料型酸乳、冷冻型酸乳、浓缩型酸乳和酸乳粉5种。

凝固型酸乳(set yoghurt)：原料奶在添加发酵剂后立即进行灌装、封口，送入发酵室，产品在包装容器中发酵而成，保留其凝乳状态，如我国传统的玻璃瓶装的酸乳。

搅拌型酸乳(stirred yoghurt)：在发酵罐中接种发酵剂发酵，凝固后再加以搅拌入杯或其他容器内，添加（或不添加）果料等制成具有一定黏度的半流体制品。

饮料型酸乳(drinking yoghurt)：以普通酸乳为原料，经添加其他非乳成分再进行加工制成的制品。其浓度一般较稀，流动性好。

冷冻型酸乳(frozen yoghurt)：在酸乳中加入增稠剂或乳化剂等，然后对其进行特殊的冻制工艺加工而得到的产品。它具有酸乳和冰淇淋双重优势特点，是二合一的新型乳制品。

浓缩型酸乳(concentrated or condensed yoghurt)：将正常酸乳中的部分乳清除去而得到的浓缩产品。因其除去乳清的方式与加工干酪的方式类似，故又称其为酸乳干酪。浓缩酸乳不仅比一般的酸乳保质期长，而且因其体积减小，冷藏时更节约冷源，缩减了运输与包装的成分。饮用时将适量水加入浓缩酸乳中即可变成一般的酸乳。

酸乳粉(dried yoghurt)：用冷冻干燥法或喷雾干燥法将酸乳中约95%的水分除去而制成酸乳粉。该产品可以用温水冲调复原后，不经保温即使之凝固而直接饮用，也可经保温使之形成均匀凝块后饮用。

③ 根据风味分类　酸乳可分为天然纯酸乳、加糖酸乳、调味酸乳、果料酸乳、复合型或营养健康型酸乳和疗效酸乳6种。

天然纯酸乳(natural yoghurt)：产品只由原料乳和菌种发酵而成，不含任何辅料和添加剂。

加糖酸乳(sweeten yoghurt)：产品有原料乳和糖加入菌种发酵而成。在我国市场上常见，糖的添加量较低，一般为6%~7%。

调味酸乳(flavored yoghurt)：在天然酸乳或加糖酸乳中加入香料（香草香精、蜂蜜、咖啡精等）而成。必要时也可以加入稳定剂以改善稠度。

果料酸乳(yoghurt with fruit)：成品是由天然酸乳与糖、果料混合而成。果料的添加比例通常为15%左右，其中约有一半是糖。包装前或包装的同时将酸乳与果料混合起来。酸乳容器底部加有果酱的酸乳称为圣代酸乳。

复合型或营养健康型酸乳：通常在酸乳中强化不同的营养素（维生素、食用纤维素等）或在酸乳中混入不同的辅料（如谷物、干果、菇类、蔬菜汁等）而成。这种酸乳在西方国家非常流行，人们常在早餐中食用。

疗效酸乳：包括低乳糖酸乳、低热量酸乳、维生素酸乳或蛋白质强化酸乳。纯天然酸乳通常热量为250~1 402kJ·100g^{-1}，而低热量性酸乳仅为711kJ·100g^{-1}，适合减肥人群。低乳糖型酸乳是通过添加乳糖水解酶使乳中乳糖分解，再进行发酵的一种酸乳，主要针对糖尿病及乳糖不耐症人群。

④ 根据发酵剂菌种的不同分类　酸乳可分为传统酸乳和益生菌酸乳两种。传统酸乳是指由保加利亚乳杆菌和嗜热链球菌发酵而成的酸乳。益生菌酸乳是在传统酸乳的发酵菌种中添加了一种或几种益生菌发酵而成的酸奶制品，成品中含有活性益生菌，

对人体具有更加有益的保健功效。

⑤ 根据原料乳的不同分类　酸乳可分为酸牛乳、酸羊乳、酸马乳、酸水牛乳、酸耗牛乳等。目前国内市场上主要以酸牛乳为主。

(3) 酸乳的发酵机理及形成机制

① 发酵机理　乳的主要成分是水分、乳蛋白(酪蛋白和乳清蛋白)、脂肪、乳糖等，其中乳蛋白是形成酸乳凝胶的基本物质。酪蛋白以酪蛋白酸钙-磷酸钙胶体颗粒形式存在于乳中，酪蛋白胶束是构成酸乳凝胶的基本单位。酪蛋白的胶束由于κ-酪蛋白形成毛发层而在乳中正常的pH值下(pH=6.6)保持稳定。如果降低pH值达到酪蛋白胶束的等电点，由κ-酪蛋白形成的毛发状结构的电荷分布就会发生改变，静电斥力减小，胶束产生凝聚趋向，最后形成凝胶。

在酸乳发酵过程中，随着乳酸菌的代谢，乳的pH值缓慢降低，当乳的pH值降低时，酪蛋白胶粒的净负电荷也有所降低，从而导致静电排斥作用降低。在pH>6.0时，只有少量的胶体磷酸钙是可溶的，所以酪蛋白胶束相对稳定。随着pH值的降低，酪蛋白胶粒上的静负电荷降低，酪蛋白胶束的稳定性降低；当pH<5.0时，胶体磷酸钙完全溶解，使酪蛋白之间和酪蛋白内部的键发生了松动。当乳中的pH值接近酪蛋白的等电点(pI=4.6)时，酪蛋白表面静电荷降低，酪蛋白分子之间静电力减小；此外，疏水作用增强也导致酪蛋白之间的引力增大。酸化过程促使酪蛋白胶束进行一系列解离，并通过适当的方式重新聚合，从而形成三维凝胶网络结构。

② 形成机制　以乳酸菌为主的特定微生物作为发酵剂接种于杀菌后的原料乳中，在一定温度下乳酸菌增殖使部分乳糖分解产生乳酸，同时伴有一系列的生化反应，使乳发生化学、物理和感官变化，从而使发酵乳具有特殊的风味和特定的质地。

乳糖的代谢：在酸乳发酵过程中，使用的发酵剂都是同型乳酸发酵的乳酸菌，乳糖经过透膜酶的作用进入细胞内，经β-半乳糖苷酶的作用分解成葡萄糖和半乳糖，然后在磷酸果糖激酶的作用下葡萄糖变成了果糖，并在磷酸烯醇丙酮酸的作用下转化为丙酮酸，最后丙酮酸在酸脱氢酶的作用下，最终变成乳酸，而半乳糖不能被乳酸菌利用而残留在酸乳中。这是发酵过程中的主要化学变化。由于产生的乳酸不断积累，对乳酸菌有抑制作用，因此乳中的乳糖不能全部转化，大概只有20%~30%的乳糖被利用。

乳蛋白的分解：酸乳发酵剂具有弱的蛋白分解活性。在乳酸菌中，蛋白水解能力最强的是德氏乳杆菌保加利亚亚种，其次是乳酸链球菌，嗜热链球菌几乎不具有蛋白水解能力。在酸乳发酵过程中，乳中的蛋白质被乳酸菌在代谢过程中产生的蛋白酶分解成多肽，多肽进一步被分解为氨基酸。产生的多肽和氨基酸不仅可以作为风味物质的前体，而且在混合菌株发酵过程中促进混合菌株的共生作用，从而促进菌株的生长。因此，适度的蛋白水解对改善酸奶的风味和质地是必不可少的。

乳脂肪的分解：一般来说天然乳中的脂肪酶在巴氏杀菌时就已经失活了，发酵乳中脂肪含量的变化是由乳酸菌(乳酸链球菌和干酪乳杆菌)对脂肪的代谢造成的。原料乳中的部分脂肪在乳酸菌中的脂肪酶的作用下发生微弱的水解，逐步转化为脂肪酸和甘油。乳中的脂肪含量越高，脂肪水解越多，并且均质过程有利于此类反应的进行。

虽然酸乳发酵剂对脂肪水解程度很小，但这些脂肪水解产物（游离脂肪酸、甘油和酯类）足以影响酸奶的风味。其中，酸乳发酵剂中的脂肪酶对含短链脂肪酸的脂肪作用更强。

其他化学变化：嗜热链球菌和德氏乳杆菌保加利亚亚种在生长增殖过程中会产生烟酸、叶酸和维生素 B_6。也有的乳酸菌会消耗原料乳中的部分维生素，如泛酸、维生素 B_{12}。在乳发酵过程中矿物质的存在形式发生改变，可溶性矿物盐含量增加，如胶体磷酸钙随着酸乳的 pH 值降低而发生溶解。

物理性质的变化：主要体现在酸乳的 pH 值的降低和酸乳呈现的凝乳状态。

感官性质的变化：原料乳经乳酸菌发酵后得到的酸乳产品呈圆润爽滑、黏稠、均一的软质凝乳，具有典型的酸味。

(4) 酸乳的生产工艺

① 凝固型和搅拌型酸乳生产工艺流程（图 6-10）

原料乳验收→过滤、净化→标准化→配料→预热→均质→杀菌→冷却
　　　　　　　　　　　　　　　　　　　　　　　　　　　↓加发酵剂
　　　　　　　　　　　凝固型　｜　搅拌型
成品←冷藏、后熟←冷却←发酵←灌装　　发酵
成品←冷藏、后熟←冷却←灌装←冷却、搅拌凝乳

图 6-10　凝固型和搅拌型酸乳的工艺流程

② 凝固型酸乳生产工艺要点　凝固型酸乳生产线流程如图 6-11 所示。

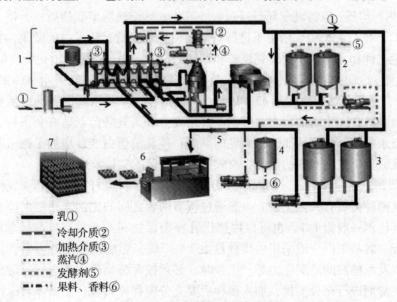

　　　乳①
　　　冷却介质②
　　　加热介质③
　　　蒸汽④
　　　发酵剂⑤
　　　果料、香料⑥

图 6-11　凝固型酸乳生产线流程
1-原料乳预处理　2-种子罐　3-缓冲罐　4-果料和调香物罐　5-混合器　6-灌装机　7-保温发酵

• 原料乳验收：牛乳、羊乳等各种家畜乳汁或乳粉（脱脂或不脱脂）均可以作为酸乳加工的原料乳，其中牛乳是最主要的原料乳。生产酸乳的原料乳必须来自正常饲

养、无传染病和乳房炎的健康产乳家畜。以新鲜牛乳为例,其原料感官、理化和微生物限量指标要求应符合《发酵乳》(GB 19302—2010)规定。例如,要求乳汁新鲜,相对密度≥1.027,牛乳酸度在18°T以下,乳脂肪含量≥3.1%,非脂乳固体含量≥8.1%,蛋白质含量≥2.8%;具有牛奶正常色泽,为白色或稍带黄色,不含肉眼可见异物,不得有红色、绿色或其他异色;具有乳香味和微甜味,不能有苦、咸、涩的滋味和饲料、青贮、霉菌等异味;原料奶中不得含有抗生素和防腐剂等阻碍因子,不得掺碱或掺水;杂菌数应在500 000cfu·mL^{-1}以下。

- 过滤、净化:原料乳需用多层纱布、双联过滤器等除去其中肉眼可见的杂质;对于乳中的细小尘埃、白细胞等,则需要离心净乳机进行净化处理。
- 标准化:原料乳中的脂肪和非脂固体的含量随着地区、季节和饲养管理等的不同而有着较大的差别。为了保证产品的质量稳定性,乳中的脂肪与非脂乳固体的比例要求达到一定的比例,因此必要时应对原料乳的标准化。当原料乳中脂肪含量不足时,应添加稀奶油;若脂肪含量太高时,则应添加脱脂乳粉或进行适当脱脂处理。
- 配料:将原料乳加热到40℃左右,然后加入相应的脱脂乳或稀奶油(经标准化公式计算)调节乳脂和非脂乳固体含量的比例,搅拌溶解,乳的温度升高至50℃左右时添加蔗糖,蔗糖的添加量一般5%~8%。对于生产适于特殊人群(如糖尿病人)饮用的酸乳,可以用山梨醇、甜味菊等代替蔗糖。根据其他口味,可以添加水果或果酱类,因其本身含有糖类,因此乳中糖类的总浓度不宜高于12%,否则因渗透压的提高而对乳酸菌产生抑制作用。搅拌溶化后将乳温升至65℃左右,采用循环泵过滤器滤除杂质。
- 预热、均质:原料乳配料后经过板式或片式热交换器串联均质机,使之温度达到55~65℃,在15~20MPa压力下进行均质,使乳中脂肪、酪蛋白细微化,有利于提高酸乳的稳定性和黏度,获得良好风味和细腻的口感,提高产品的消化吸收率。
- 杀菌、冷却:均质后原料乳进入杀菌设备继续升温,一般采用90~95℃、5~10min的杀菌条件,然后冷却至43~45℃。杀菌的作用是:杀死原料乳中所有致病菌和绝大多数杂菌,钝化酶的活力,以保证食用安全和为乳酸菌创造有利条件;提高乳中蛋白质与水的亲和力,从而改善酸乳的黏度;使乳清蛋白变性增加了硫氢基,改善牛乳作为乳酸菌生产培养基的性能,有效促进乳酸菌的生长繁殖。
- 加发酵剂:一般而言,凝固型酸奶常用菌种为德氏乳杆菌保加利亚亚种和嗜热链球菌,这两种菌具有共生关系。一般通过调节两者之间的比例来控制发酵酸度和发酵时间,其比例一般为1:1,也可以用德氏乳杆菌保加利亚亚种与乳酸链球菌以1:4的比例搭配。乳品工厂一般采用的接种量为2%~3%。影响接种量的因素有发酵时间和温度,以及发酵剂的产酸能力等。接种时,必须按无菌操作方式进行,避免微生物污染,将发酵剂进行充分搅拌,加入菌种后要充分搅拌原料乳,使菌体与原料奶混合均匀,并要保持乳温相对恒定。
- 灌装:经接种并充分摇匀的牛乳应立即进行灌装到销售用的容器。包装容器和材料要保存于良好环境,灌装前进行消毒处理,保持灌装机的清洁和工作器具的卫生。

- 发酵：瓶装后的乳液需要在一定的温度下保持一定的时间，在此过程中乳酸菌生长繁殖、产酸，从而使乳液凝固。发酵时间主要受接种量、菌种活性和培养温度的影响。以德氏乳杆菌保加利亚亚种和嗜热链球菌为混合发酵剂时，培养温度保持在41~43℃，培养时间为2.5~4h（2%~3%的接种量）。若以乳酸链球菌发酵剂时，培养温度保持在30~33℃，培养时间为10h左右。一般发酵终点可根据如下条件判断：滴定酸度达到65~70°T时，乳酸酸度为0.7%~0.8%；pH<4.6；缓慢倾斜瓶身，观察酸乳的流动性和组织状态，如流动性较差，有微小颗粒出现，表面有少量水痕。发酵过程中应注意以下几点：避免震动，否则会影响酸乳的组织状态；发酵温度应维持恒定，避免温度大幅度波动；准确判定发酵时间，防止酸度不够或过高以及严重时乳清析出。

- 冷却：发酵结束后将酸乳移出发酵室进行迅速冷却，以便能有效地抑制乳酸菌的生长；降低酶的活力，防止产酸过度，减轻脂肪上浮和乳清析出的速度。可先在常温下自然冷却，也可采用通风、水浴、冷却室等办法辅助其冷却。在10℃左右将酸乳转入冷库，在2~8℃进行冷藏后熟。酸乳冷却时从42℃降至10℃左右期间，酸度会升高至0.8%~0.9%，pH值降低至4.1~4.2。如果发现酸度偏高，应直接入冷库，缩短冷却时间。

- 冷藏、后熟：牛乳的冰点平均为-0.54℃，天然酸奶冰点平均为-1℃，风味酸奶更低，因此，酸乳冷藏温度一般控制在0℃或再低一些，目的是将酶的变化和其他生物化学变化控制到最低程度。由于酸乳的特殊风味成分（双乙酰）含量在冷藏下一般需12~24h达到高峰值，这段时间称为后熟。

③ 搅拌型酸乳生产工艺要点　搅拌型酸乳生产工艺的诸多环节和技术要求与凝固型酸乳的基本相同，其不同点和特点是：原料乳经接种发酵剂后，在发酵罐中凝乳，然后降温搅拌破乳、冷却后分装到销售瓶中（图6-10和图6-12）。下面仅对与凝固型酸乳工艺环节的不同点做出说明。

- 发酵：由于生产搅拌型酸乳是在发酵罐或缸中进行凝乳和破乳的，所以发酵罐的结构和发酵温度的控制应更为严格，要求发酵罐上、下部温差不宜超过1.5℃。发酵罐体可采用夹套结构，既可通热水加热保温，也可以通入冷水冷却。

- 冷却：冷却是为了快速抑制微生物的生长和酶的活力，防止发酵过程中产酸过度及高温搅拌时严重脱水。乳完全凝固（pH 4.6左右）时开始冷却，冷却过程应分阶段稳定进行。冷却速度过快将造成凝块迅速收缩而导致乳清分离；冷却过慢将造成酸乳产品过酸和添加的果料脱色。搅拌型酸乳的冷却可以采用管式或片式冷却器、表面刮板式热交换器和冷却缸等。冷却分为4个阶段：温度从40~45℃降到35~38℃，此阶段可适当加强，目的是为了使细菌增殖递减；温度从35~38℃降到19~20℃，此阶段冷却能抑制乳酸菌增殖；温度从19~20℃降到10~12℃，此时在不断降温的条件下开始搅拌，同时加入经过冷却的果料及其他辅料，10~12℃时进行装罐；温度从10~12℃降到5℃，此阶段可以有效抑制产品酸度上升和酶的活性，5℃左右置于冷藏柜（5℃）冷藏后熟，经过12~24h后即为成品。

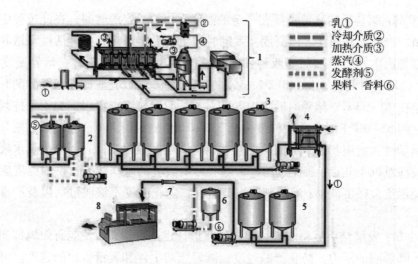

图 6-12 搅拌型酸乳生产线流程
1-原料乳预处理 2-种子罐 3-发酵罐 4-板式冷却器 5-缓冲罐
6-果料和调香物罐 7-混合器 8-灌装机

- 搅拌破乳：通过机械力破坏凝胶体，使凝胶粒子的直径减小到 0.01~0.04mm。搅拌属于物理处理过程，但也伴随一些化学变化。酸乳凝胶体属于假塑性凝胶体，酸乳黏度随着搅拌时间的延长而逐渐降低，但搅拌结束后，机械应力消失并放置一段时间后，凝胶粒子会重新配位，黏度再度增大，凝胶体的变化经历了可逆性变换过程。破坏凝胶体的方法主要有两种：层滑法和搅拌法，其中搅拌法较为常用。层滑法：是借助薄竹板或粗细适当的金属丝制的筛子，使凝乳滑动达到破乳的效果。搅拌法可分为两种：手动搅拌法和机械搅拌法。手动搅拌法在小规模搅拌型酸乳生产中应用较多。机械搅拌法的搅拌效果受搅拌设备类型、凝胶体的温度、凝胶体的酸度和搅拌时间等因素影响。搅拌器类型有宽叶片搅拌器、涡轮搅拌器和螺旋搅拌器。酸乳工厂最好采用宽叶片搅拌器，使酸乳的黏度损失最低。在较低的搅拌温度下可获得搅拌均匀的凝固物，最适搅拌温度在 0~7℃，此温度范围下搅拌利于亲水性凝胶体的破坏。若在冷却开始阶段（温度 38~40℃）就进行搅拌，容易造成酸乳产品出现砂质结构等质量缺陷。搅拌时应控制酸乳 pH 值在 4.7 以下，否则因酸乳不完全而使成品为液状或产生乳清，影响搅拌型酸乳的质量。搅拌过程中，不宜进行剧烈的机械力或过长时间的搅拌，否则导致酸乳硬度和黏度低，乳清析出。此外，混入大量空气还会引起相分离现象。搅拌时宜"先慢后快"的速度进行，整个过程不宜超过 30min。
- 混合、灌装、成品包装：果蔬、果酱和各种类型的调香物质等可在酸乳从缓冲罐到包装机的输送过程中加入，即果蔬混合装置安装在生产线上，通过一台变速计量泵连续加入到酸乳中，混合灌中配备螺旋桨搅拌器搅拌即可混合均匀。特别注意的是，对果料添加物热处理时，杀菌条件十分重要，杀菌温度要求既满足能抑制一切有生长能力的细菌生长，又能最大限度保留果料的质地和风味。根据需要，确定酸乳的包装量和包装形式及灌装机类型。无论采用何种形式，包装前必须进行严格的消毒。

(5) 酸乳质量的控制

① 乳清析出　乳清析出是凝固型酸乳生产中最容易产生的现象。造成乳清析出的原因主要有原料质量、发酵剂和生产过程控制不当等方面。

原料：原料乳总干物质含量低（<10%）；原料乳不新鲜，酸度大于18°T，导致乳中的蛋白质发生变化而使之亲水力下降；原料乳中钙盐不足也会造成乳清析出。乳中钙盐含量受到饲料、季节性及奶牛妊娠生理状况的影响。在原料乳配料时，添加稳定剂（如$CaCl_2$），每100mL原料乳中需添加0.5mL的$CaCl_2$溶液（浓度为35%），虽能减少乳清析出，但会增加成本。通过控制乳固体含量和工艺操作，不加稳定剂，也能避免乳清析出现象。原料乳中掺碱，使得酸乳中所产的酸用于酸碱中和，从而导致酸乳的pH值达不到凝乳要求的pH值。针对以上情况，加强原料乳的检测与管理，保证原料乳符合发酵乳的国家标准的规定。当乳的固形含量低时，在原料乳进行标准化时，通过加入脱脂乳粉或对原料进行浓缩加以大对原料乳中固形物含量。

发酵剂：发酵剂的菌种老化、活力弱使发酵时间变长；混合发酵剂中德氏乳杆菌保加利亚亚种与嗜热链球菌的比例严重失调；发酵剂污染杂菌，使得产酸慢，发酵时间较长；发酵剂活力过强，且按照正常接种量和发酵条件下培养会使乳酸菌过度产酸会造成乳清析出。因此，相应的控制措施为：发酵剂应严格进行无菌操作，接种前应检测发酵剂的活力，根据其活力情况调整接种量和培养条件。

生产过程控制不当：原料乳的热处理温度偏低或时间不够会影响大部分乳清蛋白变性，以至于变性乳清蛋白可与酪蛋白形成复合物少而不能容纳更多的水分，因此造成乳清析出。有研究表明，要保证酸乳吸收大量水分和不发生脱水收缩作用，至少应使75%的乳清蛋白变性，相应的热处理条件在95℃、5~10min。超高温瞬时加热（135~150℃、2~4s）处理虽能达到灭菌效果，但远不能导致75%的乳清蛋白变性，因此，一般不宜采用超高温瞬时加热处理原料乳。管式或片式热交换器处理也存在同样缺陷。接种时，发酵剂没有被打散，接种后未搅拌均匀。培养温度过高。一般按照工艺要求规范操作可避免。

② 酸乳硬度不够，稀薄或黏糊状　造成酸乳硬度不够，稀薄或黏糊状的原因主要来自原料质量、发酵剂、加工处理不当和工艺中加糖量等方面。

原料质量：原料乳中蛋白质含量不足；含有抗生素、磺胺类等药物时会抑制乳酸菌的生长。研究显示，当乳中青霉素达到$0.01IU \cdot mL^{-1}$时，对乳酸菌有明显的抑制作用。

发酵剂：发酵剂接种量过少，发酵温度低，乳酸菌活力低，发酵时间偏低。

加工处理不当：原料乳的热处理和均质处理不够恰当，均会造成酸乳硬度不够、稀薄等质量缺陷。

加糖量：加入适量的糖（5%~8%）可以提高产品的黏度，使产品的凝块细腻光滑。当继续提高加糖量，糖液产生的渗透压随之增大，抑制了乳酸菌的生长繁殖，造成乳酸菌脱水而活力下降，影响了酸乳的凝固性。

③ 酸度太高或过低　夏季时酸乳容易出现酸度过高的现象，主要由于接种温度、发酵温度过高，以及贮藏、销售中冷藏温度过高。相反，在冬季时则易出现酸度太低

的现象。因此,相应的控制措施有:根据季节的变化,监控好接种温度和发酵温度,使乳酸菌在适宜的温度下生长繁殖,充分产酸;在贮藏及销售中,应监控冷藏温度。

④ 风味不良　酸乳常见风味不良主要体现在气味上。原料乳的饲料臭、牛体臭、氧化臭味等也会造成酸乳的气味不良。

无芳香味:芳香味主要来自发酵剂酶分解柠檬酸产生的丁二酮物质。造成酸奶生产的无芳香味因素有:操作工艺不当引起,如混合发酵剂制作不好,造成酸乳中嗜热链球菌增殖,以致与德氏乳杆菌保加利亚亚种的比例失调;高温短时发酵和乳固体含量不足;原料乳中柠檬酸含量少。

不洁味:酸乳的不洁味也常出现,主要由发酵剂或发酵过程中污染杂菌引起。特别是污染丁酸菌,使产品带刺鼻怪味。污染酵母不仅产生不良的风味,还会在酸乳组织中产生气泡。污染大肠杆菌造成风味不纯也比较常见。

焦煳味:酸乳的焦煳味是由于过度热处理或添加了风味不良的炼乳或奶粉造成。

针对酸乳生产中的不良风味,相应的控制措施主要有:应选择优质的原料乳;注意器具的清洗、消毒,严格控制卫生条件;搅拌等操作过程应避免混入空气;控制均质和杀菌的温度,避免乳液过度受热;定期更换发酵剂。

⑤ 组织砂状　在加果酱或香料搅拌型酸乳中,常有许多砂状颗粒存在。用水牛奶生产酸乳更易出现这种缺陷。这种缺陷虽然不影响营养质量,但外观不细滑,影响消费者选购和产品销售市场。研究发现,砂状颗粒比周围酸乳组织含更多蛋白质和磷,含有脂肪和乳糖少。造成酸乳组织砂状的原因很多,如高发酵温度、发酵剂活力低和接种量过多、发酵期间的振动、牛乳过度浓缩或过多添加奶粉造成干物质含量过多。在较高温度(>38℃)下搅拌凝胶体及降温太慢也会造成组织砂状。对于一些工厂采用大容量发酵罐时,牛奶的升温和降温都很慢,如从牛奶的均质温度升到杀菌温度以及从杀菌温度降到冷却温度都需经过较长时间,这就造成了牛奶热处理过度,也是酸乳出现砂状组织的主要原因之一。因此,相应的控制措施有:选择合适的发酵温度;在热处理及冷却时避免乳液受热过度;采用优质原料乳,避免干物质过多;控制酸乳的搅拌温度,温度不宜过高。

6.2.3.3　干酪及其加工

(1)定义

干酪(Cheese),又名奶酪、乳酪,译称芝士、起士,是指在乳(未脱脂、部分脱脂、稀奶油)中加入适量乳酸菌发酵剂和凝乳酶,使以酪蛋白为主的乳蛋白凝固后,排除乳清,将凝块压成所需形状而制成的产品,未经发酵成熟的产品称为新鲜干酪,经长时间发酵成熟制成的产品称为成熟干酪。FAO 和 WHO 对干酪的定义:干酪是以乳、稀奶油、部分脱脂乳、酪乳或这些产品的混合物为原料,经凝乳并分离乳清而制得的新鲜或发酵成熟的乳制品。我国食品安全国家标准 GB 5420—2010 中也对干酪进行了规定:干酪是成熟或未成熟的软质、半硬质、硬质或特硬质、可有涂层的乳制品,其中乳清蛋白/酪蛋白的比例不超过牛奶中的相应比例。

欧盟国家是干酪的主要生产和消费国,尤其是法国干酪著称于世,被称为干酪王国。欧美等发达国家作为干酪的主要生产国、消费国和出口国，干酪在乳制品中占有超过50%的市场份额，已成为全球交易量最大的乳制品。目前全球的干酪生产总量约2 000万t，而中国干酪的生产起步比较晚，年产量仅有1万t左右，进口量在8 000t左右。随着人们生活水平的提高和健康饮食观念的日趋成熟，西式快餐在我国的流行，干酪成为继液态奶之后的重点发展方向。

(2) 分类

干酪制作历史悠久，不同的产地、制造方法、组成成分、形状外观会产生不同的名称和品种。根据美国农业部介绍，世界上干酪的种类达800种以上，其中比较著名的有20多种，如契达干酪(Cheddar cheese)、荷兰干酪(Gouda cheese)、法国浓缩味干酪(Camembert cheese)、荷兰圆形干酪(Edam cheese)、瑞士干酪(Swiss cheese)、砖型干酪(Brick cheese)、稀奶油干酪(Cream cheese)、比利时干酪(Limburger cheese)和帕尔玛干酪(Parmesan cheese)。干酪的品种多，分类也十分复杂，主要有以下几种分类。

① 按照水分在干酪非脂成分中的比例分类　干酪可划分为特硬(水分含量<25%)、硬质(水分含量25%~36%)、半硬质(水分含量36%~40%)和软质(>40%)干酪。因干酪中水分含量不同，其成熟方法和保存的质量也有所区别。

② 按脂肪含量的不同分类　干酪分为高脂干酪、全脂干酪、低脂干酪和脱脂干酪。

③ 按是否经过成熟以及成熟有关微生物分类　干酪分为新鲜干酪、细菌成熟干酪和霉菌成熟干酪。新鲜干酪，是指生产后不久即可使(食)用的干酪。细菌成熟干酪主要通过干酪内部和(或)表面的特征细菌生长而促进其成熟的干酪。霉菌成熟干酪主要通过干酪内部和(或)表面的特征霉菌生长而促进其成熟的干酪。

④ 按原干酪生产所用的原料乳不同分类　干酪分为牛乳干酪、山羊乳干酪、水牛乳干酪、绵羊乳干酪、稀奶油干酪、脱脂乳干酪等。

⑤ 按使用目的的不同分类　目前国际上通常把干酪划分为天然干酪(natural cheese)、再制干酪(processed cheese)和干酪食品(cheese food)三大类。根据干酪的加工工艺、组成及微观结构，天然干酪可以分为酸凝鲜干酪、酶凝鲜干酪、加热酸凝干酪、软质成熟干酪、半硬质水洗干酪、硬质干酪(低温)、硬质干酪(高温)。

(3) 干酪的营养价值

干酪是公认的高营养健康食品。制作1kg的干酪大约需要10kg的原料乳。就营养而言，干酪是浓缩的牛奶；就工艺而言，干酪是一种发酵的牛奶制品。其性质与普通的酸乳有相似之处，都是通过发酵过程来制作的，也都含有可以保健的乳酸菌，但是干酪的浓度比酸奶更高，营养价值也因此更加丰富。干酪中蛋白质和脂肪的含量分别为20%~30%和20%~25%，相当于将原料乳中的蛋白质和脂肪浓缩了10倍左右。此外，在干酪成熟过程中微生物的代谢活动将大分子的营养物质降解成小分子的营养成分，利于人体吸收利用。因此，干酪被誉为"奶黄金"。

① 蛋白质的含量高及消化率高　干酪的蛋白质含量丰富，是普通酸乳和原料乳的10倍左右。通过发酵作用生产干酪中，由于凝乳酶及微生物中蛋白酶的分解作用下，

蛋白质形成氨基酸、肽、胨等易消化的小分子物质，而且不发生美拉德反应，因此，干酪的必需氨基酸可保持到原乳含量的 91%~97%，蛋白质消化率达 96%~98%。

② 矿物元素含量丰富　干酪中含有钾、钙、镁、钠、锌等人体必需的矿物质。由于奶酪加工工艺的需要，会添加钙离子，使钙的含量增加，易被人体吸收。

③ 脂溶性维生素含量丰富　干酪制作过程中，乳中的酪蛋白被凝结，而乳清被排出，因此干酪中含有较多的脂溶性维生素，而水溶性维生素大部分随乳清排出，但仍高于普通酸奶和原料乳。在干酪的成熟过程，由于微生物及各种酶的作用，可以合成烟酸、叶酸、生物素等。

④ 其他　干酪中的乳酸菌及其代谢产物对人体有一定的保健作用，有利于维持人体肠道内正常菌群的稳定和平衡，防治便秘和腹泻。此外，食用含有奶酪的食物能大大增加牙齿表层的含钙量，从而起到抑制龋齿发生的作用。

(4) 干酪加工中的发酵剂

① 微生物种类　用于干酪发酵与成熟的特定微生物培养物称为干酪发酵剂。发酵剂在干酪生产方面起着举足轻重的作用，是干酪生产及成熟中的主要参与者。干酪的种类繁多，各种干酪由于特异的发酵成熟产生不同的风味，主要是由于使用了不同的菌种（表 6-5）。干酪发酵剂主要分为细菌发酵剂和霉菌发酵剂两大类。细菌发酵剂主要以乳酸菌为主，应用的主要目的在于产酸和产生相应的风味物质。使用的主要细菌有：乳酸链球菌、乳油链球菌、干酪乳杆菌、丁二酮乳链球菌、嗜酸乳杆菌、德氏乳杆菌保加利亚亚种以及嗜柠檬酸明串珠菌等。有时为了使干酪形成特有的组织状态，还要使用丙酸菌。霉菌发酵剂主要是对脂肪分解能力强的卡门培尔干酪霉菌、干酪青霉、娄地青霉等。某些酵母，如解脂假丝酵母等也在一些品种的干酪中得到应用。

表 6-5　干酪发酵剂种类、用途

发酵剂种类	发酵剂微生物		使用制品
	一般名	菌种名	
细菌发酵剂	乳酸球菌	嗜热乳链球菌（*Streptococcus thermophilus*）	各种干酪，产酸及风味
		乳酸链球菌（*Str. lactis*）	各种干酪，产酸
		乳脂链球菌（*Str. cremoris*）	各种干酪，产酸
		粪链球菌（*Str. faecalis*）	契达干酪
	乳酸杆菌	乳酸杆菌（*Lactobacillus lactis*）	瑞士干酪
		干酪乳杆菌（*L. casei*）	各种干酪，产酸
		嗜热乳杆菌（*L. thermophilus*）	干酪，产酸、风味
		胚芽乳杆菌（*L. plantrum*）	契达干酪
	丙酸菌	薛氏丙酸菌（*Propionibacterium shermanii*）	瑞士干酪
霉菌发酵剂	短密青霉菌	短密青霉菌（*Penicillium brevicompactum*）	砖状干酪 林堡干酪
	曲霉类	米曲霉（*Aspergillus oryzae*） 娄地青霉（*Pen. roqueforti*） 卡门培尔干酪青霉（*Pen. camemberti*）	法国绵羊乳干酪 法国卡门培尔干酪
酵母	酵母类	解脂假丝酵母（*Candida lypolytical*）	青纹干酪

② 发酵剂的主要作用　发酵剂是决定干酪成品的质地和特有风味的一个重要因素。其主要作用有酸化，形成干酪特有的风味，改善质构和形成特定的组织结构。

- 酸化：原料乳中乳酸菌发酵剂使乳糖发酵产生乳酸，形成低酸性环境从而起到的作用有：使乳中可溶性钙的浓度升高，促进凝乳酶的凝乳作用；促进干酪凝块的收缩，产生良好的弹性，有利于乳清的渗出；一定浓度的乳酸以及某些菌种产生的抗生素可以较好地抑制干酪产品中致病菌和食品腐败菌的繁殖，保证成品的品质；控制干酪的硬度，酸化程度太强易使干酪凝块破碎，酸化程度太弱则使凝块弹性不足，直接影响干酪的风味。

- 形成干酪特有的风味：各种干酪风味物质的形成是十分复杂的过程。发酵剂中乳酸菌发酵乳糖产生的乳酸对新鲜软质干酪的风味形成十分重要，它可形成强烈的乳酸风味。对于成熟期长的干酪来说，乳糖经乳酸菌代谢发酵产生的乳酸有利于某些微生物可以产生相应的酶分解蛋白质、脂肪等物质产生风味物质，同时提高了干酪制品的营养价值、消化吸收率。例如，脂肪酶在干酪成熟的过程中分解脂肪为长链脂肪酸和甘油，脂肪酸进一步代谢形成短链脂肪酸、醇、内酯、酸，但需要控制产生短链脂肪酸的含量，否则因其含量过高产生一些不愉快的气味。蛋白质经蛋白酶的作用转化为肽、氨基酸以及氨基酸在转氨酶、脱羧酶等作用下进一步代谢生成醇、酚、酮等风味物质。

- 改善质构：在干酪生产中，凝乳收缩时酸化过程加速乳清析出，通过加热凝乳和乳清，并经挤压，脱水作用进一步增强。凝乳的最终酸度或 pH 值在最大程度上决定最终凝乳的质构。高 pH 值（5.2~5.5）的干酪有海绵状或塑性质构，其蛋白质聚集体类似于牛乳中的球形（直径 10~15nm）；低 pH 值（4.8）的干酪中的蛋白质聚集体较小（3~4nm），并且其质构松脆、无黏性或者易碎。

发酵乳的质构很大程度上是由乳酸菌产生的乳酸控制的，乳酸菌细胞内存在蛋白分解酶，这些酶属胞内酶，细胞存活时，它们只在胞内进行蛋白分解活动，因此活性乳酸菌不会在胞外分解蛋白质，这就是乳酸菌培养基中需含有自由氨基酸的原因。乳酸菌死亡后，菌体细胞破裂（细胞自溶），其中的蛋白分解酶分散至周围的干酪凝块中，在干酪成熟期间分解乳蛋白质成为各种氨基酸，而氨基酸对干酪风味和硬度的形成至关重要。在干酪生产中，如果乳酸菌受到抑制，干酪品质将不可避免地下降，最严重的是其他微生物繁殖生长，最终引起干酪破坏。

- 形成特定的组织结构：由于发酵剂丙酸菌的丙酸发酵，使乳酸菌所产生的乳酸还原，产生丙酸和二氧化碳气体，在某些硬质干酪产生特殊的孔眼特征。在生产带有气孔的组织细密的干酪时，应力求避免丙酸发酵过快，否则将会形成太多细小的不规则的孔眼，丙酸发酵过慢，则二氧化碳可能逸出，最终不会形成气孔。

综上所述，在干酪的生产中使用发酵剂可以促进凝块的形成；使凝块收缩和容易排出乳清；防止在制造过程和成熟期间杂菌的污染和繁殖；改进产品的组织状态；成熟中给酶的作用创造适宜的 pH 值条件。

(5) 干酪形成机制

在原料乳中加入乳酸菌发酵剂和凝乳酶后，乳蛋白（以酪蛋白为主）发生凝固，然后排出乳清,并将凝块压制成型后进行成熟。凝乳的形成及成熟是干酪生产的主要工序,其工艺操作得当与否直接影响干酪品质。

① 干酪凝乳 凝乳是干酪生产中非常关键的步骤,是在发酵剂、凝乳酶和钙离子作用下形成的。其中,凝乳酶是主要的凝乳剂,具有高的凝乳活性和低的蛋白水解活性,为排出乳清提供条件,同时,凝乳酶也参与干酪的成熟过程,对干酪的质地和风味的形成有重要的作用。

乳中酪蛋白约占乳蛋白的80%,主要为 αs_1-、αs_2-、$\beta-$ 及 $\kappa-$ 酪蛋白,其比例约为40:10:30:12。它们对 Ca^{2+} 的敏感度各异,由于前三者中磷酸盐含量高,而使钙不溶性 αs_1-、αs_2- 酪蛋白易受 Ca^{2+} 的影响而沉淀,在室温以上 $\beta-$ 酪蛋白也可形成沉淀,而 $\kappa-$ 酪蛋白只有一个磷酸残基,不能与 Ca^{2+} 大量结合,属于钙可溶性酪蛋白,因此对乳中的 Ca^{2+} 较稳定,而且还可防止 Ca^{2+} 对 αs_1-、αs_2- 和 $\beta-$ 酪蛋白作用形成胶体聚集体,保持了酪蛋白的稳定性。乳中酪蛋白酸钙复合体胶粒所以能保持相对稳定的胶体悬浮液状态,与 $\kappa-$ 酪蛋白的胶体保护是分不开的。在乳中,95%以上的酪蛋白都是以大胶粒或胶束状态存在,一些亲水性基团(如 $\alpha s-$ 酪蛋白中酰基化的氢,$\kappa-$ 酪蛋白中的糖肽)位于胶粒的表面,而 $\beta-$ 酪蛋白因疏水性较强位于胶粒的内部。位于胶体表面的 $\kappa-$ 酪蛋白可以保持酪蛋白胶粒的稳定性,防止 $\alpha s-$ 酪蛋白受 Ca^{2+} 的作用发生凝固,一旦 $\kappa-$ 酪蛋白被凝乳酶水解,酪蛋白胶粒就会失去稳定性在 Ca^{2+} 作用下加速乳的凝固。

凝乳酶对酪蛋白的凝固可分为两个阶段:即蛋白水解阶段和凝固阶段。第一阶段中,凝乳酶对 $\kappa-$ 酪蛋白的水解主要是水解其 $Phe_{105}-Met_{106}$ 间的肽键,形成带正电的副 $\kappa-$ 酪蛋白和一个水溶性糖肽,使中性条件下酪蛋白胶粒之间的斥力减少,从而使酪蛋白胶粒失去稳定性,此过程称为一次相,属酶性变化。

$$\kappa-酪蛋白 \xrightarrow{凝乳酶} 副\kappa-酪蛋白 + 糖肽$$

第二阶段是凝固阶段,在温度高于20℃情况下,形成的副 $\kappa-$ 酪蛋白在 Ca^{2+} 存在下形成复合体凝集成凝乳,此过程称为二次相,属非酶性变化。$\kappa-$ 酪蛋白被分解为具有疏水性强的副 $\kappa-$ 酪蛋白,同时其内部对 Ca^{2+} 敏感的 $\beta-$ 酪蛋白暴露出来。副 $\kappa-$ 酪蛋白发生分子间相互碰撞,乳中的 Ca^{2+} 会加速它们的凝集速度,副 $\kappa-$ 酪蛋白经 Ca^{2+} 连接成较大的胶粒,使乳由液态变成凝乳。基于此凝乳机理,为了促进乳的凝固,在干酪生产中通常添加一定量的 $CaCl_2$ 以补充原料乳中 Ca^{2+} 的不足。

② 影响凝乳酶活性的因素 凝乳酶的凝乳效果与其活性有着直接关系。影响凝乳酶活性的因素主要有pH值、温度、Ca^{2+} 浓度等。

pH值:pH值对凝乳酶活性有较大影响,在酸性环境中凝乳酶活力较强,乳酸度的任何微小变化均能显著影响凝乳酶的活力,如当乳pH值从6.7降为6.4时,酶的活力增强了2倍。在较高pH值(6.6~6.7)下,凝乳时间延长,凝乳强度降低。当乳的pH值降低至pH 3~4时,凝乳酶的水解活性高,导致凝乳产量的下降。因此,干酪生产通常是在pH 5.5~6.3的范围内使乳凝固。降低乳的pH值最重要的影响是使磷酸钙胶束溶解,减少酪蛋白分子的静电荷,使酪蛋白从胶束中解离出来。适当降低乳的pH值可以提高乳的凝结速度,但是当乳的pH值低于5.0时不能凝乳。

温度：乳的温度主要会影响蛋白质的聚集速度。凝乳酶的最适温度为42℃左右，此时，凝乳酶的活力最强，高于或低于该温度，酶活性均会降低，在较高温度(55~60℃)时，酶会受到破坏。虽然在较低温度(30℃)的乳凝结时间是42℃时的2~3倍，但在实际干酪生产过程中应考虑到乳酸菌的最适温度(链球菌属的最适温度在30℃左右，最高不宜超过40℃)，而且随着温度升高，凝块硬化速度太快，会造成以后的切割较难，因此凝乳温度宜保持在30~33℃。

Ca^{2+}浓度：乳中自由Ca^{2+}浓度将会影响凝乳时间、凝乳硬度和乳清排出效果。原因主要有两个：由于Ca^{2+}的直接影响，即钙离子与酪蛋白结合使酪蛋白所带电荷减少；由于Ca^{2+}的间接影响，即Ca^{2+}的加入生产磷酸钙沉淀，进一步导致乳的pH值降低，使得蛋白质凝集速度增加，缩短凝乳时间，但是氯化钙的含量过高(20g/100kg牛乳)则会延长凝乳时间。

③ 干酪成熟过程中的生物化学变化 干酪成熟是一个极其复杂的生物化学变化过程，该过程主要包括3个方面：残留的乳糖、半乳糖及葡萄糖的代谢，乳脂肪和蛋白质的降解。其中，酪白质降解是干酪成熟中的最重要的变化。

蛋白质的降解：蛋白质的分解主要包括3个方面，即蛋白质的网络结构发生变化，形成特有的组织状态；产生氨基酸及肽类，形成干酪的风味，也可能产生不良风味，尤其是生成疏水性肽，产生苦味；产生游离氨基酸，促进生成风味物质。干酪成熟过程中的蛋白质分解主要由下列酶类催化：凝乳酶、发酵剂细菌、乳中的内源酶类(血纤蛋白溶酶、组织蛋白酶D、其他的体细胞蛋白酶)、偶然污染的微生物、次级微生物菌群(娄地青霉)、外源性蛋白酶、肽酶或加入加速干酪成熟或增强风味的其他细菌产生的蛋白酶和肽酶。干酪的品种和生产工艺不同，蛋白质分解所起的作用也不同。多数成熟干酪的蛋白质分解可以简述如下：酪蛋白首先在残留的凝乳酶和发酵剂蛋白酶作用下分解成高分子多肽，它们主要在发酵剂蛋白酶作用下进一步形成低分子多肽，随后又形成氨基酸、胺、含硫化合物等风味物质。

脂肪的降解：脂肪分解作用是指三酰甘油、二酰甘油、单酰甘油在脂肪酶和酯酶作用下发生水解作用生成游离脂肪酸。干酪的品种不同，脂肪分解的限度和程度也不相同。在大多数干酪产品中，脂肪降解的程度相当有限。脂肪在细菌表面成熟的干酪中的降解水平较低，但在霉菌干酪中较为普遍，这主要是因为霉菌能够分泌大量具有高活力的脂肪酶。尽管乳酸菌的解脂能力较弱，但其细胞内确实存在酯酶、脂肪酶，可以分解脂肪，只是降解能力较低，所需时间较长。目前已经分离并识别了一些来源于乳酸杆菌和乳酸球菌的酯酶或脂肪酶。对于大多数甚至所有的干酪品种而言，脂肪降解所产生的游离脂肪酸，尤其是挥发性的短链脂肪酸将有助于改善其产品的风味及口感，而且这些游离脂肪酸还可以进一步转化成多种风味化合物，主要包括酯类物质、甲基酮类物质、硫醇类物质、内酯类物质及乙醇和乙醛等。然而，脂肪水解稍过量则会使干酪风味恶化，甚至形成恶臭。

糖代谢：在干酪加工中，乳中大部分(98%)乳糖随乳清排掉，只有少量残留在干酪中，这些分乳糖在发酵剂乳酸菌和非发酵剂微生物的作用下通过糖酵解、异戊二糖等途径转化成乳酸。乳糖酵解后产生的乳酸直接影响干酪的风味，尤其是不含其他风味成分的新鲜干酪。乳酸还影响干酪的 pH 值和干酪的质构。干酪中乳糖和乳酸的代谢属于基本代谢类型，与其他一些在干酪成熟过程中的生化反应相比，乳糖转化为乳酸对于干酪的风味并没有直接的影响，但是由于它决定了干酪的 pH 值，在调节这些生化反应方面有着重要作用。在一些特殊的干酪中由于乳酸会转化为丁酮，从而对干酪品质有重要的影响。

(6) 天然干酪的加工工艺

各种天然干酪生产工序基本相同，但不同品种中个别加工环节及其参数存在差异。现将硬质或半硬质成熟干酪的生产基本工艺要点做一介绍。

① 半硬质或硬质成熟干酪的基本工艺流程

原料乳→预处理→杀菌→冷却(32~33℃)→添加发酵剂(保温发酵1h)→调整酸度→加入添加剂→加凝乳酶→凝乳→切割→升温搅拌→排出乳清→压榨成型→加盐→成熟→成品

② 基本工艺要点

• 原料乳的验收与预处理：选用感官评价指标合格、无农药抗生素残留及其他抑菌物质的新鲜乳，要求牛乳和羊奶的酸度分别为 18°T 和 10~14°T。检验合格后，对原料乳进行预处理。采用离心净乳机除去乳中杂质、白细胞、大部分细菌(约 90%)和细菌芽孢(枯草杆菌芽孢、丁酸梭菌芽孢等)。若净乳中细菌的芽孢在巴氏杀菌时不能被杀灭，对奶酪的生产和成熟可能造成很大的危害，如它们在干酪成熟中会产生大量气体，从而破坏干酪的组织状态，而且还会产生不良风味。原料乳的标准化是为了保证产品符合有关标准，质量均一。用稀奶油和脱脂奶调整原乳中脂肪和酪蛋白的比例，一般将乳脂肪与酪蛋白的比例调整为 1:0.75。

• 杀菌：杀菌的主要目的是消灭有害菌和致病菌，破坏有害的酶类。实际生产中，多采用低温长时间杀菌(60℃、30min)或高温瞬时杀菌(72~75℃、15s)。杀菌温度过高会使蛋白质受热变性，导致凝乳酶产生的凝块松软、收缩软弱，加上乳清蛋白持水性高于酪蛋白，因此最终形成水分过高的奶酪。另外，高温杀菌促使磷酸钙沉淀和乳清蛋白变性，因而降低了牛乳的凝乳性，即凝结时间变长，凝块变软，乳清排出速度变慢。为了确保杀菌效果，防止丁酸发酵，生产中常添加适量的硝酸盐或过氧化氢。硝酸盐的添加量应控制在 $0.02 \sim 0.05 \mathrm{g \cdot kg^{-1}}$，太多时不仅会抑制正常的发酵，还会影响干酪的成熟速度、色泽、风味及安全性。

• 发酵、调整酸度：当原料奶杀菌后泵入干酪罐后，将其温度控制在 32~33℃下加入无菌乳酸菌发酵剂(接种量为原料乳的 1%~2%)，充分搅拌均匀，发酵时间约 1h。因发酵酸度难以控制一致，生产上通常用 $1\mathrm{mol \cdot L^{-1}}$ 的盐酸调节，要求乳酸发酵酸度最终达到 0.18%~0.22%。

• 添加剂的加入：为了改善凝固型能，提高产品质量，添加氯化钙以调节盐类平衡，促进凝块的形成。氯化钙的浓度为 10%，按 100kg 原料乳添加 5~20g 的氯化钙。为了使产品的色泽一致，可以向乳中添加胭脂树橙的碳酸钠溶液，根据颜色要求在每 1 000kg 乳中添加 0~60g。

• 凝乳酶的加入和凝乳的形成：凝乳酶的添加量是由凝乳酶的效价与原料乳的质

量计算确定。通常凝乳酶的添加量是每 100kg 原料乳中添加 20~40mL 凝乳酶。标准液态凝乳酶的活力通常是 12 000~15 000U，而粉状凝乳酶的活力是前者的 10 倍（按 1g 计）。一般用水将液体酶至少稀释 2 倍，而使用酶粉时则需用 1% 食盐水将其配成 2% 溶液，使凝乳酶在乳中充分搅拌均匀。当加入凝乳酶时，应注意沿着干酪槽缓缓地加入，搅拌时应避免乳产生气泡，否则使干酪形成许多的不规则孔眼而影响组织状态。添加凝乳酶并充分搅拌 3min 左右，在 32℃ 条件下静止 30~60min，使乳凝固。凝乳酶加入乳中数分钟后乳开始凝结，起初凝块非常软，然后逐渐变硬。

- 凝块切割：当凝块达到所要求的硬度时开始切割，切割的目的在于使大凝块转化成小颗粒，从而缩短了乳清从凝块中流出的时间，并增加了凝块的表面积，改善了凝块的收缩脱水特性。凝乳切割时机对干酪质量影响较大，如果过早切割，乳凝固未充分，凝固颗粒在搅拌时易碎。

切割时机的判定方法为：用刀在达到适当硬度的凝块表面切割出深约 2cm，长约 5cm 的小口，用食指从切口处插入凝块中约 3cm，当手指向上挑时，如果裂面整齐平滑，指上无小凝块残留，渗出的乳清澄清透明时，即可开始切割。

切割方式主要有两种，即手工切割和机械切割。手工切割的具体方法是：切割时需用干酪刀，干酪刀分成水平式和垂直式两种，钢丝刀刃间距一般为 0.79~1.27cm。先沿着干酪槽长轴用水平式刀平行切割，再用垂直式刀沿长轴垂直切割，再沿短轴垂直切割，使其切成 0.71~1.0cm^3 的小立方体。若凝块太大，不利于乳清的排出，形成的干酪偏软。

- 升温搅拌：凝块在切割后不要立即搅拌，应静置一段时间，待颗料表面强度提高后再进行缓缓升温搅拌，以防止凝块被破碎，产率降低。一般开始时每 3min 升温 1℃，直到最后温度达到 37~40℃。

- 排出乳清：凝乳粒和乳清达到标准要求时需立即将乳清排出，乳清排出的时间对产品的质量也有影响。乳清酸度过高会使干酪过酸及过于干燥，酸度不足则会影响干酪的成熟。在搅拌升温的后期，乳清的酸度达到 0.17%~0.18% 时，凝块收缩至原来的 1/2 大小，这时可根据经验用手检查凝乳颗粒的硬度和弹性来决定是否马上排出乳清。排出乳清有多种方式，不同的方式得到的奶酪组织结构不同。常用的方式有捞出式、吊带式和堆积式三大类。

- 压制成型：压榨是指对装在模中凝乳颗粒施加一定的压力。压榨可进一步排掉乳清，使凝块粒成块，并形成一定的形状，同时表面变硬。压榨可利用干酪自身的重量来完成，也可利用专门的干酪压榨机来完成。为保证干酪质量的一致性，时间、温度和酸度等参数在生产每一批奶酪的过程中都必须保持恒定。压榨所用的干酪模可以是不锈钢、塑料或木质的多孔的模子，以便使乳清能够排出。干酪生产中，通常用干酪布或孔网进行乳清排出，压榨压力是干酪重量的 4~40 倍，时间在 3h 以内，温度保持在 10~15℃。

- 加盐：几乎所有种类的奶酪都需加盐，只是程度不同。加盐的目的：改善奶酪的风味、组织状态和外观，抑制腐败微生物的生长，影响酶活力和干酪的硬度，降低水分，起到控制干酪成品中水分。加盐量应依据产品的含盐量确定，一般控制在

1.5%~2.5%。干酪加盐的具体方法有：干腌法是将食盐散布在奶酪料中，并在奶酪槽中混合均匀或者将食盐涂布在压榨成型后的干酪表面；湿腌法是将压榨成型后的干酪置于盐水中腌渍，先在浓度17%~18%的盐水中浸泡1~2d，以后保持在20%~23%，为了防止奶酪内部产生气体，盐水的温度应保持8℃左右，腌渍时间一般为4~6d；混合法是采用上列几种方法的混合，如先涂布食盐于压榨后干酪表面，腌制一段时间后再将干酪浸入食盐水中。

- 干酪的成熟：奶酪在食盐腌渍后需贮存一段时间，在此期间干酪将成熟。干酪成熟是指在一定条件下干酪中所含的脂肪、蛋白质及碳水化合物在微生物和酶的作用下分解并发生某些生化反应，形成干酪特有的风味、质地和组织状态的过程。这一过程通常在奶酪成熟室中进行，不同品种的奶酪对成熟室内的温度和湿度要求不同，成熟的时间也各不相同。硬质和半硬质的成熟过程一般为2~12个月。干酪的加速成熟可以通过各种物理和化学方法加快蛋白质分解为长短各异的肽链和氨基酸、脂肪分解为短链脂肪酸，从而缩短干酪的成熟时间，同时能够赋予干酪特殊的风味。

本章小结

本章主要介绍了发酵产品的种类、发酵工艺原理与方法，以及选择工业上比较成熟的、在工艺上有挖根生的发酵产品（如酱油产品、豆制品和发酵乳制品）为对象，从食品发酵原料及微生物角度出发，系统而实际地描述了发酵食品的酿造原理、生产工艺、发酵过程的影响及控制，生产过程中的常见问题及其相应控制措施。

思考题

1. 发酵时可以采用哪些措施增加发酵液的溶解氧？
2. 固态发酵的特点有哪些？固态发酵器的种类包括哪些？各有什么优缺点？
3. 液态发酵的特点有哪些？液态发酵器的种类包括哪些？各有什么优缺点？
4. 固态发酵的主要控制因素及其控制措施有哪些？
5. 液态发酵的主要调控参数及控制措施有哪些？
6. 简述酱油酿造过程中的主要微生物及其作用。
7. 简述低盐固态发酵法生产酱油的工艺。
8. 简述高盐稀态发酵法生产酱油的工艺。
9. 简述豆豉形成的生化机制。
10. 简述毛霉型豆豉的生产工艺。
11. 试述酸乳的概念和种类。
12. 简述酸乳的发酵机理及形成机制。
13. 简述酸乳的加工工艺及要点。
14. 试述酸乳在加工和贮藏过程中常出现的质量问题和解决方法。
15. 试述干酪的概念和种类。

16. 简述干酪加工中的凝乳酶的凝乳机理。
17. 试述天然干酪的一般生产工艺及操作要点。
18. 简述参与发酵乳的主要微生物及其发酵类型。

推荐阅读书目

传统发酵食品工艺学. 韩春然. 化学工业出版社, 2010.
发酵食品工艺学. 樊明涛, 张文学. 科学出版社, 2014.

第7章
膨化食品加工

7.1 膨化食品分类与特点
7.2 挤压膨化技术
7.3 油炸膨化技术
7.4 焙烤膨化技术
7.5 气流膨化技术

膨化食品(puffing food)是20世纪60年代末出现的一种新型食品,国外又称挤压食品、喷爆食品、轻便食品等。根据食品安全国家标准《膨化食品》(GB 17401—2014),膨化食品是以谷类、薯类、豆类、果蔬类或坚果籽类等为主要原料,采用膨化工艺制成的组织疏松或松脆的食品。膨化(puffing)是利用相变和气体的热压效应原理,使被加工物料内部的液体迅速升温汽化、增压膨胀,并依靠气体的膨胀力,带动组分中高分子物质的结构改变,从而使之成为具有网状组织结构特征的多孔状物质。

膨化技术作为一种新型食品加工技术,在国外发展很快。早在1856年美国的沃德就申请了关于食品膨化技术的专利。1936年,利用挤压法生产膨化玉米首次成功,1946年开始商业化生产。20世纪50年代初,膨化技术开始广泛应用于饼干的生产、淀粉的预处理及糊化中。20世纪60年代中期,以大米、玉米、豆类、薯类、高粱、花生为原料,应用膨化技术开发出膨化的早餐谷物食品、快餐食品、焙烤食品、冲调食品、儿童食品、植物蛋白食品、保健医疗和强化营养食品等新型食品及膨化动物饲料。20世纪70年代生产出膨化大豆蛋白食品和马铃薯食品,它们可用来制作即食苹果酱和水果馅饼等。同时,膨化技术也用于水果蛋糕和脱水苹果的生产。自20世纪80年代以来,在食品加工行业中,因为食品挤压机具有一机多能和高能效的特点得到食品生产商们的重视,从而得到更为迅速的发展。在美国,已有60%的大豆和50%的棉籽采用挤压机进行膨化预处理,其装备设计和工艺条件控制不断完善,产品花样不断翻新,并且还在向更深一步发展。国外利用膨化技术生产的膨化食品主要有:膨化主食、人造肉、马铃薯食品、脱水苹果、快餐食品、小食品、速溶饮料和强化食品等。还有采用膨化工艺生产淀粉和处理谷物,膨化大豆用来酿造酱油,膨化谷物用作动物饲料。美国、日本以及欧洲和东南亚许多著名的膨化食品生产企业纷纷在中国投资建厂生产各种膨化食品,在一定程度上加快了膨化技术在国内食品生产领域中的应用。目前,我国休闲食品销量在200亿~300亿元人民币,未来几年估计中国的膨化食品销售额每年增幅在15%左右。

7.1 膨化食品分类与特点

7.1.1 膨化食品的种类

(1) 按含油与否分类

膨化食品根据含油与否,可分为含油膨化食品和非含油膨化食品。含油膨化食品是用食用油脂煎炸或产品中添加和(或)喷洒食用油脂的膨化食品,如油炸薯片。非含油膨化食品是指产品中不添加或不喷洒食用油脂的膨化食品,如爆米花、米通。

(2) 按膨化方式分类

根据膨化方式,膨化食品主要分为油炸型膨化食品和非油炸型膨化食品两大类。
① 油炸型膨化食品　是利用油脂类物质作为热交换介质进行膨化生产的食品。根

据其温度和压力,又可分为高温油炸膨化食品和低温真空油炸膨化食品。

高温油炸膨化食品:油炸膨化的油温一般控制在160~180℃,最高不超过200℃。

低温真空油炸膨化食品:在负压条件下,食品在油中脱水干燥。若在真空度2.67 kPa、油温100℃进行油炸,这时所产生的水蒸气温度为60℃。若油炸时油温为80~120℃,则原料中水分可充分蒸发;水分蒸发时使体积显著膨胀。采用真空油炸所制得的产品有显著的膨化效果,而且油炸时间相对缩短。

② 非油炸型膨化食品　是指原料经膨化器加温、挤压、焙烤、调味或不调味而制成的膨化食品,包括挤压膨化、焙烤膨化、气流膨化等。

挤压膨化食品:利用螺杆挤压机进行膨化生产的食品,如麦圈、虾条等。

焙烤膨化食品:包括焙烤膨化食品、沙炒膨化食品和微波膨化食品等。其中,焙烤膨化食品是利用焙烤设备进行膨化生产的食品,如旺旺雪饼、旺旺仙贝等。沙炒膨化食品是利用细沙粒作为传热介质进行膨化生产的食品。微波膨化食品是利用微波被食品原料中易极化的水分子吸收后发热的特性进行膨化生产的食品。

气流膨化食品:利用物料在密闭容器中受热,由于物料中水分蒸发产生高压体系,然后突然开罐释放罐内高压气体,颗粒食品因巨大压差而爆裂膨化,如爆米花、爆玉米花等。

(3) 按膨化加工的工艺过程分类

① 直接膨化食品　又称一次膨化食品,是指把原料放入膨化设备中,通过加热、加压再降温、减压而使原料膨胀化生产的食品,如爆米花、膨化米果等。

② 间接膨化食品　又称二次膨化食品,是指先用一定的工艺方法制成半熟的食品毛坯,再把这种坯料通过微波、焙烤、油炸、炒制等方法进行第二次加工,得到酥脆的膨化食品。

(4) 按原料分类

① 淀粉类膨化食品　如玉米、大米、小米等原料生产的膨化食品。

② 蛋白质类膨化食品　如大豆及其制品等原料生产的膨化食品。

③ 淀粉和蛋白类混合的膨化食品　如虾片、鱼片等原料生产的膨化食品。

④ 海藻类膨化食品　以紫菜、海带为代表的海藻类植物含有人体需要的多种维生素、矿物质,热量低,味道绝美,膨化后膨松,即食性强,适合孩子们的口味,此类食品在日本很受欢迎。

⑤ 果蔬类膨化食品　如苹果脆片、胡萝卜脆片等,保持了果蔬原有的营养成分、色泽、香味及矿物质,具有低热量、高纤维素和维生素含量丰富等特点,不加任何防腐剂,口味香甜、酥脆。

(5) 按生产的食品性状分类

① 小吃及休闲食品类　可直接食用的非主食膨化食品,如米花糖、凉糕、爆米花等。

② 快餐汤料类　需加水后食用的膨化食品,如膨化玉米粉、黑芝麻糊等。

(6) 按产品的风味、形状分类

按产品的风味、形状分可分为成千上万种。如根据风味划分,可分为甜味、咸味、辣味、怪味、海鲜味、咖喱味、鸡味、牛肉味等膨化食品。根据形状划分，可分为条形、圆形、饼形、环形、不规则形等膨化食品。

7.1.2 膨化食品的特点

膨化技术属于物理加工技术。膨化不仅可以改变原料的外形、状态，而且改变了原料中的分子结构和性质，并形成了某些新的物质。膨化食品的特点如下：

(1) 营养成分的保存率和消化率高

谷物原料中的淀粉在膨化过程中很快被糊化，使其中蛋白质和碳水化合物的水化率显著提高，糊化后的淀粉经长时间放置也不会老化。这是因为淀粉糊化后其微晶束状结构被破坏，温度降低后也不易再缔合成微晶束，故不易老化。富含蛋白质的植物原料经高温短时间挤压膨化，蛋白质彻底变性，组织结构变成多孔状，有利于同人体消化酶的接触，从而提高蛋白质的利用率和消化率。

(2) 赋予制品较好的营养价值和功能特性

采用挤压技术加工以谷物为原料的食品时，加入的氨基酸、蛋白质、维生素、矿物质、食用色素和香味料等添加剂可均匀地分配在挤压物中，并不可逆地与挤压物相结合，达到强化食品营养的目的。由于挤压膨化是在高温瞬时完成的，故营养物质的损失小。

(3) 改善食用品质，易于贮存

采用膨化技术可使原本粗硬的组织结构变得蓬松柔软，在膨化过程中产生的美拉德反应增加了食品的色、香、味。因此，膨化技术有利于粗粮细作，改善食品的品质，使食品具有体轻、松脆、香味浓的独特风味。另外，膨化食品经高温、高压处理，既可杀灭微生物，又能钝化酶的活性，使膨化后食品中的水分含量降低到10%（质量分数）以下，限制微生物的生长繁殖，有利于提高食品的贮存稳定性，如产品的包装密封良好，可长期贮存并适于制成战备食品。

(4) 食用方便，品种繁多

在谷物、豆类、薯类或蔬菜等原料中，添加不同的辅料进行挤压膨化加工，可生产出品种繁多、营养丰富的膨化食品。由于膨化后的食品为熟食，大多为即食性方便食品，食用简便。

(5) 生产设备简单、占地面积小、耗能低、生产效率高

用于加工膨化食品的设备简单，结构设计独特，可较简便和快速地组合或更换零部件。加工单位重量产品的设备所需占地面积小。例如，BC45型双螺杆挤压机包括自动控制机在内所需占地面积仅为$8m^2$，这是其他任何食品蒸煮加工系统所不及的。可节省生产单位重量产品所需电、汽、水的消耗。劳动生产率高，加工费用低。据分析每吨膨化产品的加工费用比其他任何工业蒸煮方法都低。

(6) 工艺简单，成本低

谷物食品加工过程一般须经过混合、成型、烘烤或油炸、杀菌、干燥或粉碎等工序，并配置相应的各种设备；而采用挤压方式加工谷物食品，由于在挤压加工过程中

同时完成混炼、破碎、杀菌、压缩成型、脱水等工序而制成膨化产品或有膨化及组织化产品,使生产工序显著缩短,制作成本降低。同时可节省能源20%以上,因此,挤压膨化技术是一种节能的新工艺。

(7) 原料的利用率高

利用淀粉酿酒、制饴糖时,原料经膨化后,其利用率高达98%以上,出酒率提高20%,出糖率提高12%;利用膨化后的高粱制醋时,产醋率提高40%左右;利用大豆制酱油时,蛋白质利用率一般为15%,采用膨化技术后,蛋白质的利用率提高了25%。

7.2 挤压膨化技术

7.2.1 挤压膨化的原理

含有一定水分的物料,在挤压机套筒内受到螺杆的推动作用和卸料模具或套筒内节流装置(如反向螺杆)的反向阻滞作用,还受到来自外部加热或物料与螺杆和套筒的内部摩擦热的加热作用。综合作用的结果使物料处于高达 3~8MPa 高压和 200℃ 左右的高温状态。此压力超过了挤压温度下的饱和蒸汽压,故挤压机套筒内的水分不会沸腾蒸发;此温度下物料呈现熔融状态,一旦物料从模具口挤出,压力骤然降为常压,水分发生骤然蒸发,产生了类似于"爆炸"的情况,产品随之膨胀,水分从物料中散失,带走大量的热量,使物料在瞬间从挤压时的高温迅速降至 80℃ 左右,从而使物料固化定型,并保持膨胀后的形状。

在挤压过程中,将各种食品物料加温、加压,使淀粉糊化、蛋白质变性,并使其在贮藏期间能导致食品劣变的各种酶的活性钝化,一些自然形成的毒性物质,如大豆中的胰蛋白酶抑制素被破坏,最终产品中微生物的数量减少。在挤压期间,食品可以达到相当高的温度,但在这种高温下滞(停)留时间却极短,仅为 5~10s。因此,挤压加工过程也是一个高温瞬时杀菌(HTST)过程,它们使食品加热的有利影响(改进消化性)趋于最大,而使有害影响(褐变、各种维生素和必需氨基酸的破坏、不良风味的产生等)趋于最小。

总的来说,食品的挤压膨化加工就是将食品物料置于挤压机的高温、高压状态下,然后突然释放至常温、常压,使物料内部结构和性质发生变化的过程。这些物料通常是以谷物原料(如大米、糯米、小麦、豆类、玉米、高粱等)为主体,添加水、脂肪、蛋白质、微量元素等配料混合而成。

需要注意的是,膨化过程中的压力和温度并不是固定的,应该根据设备的性能、原料的粒度、原料中的水分含量、原料中各种成分含量、产品膨化度要求等的具体情况而定。

7.2.2 挤压膨化设备

食品挤压膨化机是指螺杆挤压机。螺杆挤压机实质上是一种装在卧式柱状机筒里的螺旋输送机,因出料模孔的开孔截面比机筒和螺杆横截面之间的空隙小得多,物料在出口模具处受阻而产生阻力，使物料在进入挤压机后的输送过程始终处于连续地被压缩状态。有的挤压机在机筒内具有轴向凸棱，可以限制物料的运动，增强螺杆对物料的剪切效果。多数挤压机的机筒被制成夹套式，夹套内通入蒸汽或液态加热介质，以控制机内物料的温度。产品的最终形状、膨胀程度和最终密度取决于挤出模孔的尺寸、形状以及挤压机的工作参数，如温度、压力、水分和螺杆转速等。

7.2.2.1 挤压膨化过程

物料在挤压膨化过程中，按其在膨化机中的运动位置，大致可分为加料输送、压缩熔融、计量均化 3 个阶段。

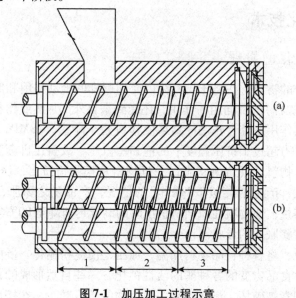

图 7-1　加压加工过程示意
（a）单螺杆　（b）双螺杆　1-加料输送段　2-压缩熔融段　3-计量均化段

如图 7-1 所示，疏松的食品原料从加料斗进入机筒内时，随着螺杆的转动，沿着螺槽方向向前输送，称为加料输送段。与此同时，由于受到机头的阻力作用，固体物料逐渐压实，又由于物料受到来自机筒的外部加热以及物料在螺杆与机筒的强烈搅拌、混合、剪切等作用，温度升高，直至全部熔融，这一过程称为压缩熔融段。由于螺槽逐渐变浅，继续升温、升压，食品物料得到蒸煮，出现淀粉糊化，脂肪、蛋白质变性等一系列复杂的生化反应，组织进一步均化，最后定量、定压地由机头通道均匀挤出，称为计量均化段。

物料熔融体前进至成型模头前的高温、高压区内时已完成全流态化，最后被挤出模孔，压力降至常压而迅速膨化。有的产品不需要过大的膨化率，可采用冷却的方法控制受挤压物料的温度不至于过热（一般不超过 100℃），以达到挤压产品不发生膨化或少发生膨化的目的。

这是一个高温、高压的过程，可较方便地调节挤压过程的压力和剪切力大小、作用大小和时间长短，可将挤压过程应用于某些需高温、高压的生化反应过程。

7.2.2.2 挤压膨化设备分类

食品挤压机类型很多，分类方法各异，通常有以下几种。

(1) 按挤压过程剪切力划分为高剪切力和低剪切力挤压机

① 高剪切力挤压机　指在挤压过程中能产生较高剪切力的挤压机。这类设备螺杆上往往带有反向螺杆，以提高挤压过程中的压力和剪切力。这类设备的作业性能较好，在控制好所需要的工艺参数（如温度、物料中的水分含量、螺杆转速等）条件下，可以方便地生产出多种挤压产品。这类设备往往具有较高的转速和挤压温度。但由于剪切力较高，使复杂形状的产品成型较困难，比较适合生产简单形状的产品。

② 低剪切力挤压机　指在生产过程中产生的剪切力较低的挤压机。其主要作用：混合、蒸煮、成型。适合生产湿软的动物、鱼类饲料或高水分含量的食品。形状复杂的产品用该设备进行生产较为理想，产品的成型率较高。适合低剪切力挤压机加工的物料，水分含量一般较高，挤压过程物料的黏度较低，操作中引起的机械能黏滞耗散较少。

(2) 按照挤压机受热方式划分为自热式和外热式挤压机

① 自热式挤压机　挤压过程中所需热量来自物料与螺杆之间、物料与套筒之间的摩擦，挤压温度受生产能力、水分含量、物料黏度、环境温度、螺杆转速等多方面因素的影响，故温度不易控制，偏差较大。该设备一般具有较高的转速，转速可达$500\sim 800 r\cdot min^{-1}$，剪切力也比较大。自热式挤压机可用于生产小吃食品，但产品的质量不易保持稳定，操作灵活性小，控制较困难。

② 外热式挤压机　靠外部加热方式提高挤压机筒和物料温度。加热方式较多，有蒸汽加热、电磁加热、电热丝加热、油加热等。根据挤压过程各阶段对温度参数要求的不同，可设计成等温式和变温式。等温式挤压机筒体温度均匀一致；变温式挤压机筒体分为几段，分别进行加热或冷却。

自热式挤压机一般是高剪切力挤压机；外热式挤压可以是高剪切力挤压机，也可以是低剪切力挤压机，外热式挤压机的原料和产品较多，设备的灵活性大，操作容易控制，产品质量容易保持稳定。

(3) 按照螺杆根数划分为单螺杆和双螺杆挤压机

① 单螺杆挤压机　由圆筒形腔体和在其中旋转的螺杆组成，靠一个由细渐粗、螺距从宽渐窄的螺杆推进物料。在物料输送过程中，螺杆外径逐渐变大，机体内部容积逐渐变小，物料经压缩和摩擦使其温度升高，流动性变大。当这种高温流动性物料从模具中挤出时，由于瞬间减压，物料随水的汽化作用而急剧膨胀，形成膨松多孔结构，降温冷却后固化而变脆。一般，物料与套筒之间的摩擦系数大于物料与螺杆之间的摩擦系数。否则，物料包裹在螺杆上随螺杆一起转动起不到向前推进作用。目前，我国生产的单螺杆挤压机基本上是采用螺纹高度较浅的螺杆，转速为$300\sim 400 r\cdot min^{-1}$，它可产生高摩擦和高剪切力，谷物原料在机筒内的停留时间仅$10\sim 20s$，物料在出模前的温度高达$130\sim 140℃$。

该设备的优点：螺杆有一定的锥度，与套筒间有不等距的间隙；螺杆分成几段加工，加工和维修方便；设计简单，制造容易，价格便宜，动力匹配小；属于高、中剪切类型，已广泛用于食品工业，适用于生产直接膨化的小食品。

该设备的缺点：靠机械挤压自热或电能加热物料；温度和压力不易控制；只能膨化脂肪含量低并具有一定颗粒度的谷物，膨化时易产生"倒粉"现象（在喂料或挤压膨化过程中，物料不能正常行进的现象）；膨化前不易调味，必须在膨化产品表面喷洒调味料或调味液；物料充填系数低；物料易黏附在螺杆上；设备使用一段时间后要更换易损件。

② 双螺杆挤压机　有一对相互连续啮合的反向或同向旋转的螺杆，共同起着输送、摩擦、挤压和加热物料的作用。这两个螺杆不是整体结构，而是用花键轴分段组成，各段的螺距、螺杆与套筒的间隙都是可调的。机筒内腔呈"∞"形，内壁光滑。螺杆与"∞"形内腔之间的间隙很小，物料沿机筒内壁在"∞"形的通道中向模头方向行进，物料在输送过程中不受摩擦力的影响，因此当挤压机内未被物料填满时也能顺利进行。由于机筒内壁材料比较昂贵，结构复杂，制造成本高，故常将机筒内腔嵌以特别耐磨的合金材料制成的衬套。为便于嵌入衬套和分段控温，机筒也被制成分段式，并用高强度螺钉连接。双螺杆挤压机靠正位移原理输入物料，进行强制输送，在物料输送过程中很少形成压力回流，可使局部压力急剧升高，加快膨化过程，因而其适用范围可比单螺杆获得更高的速度和产量，物料在机内分布均衡。物料在控温条件下的输送、压缩、混合、混炼、剪切、熔融、杀菌、膨化、成型等加工在极短的时间内全部完成。

该设备的特点：靠机械挤压和电能加热物料；可以控制温度和压力；属于中、低剪切类型；可以膨化各种谷物粉，并可加入6%的油脂，不会产生"倒粉"现象；可在膨化前或膨化过程中加入奶粉、蛋粉、糖粉及调味液等，一次加工成型，还可进行成分分离；物料充填系数大；零部件不易损坏；自身有排清的功能；适于加工各种膨化食品和膨化饲料产品。与单螺杆挤压机相比，双螺杆挤压机略显复杂，双螺杆挤压机的设计具有更多的选择性。改变螺杆的类型和设计可使各种操作在同一个挤压机腔体内进行。

单螺杆挤压机和双螺杆挤压机的主要区别见表7-1。

表7-1　单螺杆挤压机和双螺杆挤压机的主要区别

项目	单螺杆挤压机	双螺杆挤压机
输送机理	借助螺旋与物料间的摩擦、物料与机筒内部的摩擦，物料须填满机筒	为正位移送泵，可在部分装料的情况下输送
主要能量供应	靠内摩擦	靠机筒供热
生产能力	取决于物料中的水分、脂肪含量和工作压力	与左列因素无关，螺杆直径越大，产量越高
比能耗	900~1 500 kJ·kg^{-1}产品	400~600kJ·kg^{-1}产品
热分布	温差大	温差小
刚性	高	轴承结构易损
制造成本	低	高

(续)

项目	单螺杆挤压机	双螺杆挤压机
物料含水量	10%~30%	5%~95%
自清洗效果	无	有
脱气	困难	容易

虽然单、双螺杆挤压机均可用于生产谷物原料的膨化食品，但由于其结构不同，特点也不同，见表7-2。

表7-2 单螺杆挤压机和双螺杆挤压机的主要特点

项目	单螺杆挤压机	双螺杆挤压机
机理	靠机器挤压自然膨化	靠外部加热和挤压
温度	温度不易控制	控制恒温
物料	只能膨化具有一定颗粒度、脂肪含量低的谷物	以各种谷物粉为原料，并加入6%的油脂进行膨化
输送	易产生倒粉现象	不产生倒粉现象
调味	膨化前不易调味，必须在膨化产品表面喷撒调味液	可在膨化前调整各种风味，可加入奶粉、蛋粉、糖粉和调味液等
部件	机器使用一段时间后需更换易损零件	不易损坏零件
清理	物料易黏附螺杆	具有自身排清物料的功能
产品	可加工各种膨化食品、速溶谷物粉、粉丝、锅巴类小食品、速食方便米粥、延吉冷面等	可加工虾球、麦圈等膨化食品、高蛋白米粉、速食挂面、淀粉软糖、粉丝、速食米饭、米粥、冷面、变性淀粉、膨化饼干、面包干和小食品类等

7.2.3 挤压过程中物料成分的变化

物料在挤压机中发生复杂的物理、化学、生物反应，使最终产品在质构、组成、外观等理化特性及营养方面发生很大变化。

7.2.3.1 挤压过程中的碳水化合物

碳水化合物是食品中的主要组成成分，在食品中含量高达70%（质量分数），因此是影响挤压食品特性的主要因素。根据碳水化合物的分子量大小、结构及理化性质不同，分为纤维、淀粉、亲水胶体及糖4类，它们在挤压过程中的变化作用各不相同。

（1）纤维

纤维包括纤维素、半纤维素和木质素，它们在食品中通常充当填充剂。纤维经挤压后其可溶性膳食纤维的量相对增加，一般增加量在3%（质量分数）左右，这是挤压过程中的高温、高压、高剪切作用促使纤维分子间价键断裂，分子裂解及分子极性变化所致。

在挤压过程中，纤维主要影响食品的膨化度，一般规律是随纤维添加量增加，膨化度降低。不同来源或不同纯度的纤维对膨化度的影响有明显差异,其中豌豆和大豆纤维的膨化能力最好,它们在以淀粉为主要原料的食品中添加量可高达30%(质量分数),因燕麦麸及米糖中含有较高的蛋白质及脂肪,其膨化能力较差。

(2) 淀粉

挤压作用能促使淀粉分子内 $\alpha-1,4-$ 糖苷键断裂,生成葡萄糖、麦芽糖、麦芽三糖及麦芽糊精等低分子产物,导致挤压后产物中淀粉含量下降,但挤压对淀粉的主要作用是通过促使其分子间氢键断裂发生糊化。淀粉在挤压过程中糊化度的大小受挤压温度、物料中的水分、剪切力、直链淀粉与支链淀粉的比值等影响。随淀粉中直链淀粉含量的升高,产品的膨化度降低,据有关报道,50%(质量分数)直链淀粉与50%(质量分数)支链淀粉混合挤压可得到最佳的膨化效果。另外,来源不同的淀粉其挤压效果也存在差异,小麦、玉米、大米中的谷物淀粉具有较好的膨化效果,块茎淀粉不仅具有很好的膨化性能,且具有良好的黏结能力。

(3) 亲水胶体

阿拉伯胶、果胶、琼脂、卡拉胶、海藻酸钠、瓜儿胶和槐豆胶为食品中常用的亲水胶体,它们经挤压后其凝胶性普遍下降。对一个特定的产品,在选择亲水胶体时,胶体的黏稠性、成胶性、乳化性、水化速率、分散性、口感、操作条件、粒径大小及原料来源等因素均需慎重考虑。

(4) 糖

糖具有亲水性,在挤压过程中通过调控物料的水分活度影响淀粉糊化。挤压的高温、高剪切作用使糖分解产生羰基化合物,在高温、高压、剪切及低湿(湿度通常为14%~20%)的挤压条件下与物料中的蛋白质、游离氨基酸或肽发生美拉德反应,会造成一定的氨基酸的损失,但在产生诱人色泽同时也产生诱人风味物质,如吡嗪、呋喃等一些杂环和含硫化合物。但挤压温度过高,如果温度超过250℃呈熔融状态的糖就很容易产生焦糖化。焦糖色暗、味苦,会影响到产品的口味及风味。糖的加入会降低产品的膨化率和淀粉的糊化率。一般情况下,挤压膨化小吃食品中糖的含量控制在10%~15%(质量分数)。通常使用的糖有蔗糖、糊精、果糖、淀粉糖浆、果汁、糖蜜、木糖和糖醇等。

7.2.3.2 挤压过程中的蛋白质

从物理特性来说,挤压使蛋白质转变成一种均匀的结构体系;从化学观点来说,挤压过程是以某种方式使贮藏性蛋白质重新组合,形成具有一定结构的纤维状蛋白体系。此外,挤压过程还会引起蛋白质营养的变化。

挤压过程中,高温、高压和高剪切环境使得蛋白质分子内、分子间化学键和相互作用力的构成和分布发生改变,旧的化学键和相互作用体系被破坏,新的化学键和相互作用重新形成。因此,挤压过程中既有蛋白质的降解,又有蛋白质的聚合。二者综合作用的结果不仅改变了蛋白质组分的比例,即降低了贮藏性蛋白含量,提高了生理活性蛋白含量,也使得部分蛋白亚基消失,并出现了许多新的亚基,即改变了蛋白质的亚基分布和分子大小。

例如，大豆蛋白通过挤压蒸煮技术可以对其组织化改性，大豆蛋白中球状蛋白质分子的肽链充分伸展，并在强力、高热、高压作用下发生取向排列，形成一种类似动物肌蛋白（瘦肉）所特有的结构和纤维组织，复水后成为具有一定强度弹性和质构的新型大豆蛋白制品。

7.2.3.3 挤压过程中的脂肪

挤压作用会使甘油三酯部分水解，产生单甘油酯和游离脂肪酸，因此从单纯处理来看，挤压过程将降低油脂的稳定性，但就整个产品而言，挤压产品在贮藏过程中游离脂肪酸含量的升高显著低于未挤压样品。一般认为，脂肪在挤压过程中能与淀粉和蛋白质形成复合物，降低了挤出物中游离脂肪的含量，降低挤压产品在保存时的氧化现象，因此在一定程度上起到了延长产品货架期的作用。例如，玉米挤压膨化后脂肪含量由 4.22% 降为 1.65%，黍米挤压膨化后脂肪含量由 3.11% 降到 0.98%。脂肪复合体的形成使得脂肪受到淀粉和蛋白质保护作用，对降低脂肪氧化程度和氧化速度，延长产品货架期起积极作用；同时，改善产品质构和口感；此外，脂肪在挤压过程中除了生成脂肪复合体外，还会产生不饱和脂肪酸和顺反式异构体。另外，挤压熟化过程中破坏了原料中的脂肪氧化酶和脂肪水解酶，可以降低含有食品中脂肪的水解和氧化。

7.2.3.4 挤压过程中的维生素和矿物质

挤压过程中由于高温作用，会造成一些维生素的损失。谷物是 B 族维生素重要来源，挤压对其损失是较大的，维生素 B_1 残留量为 60%~90%，当温度升为 232℃ 时，其残留量为 0；维生素 B_6 残留量为 71%~83%，维生素 B_{12} 为 65%~99%，维生素 C 为 32%~97%，β-胡萝卜素损失不大。维生素 B_1 可作为含硫香气成分的前体，若在挤压玉米中加入 0.5% 的硫胺素将产生以噻唑为主的香味物质，若与蛋氨酸混合反应将产生似肉和马铃薯的香味。尽管如此，相对于其他食品加工方法，挤压过程中维生素的损失较小，原因是：由于挤压膨化是高温短时，挤压过程中物料的受热强度相对较小；物料在挤压机的套筒中与空气的接触少。因此，一些容易发生氧化的维生素（如维生素 A、维生素 C 等）不会因为氧化而产生过多的损失。

挤压过程中矿物质变化很小。在挤压小吃食品的加工过程中，有时会针对营养的需要进行一些矿物质的添加，它们在加工过程中一般不会发生变化，由于添加的量很少，因此对产品的组织结构，口感和膨化度等基本不产生影响。添加铁盐时，由于游离亚铁离子的存在，会与食品中的一些其他组分发生反应从而影响到产品的色泽和风味；另外，铁离子的存在会提高脂肪的氧化速度。

7.2.3.5 挤压过程中的其他成分

挤压加工对酶的作用既有积极的方面，也有消极的方面，积极的作用有使脂肪酶、过氧化物酶、脂肪氧化酶、黑芥子苷酸酶、脲酶等失活，而消极作用是使淀粉酶、植酸酶失活。在豆类作物种子中，含有一种抗营养物质，是抗胰蛋白酶因子，它能抑制消化液中的胰蛋白酶作用，从而易造成消化不良，而挤压过程的高温高压在不损害蛋白质营养价值的前提下使抗胰蛋白酶因子失活，增加了豆类蛋白质的营养价值。抗胰蛋白酶因子可用作指示剂来确定双螺杆同向旋转膨化机的膨化强度，这是根据抗胰蛋白酶因子在挤压过程中失活钝化与滞留时间的关系得出的。

7.2.4 挤压膨化食品生产工艺

7.2.4.1 豆渣海带膨化小吃食品

将豆渣粉、海带粉与大米、玉米按一定的比例混合后，通过挤压膨化、切割、烘烤、调味等工艺过程，生产出营养丰富、口感酥脆的膨化小吃食品。

海带是一种营养价值和保健价值极高的海洋蔬菜，含有丰富的粗纤维、多糖和微量元素。研究表明，海带中的多糖物质具有免疫调节和抗肿瘤作用，特别是碘含量极高，可以治疗缺碘引起的病症，还能促进大脑发育，提高智力。但目前海带多以干制品出售，食用不便，且有一股特殊的藻腥味，在一定程度上限制了海带产品的消费。

豆渣是大豆加工的副产品，富含膳食纤维，具有很高的营养价值，且价格低廉，长期以来一直没有被很好地利用。新鲜豆渣中含水分85%，蛋白质3%，粗脂肪0.5%，碳水化合物8%，此外，还含有钙、磷、铁等矿物质。豆渣中丰富的食物纤维能够降低血液中的胆固醇含量，对预防高血压及肥胖症也有一定的帮助，因此豆渣被视为新的保健食品原料。

(1) 原料

大米、玉米、豆渣、干海带、棕榈油、葡萄糖、食盐、酱油粉、味精少量。

(2) 主要设备

单螺杆挤压膨化机、粉碎机、烘干机、切割机、调味机、包装机。

(3) 工艺流程

大米、玉米、豆渣、海带粉→混合→加湿（食盐溶于水中加入）→挤压膨化→切割成型→烘烤→喷油、调味→包装→成品

(4) 操作要点

① 豆渣脱水干燥　首先将新鲜豆渣经压滤除去大部分水分，接着放在隧道式烘干机中（热风温度85℃左右）烘至含水量15%左右，然后适度粉碎。

② 海带粉的制备　将市售干海带除去泥沙和根部，洗净晒干或放在70℃左右烘箱内烘干，粉碎，过40目筛。也可直接使用海带粉，但原料的成本会增加。

③ 大米、玉米的处理　为适应单螺杆挤压膨化机对原料的要求，大米、玉米在膨化前要粉碎成过40目筛的小颗粒，玉米还应除去不易膨化的皮和胚芽。也可直接使用相应大小的玉米碴。

④ 混合加润　在拌料桶内将豆渣、海带粉、大米、玉米按比例相混，食盐先溶解于调湿度的水中掺入到混合料中，便于分散均匀。加水量的多少，应视气候变化及环境温湿度的不同而增减。混合物料的水分一般控制在13%~18%，气候干燥及气温较高时，加水量可适当多一些；反之则少。

⑤ 挤压膨化 此工序是整个工艺过程的关键，直接影响到最终产品的质地和口感。配好的物料通过喂料机连续、均匀地进入膨化机内，物料随螺杆向前推进并逐渐压缩，经过强烈的挤压、剪切及高温作用后，成为具有流动性的熔融状态，经模具口挤出到达常温、常压状态，形成质地疏松的膨化食品。影响膨化食品质量的因素较多，如物料的水分含量、挤压腔的温度和压力、螺杆电机转速以及原料的种类和配比等，都可能影响到膨化食品的质量。经反复测试比较发现，当挤压温度为150℃，挤压腔压力为2.5MPa，螺杆转速为600r·min^{-1}，膨化效果较为理想。

⑥ 切割 连续挤出的膨化物被切割机切成相应的条状，通过调节切刀的转速，得到符合长度要求的膨化半成品。

⑦ 烘烤 刚膨化出来的半成品含水量较高，达8%左右，通过烘烤使其水分含量降到5%以下，同时产生一种特殊的香味，从而使产品的品质提高，延长其保质期。

⑧ 调味 将棕榈油加温至70℃左右，然后按比例加入葡萄糖、酱油粉及少量味精，不断搅拌使调味料均匀地悬浮在油中，在旋转式调味机中放入经烘烤的膨化半成品，将一定量的油–调味料混合物均匀地撒在不断滚动的物料表面，搅拌5~8min，即得成品。

⑨ 包装 经调味后的膨化产品应尽快包装，防止其受潮，影响口感。包装材料为涂铝复合膜，采用立式充气自动包装机包装，充入洁净干燥的氮气，封口处应平整严密。

7.2.4.2 膨化锅巴

膨化锅巴是以大米粉或小米粉为主要原料，再加入淀粉，经螺旋式自熟机膨化后，使之α化，再经油炸而成。该产品的体积比锅巴膨松，口感酥脆，含油量低，省设备，能耗低，加工简便。

(1)原料与配方

原料：米粉90kg，淀粉10kg，奶粉2kg。

调味粉的配方：海鲜味（味精20%，精盐78%，花椒粉2%）；麻辣味（辣椒粉30%，胡椒粉4%，精盐50%，味精3%，五香粉13%）；孜然味（精盐68%，孜然20%，花椒粉9%，姜粉3%）。

(2)工艺流程

米粉、淀粉、奶粉→混合→润水搅拌→膨化→晾凉→切段→油炸→调味→称重→包装

(3)操作要点

① 混合、润水搅拌 将物料按配方充分混合，如淀粉价格较高，可不用或少用淀粉。然后边搅拌边用喷壶喷洒30%的水，加水量应随季节变化。若夏天气温在32℃以上，则加水量为32%。

② 膨化 开机前，先将一些水分较多的米粉放入机器内，然后开动机器，由于湿料不发生膨化，容易通过喷口，待机器运转正常后加入水分含量为30%的半干粉。出条后，如条子太膨松，说明加水量少；如出条软、白，无弹性，不发生膨化，说明粉

料中含水量多。要求出条后条子半膨化，有弹性，有熟面的颜色，并有均匀的小孔。

③ 晾凉、切段　将从机器中出来的条子用竹竿挑起，晾几分钟，然后用刀切成小段。

④ 油炸　当油温为 130~140℃ 时，放入切好的半成品，料层厚度约 3cm。下锅后将料坯打散，待几分钟后打料时有声响，便可出锅。产品出锅前为白色，放一段时间后变为黄白色。

⑤ 调味　炸好的锅巴出锅后，趁热一边搅拌，一边加入各种调味料，使其均匀地撒在锅巴表面上。

7.2.4.3　膨香酥

膨香酥是以玉米为主要原料生产的膨化食品，具有香、甜、酥、脆的特点，是一种粗粮细做的儿童食品，深受喜爱。

(1) 工艺流程

玉米→加湿→膨化→烘烤→加味→成品

(2) 操作要点

① 加湿　进入膨化机的玉米水分含量一般以 13%~16% 为宜。因此，常利用加湿机将适量的水分加入玉米中，并搅拌均匀。如果水分分布不均匀，会导致成品膨化不均匀；水分含量低时，机体内部升温速度快，产品的膨化率下降；水分含量高时，产品中的气泡变大，膨化体积大，产品表面粗糙，质地坚硬。此外，对玉米的粒度也有一定的要求。粒度过大，会影响设备的使用寿命；粒度过小，会导致出现滑脱现象，延长压缩时间，且易导致产品出现炭化现象。

② 膨化　采用自热式挤压机生产时，在膨化机工作前，先把喷头部位加热到 150℃，然后开始工作。在正常原料加入前，先加入 1kg 左右含水量 30% 的起始料，使之外爆，之后加入正常原料进行生产。改变喷嘴的形状和调整切割刀的转速，可得到各种形状的产品。

③ 烘烤　由膨化机膨化出的半成品，含水量达 8% 左右，为使膨化的淀粉固定，半成品必须及时烘烤。烘烤后其含水量降到 3%~4%，可采用圆筒烘干机烘烤，机内温度一般控制在 120℃ 左右，烘烤时间为 2~3min，烘烤至发出烤香味、松脆可口为止。

④ 加味　烘烤后的半成品需添加不同的调味品和营养物质，如白糖、味精、奶粉、精盐及各种维生素等。加味工序是在连续加味机中完成的，加味时，如以水做溶剂，或加进液体调味料，则加味后还需进行第二次干燥。干燥温度一般为 70~80℃，干燥时间为 8~20min，成品可采用聚乙烯薄膜袋等包装。

7.2.4.4　膨化早餐谷物片

早餐谷物片主要以玉米为主的谷物原料，采用蒸煮或挤压工艺加工而成，形状有颗粒状、薄片状、圈状或动物造型。其突出特点是含有丰富的复合碳水化合物及膳食纤维，同时玉米片早餐谷物中既可以强化许多微量元素，如维生素和矿物质，又可添加可可和糖分,如蜂蜜、麦芽糖等。主要作为早餐兑入牛奶、咖啡、酸奶或功能饮料后直接食用,也直接作为休闲零食食用。

(1) 工艺流程(图7-2)

玉米糁、麦类等→配料→挤压蒸煮→干燥→轧片→烘烤→喷涂强化剂→包装

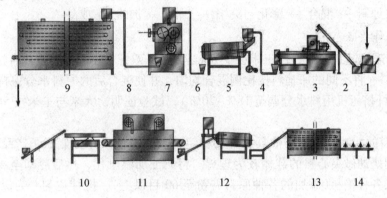

图7-2　早餐膨化谷物片生产工艺流程

1-拌粉机　2-螺旋上料机　3-双螺杆主机　4-振动筛　5-滚筒干燥机　6-风送机　7-大压片机
8-风送机　9-烘干机　10-振动冷却机　11-高温膨化烤箱　12-喷糖机　13-连续式烤箱　14-冷却

(2) 操作要点

① 配料　挤压加工谷物早餐食品利用的原料有全颗粒谷物、谷物粗粒、谷物粉、淀粉、植物油、调味料、砂糖、麦芽糖、色素等,最常用的生产营养谷物片的原料是玉米、燕麦、小麦,调味添加料有蔗糖、玉米糖浆等,可以利用红糖和蜂蜜进行调味和调色,用脱脂大豆粉、浓缩大豆蛋白、维生素、矿物质作为强化剂,用谷物和大豆的混合粉使氨基酸互补,有利于提高蛋白质的生物价。原料选取需要根据营养平衡和调味的需要综合考虑。

② 挤压　将原料混合均匀后,适当加入水分调节原料水分含量,匀速送入挤压蒸煮机中熟化,制成颗粒形状。原料组成、原料含水率和温度是挤压膨化谷物早餐食品生产过程中的主要影响因素,不同的挤出产品和形状要求不同的挤压操作参数。

③ 干燥、轧片　控制基础颗粒物料的水分在19%~20%,冷却至30~40℃,然后经钢辊轧成厚度为0.7~1mm的谷物片。

④ 烘烤　温度250~350℃,时间为20~150s,使水分降至10%左右。如再经油炸(油温不超过200℃),则可得到口感松脆的酥香片。

⑤ 喷强化剂　可喷涂营养素制成强化玉米片或根据需要涂以糖、风味剂等。

7.2.4.5　全膨化夹心卷(饼)

膨化夹心卷(饼)是以大米、玉米或其他谷物为原料,用纯奶油做介质,将蛋黄粉、奶粉、糖分、芝麻酱、巧克力粉等原料进行稀释,配成夹心料,在膨化物挤出的同时将夹心料注入膨化谷物食品内,经过加工制作成一种夹心小食品。该食品口感酥脆,风味独特,还可根据不同的工艺、不同的成分,加工成各种营养食品、疗效食

品、功能食品等。

(1) 工艺流程

$$\text{馅料配制} \downarrow$$

玉米等原料 → 混合 → 膨化与夹馅 → 烘烤 → 加味 → 成品

(2) 操作要点

① 粉碎　选用新鲜原料(玉米去皮)粉至20目(双螺杆用料需粉至60目以上)。

② 混料　将不同的原辅料按比例混合均匀,并使混合后的原料水分保持在15%~16%(双螺杆挤压机用料水分调至18%~20%),试验证明,大米与玉米按5:1混合效果最佳。

③ 馅料的配制　由于奶油具有好的稳定性及润滑性,并且能赋予产品较好的风味,因此用奶油做夹心料的载体较为理想。将奶油加温融化,然后冷却至40℃左右,按比例加入各种馅料(添加的各种原料需粉至60目以上),搅拌均匀,为保证产品质量,奶油添加应适量,保证物料稀释均匀,并且有良好的流动性。

④ 谷物膨化与夹馅　这是关键程序,物料膨化的好坏直接影响最后的质感和口感,物料在挤压中经过高温(130~170℃)、高压(5~10个大气压)成为流动性的凝胶状态,通过特殊设计的夹心模均匀稳定地注入至膨化卷中,随膨化物料一同挤压出来,挤出时物料水分降至9%~10%。

⑤ 整形切断　将条状夹心物料牵引至特制的卷状整形机入口处,整形机牵引物料,自动完整,切断,物料被切断成长度一致、粗细均匀的棒状夹心卷,此时物料冷却,水分降至6%~8%。

⑥ 烘烤　目的是为了提高产品的口感及保质期,通过烘烤可使部分馅料由生变熟,产生令人愉快的香味,烘烤后原料水分降至2%~5%以下。

⑦ 调味混合　在滚筒中进行,包括料胚表面涂油和喷撒调味料。涂油是为了阻止产品吸收水分,赋予产品一定的稳定性,延长保质期;喷撒调味料是为了改善口感及风味。随着滚筒的转动,物料上下翻滚,从一头进入从另一头出来,涂油在物料进入滚筒时进行,通过翻滚搅拌,油均匀涂在物料表面,物料通过滚筒中部时加调味料,继续混合,从滚筒中出来的即为成品。产品应该色泽一致,表面呈现出一种悦人的金黄色,切口美观圆滑。

7.3　油炸膨化技术

油炸作为食品熟制和干制的一种加工工艺由来已久,油炸也是古老的膨化方法之一。油炸可以杀灭食品中的细菌,延长食品的保存期,改善食品的风味,增强食品营养成分的消化性,且加工时间比一般烹调短,因此受到世界各国的青睐。

食品行业中,采用油炸工艺生产的食品有:果制品(如炸土豆片、炸香蕉等)、油炸面圈、油炸坚果、膨化快餐食品、冷藏方便食品(如炸鱼、炸鸡、炸肉等)和各种休闲风味食品等。

根据油炸温度和压力,油炸食品主要分为高温油炸膨化食品和低温真空油炸膨化食品两大类。油炸膨化食品通过一系列的加工,如糊化、老化、干燥、油炸等,淀粉结构3次发生变化(α化、β化、膨化),不断改变淀粉粒与水之间的相互关系,最后通过高温油炸达到膨化目的。

油炸型膨化食品的主要特点是:清爽、酥脆、口感好、营养素损失少,且易于消化吸收;膨化技术不仅改变了粮食的外形,也改变了其内部的分子结构,粮食中的B族维生素受破坏较少;油炸膨化技术使淀粉彻底熟化,膨化食品内部多呈多孔状,便于人体吸收(如大米蒸煮后蛋白质消化率为75.3%,油炸膨化率为83.8%)。因此,油炸型膨化食品是受消费者普遍接受的休闲食品之一。

但是,在油炸型膨化食品生产过程中,油炸温度过高或油的多次重复利用会促使油脂发生氧化、分解、聚合反应,生成羰基化合物、羟基酸等物质,影响产品的风味,并容易产生有害物质;而且经过油炸膨化的食品都残留较多的油脂,这也是现代人们饮食中所忌讳的。

7.3.1 油炸膨化原理

7.3.1.1 原理

油炸膨化技术是将食品放入热油中,其表面温度迅速升高,水分汽化,表面出现一层干燥层,然后水分汽化层便向食品内部迁移。表面干燥层具有多孔结构,油炸过程中水和水蒸气从空隙中迁移出,然后由热油取代原来水和水蒸气占有的空间。脱水的推动力是食品内外部水分的蒸汽压差。油炸的目的在于改善食品的色、香、味、形,是通过美拉德反应、组织膨化和食品对油中挥发性物质的吸附来实现的。

7.3.1.2 影响油炸膨化的因素

膨化度是决定产品特性的一个重要指标,高质量的产品膨化度达100%(体积分数)以上。由于一般油炸膨化食品的主要原料是淀粉,因此在加工过程中,淀粉结构的变化促使油炸制品产生一定的膨化度。而影响淀粉结构变化的工艺参数,是决定膨化度大小的主要因素。

(1)淀粉α化的程度

只有充分α化的淀粉,分子间氢键才能大量断开,充分吸水,使下一步老化时淀粉粒高度晶化包住水分,为造成一定的膨化度奠定了基础。生产中要求α化时淀粉在60~80℃中不断搅拌7~8min,形成一种半透明的均匀胶体溶液为宜。

(2)淀粉β化的程度

加工中要求α化淀粉在2~4℃下保持足够长的时间充分老化,使糊化淀粉分子动能降低,相邻分子间氢链又逐步恢复,形成微晶结构。在此过程中糊化时吸收的水分被包入淀粉的微晶结构,在高温油炸时淀粉微晶粒中水分急剧汽化喷出,使组织膨化,形成多孔、疏松的结构,达到膨化的目的。生产中α化的淀粉应在2~4℃下保持1.5~2d,使淀粉形成不透明的β淀粉。

(3) 水分含量

产品中的含水量直接影响膨化度的大小。如果切片后湿片中的水分含量过高,油炸膨化时很难在短时间内将这么多的水分汽化排出,会造成制品膨化不起来,口感不脆的现象。若水分含量太低,高温油炸时又很难使水分汽化形成足够的喷射蒸汽将淀粉组织膨胀起来,也会降低产品的膨化度。因此,干燥过程中对水分含量的要求非常关键,一般产品油炸膨化前的含水量通常控制在15%~20%。

(4) 油炸温度

温度是影响油炸食品质量的主要因素。它不仅影响食品炸制的成熟速度、口感、风味和色泽,也是引起炸油本身劣变的主要因素。

根据实践经验和具体油炸要求,将油温分以下几个阶段:温油、热油、旺油及沸油。一般情况下,油温在100℃以下,油面平静,无油沸响声和毒烟为温油;油温在110~170℃,油面向四周翻动,香气四溢,油面基本保持平静的为热油;旺油在180~220℃,油面由翻滚转向平静,表面有毒烟,搅动时有响声,此时的油温已接近最高点;若继续加热,油温在230℃以上时,锅内冒毒烟,油面翻滚并有较剧烈的爆裂响声,此时称之为沸油。在此阶段要特别注意安全,一般不宜再炸制食品。

通常认为油炸的适宜温度是指被炸食品内部达到可食状态,而表面正好达到所要求色泽的油温。一般油炸温度为160℃左右。

(5) 油炸时间

食品油炸时间的长短与以下因素有关:食品的种类、食品的厚度、油的温度、油炸的方式和所要求的食品品质改善程度。油炸时间与油温的高低应根据食品的原料性质、块形的大小及厚薄、受热面积的大小等因素而适当控制。

(6) 炸油和投料量的关系

油炸食品时,如果一次投料量过大,会使油温迅速降低。为了恢复油温需要加强火力,势必使油炸时间延长,影响产品质量。如果一次投料量过小,会使食品过度受热,易焦糊。不同食品的一次投料量也有所不同,应根据食品的性质、油炸锅的大小、火力强弱等因素来调整炸油和食品的比例。

(7) 炸油的质量

炸油的成分直接影响油炸食品的质量。炸油应具有良好的风味、起酥性和抗氧化稳定性,一般要求氧化稳定性AOM值(加速氧化试验)达100h以上,在油炸过程中不易变质,使油炸食品具有较长的货架寿命期。在油炸时,油的质量对油炸系统的影响主要表现在以下3个方面:① 影响传热性能,影响到油炸过程中食品被炸熟的程度和水蒸发的速度。② 影响食品中油脂的吸收量。③ 影响食品卫生性和安全性。

7.3.2 油炸膨化设备

7.3.2.1 常压油炸设备

(1) 电加热油炸设备

电加热油炸设备的典型结构图如图7-3所示。使用时应保持油锅内的油面高度大于 1/2 油锅深度，但最高油面高度不能大于 3/4 油锅深度。

合上电源开关 7，红色指示灯亮，此时电源已接通，按顺时针方向旋转温度调节旋钮 9，把所需的温度值对准红点位置，此时绿色指示灯亮，红色指示灯熄灭，表示电热管 14 工作，锅内油开始升温，当油温升至所需的温度时，温控器自动切断电源，同时绿色指示灯熄灭，红色指示灯亮，电热管 14 停止工作，锅内油温开始下降，当油温降到设定温度值时，温控器自动接通电源，此时红色指示灯灭，绿色指示灯亮，电热管 14 又工作，油温上升，如此反复循环，以保证油温在设定的温度范围内恒温。锅盖可保持锅内清洁和保温，加盖时应注意盖子上无水，以免水珠滴入锅中热油飞溅伤人。附有专用的物料篮 11，供炸制较小的食品。制作时通过控制篮柄 12 把物料篮 11 浸入油中，当炸制大件食品时，可直接入在油锅 4 内进行炸制。需要清倒锅内油时，应待油温降到常温后进行，先把物料篮 11 取出，切断电源，再把电热管 14 取出，另放于干燥清洁地方，最后提出油锅 4 进行清理。

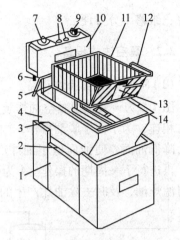

图 7-3　电热油炸设备结构

1-不锈钢底座　2-侧扶手　3-油位指示仪　4-移动式不锈钢锅　5-电缆　6-最高温度设定旋钮　7-电源开关　8-指示灯　9-温度调节旋钮　10-移动式控制盘　11-物料篮　12-篮柄　13-篮支架　14-电热管

(2) 连续式深层油炸锅

图 7-4 为连续式深层油炸锅结构图。该设备由一条在恒温油槽中的不锈钢网格传送带构成。食品被缓慢地定量送入油中，下沉到浸泡在油中的输送器 8 上，食品在炸热和炸熟时呈悬浮状，则被压在另一条传送带 10 下，食品卸下端采用倾斜转送带使多余的油流回油槽中。

该设备的特点是：无炸笼，能使物料全部浸没在油中连续进行油炸；油的加热是在锅外进行的；具有液压装置，能把整个输送器框架及其附属零部件从油槽中升起或

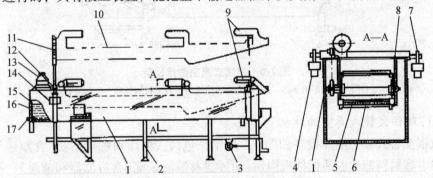

图 7-4　连续式深层油炸锅结构

1-油槽　2-支架　3-泵　4-液压活塞　5-推杆　6-金属板　7-托架　8-输送器　9-电动机　10-输送装置　11-活塞杆　12-液压装置　13-框架　14-顶盖　15-输入端　16-油料　17-管道

下降；维修十分方便。

7.3.2.2 真空油炸设备

(1) 间歇式真空油炸设备

图 7-5 为一套低温真空油炸装置的系统简图。油炸釜为密闭器体，上部分与真空泵 3 相连，为了便于脱油操作，内设离心甩油装置，甩油装置由电机 2 带动，油炸完成后降低油面，使油面低于油炸产品，开动电机进行离心甩油，甩油结束后取出产品，再进行下一周期的操作。4 为贮油箱，油的运转由真空泵控制，过滤器 5 的作用是过滤炸油，及时去除油炸产生的渣物，防止油被污染。

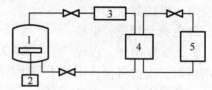

图 7-5　间歇式真空油炸设备

1-油炸釜　2-电机　3-真空泵　4-贮油箱　5-过滤器

(2) 连续式真空油炸设备

图 7-6 为一台连续式真空油炸设备的结构示意图。连续真空油炸设备的主体为一卧式筒体。待炸胚料由闭风器 1 进入，落入具有一定油位的筒内进行油炸，胚料由输送器 2 带动向前运动，2 的运动速度可根据油炸工艺进行调整。油炸结束后，炸好的产品由 2 带入无油区输送带 3，4，边输送边沥油，物料由出料闭风器 5 排出。油由入油管 6 进入筒体，由出油口排出，经过滤后可循环使用。筒体通过接口与真空泵相连以实现油炸时所需的真空条件。

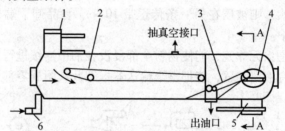

图 7-6　连续式真空油炸设备

1-闭风器　2-输送器　3，4-无油区输送带　5-出料闭风器　6-入油管

(3) 双锅交替式真空油炸机

双锅交替式真空油炸设备如图 7-7 所示，包括：油炸和脱油系统(含双锅体、加热装置、盛料网篮和脱油搅拌机构)；油过滤及输油系统(含过滤器和油泵)；抽真空系统(含真空泵、冷凝器及气液分离器)；控制系统。操作方法如下：

当锅Ⅰ处于油炸状态时，油面淹没网篮 3 并低速转动，电加热管 2 通电加热，盖封闭并抽真空；此时，锅Ⅱ的油位低于网篮 6，在保持真空的条件下高速转动对油炸物料进行脱油，随后消除真空，打开锅盖，取出盛料网篮6，并装入盛满新料的网篮，关好盖，抽真空后等待下一步操作。当锅Ⅰ油炸工作完成后，油过滤及输油泵系统将锅Ⅰ中的油输入锅Ⅱ，直至锅Ⅰ油面低于网篮3，锅Ⅱ油面高于网篮6。此时，锅Ⅱ开始油炸操作，锅Ⅰ开始脱油、卸料、装料操作。如此周而复始交替循环进行。

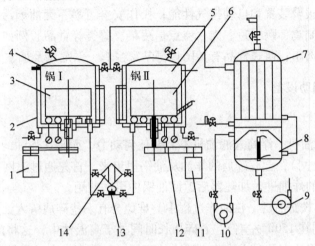

图 7-7 双锅交替时真空油炸设备

1-篮网电机 2-电加热管 3-网篮 4-油炸锅 5-油炸锅 6-网篮 7-冷凝器 8-气水分离器
9-冷凝水泵 10-真空泵 11-网篮电机 12-电加热管 13-油泵 14-油过滤器

(4) 全自控真空油炸机

全自控真空油炸机的结构及工作原理如图 7-8 所示。全自控真空油炸机通过自控加热系统、自控循环系统、自控真空系统、自控定时系统、自控脱油及出料系统实现了真空油炸食品生产的全自动化。

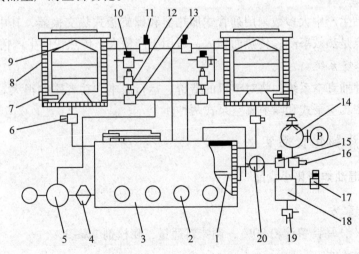

图 7-8 全自动真空油炸机的结构及原理示意

1-预热室热电偶探头 2-电加热管 3-油预热室 4-滤清器 5-输油泵 6-回油电磁阀 7-油炸式热电偶探头
8-油炸室 9-食品架或炸篮 10，17-充气电磁阀 11-循环回油电磁阀 12-真空电磁阀 13-循环进油电磁阀
14-水环真空泵 15-入口电磁阀 16-排气电磁阀 17-气液分离装置 18-气液分离装置 19-排液电磁阀 20-冷凝器

7.3.2.3 高压油炸设备(压力炸锅)

该设备指在101.33kPa(101.33kPa=1atm)以上的压力下炸制各种中式食品和西式食品的设备。压力炸锅采用不锈钢制造,气、电两用,外形美观,油温、炸制时间自动控制,并具有报警装置和自动排气性能;操作安全可靠,无油烟污染。该机能炸制多种食品,可炸制鸡、鸭、鱼、肉、糕点、蔬菜、薯类等食品。例如,中式食品有香酥鸡、牛排、羊肉串;西式食品有美国肯德基家乡鸡、派尼鸡及加拿大帮尼炸鸡等。

7.3.2.4 油炸辅助设备

(1)滤油机

① 浮筒式滤油机　浮筒式滤油机不需要任何动力,而是在炸油的循环系统中安装一个过滤浮筒(滤网),含有碎屑的炸油从油锅里出来,首先通过滤网,碎屑被阻留在浮筒中,过滤后的炸油进入加热器后返回油锅中再次使用。

② 网带洗刷式滤油机　在油炸过程中,难免会有一些碎屑落入油炸锅中。由于此时的油温很高(约在150℃左右),若碎屑长时间处于高温油中,这将加速油的"老化"影响制品质量。因此,及时去除落入油中的碎屑,对整个生产过程是十分必要的。

③ 圆筒过滤器　主要是由不锈钢圆筒、不锈钢丝过滤网和锁紧装置组成。

(2)真空油炸脱油机

真空油炸脱油机主要是由主轴、料篮提升、料篮、料门和罐体等结构组成。

(3)料篮

为了减少装卸料等辅助时间,提高生产效率以及减少热损失和工人的劳动强度,料篮结构的设计必须考虑具有快速装卸料的性能。

(4)热交换器

油炸食品生产中大多数采用列管式加热器和螺旋板式热交换器,其中螺旋板式热交换器的特点是热效率高、传热面积大,适用于产量大、传热快的生产情况。

(5)抽真空系统

采用何种抽真空系统,将对整机的造价、运行成本、功耗影响很大。目前,抽真空系统有机械真空泵式和喷射真空泵式两种。

7.3.3 油炸膨化食品实例

7.3.3.1 高温油炸膨化小食品

(1)原料配方

籼米20%,马铃薯淀粉80%,调味料适量,膨松剂1%~3%。

(2)工艺流程

原料混合 → 蒸煮搅拌 → 辊压 → 卷筒 → 冷却老化 → 切割成型 → 一次烘干 → 二次烘干 → 油炸 → 包装 → 成品

(3) 操作要点

① 蒸煮搅拌 原料加水搅拌并蒸汽加热 4~5min，一般蒸汽压力 0.2~0.4MPa。蒸煮后水分控制在 40% 左右。注意蒸透、搅匀，使淀粉充分糊化（α 化）。

② 辊压 蒸煮好的面团趁热辊压形成 1~3mm 厚的面皮，压辊间隙为 0.5~2.5mm，两端间隙要求相同。

③ 卷筒 辊压好的面皮经冷却机冷却，用卷皮机在 80mm 的不锈钢管上卷成 350mm 左右的面卷。

④ 冷却老化 将面卷置于 20℃ 以下（最佳温度为 3~6℃）、相对湿度 50%~60% 的库房中存放 24h，使淀粉老化（β 化）。

⑤ 切割成型 将老化后的面皮按所需形成规格在成型机上压纹切割成型。

⑥ 一次烘干 温度 50~60℃，时间 1.5~2h。一次烘干后水分降至 15%~20%，此时半成品表面已形成晶格结构，但内部水分较多，未形成晶格结构。若一次烘干后水分过高，一方面存放时易霉变，另一方面未达到一次烘干表面晶格化的目的；若水分过低，则表面晶格化过度，使水分不易渗透均匀，增加了二次烘干的难度，造成膨化不均匀。

⑦ 存放 存放是为了使半成品内部水分渗透出来，分布均匀，有利于二次烘干和膨化均匀。存放时间应在 24h 以上，使半成品呈柔软状，不易折断。

⑧ 二次烘干 温度 70~80℃ 时间 6~8h，烘干后水分应控制在 8%（质量分数）左右。试验证实，半成品水分与膨化度有密切关系。水分过高，瞬时水分无法汽化，导致膨化不良，口感不脆、粘牙；而水分过低，形成的水蒸气量不够，同样膨化不良。二次烘干后半成品内部已充分晶格化，水分均匀分布在晶格中。

⑨ 油炸 油炸一般用棕榈油，油温 190℃，时间 6~8s。膨化时温度与成品膨化度有关，温度 200~210℃。

⑩ 包装 选择复合塑料薄膜袋，采用真空充氮包装成品。

7.3.3.2 油炸膨化玉米片

(1) 原料配方

玉米糁子 100g，食盐 2g，调料 8g，奶粉少许。

(2) 工艺流程

玉米清选 → 玉米破碎 → 蒸煮 → 压片 → 切片 → 油炸 → 调味 → 包装 → 成品

(3) 操作要点

① 玉米清选 选择新鲜、饱满的优质黄玉米，将玉米过筛，剔除杂质。

② 玉米破碎 将玉米破碎成粒状，粒径 4.0~5.6mm。

③ 蒸煮 称取一定量的玉米，将水、食盐、花椒的混合液与玉米混合，浸渍 30min。入压力锅，蒸煮条件是压力 1.8~4MPa，时间 5~50min。

④ 压片 出锅后松散原料趁热压片，片厚 1mm 左右。

⑤ 切片 压片后切割成一定规格形状，方形或菱形（2.5cm×2.5cm）。

⑥ 油炸　用精炼玉米油炸至金黄色为佳。
⑦ 调味　根据不同的调料，调制出不同的风味，如甜味、孜然味。
⑧ 包装　将成品分装，密封袋口。

7.3.3.3　油炸马铃薯片

(1) 原料配方

马铃薯96.5kg，食盐2.5kg，食用明胶1kg。

(2) 工艺流程

马铃薯→清理与洗涤→去皮→切片→漂洗→护色→热烫→干制→油炸→调味→冷却→包装→成品

(3) 工艺要点

① 原料的选择　为了提高产量并降低吸油量，需选择相对密度大、还原糖含量低的马铃薯。不同的品种不要相互混合加工，一般应选择形状整齐、大小均一、芽眼浅、含淀粉和总固体量高的品种。

② 清理与洗涤　先将马铃薯倒入进料口，在输送带上拣去烂薯、石子、沙粒等。清理后，通过提升斗送入洗涤机中洗净表面泥土污物后，再放入去皮机中去皮。

③ 去皮　可以利用特制的手工去皮刀将马铃薯的芽眼挖出，削去马铃薯中变绿的部分。也可以采用碱液去皮法，将马铃薯浸泡于15%～25%（质量分数）的碱液中，加热到70℃左右，待马铃薯软化后取出，用清水冲洗，用手去掉表皮，用刀挖去芽眼及变绿部分。摩擦去皮组织损失较大，而蒸汽去皮又常会产生严重的热损失，影响最终的产品质量。去皮损耗一般为1%～4%（质量分数）。要求除尽外皮，保持去皮后薯块外表光洁，防止去皮过度。经去皮的块茎还要水洗，然后送到输送机上进行挑选，经挑选除去未剥掉的皮及碰伤、带黑点和腐烂的不合格薯块。

④ 切片与漂洗　手工刀切薄厚不均，可用木工刨子刨片。机械切片，大多采用旋转刀片。切片厚度要根据块茎品种、饱满程度、含糖量、油炸温度或蒸煮时间来定，一般厚度2mm左右。切好的薯片可进入旋转的滚筒中，用高压水喷洗，洗净切片表面的淀粉。薄片表面要尽量光滑，以减少耗油量。洗好的薯片放入护色液中进行护色。漂洗的水中含有马铃薯淀粉，可以收集起来制取马铃薯淀粉。

⑤ 护色　马铃薯切片后若暴露在空气中，会发生褐变现象，影响半成品的色泽，油炸以后颜色也深，影响外观，因此有必要进行护色漂白处理。发生褐变的原因是多方面的，如还原糖与氨基酸作用产生黑蛋白素、维生素C氧化变色、单宁氧化褐变等。

除化学成分的影响外，马铃薯的品种、成熟度、贮存温度以及其他因素引起的化学变化都能反映到马铃薯的色泽上。另外，油温、切片厚度以及油炸时间的长短也都对马铃薯片的颜色起作用。若要改进油炸马铃薯片的色泽，可将切好的片投入清水中浸泡，以防褐变。也可采用以下几种化学处理方法：第一，将马铃薯片浸没在0.01～0.05mol·L^{-1}浓度的氯化钾、氨基硫酸钾和氯化镁等金属和碱土金属盐类的热的水溶液中；或把未炸的切片浸入0.25%（质量分数）的氯化钾溶液中3min，来提取足够的褐变反应物,使油炸薯片呈浅淡的颜色。第二,用亚硫酸氢钠或焦硫酸钠处理后的生马铃薯也能制成色泽很好的油炸片。可将切片浸没在 82~93℃、0.25mol·L^{-1} 的亚硫酸钠溶液中(加盐酸调至 pH 2)煮沸 1min,然后油炸。第三,将切片在二氧化硫溶液中浸提后,再用水洗掉二氧化硫及还原糖等,最后油炸,也可生产出浅色制品。

⑥ 热烫　热烫能够破坏马铃薯片中部分酶的活性,同时脱除其水分,使其易于干制,还可杀死部分微生物,排除组织中的空气。热烫的方法有热水处理和蒸汽处理两种。热烫的温度和时间,一般是在 80~100℃ 温度下 1~2min,热烫至马铃薯肉半生不熟、组织比较透明,失去鲜马铃薯的硬度但又不像煮熟后那样柔软即可。

⑦ 干制　分人工干制和自然干制(晒干)两种。自然干制是将热烫好的马铃薯片放置在晒场,于日光下暴晒,待七成干时,翻动一次,然后晒干。人工干制可在干燥机中进行,当制品含水量低于 7% 时,即可结束干制。该半成品也可作为脱水马铃薯片包装后出售,可用作各种菜料。若将脱水薯片置于烤炉中烘烤,可制成风味独特的烘烤马铃薯片。

⑧ 油炸　马铃薯片的油炸分为连续式生产和间歇式生产。若产量较大,多采用连续式深层油炸设备。油炸时间一般不宜超过 1min。对不同批次的马铃薯片应进行检查并做必要的调整。油炸温度一般控制在 180~190℃,不能高于 200℃。因高温会大大加速油脂分解,产生的脂肪酸能溶解金属铜,成为促进脂肪酸分解的催化剂,故铜或铜合金不应与油炸薯片接触。油炸前,薯片水分越低,其含油量越少。将马铃薯片干燥,使其水分降低 25%(质量分数),油脂含量就可减少 6%~8%(质量分数)。

⑨ 调味　对炸好的马铃薯片进行适当的调味。当马铃薯片用网状输送机从油炸锅内提升上来时,装在输送机上方的调料撒上适量的盐与马铃薯片混合,添加量为 1.5%~2%(质量分数)。根据产品的需要还可添加味精,或将其调成辛辣、乳酪等风味。另外,马铃薯片在油炸前用生马铃薯的水解蛋白溶液浸泡一下,也可改进其风味。

⑩ 冷却、包装　马铃薯片经油炸、调味后,在皮带输送机上冷却、过磅、包装。包装材料可根据保存时间来选择,可采用涂蜡玻璃纸、金属复合塑料薄膜袋等进行包装,也可采用充氮包装。

7.3.3.4　马铃薯脆片

马铃薯脆片是近年来开发的新产品,利用了新兴的真空低温(90℃)油炸技术,克服了高温油炸的缺点,能较好地保持马铃薯的营养成分和色泽。脆片含油率低于 20%,口感香脆,酥而不腻。

(1) 原料配方

马铃薯 96.5kg,食盐 2.5kg,食用明胶 1kg。

(2) 工艺流程

马铃薯 → 清理与洗涤 → 去皮 → 切片 → 漂洗 → 热烫 → 脱水 → 真空油炸 → 脱油 → 调味 → 冷却 → 包装 → 成品

(3) 工艺要点

马铃薯清洗、去皮、切片、烫漂与前面的油炸马铃薯片处理相同。热烫马铃薯片捞出后冷却、沥干水分即可进行油炸。

① 脱水　去除薯片表面的水分可采用的设备有冲孔旋转滚筒、橡胶海绵挤压辊及离心分离机。

② 真空油炸　真空油炸系统参见图 7-8。真空油炸时，先往贮油罐内注入 1/3 容积的食用油，加热升温至 95℃；把盛有马铃薯片的吊篮放入油炸罐内，锁紧罐盖。在关闭贮罐真空阀后，对油炸罐抽真空，开启两罐间的油路连通阀，油从贮罐内被压至油炸罐内；关闭油路连通阀，加热，使油温保持在 90℃，在 5min 内将真空度提高到 86.7kPa，并在 10min 内将真空度提高至 93.3kPa。在此过程中可看到有大量的泡沫产生，薯片上浮，可根据实际情况控制真空度，以不产生"暴沸"为限。待泡沫基本消失，油温开始上升，即可停止加热。然后使薯片与油层分离，在维持油炸真空度的同时，开启油路连通阀，油炸罐内的油在重力作用下，全部回流贮罐内。随后再关闭各罐体的真空阀，关闭真空泵。最后缓慢开启油炸罐连接大气的阀门，使罐内压力与大气压一致。

③ 离心脱油　趁热将薯片置于离心机中，以 $1\,200\text{r}\cdot\text{min}^{-1}$ 的转速离心 6min。

④ 分级、包装　将产品按形态、色泽条件装袋、封口。最好采用真空充氮包装，保持成品含水量在 3% 左右，以保证质量。

7.4　焙烤膨化技术

7.4.1　焙烤食品膨化原理

焙烤膨化技术被认为是通过热的传导、对流及辐射作用，水分子获得能量实现汽化，形成膨化压力，进而带动饼坯的膨化。从理论上分析，无论是油炸膨化、微波膨化还是焙烤膨化，都是利用相变和气体的热压效应原理，通过外部能量的供应，物料内部的液体在短时间内迅速汽化、增压膨胀，依靠气体的膨胀力，带动组分中高分子物质的结构发生变性，最终形成具有网状组织结构特征并定型的多孔状物质的过程。

7.4.2　焙烤膨化设备

烤炉的种类若以热源分类则分为煤炉、煤气炉、燃油炉和电炉等，其中电炉可以分为普通电烤炉和远红外线烤炉；以结构形式分为箱式烤炉和隧道烤炉两大类，本节主要介绍远红外线烤炉。

7.4.2.1　箱式远红外线烤炉

箱式远红外线烤炉的一般结构如图 7-9 所示，主要由箱体和电热红外加热元件等组成。箱体外壁为钢板，内壁为抛光不锈钢板，可增加折射能力、提高热效率，中间夹有保温层，顶部开有排气孔，用于排除烘烤过程中产生的水蒸气。炉膛内壁固定安装有若干层支架，每层支架上可放置多个烤盘。电热管与烤盘相间布置，分为各层烤盘的底火和面火。烤炉设有温控元件，可将炉内温度控制在一定范围内。

这种烤炉结构简单、占地面积小、造价低，但电热管与烤盘相对位置固定，易造成烘烤产品成色不均匀。

7.4.2.2 隧道式远红外线烤炉

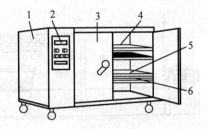

图 7-9　箱式远红外线烤炉结构示意
1-外壳　2-控制板　3-炉门　4-上层支架
5-下层支架　6-电热红外加热管

隧道式远红外线烤炉是一种连续式烘烤设备。这种烤炉的烘焙室为一狭长的隧道，由一条穿其而过的带式输送机将食品连续送入和输出烤炉。根据输送装置的不同可分为钢带隧道炉、网带隧道炉、烤盘链条隧道炉和手推烤盘隧道炉等。

（1）钢带隧道炉

钢带隧道炉是指食品以钢带作为载体，并沿隧道运动的烤炉，简称钢带炉。钢带依靠分别设在炉体两端、直径为 500~1 000mm 的空心辊筒驱动。焙烤后的产品从烤炉末端输出并落入在后道工序的冷却输送带上，钢带炉外形如图 7-10 所示。由于钢带只在炉内循环运转，所以热损失少。通常钢带炉用调速电机与食品成型机械同步运行。其缺点是钢带制造较困难，调偏装置较复杂。此种烤炉通常以天然气、煤气、燃油及电为热源。

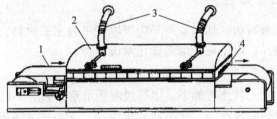

图 7-10　钢带炉外形
1-输送钢带　2-炉顶　3-排气管　4-炉门

（2）网带隧道炉

网带隧道炉简称网带炉，其结构与钢带炉相似，只是传送面坯的载体采用的是网带，网带是由金属丝编制而成。若网带损坏后可以补编，因此使用寿命长。由于网带网眼空隙大，在焙烤过程中制品底部水分容易蒸发，不会产生油滩和凹底。网带运转过程中不易产生打滑，跑偏现象也比钢带易于控制。网带用的热源与钢带炉基本上相同，网带炉焙烤产量大，热损失小。该炉易与食品成型机械配套组成连续的生产线。网带炉的缺点是不易清洗，网带上的污垢易于粘在食品底部，影响食品外观质量。

（3）链条隧道炉

链条隧道炉是指食品及其载体在炉内的运动依靠链条传动来实现的烤炉，简称链条炉。链条炉结构如图 7-11 所示，其主要传动部分有电动机、变速器、减速器、传动轴、链轮等。炉体进出两端各有一水平横轴，轴上分别装有主动和从动链轮。链条带

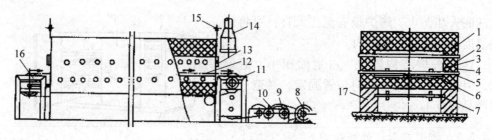

图 7-11 链条炉结构示意

1-管状辐射元件 2-铁皮外壳 3-铁皮内壳 4-保温材料 5-链条轨道 6-轨道承铁 7-回链与轴
8-电动机 9-变速操作手轮 10-无级变速器 11-出炉机座与减速箱 12-链条 13-可开启隔热板
14-排气罩 15-滑轮 16-入炉机座 17-炉基座

动食品载体沿轨道运动。

根据焙烤的食品品种不同，链条炉的载体大致有两种，即烤盘和烤篮。一般链条隧道炉出炉端设有烤盘转向装置及翻盘装置，以便成品进入冷却输送带，载体由炉外传送装置送回入炉端。由于烤盘在炉外循环，因此热量损失较大，不利于工作环境，而且浪费能源。

根据同时并列进入炉内的载体数目不同，链条炉又分为单列链条炉和双列链条炉两种。单列链条炉具有一对链条，一次进入炉内一个烤盘或一列烤篮。双列链条炉具有两对链条，同时并列进入炉内两个烤盘或两列烤篮。

7.4.3 焙烤膨化食品生产工艺

目前市场上主要有雪饼、仙贝、雪米饼等以大米为主要原料，以及以马铃薯为原料制成的焙烤膨化食品。以下简介焙烤膨化米饼。

（1）工艺流程

焙烤膨化米饼生产工艺流程如下，生产线流程示意图如图 7-12 所示。

浸米→制粉→蒸炼→水冷→一次挤压→水冷→二次挤压→压延成型→一次干燥→二次干燥→整列→焙烤膨化→整列→撒糖→三次干燥→淋油调味→四次干燥→包装→成品

（2）操作要点

① 大米的清理与浸泡　将糯米用自来水清洗干净或利用洗米机洗净，在 10~20℃ 的温度下浸米 20~30min，让其吸水便于粉碎。浸泡后大米的含水量以 30%（质量分数）左右为宜。

② 磨粉与调制　将浸泡好的米倒在金属丝网上沥水约 1h，使米粒内水分均匀，粉碎后的粉粒粒度分布集中；也可将浸泡好的米放入离心机中脱水 2~3min，脱除米粒表面的游离水。沥水后的米粒利用粉碎机粉碎，让其通过 80 目筛，但米粉的粉粒直径大部分分布在 100~120 目。糯米含有 100%（质量分数）的支链淀粉，黏性较强。原料粉中支链淀粉的比例越高，制得的米饼膨化度越大，口感越酥脆。但支链淀粉比例过高时，制得的面团蒸熟后质软且黏度大，不易定型，切片时分离困难。因此，在调制过程加入小麦面粉主要是为了降低原料粉的支链淀粉含量，也可以加入其他直链

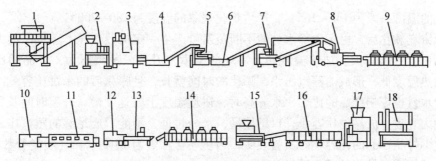

图7-12 焙烤膨化米饼生产线流程设计示意

1-浸米机 2-制粉机 3-蒸炼机 4,6-水冷机 5-一次挤压机 7-二次挤压机 8-压延成型机
9-一次干燥机 10-二次干燥机 11-焙烤设备 12-整列机 13-撒糖机 14-三次干燥机
15-淋油机 16-四次干燥机 17-调味机 18-包装机

淀粉含量较高的粉，如玉米淀粉等。调制时用水先将称量好的砂糖和食盐溶化过滤后，加入米粉中充分搅拌调粉，调粉时的加水量以35%（质量分数）左右为宜。若加水过多，不利于揉捏，导致膨化不均匀，影响成品的质量；若加水过少，容易引起米粉中的淀粉α化不充分，糊化效果不好，导致产品的膨胀性差。

③ 蒸炼 将米粉、淀粉、糖等细化，按一定比例，按时间加入定量的水边搅拌边蒸煮，然后将面团卸入挤出机料头制成块状。米粉放入带棒式搅拌器的蒸煮器内揉和蒸煮10min，温度为110℃。然后挤出冷却至60℃，揉捏3次，使米团质地均匀，此时米团水分含量为40%~50%（质量分数）。

④ 米饼冷却与成型 一般采用自然冷却，冷却后放置1~2d，使其回生硬化。因为蒸制使米淀粉α化，米粉团很黏，难以进行成型操作。放置一段时间后使淀粉适当β化（回生）便于成型操作。但若冷却时间太长，回生现象严重，粉团太硬也不利于成型操作。把冷却好的米团通过压辊，压成一定厚度的皮子，进入切割成型机，切成所需的形状，与废料分离，废料回到第二次挤出机。成型前，粉团需经反复揉捏，至粉团中无硬块，质地均匀，有一定透明度，然后加入膨松剂、香精及其他辅料，做成直径10cm、厚2.5~3mm、重5~10g的饼坯。

⑤ 干燥、静置 若将水分偏高的米饼直接烘烤，表面易结成硬壳，而内部仍过软，因此需预先干燥。干燥常使用热风干燥，关键是控制干燥的温度、时间及干燥的终点(干燥后的水分含量)。若干燥温度过高，饼坯表面，特别是边缘迅速失水，饼坯易发生干裂、卷曲、中间分层、鼓大泡等现象；若干燥温度过低，则干燥时间长，不经济、生产效率低。干燥初期的热风温度以65~70℃为宜，干燥中后期的热风温度以70~78℃为宜。饼坯水分为12%~16%（质量分数）一般视为干燥终点。干燥后，将米饼坯静置12~48h，使饼坯内部发生水分转移，确保饼坯内部及表层水分均衡。若静置时间不足，成品表面会出现气泡的体积大，影响成品的感观品质。因此，要求静置的时间足够长，一般为32h，保证成品表面平整，基本上无大气泡出现。

⑥ 焙烤膨化 将干燥、静置后的米饼坯放入烤箱内焙烤。在饼坯温度上升期间，首先产生饼坯软化现象，使其具有延伸性，继续加热则产生膨化，经降温烘干使饼坯硬化，饼坯的形态固定下来，再经升温焙烤上色，即制成组织松脆的产品。米饼坯加

热软化的温度一般为145~165℃，产生焦化现象的温度为180~200℃。

米饼坯软化后，由于内部水分的不断蒸发可产生一定的蒸汽压，蒸汽压的大小对制品的比容影响很大。加热温度高，饼坯的温度上升快，蒸汽压大，产品的比容就大；加热温度低，形成的蒸汽压小，膨化的时间就长，且膨化后的米饼比容就小。饼坯的含水量也影响产品的比容，水分高时，饼坯温度上升速度慢，升温时间长，易形成干硬的表皮，成品的比容小，口感偏硬；水分过低，不能形成足够的蒸汽压，膨化效果也不好，产品的比容小。实验表明，当饼坯含水量为13%~14%（质量分数）能得到较大的比容及较好的感官质量。

饼坯膨化后，若维持高温焙烤，则易形成表面焦化而内部绵软的膨松组织，达不到产品的质量要求，所以必须把焙烤温度降到120℃左右，进行饼坯干燥，干燥时间约8min。干燥后的饼坯再升温焙烤，为产品上色阶段，以形成焦黄色或金黄色的表面。若烘烤后的米饼需要调味，可在表面喷调味液后再次烘干。

⑦ 冷却与包装　膨化米饼一般采用真空充氮软包装，要求包装材料密封而不透气、无毒、无异味。

7.5　气流膨化技术

气流膨化在最初研究中是在一个类似爆米花的设备中进行，外部用火焰加热，果蔬原料在水平旋转的炉内受热均匀。当水分蒸发形成巨大的压力时打开盖子，使产品膨化，随着一声巨响，物料进入一个金属网构成的笼子内。它只能膨化少量的果蔬（1kg），但却创造了研究膨化可能性的机会，从中得出了各种物料的压力、水分与复水比之间的关系以及膨化干燥与非膨化干燥在干燥时间上的差异。

1963年，Sullivan等提出了气流膨化技术。后来出现了批处理膨化机，它是一种商业用的谷物膨化机。批处理需要足够大的原料处理能力以实现经济效益。最初它是一个有两个膨化腔的装置：它是由铸铁做成，内表面粗糙，它会使物料粘到表面上不再旋转，从而产生焦煳现象；人工控制开关；必须有一个用铅做成的密封圈，而它不能与食品接触。另一种膨化装置的设计方案是内部有镍盘，用减震装置防止来自盖的反作用力，耐热橡胶圈用来密封。由于膨化果蔬需要较低的操作压力，因而可用橡胶来代替铅做密封材料，但是它仍需要人工关闭。第三种装置是专门用来膨化果蔬的，由于压力降低，壁的厚度可以降低，有一个自动清洗的喷嘴、气动开关的盖子及有利于传热的径向风扇。它内部用过热水蒸气加热，外部用火焰加热，过热水蒸气提供膨化需要的热量与压力。在该设备中，产品的质量提高，许多缺陷被防止。尽管它多为小规模的试验设备，仍然应用于商业中。批处理设备对试验来说很方便，但是它的劳动强度过大。为了降低劳动费用，提高产量，更好地控制气流膨化过程，1977年，Sullivan等又研究了连续式气流膨化技术，成功设计了连续式气流膨化装置。

目前，国外对洋葱、梨、芹菜、甜菜、山药等进行了批处理的研究；对苹果、马铃薯、蘑菇、菠萝、越橘等进行了连续化操作的研究；对苹果、马铃薯进行了较细致的研究；研究了烫漂和干燥条件对马铃薯膨化率、外部干燥层的影响，并通过电镜观察其微观结构的变化,同时还研究了膨化马铃薯的风味变化、贮存稳定性及二氧化碳膨化技术。国外对苹果进行了较全面的研究,包括原材料的测验、渗透脱水、预干燥的研究、连续化生产的最佳工艺、能量的估算、品种对产品的影响。

国内在气流膨化果蔬脆片方面的研究较少,大多是采用油炸膨化或真空低温油炸膨化技术,这类产品比较酥脆,但因含油量太高,缩短了保质期,减少了它的消费群体,又由于它的设备价格比较高,限制了它的应用。国内有关气流膨化的报导不多,仅有低温气流膨化苹果脆片、大枣、香蕉和果脯的报道。

7.5.1 气流膨化原理

气流膨化与挤压膨化的原理基本上一致,即谷物原料在瞬间由高温、高压突然降到常温、常压,原料中的水分突然汽化,发生闪蒸、产生类似"爆炸"的现象。由于水分的突然汽化,使谷物组织呈现海绵状结构,体积增大几倍到十几倍,从而完成谷物产品的膨化过程。

但是,气流膨化与挤压膨化具有截然不同的特点。挤压膨化机具有自热式和外热式,气流膨化所需热量全部靠外部提供,其加热形式可采用过热蒸汽加热、电加热或直接明火加热。挤压膨化高压的形成是物料在挤压推进过程中,螺杆与套筒间空间结构的变化和加热时水分的汽化,以及气体的膨胀所致;而气流膨化高压的形成是依靠密闭容器中加热时水分的汽化和气体的膨胀所产生。挤压膨化适合的原料可以是粒状的,也可以是粉状的;而气流膨化的原料基本上是粒状的。在挤压膨化过程中,物料会受到剪切、摩擦作用,产生混炼与均质的效果;而在气流膨化过程中,物料没有受到剪切作用,也不存在混炼与均质的效果。

在挤压过程中,由于原料受到剪切力的作用,可以产生淀粉和蛋白质分子结构的变化而呈线性排列,可进行组织化产品的生产,而气流膨化不具备此特点。挤压膨化不适用于水分含量和脂肪含量高的原料的生产;而气流膨化在较高的水分和脂肪含量情况下,仍能完成膨化过程。挤压机的使用范围较气流膨化机的使用范围大得多。挤压机可应用于生产小吃食品、方便营养食品、组织化产品等多种产品。目前,气流膨化设备一般仅限于小吃食品的生产。挤压膨化与气流膨化的主要区别如表7-3所列。

表7-3 挤压膨化与气流膨化的主要区别

项目	气流膨化	热挤压膨化
原料	主要为粒状原料,水分和脂肪含量高时,仍可进行加工生产	粒状、粉状原料均可,脂肪与水分含量高时,挤压加工及产品的膨化率会受到影响,一般不适合高脂肪原料加工
加工过程中的剪切力和摩擦力	无	有
加工过程中的混炼均质效果	无	有
热能来源	外部加热	外部加热和摩擦生热
压力的形成	气体膨胀,水分汽化	主要是螺杆与套筒间空间结构变化
产品外形	球形	各种形状
使用范围	窄	广
产品风味及质构	调整范围小	调整范围大
膨化压力	小	大

7.5.2 气流膨化设备

7.5.2.1 气流膨化设备主要部件

气流膨化机有连续式和间歇式两种。间歇式气流膨化机的结构十分简单,它一般由一个耐压的加热室与一个相应的加热系统组成。加热室上面有密封门。物料进出全部经过这一密封门。但物料的进出需要在停机状态下进行。

物料首先由密封门进入到加热室,在此室内加热到一定温度和压力后,再由密封门出料。为了保证密封门能迅速开启,达到迅速降压的效果,密封门一般采用卡式结构。加热室可以采用电加热或其他的加热形式。为了保证物料在加热室中受热均匀,加热室中应安装搅动装置,或采用加热室直接震动、转动的方式。

间歇式气流膨化机的生产能力一般较小。加热结束后打开密封门时,产生的噪声很大。连续式气流膨化机的生产能力很大。它通常由进料器、加热室、出料器、传动系统及加热系统组成。其加热方式一般采用电加热。不论是间歇式或连续式,气流膨化机的主要部件是进料器、加热室、出料器和加热系统。

(1)进料器

要保证气流膨化机的连续生产,必须首先满足膨化机进料的连续性。由于气流膨化机加热室中的压力高达 $0.5\sim0.8$ MPa,因此进料器在完成连续进料的同时,还必须保证进料过程始终处于密封状态,保证加热室中的压力不下降或产生波动。目前,连续式气流膨化机的进料器一般采用摆动式密封进料器和旋转式密封进料器。

① 摆动式进料器 主要由定子和转子组成,如图 7-13 所示。定子和转子之间间隙的配合要非常准确,保证在高压下不产生漏气和减压。定子在进料口、压缩空气进口、出料口处用法兰分别与进料斗、压缩空气管道、加热室相连。在定子进料口的相对一端设筛网孔,使落料时能顺利置换排出槽孔中的空气,并能托住落下的物料。为了保证顺利进料而不产生积料,转子圆形槽孔的直径应与定子进料口、压缩空气入口及出料孔直径相同。在传动装置的带动下,转子在定子腔内以 α 角度摆动。当转子圆槽孔的一端与定子粒料口相对时,转子圆槽孔的另一端正好与定子的筛网孔处相对。

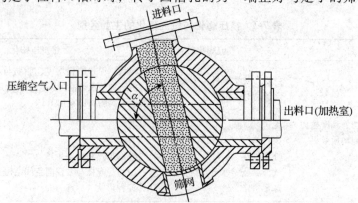

图 7-13 摆动式密封进料器

此时物料由料斗下落,进入转子圆槽孔。物料下落时,圆槽孔内的空气被迫由定子筛网孔处排出,防止了由于孔中空气排不出去而形成进料障碍。同时,落下的物料被筛网托住,完成装料过程。然后,转子逆时针摆动 α 角度,此时转子圆槽孔上原来对准进料口的一端便与定子压缩空气入口处相对,另一端则与定子出料口处相对。此时,压缩空气入口、转子圆槽孔、加热室三者相通,在压缩空气压力的作用下,圆槽孔内的物料即被吹入加热室,从而完成进料过程。之后,转子再顺时针摆动 α 角度,回到原来装料时的位置,完成一个工作循环。

由于转子圆槽孔的体积是一定的,同一种物料的堆置密度也大体一定,故转子在一定的摆动速度下,可以保持气密条件下的连续定量进料。通过调节转子的摆动速度,可以方便地调节进料量。

② 旋转式密封进料器 如图 7-14 所示。该进料器的外形比摆动式密封进料器显得庞大。它也由定子和转子配合而成,定子的上方、下方及侧面各开有两个圆孔,如图 7-15 所示。

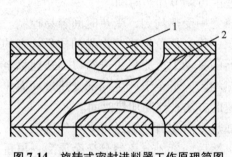

图 7-14 旋转式密封进料器工作原理简图
1-定子 2-转子

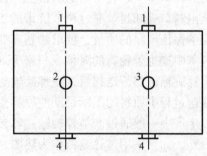

图 7-15 定子示意
1-进料孔 2-压缩空气或过热蒸汽接口
3-加热室接口 4-余气排出孔

上方的两个圆孔与进料斗相连,用以装料,侧面的两个孔一个与压缩空气管道或过热蒸汽管道相连,一个与加热室相连而用以进料。下方的两个孔为余气排出孔,各对两孔间距离均相同。

转子的圆柱侧面向内开有四条相隔 90°的弧形槽道,每条槽道在侧面上各有一对圆形开孔。转子旋转时,每一弧形槽道的两孔口均能按顺序与定子上的进料孔、压缩空气或过热蒸汽进口、加热室接口对应接通。

当转子上弧形槽道的两端孔口旋转到与定子上方两进料口相对时,物料便依靠重力进入该槽道,即处于装料工位。当装满物料的弧形槽道旋转 90°到水平状态时,槽道的两端孔口一个与压缩空气或过热蒸汽进口相对,一个与加热室接口相对。此时,在压缩空气或过热蒸汽压力的作用下,物料被吹入加热室,即该槽道处于气力进料工位。当弧形槽道继续旋转 90°至与余气排出孔相对时,弧形槽道中残余的高压气体便被排掉,即槽道处于排气工位,为下次装料做好准备。当转子继续旋转 180°,弧形槽道的两端又回到与定子进料口相对,便完成一个进料循环。由于转子上有 4 条弧形槽道,故每完成一个进料循环,便有 4 次进料过程。

由于转子上弧形槽道的体积一定,同一种原料的堆装密度也固定,故只要转子转速确定，便可实现密封状态下的定量进料。调节转子转速，便可调节进料量。该进料器的体积较庞大，应用于大型的气流膨化生产线上，可实现连续稳定的进料。

除了上述两种常用的进料器外，还有其他类似的进料器。但不管使用哪种进料器，都必须能够保证气密、均匀、稳定的进料，否则易造成加热室中的压力波动或下降的现象，难以掌握加热室中物料的受热程度，影响产品的质量。

(2) 加热室

加热室的作用是使物料在一定时间内升温到一定程度，使谷物积聚能量，并创造高温、高压的环境。可以采用直接明火加热，但不利于车间卫生安全管理，热效率也不高。大部分加热室采用过热蒸汽和电加热。加热室内的温度可达 250℃ 或更高，压力可达 0.5~0.8MPa，故加热室必须耐高温、高压。为了充分利用能源，防止热量损失，避免车间温度太高和改善工作环境，加热室应有绝缘层保温措施。

采用多孔板构成的链带式传送装置输送物料也是加热室中常用的输送形式之一。原料由进料口落至多孔板输送链带上，铺成均匀的薄层，在链带的驱动下，物料被缓慢送至出料口处卸料。通过调节链带的线速度可调节加热时间。

为了保证产品的质量，要求物料在加热室中受热均匀，受热时间容易控制。如果在加热室中产生了物料的滞留或积聚等现象，将会严重地影响产品的质量。有的加热室采用螺旋输送器传送物料，在螺旋输送器的推动下，原料由进料口不断地移至出料口。输送过程中原料的不断翻动使原料受热均匀，不至于产生局部受热过度而焦化的现象。生产中一般通过调节螺旋输送器转速的方法来控制加热时间。

另外，如果采用过热蒸汽作为热源，加热室内物料的输送可采用气流输送。过热蒸汽不断进入加热室，经出料口一端排出，然后经旋风分离器分离杂质后，再重新混入新鲜的过热蒸汽返回加热室。蒸汽的循环使用可节省能源。在加热室中，原料受高速、高压蒸汽流的吹动而呈悬浮流化的状态。物料在这种加热室中受热非常均匀。要使物料达到悬浮和流化状态，必须保持一定的风速。因此，物料在这种加热室中，受热时间的调整幅度较小，适用于加热时间为几十秒钟的加热过程。若需要更长的加热时间，可加长加热室的长度，或在气力输送条件允许的情况下，适当降低气流速度。

(3) 出料器

出料器与进料器对于连续式气流膨化设备同样十分重要。要求出料器能保障物料均匀连续地从加热室中排出，并完成膨化操作，同时还要做到在气密状态下排料，不能在出料时造成加热室压力下降或波动。常用的出料器有旋转式密封出料器和旋转活塞式密封出料器。

① 旋转式密封出料器　图 7-16 所示为旋转式密封出料器，它是由定子和转子组成。定子上、下对侧开有两个圆孔。一个是出料器的进料孔，与加热室出口相连；另一个是出料孔，与大气相通。这两个圆孔的

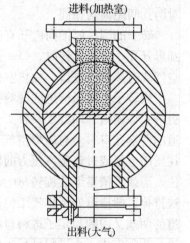

图 7-16　旋转式密封出料器

位置在它们共同的轴心上。在转子上，也有沿两半圆对侧面向转子轴线开进的两个对称圆形槽孔，两槽孔在中心处不相通。

转子转动时，当转子圆形槽孔之一与定子的进料口相通时，已完成加热过程的物料在气流作用下落入该转子圆槽孔。当转子转过180°后，该槽孔正好与定子上的出料孔相通，高温、高压状态下的物料瞬间降为常压，并在同一瞬间冲出圆槽孔，排入大气，完成出料和膨化的操作。实际上，转子连续转动时，转子在该槽孔反复进行进料、出料时，另一槽孔也在进行相位差为180°的同样的进料、出料作业。这样，转子每旋转一周，两个槽孔各进、出料一次，即完成了容量等于两个槽孔容量的出料操作。

② 旋转活塞式密封出料器　是在旋转式密封出料器的基础上改进的，主要是它的转子经过了特殊的机械加工。在转子的两个不相通的圆形槽孔中装进一个工字形的活塞。槽孔的改进及其工作原理如图7-17所示。

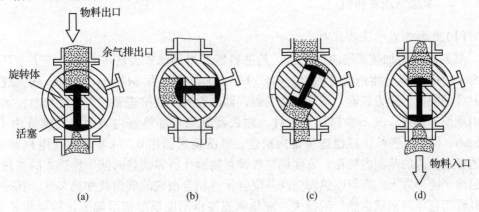

图7-17　旋转活塞式密封出料器

当转子转到(a)状态时，转子上圆槽孔与定子进料口相通，下圆槽孔与定子出料孔相通，工字形活塞处于垂直位置，在加热室高压气体及物料和活塞的自身重力作用下，活塞被物料推送下降，物料随之进入上圆槽孔，完成装填过程，同时活塞在下槽孔进行着相反的过程。

当转子转到(b)状态时，活塞处于水平状态，出料器完全被封闭。由于转子和定子间的间隙配合是经过非常精密加工和装配的，所以即使在高压下也不会漏气。

转子所处的(c)状态说明槽孔的进料与出料也不是瞬间完成的，而是在一定的短暂时间内随转随进随出。

另外，定子上还设有余气排气孔，当转子圆槽孔出料完成后，旋转到与余气排气孔相对时，残留在圆槽孔中的部分高压气体被排出，为下一次装料做好准备。

在气流膨化过程中，为了改善产品的口感和风味，在配料时需要加入一定量的糖、油脂等调味料。由于这些调味料在高温时的黏附性，会使槽孔出料时不顺利，有些物料会黏附残留在槽内。工字型活塞的设置，便依靠它的移动，刮除附着在圆槽孔壁上的残余物料，起着清理的作用，保证出料的顺利进行。

出料器在出料过程中，如果转子转动速度太大，转子圆槽内的物料难以装满，甚至无法装料。如果转的太慢，在出料时，减压时间会延长，达不到瞬间降压的目的，影响产品的膨化率，不利于物料的完全膨化。因此，出料器的转速应进行适当的调节，以达到较好的膨化效果。当然，影响膨化效果的因素很多，如温度、压力、受热时间、原料水分含量、原料中成分组成等都会影响产品的膨化率。通过调节出料器转子的转速，在一定程度上可达到调节膨化效果的目的。必须指出，转子转速不是影响膨化效果的主要因素。

为了防止在膨化过程中物料在加热室内积料，造成物料受热时间过长而影响产品的质量，产生焦料现象，甚至影响机器设备的正常运转，在调节进料转速时，要相应调节出料器转子的转速，反之亦然。为了防止在调整进料器转速时忘记调节出料器转速，气流膨化机上的进料、出料器转子的转速一般由同一台调速电机驱动，协同完成进料器和出料器转速的调整。

7.5.2.2 典型气流膨化机

（1）电加热式气流膨化机

图 7-18 为电加热式气流膨化机。其进料器采用摆动式旋转进料器，转子上开有 $\phi 45mm$ 的圆槽孔，生产能力约为 $150 kg \cdot h^{-1}$。加热室是由 $\phi 426 mm \times 11 mm$ 的无缝钢管制成的圆筒形压力容器，两端有法兰盖，器内设有螺旋推进器。为了使物料在加热室内既便于推进，又不磨损加热元件，输送器外缘与加热室内表面的间隙选为 1～1.5mm，保证小颗粒物料也能被推向前进。螺旋输送器用 0.75kW 磁调速电机驱动，转速可在较大的范围内变化，方便调整各种谷物膨化所需加热时间。加热式的加热系统是由半圆形埋入式高频电热陶瓷红外辐射元件扣合而成的圆筒状加热装置。其外部用硅酸铅毯保温来减少热量的损失。加热室温度由动圈温度指示调节仪控制和显示。该膨化机采用旋转式密封出料器，进料、出料器采用同一台电机驱动，保证进、出料的相对平衡。

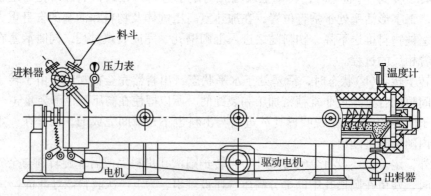

图 7-18　电加热式气流膨化机

该机的特点是体积较小，容易操作，热量损失少，适合加工的原料较多，几乎所有的谷物原料均可进行加工。该设备传动系统的密封均为无油润滑。压缩空气易净化，对食品无污染。各元件的使用寿命均较长，即使是最易损坏的电热元件，寿命也在4 000h以上。该设备的参数(如温度、压力、受热时间、生产能力等)调整均很方便，能满足不同原料的生产及品质控制的要求。一般情况下，温度控制在180～200℃，因为温度低不易完全膨化，温度高又易产生焦料。压力一般控制在0.6～0.8 MPa。适用于含水量为11%～13%(质量分数)的膨化原料。一般情况下，若水分含量在10%～25%(质量分数)之内，均可膨化。

(2) 过热蒸汽加热式气流膨化机

图7-19所示为过热蒸汽加热式连续气流膨化机，该机的进料器为摆动式密封进料器，物料在高压蒸汽(也可用压缩空气)的作用下吹入加热室。

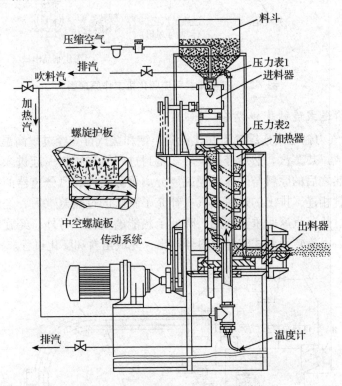

图7-19 过热蒸汽加热式气流膨化机

加热室为立式结构，依靠过热蒸汽加热。首先饱和水蒸气由过热器进一步加热，使之成为压力和温度均符合要求的过热蒸汽，然后由加热室的底部进入加室内的螺旋板输送器空腔里，螺旋板上自上而下的物料便呈现流化状态，并被加热至所需的温度，然后由下端进入出料器。该机出料器采用旋转密封式出料器。

(3) 连续带式气流膨化机

如图7-20所示，这种设备也采用过热蒸汽加热，加热室是卧式圆形耐压容器。过热蒸汽分别以顶部3个孔和侧面2个孔吹入。物料由旋转活塞式密封进料器供送。进入加热室的物料均匀地撒布在输送带上，在链带的带动下，输送至旋转活塞式出料器，完成出料和膨化过程。

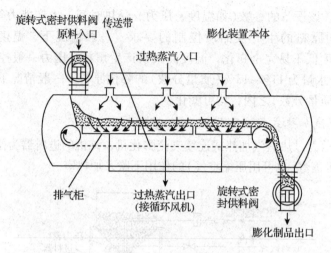

图 7-20 连续带式气流膨化机工作原理图

(4) 气力输送式连续膨化设备

图 7-21 为气力输送式连续气流膨化设备。饱和蒸汽首先经过耐高温、高压的鼓风机和过热器变成过热蒸汽。然后经过旋转式密封进料器与物料一起进入环形气力输送式加热管。加热之后的原料与气体再经旋风分离器分离。旋风分离器的排气出口管与鼓风机的进口管相连，排出的过热蒸汽在补充了新鲜的过热蒸汽后，经鼓风机重新变成高温、高压过热蒸汽返回重新利用，降低了热能的消耗。另外，经旋风分离器分离后的加热物料，由旋转活塞式密封出料器排出，完成出料和膨化过程。

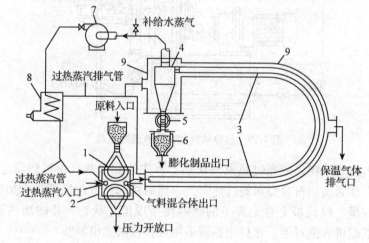

图 7-21 气力输送式连续膨化设备

1-人字滑槽 2-旋转式密封进料器 3-气力输送式加热管 4-旋风分离器 5-旋转活塞式密封出料器 6-产品收集仓 7-鼓风机 8-过热器 9-保温套

(5) 流化床式连续气流膨化设备

图 7-22 为流化床式连续气流膨化设备。它的加热室为立式圆筒形密封罐体。进出料器均采用旋转活塞式的形式。加热方式采用过热蒸汽加热式。

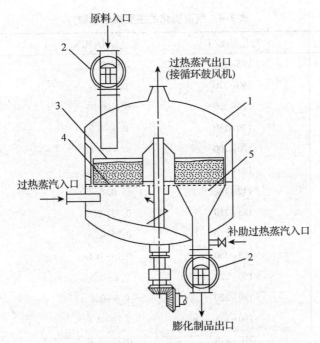

图 7-22　流化床式连续气流膨化设备原理简图
1-壳体　2-进(出)料器　3-多孔截料板　4-多孔承料板　5-落料斗

原料由进料器进料后均匀地撒布在由多孔板构成的受料盘上，受料盘的均匀转动使物料便于形成均匀的料层，过热蒸汽和原料直接接触，受热均匀，受料盘上的原料转到落料斗时，进入下料管，在下料管底部有一个蒸汽支管进行补充加热。整个加热时间为数十秒左右，加热后的原料由出料口出料，完成整个膨化过程。

7.5.3　气流膨化食品生产工艺

气流膨化应用最广泛的是果蔬脆片的生产，产品不含油及任何添加剂，能够保持原料果蔬的风味和色泽，由于产品不含油，保质期大大延长。

气流膨化的基本工艺流程如下：

原料→处理→水分调节→进料→加热升温升压→出料膨化→调味→包装→成品

原料处理的目的是去除混在原料中的石块、灰尘等杂质。原料处理后，进行水分调节，将水分含量控制在13%～15%（质量分数）。原料喷水后，应在恒温、恒湿条件下放置一定时间，使其中的水分分布均匀。原料由进料器进入，加热空气的温度一般为200℃左右，压力一般控制在0.5～0.8MPa。原料在加热室中蓄积了大量能量后通过出料器放出而发生膨化，完成气流膨化的整个加工过程。部分原料的气流膨化主要技术参数见表7-4。

膨化果蔬脆片生产及贮藏中的质量问题主要是产品的膨化度和色泽变化。

色泽变化主要有美拉德褐变、粉末状物质的吸附等。

① 美拉德褐变反应　果蔬原料在膨化过程中，色泽经常会发生变化，脆片变成褐色通常是由于膨化罐内操作温度太高所致。由于温度高，果蔬内部的氨基酸和还原糖

表 7-4　气流膨化的主要技术参数

谷物名称	膨化温度/℃	膨化压力/MPa	膨化率/%
玉米	195~225	0.6~0.75	95
大豆	190~220	0.6~0.7	100
籼米	180~200	0.7~0.85	不开花
江米	170~180	0.6~0.7	95
花生米	170~200	0.4~0.6	100
大米	180~200	0.75~0.8	100
绿豆	140~180	0.7	95
高粱米	185~210	0.75~0.8	95
小黄米	180~210	0.75~0.8	95
蚕豆	185~250	0.75~0.8	85
马铃薯片	180~220	0.6~0.8	不开花
红薯片	170~220	0.6~0.8	不开花
玉米楂	190~225	0.75~0.8	95
芝麻	250~270	0.75~0.8	不开花
葵花籽	200~230	常压	不开花

发生美拉德褐变反应。解决的方法是：尽量选择低糖原料；降低膨化罐内的操作温度，如苹果，操作温度不高于 95℃，同时操作温度保持恒定；采用非冷凝性气体（如 N_2）稀释过热蒸汽，在膨化系统中，按蒸汽和气体 2:1 的比例将过热蒸汽稀释，可有效抑制褐变的发生。

② 粉末状物质的吸附　在膨化加工过程中，果蔬脆片表面经常会出现一层黑色物质，原因是黑尘的吸附。由于膨化罐的经常使用，有些褐变的果蔬脆片经过长时间加热，颜色加深，同时，碎片逐渐变成碎渣乃至粉末状，物料进入低压区喷爆时，使产品表面形成一层黑点。解决方法是定期用水冲洗膨化罐和接料容器，一般一周清洗 1 次即可。

在膨化过程中，有时会出现产品不能膨化或膨化度很低的现象，原因主要是预干燥后果蔬含水量太高或太低。物料含水量过高时，会影响膨化的正常实现。因为过量的水分往往是自由态和表面吸附态的水，很难取代或占据结合态和胶体吸附态水分子原有的空间位置，很难形成膨化动力，引起物料的膨化；即使经历膨化过程，也会因为膨化罐内的操作温度低、加热时间短而难以定形。若物料含水量太低，则膨化效果不明显。膨化罐内的操作温度、膨化罐与低压罐之间的压力差也是影响脆片质量的关键因素，只有采用这两个参数的恰当组合，才能生产出高质量的产品。

同时，在贮藏过程中，果蔬脆片有可能发生自动氧化作用，引起品质的变化，采用充氮和添加抗氧化剂，如丁基羟基茴香醚（BHA）、二甲基羟基甲苯（BHT）等，来避免该现象的发生。

本章小结

本章首先叙述了国内外膨化食品的发展现状,介绍了膨化食品的类型与特点;其次分别介绍了挤压膨化、油炸膨化、焙烤膨化和气流膨化技术的原理、生产工艺及主要的生产设备;最后介绍了几种典型膨化食品的生产工艺流程及工艺要点。

思考题

1. 同普通食品相比,膨化食品具有哪些特点?
2. 简述挤压膨化的生产原理。
3. 简述单螺杆和双螺杆挤压机的主要区别及特点。
4. 影响油炸食品膨化效果的因素有哪些?
5. 挤压膨化与气流膨化之间存在哪些异同?

推荐阅读书目

食品工程高新技术. 高福成,郑建仙. 中国轻工业出版社,2009.
食品挤压与膨化技术. 石彦国. 科学出版社,2011.
挤压膨化食品生产工艺与配方. 刘天印,陈存社. 中国轻工业出版社,1999.

参考文献

陈春玲,周定福.1995.气流干燥在糯米粉生产中的应用[J].食品科技,30(3):6-7.
陈彦长,罗炜.2012.辐照食品与放射性污染食品[M].北京:中国质量出版社.
陈野,刘会平.2014.食品工艺学[M].3版.北京:中国轻工业出版社.
陈一资.2002.食品工艺学导论[M].成都:四川大学出版社.
初峰,黄莉.2010.食品保藏技术[M].北京:化学工业出版社.
杜木英.2001.毛霉型豆豉生物速成发酵技术的研究[D].重庆:西南农业大学.
冯杰,詹晓北,等.2010.两种膜过滤生产的纯生酱油风味物质比较[J].食品与生物技术学报,29(1):33-39.
高福成.1987.食品的干燥及其设备[M].北京:中国食品出版社.
高福成,郑建仙.2005.食品工程高新技术[M].北京:中国轻工业出版社.
关志强.2011.食品冷藏与制冷技术[M].郑州:郑州大学出版社.
国家质量监督检验检疫总局计量司,国家质量监督检验检疫总局法规司.2011.《定量包装商品计量监督管理办法》释义[S].北京:中国计量出版社.
洪章,徐建.2004.现代固态发酵原理及应用[M].北京:化学工业出版社.
胡建华.2007.高质量原酒是生产浓香型低度白酒的关键[J].酿酒科技(8):127-84.
胡小松,蒲彪.2002.软饮料工艺学[M].北京:中国农业大学出版社.
贾士杰,生庆海.2000.发酵乳及新型发酵剂的研究概况[J].中国奶牛(3):45-48.
蒋爱民,南庆贤.2008.畜产食品工艺学[M].北京:中国农业出版社.
蒋立文.2013.发酵豆豉的研究进展[J].食品安全质量检测学报,4(6):1803-1808.
揭广川,贡汉坤.1995.食品工业新技术及应用[M].北京:中国轻工业出版社.
金征宇.2005.挤压食品[M].北京:中国轻工业出版社.
巨智勇,张英.1990.酸奶质量的控制[J].中国乳品工业,18(4):150-153.
李冬生,曾凡坤.2007.食品高新技术[M].北京:中国质检出版社.
李平兰.2011.食品微生物学教程[M].北京:中国林业出版社.
李学贵.2011.豆豉及豉油的生产技术[J].江苏调味副食品,28(3):27-30.
李勇.2004.食品冷冻加工技术[M].北京:化学工业出版社.
刘宝林.2010.食品冷冻冷藏学[M].北京:中国农业出版社.
刘恩岐,曾凡坤.2011.食品工艺学[M].郑州:郑州大学出版社.
刘福胜,刘毅.2006.膨化食品的安全性问题[J].食品科技,31(7):143-146.
刘晓庚.2006.光氧化及其对食品安全的影响[J].食品科学,27(11):579-583.
刘钟栋.1995.微波技术在食品工业中的应用[M].北京:中国轻工业出版社.
鲁肇元,魏克强.2006."酿造酱油"高盐稀态发酵工艺综述[J].中国调味品(1):28-31.
陆启玉.2005.粮油食品加工工艺学[M].北京:中国轻工业出版社.
陆兆新.2004.果蔬贮藏加工及质量管理技术[M].北京:中国轻工业出版社.
马长伟,曾名勇.2002.食品工艺学导论[M].北京:中国农业大学出版社.
马美湖.2010.食品工艺学[M].北京:中国农业出版社.

孟宪军. 2006. 食品工艺学概论[M]. 北京：中国农业出版社.
牛广财，姜桥. 2010. 果蔬加工学[M]. 北京：中国计量出版社.
蒲彪，艾志录. 2012. 食品工艺学导论[M]. 北京：科学出版社.
秦文. 2011. 食品加工原理[M]. 北京：中国计量出版社.
秦文，曾凡坤. 2011. 食品加工原理[M]. 北京：中国计量出版社.
尚永彪，唐浩国. 2007. 膨化食品加工技术[M]. 北京：化学工业出版社.
沈明浩，滕建文. 2008. 食品加工安全控制[M]. 北京：中国林业出版社.
沈月新. 2001. 水产食品学[M]. 北京：中国农业出版社.
石彦国. 2011. 食品挤压与膨化技术[M]. 北京：科学出版社.
史先振. 2005. 现代发酵工程技术在食品领域的应用研究进展[J]. 中国酿造，24(12)：1-4.
隋继学. 2005. 制冷与食品保藏技术[M]. 北京：中国农业大学出版社.
孙丽娟，崔政伟. 2007. 微波真空干燥法生产固体蜂蜜[J]. 食品研究与开发，28(2)：104-108.
孙颜君，吕加平，刘振民. 2014. 不同喷雾干燥温度对乳蛋白浓缩物加工性质的影响[J]. 食品科技，39(3)：42-47.
汪志君，韩永斌，姚晓玲. 2012. 食品工艺学[M]. 北京：中国质检出版社.
王丹兵，张桂. 2006. 挤压与膨化技术在食品工业中的应用与发展[J]. 农产品加工学刊(1)：64-66.
王如福，李汴生. 2006. 食品工艺学概论[M]. 北京：中国轻工业出版社.
王绍林. 1994. 微波食品工程[M]. 北京：机械工业出版社.
王薇. 2005. 膨化食品行业发展的现状及未来走势[J]. 中国食品工业(9)：20-22.
吴祖芳，赵永威，翁佩芳. 2012. 蔬菜腌制及其乳酸菌技术的研究进展[J]. 食品与生物技术学报，31(7)：678-686.
武杰. 2003. 食品微波加工工艺与配方[M]. 北京：中国轻工业出版社.
武杰，何宏. 2001. 膨化食品加工工艺与配方[M]. 北京：科学技术文献出版社.
夏文水. 2007. 食品工艺学[M]. 北京：中国轻工业出版社.
谢晶，邱伟强. 2013. 我国食品冷藏链的现状及展望[J]. 中国食品学报，13(3)：1-7.
杨勇胜，彭增起. 2012. 滚揉腌制条件对猪肉加工特性的影响[J]. 现代食品科技，28(10)：1386-1390.
叶兴乾. 2002. 果品蔬菜加工工艺学[M]. 北京：中国农业出版社.
曾名勇. 2014. 食品保藏原理与技术[M]. 北京：化学工业出版社.
张国志. 2005. 油炸食品生产技术[M]. 北京：化学工业出版社.
张红涛，孔保华，蒋亚男. 2012. 肉制品中亚硝酸盐替代物的研究进展及应用[J]. 包装与食品机械，31(3)：50-54.
张兰威. 2003. 无公害乳制品加工综合技术[M]. 北京：中国农业出版社.
张岭，刘景春. 2002. 浅谈腐乳的营养价值[J]. 中国调味品(5)：9-10.
张文叶. 2005. 冷冻方便食品加工技术及检验[M]. 北京：化学工业出版社.
张裕中. 2010. 食品制造成套装备[M]. 北京：中国轻工业出版社.
张裕中，王景. 2000. 食品挤压加工技术与应用[M]. 北京：中国轻工业出版社.
章超桦，薛长湖. 2010. 水产食品学[M]. 2版. 北京：中国农业出版社.
章焰，叶敏，赵思明. 2003. 膨化米饼的原料适应性与品质特征研究[J]. 食品科技(2)：37-40.
赵德安. 2003. 中国豆豉[J]. 中国酿造，22(4)：36-40.
赵晋府. 1999. 食品工艺学[M]. 北京：中国轻工业出版社.

赵晋府. 2012. 食品技术原理[M]. 北京：中国轻工业出版社.

赵丽芹，张子德. 2009. 园艺产品贮藏加工学[M]. 2版. 北京：中国轻工业出版社.

郑春燕，张坤生，任云霞. 2013. 不同冷却方式对速冻汤圆品质的影响[J]. 食品工业科技，34(17)：236-240.

郑艳平，张丽珍，殷肇君. 2006. 膨化技术在特色膨化休闲食品加工中的应用[J]. 包装与食品机械，24(4)：40-42, 47.

中华人民共和国国家卫生部，中国国家标准化管理委员会. 2003. GB 17401—2003[S]. 北京：中国标准出版社.

中华人民共和国国家质量监督检验检疫总局，中国国家标准化管理委员会. 2010. GB 19302—2010 发酵乳[S]. 北京：中国标准出版社.

中华人民共和国国家质量监督检验检疫总局，中国国家标准化管理委员会. 2011. GB 28050—2011 食品安全国家标准 预包装食品营养标签通则[S]. 北京：中国标准出版社.

钟秋平. 2010. 食品保藏原理[M]. 北京：中国计量出版社.

周光宏. 2009. 肉品加工学[M]. 北京：中国农业出版社.

周家春. 2003. 食品工艺学[M]. 北京：化学工业出版社.

周林. 2011. 微生物油脂研究概况[J]. 粮食与食品工业，18(1)：20-23.

周玉兰，陈延祯. 2009. 毛霉豆豉生产工艺过程及营养价值分析[J]. 中国调味品，34(5)：89-91.

[美]NORMAN N, POTTER JOSEPH H, HOTCHKISS. 2001. 食品科学[M]. 5版. 王璋等，译. 北京：中国轻工业出版社.

Barbosa-cánovas, G V, TAPIA, M S, CANO, M P. 2010. 新型食品加工技术[M]. 张慜，等译. 北京：中国轻工业出版社.

BYLUND G. 2003. Dairy processing handbook[M]. Lund：Tetra Pak Processing Systems AB.

DZUNG N T, DZUNG T V, BA T D. 2012. Building the method to determine the rate of freezing water in Penaeus Monodon of the freezing process[J]. Carpathian Journal of Food Science and Technology, 4(2)：28-35.

EVANS, J A. 2010. 冷冻食品科学与技术[M]. 许学勤，译. 北京：中国轻工业出版社.

FANG Y, ROGERS S, SELOMULYA C, et al. 2012. Functionality of milk protein concentrate：Effect of spray drying temperature [J]. Biochemical Engineering Journal, 62：101-105.

FRANCIS F, TALHOUK S, BATAL M, OLABI A. 2014. Sensory and quality parameters of raw and processed Chicory-Hindbeh, a commonly consumed dark leafy green in Lebanon (*Cichorium intybus* L.) during frozen storage[J]. LWT-Food Science and Technology, 58(1)：230-238.

HaARTEL R. W. 2013. Advances in food crystallization[J]. Annual Review of Food Science and Technology, 4：277-292.

Lü Y G, CHEN J, LI X Q, et al. 2014. Study on processing and quality improvement of frozen noodles[J]. LWT-Food Science and Technology, 59(1)：403-410.

NOBLE A C, BURSIEK G F. 1984. The Contribution of glycerol to perceived viscosity and sweetness in white wine[J]. American Journal of Enology and Viticulture. 35(2)：110-112.

PETER ZEUTHEN, LEIF BBAGH-SARENSEN. 2003. Food Preservation Techniques [M]. Boca Raton, F L, CRC Press Inc.

ZENG S S, SORYAL K, et al. 2007. Predictive formulae for goat cheese yield based on milk composition [J]. Small ruminant research, 69(1)：180-186.